AF522921

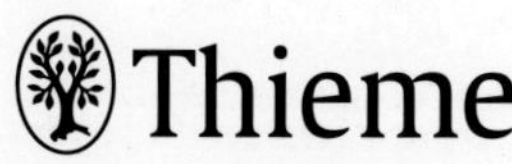

# Die Autoren

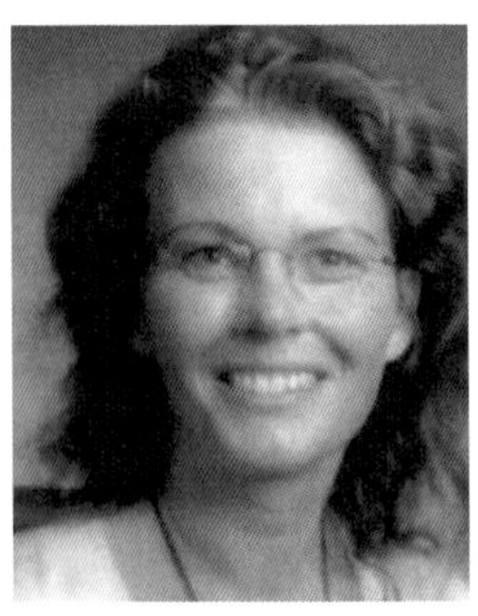


**Dr. med. Angelika Steveling**

- Ärztin mit Schwerpunkten Akupunktur, TCM, Chirotherapie, NLP Practitioner, Ernährungsmedizin
- Dozentin der Deutschen Ärztegesellschaft für Akupunktur (DÄGfA)
- Dozentin in der Akupunkturausbildung der Akademie für Ärztliche Fortbildung der Ärztekammer Schleswig-Holstein
- Ärztin am Grönemeyer Institut für MikroTherapie in Bochum, Abteilung Traditionelle Medizin und Schmerztherapie


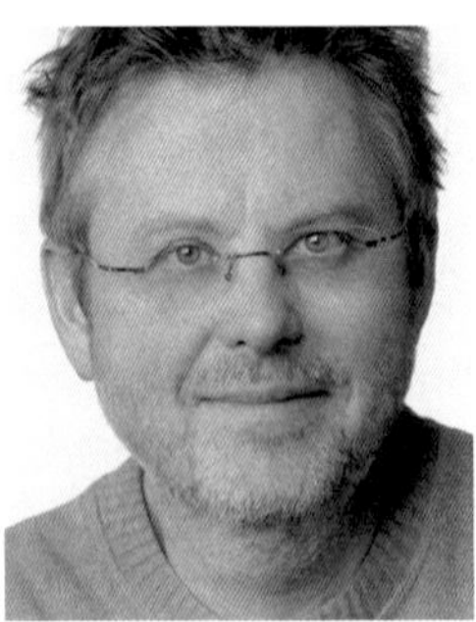


**Dr. med. Hans-Ulrich Hecker**

- Facharzt für Allgemeinmedizin
- Zusatzbezeichnungen Akupunktur, Naturheilverfahren, Homöopathie, Ärztliches Qualitätsmanagement
- Lehrbeauftragter für Naturheilverfahren und Akupunktur am Universitätsklinikum Schleswig-Holstein – Campus Kiel
- Wissenschaftlicher Leiter der Ausbildung für Naturheilverfahren und Akupunktur an der Akademie für ärztliche Fortbildung der Landesärztekammer Schleswig-Holstein
- niedergelassen in hausärztlicher Gemeinschaftspraxis in Kiel


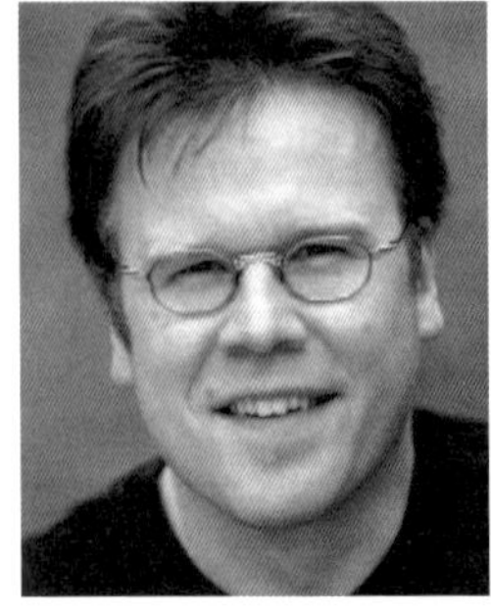


**Dr. med. Elmar T. Peuker**

- Facharzt für Innere und Allgemeinmedizin, Facharzt für Anatomie
- Zusatzbezeichnungen Akupunktur, Chirotherapie, Naturheilverfahren, Spezielle Schmerztherapie
- Diplom-Gesundheitsökonom
- Lehrauftrag für Akupunktur und Naturheilverfahren der Universität Münster
- Lehrauftrag im Fachbereich Chinesische Medizin der Universität Witten/Herdecke
- Dozent in der Akupunkturausbildung der Akademien für Ärztliche Fortbildung der Ärztekammer Schleswig-Holstein und der Ärztekammer Hamburg, Prüfer und Gutachter für Akupunktur an der Ärztekammer Westfalen-Lippe
- Dozent der British Medical Acupuncture Society (BMAS)
- niedergelassen in hausärztlicher Gemeinschaftspraxis in Münster

# Repetitorium Akupunktur

Angelika Steveling
Hans-Ulrich Hecker
Elmar T. Peuker

2., unveränderte Auflage

181 Abbildungen
237 Tabellen

Georg Thieme Verlag
Stuttgart • New York

Bibliografische Information
der Deutschen Nationalbibliothek

Die Deutsche Nationalbibliothek verzeichnet diese Publikation in der Deutschen Nationalbibliografie; detaillierte bibliografische Daten sind im Internet über http://dnb.d-nb.de abrufbar.

Ihre Meinung ist uns wichtig! Bitte schreiben Sie uns unter:
**support.thieme.com/de-DE/**
**thieme.com/produktsicherheit**

Anschrift der Autoren:
Dr. Angelika Steveling
Dr. Becker Burg-Klinik
Stadtlengsfeld
Am Burgplatz 19
36466 Dermbach

Dr. med. Hans-Ulrich Hecker
Segeberger Landstr. 81
24145 Kiel

Dr. Elmar Peuker
Hausarztzentrum Münster
Schaumburgstr. 1
48145 Münster

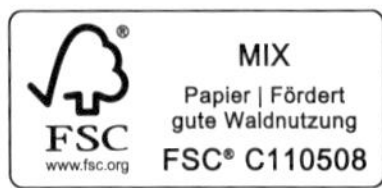


1. Auflage 2010 Hippokrates Verlag


Oswald-Hesse-Straße 50
70469 Stuttgart
www.thieme.com

Printed in Germany

Umschlaggestaltung: Thieme Group
Umschlagabbildung: Rüdiger Bremert, München
Zeichnungen: Rüdiger Bremert, München;
Helmut Holtermann, Dannenberg; Christine Lackner, Ittlingen; Martin Wunderlich, Kiel
Satz: SOMMER media GmbH & Co.KG, Feuchtwangen
gesetzt in: APP-D, Vers. 9.1 M120
Druck: Westermann Druck Zwickau GmbH, Zwickau

ISBN 978-3-13-243311-3 2 3 4 5 6
eISBN (PDF) 978-3-13-243312-0
eISBN (epub) 978-3-13-243313-7

# Widmung

*Für Antje, Bo Bent, Esther Helen, Finn-Mathis, Gerrit Simon Julian, Janna, Jannes-Elmar, Karen Monika, Levin-Thies, Lynn-Christin, Ole, Thies, Yule-Marie*

# Vorwort

Auf dem Deutschen Ärztetag 2003 ist die Zusatzweiterbildung Akupunktur in die Weiterbildungsordnung für Ärzte eingeführt worden. Fachärzten ist es möglich, nach 200 Stunden curricularer Akupunkturweiterbildung vor ihrer Ärztekammer die Prüfung zur Erlangung dieser Weiterbildungsbezeichnung abzulegen.

**Schritt für Schritt zur Zusatzbezeichnung Akupunktur:** Das „Repetitorium Akupunktur" kann Sie bereits vom ersten Akupunkturkurs an auf diesem Weg begleiten. In didaktischer Klarheit werden die essenziellen Bestandteile des Akupunkturlehrgerüsts wiederholt. Wir legen ganz besonderen Wert auf Einhaltung der in der (Muster-)Weiterbildungsordnung von der Bundesärztekammer geforderten curricularen Inhalte. Als Dozenten, Prüfer und Fachgutachter gehören wir Autoren dieses Buches unterschiedlichen Akupunkturgesellschaften und Landesärztekammern an. Differente Betrachtungsmöglichkeiten bieten einen bereichernden Austausch mit unmittelbarem Praxis- bzw. Prüfungsbezug – nur so ist die Gewähr gegeben, den Anforderungen sämtlicher Landesärztekammern gerecht zu werden.

In Anlehnung an die curricularen Anforderungen der BÄK werden die Repetitoriumsabschnitte in die Bereiche A–F gegliedert:

- Die **Blöcke A–E** werden im **Theorieteil** abgehandelt:
  - A: Grundlagen der Akupunktur, Durchführung der Akupunkturbehandlung
  - B: Organsysteme des ventralen Umlaufs und deren Akupunkturpunkte, Konzeptionsgefäß
  - C: Organsysteme des dorsalen Umlaufs und deren Akupunkturpunkte, Lenkergefäß
  - D: Organsysteme des lateralen Umlaufs und deren Akupunkturpunkte, Extrapunkte
  - E: Behandlungskonzepte, Ohrakupunktur
- Die Blöcke F und G werden im **Praxisteil** behandelt, der wiederum in Erkrankungen des **Bewegungsapparates** und **innere sowie gynäkologische Erkrankungen** gegliedert ist.

Dieses Buch wird Sie möglicherweise bereits von Anbeginn Ihrer Ausbildung an unterstützen, sicherlich dient es jedoch kurz vor der Prüfung als Repetitoriumshilfe. Insbesondere der Praxisteil – alle Fälle sind Prüfungsfälle – ist durch konkrete Prüfungserfahrung gewachsen.

Ein Herzenswunsch begleitet dieses Buch: Verwenden Sie die Zeit, die Sie durch gezieltes Lernen gewinnen für sich selber, für Ihre Familie und Ihre Freunde – nur in diesen Beziehungen haben wir die Chance, unersetzlich zu sein.

Unser ganz besonderes Dankeschön geht an Frau Monika Grübener vom Georg Thieme Verlag. Ihre Idee der Konzeption eines Akupunktur-Repetitoriums, das den Prüfungsstoff der Bundsärztekammer bezüglich der Zusatzbezeichnung Akupunktur abdeckt, wurde alleine durch ihre konsequente Unterstützung ermöglicht. Kompetenz, Geduld und einfühlsame Wertschätzung gegenüber differenten Autorenpersönlichkeiten ließen das Werk schließlich gelingen.

Essen, Kiel, Münster, im Juli 2009

Dr. med. Angelika Steveling
Dr. med. Hans-Ulrich Hecker
Dr. med. Elmar T. Peuker

### Von ganzem Herzen

Drei meiner Kinder, Antje, Esther Helen und Karen Monika, haben bereits als Studenten mit der Akupunkturausbildung begonnen – mittlerweile sind alle drei Ärztinnen geworden. Ich wäre stolz, wenn sie dieses Buch auf ihren Schritten bis zur Zusatzbezeichnung begleiten würde.

Mein besonderer Dank gilt Herrn Prof. Dr. Dietrich H. W. Grönemeyer, der als Arzt interdisziplinäres Denken und Handeln zum Wohle seiner Patienten fördert und praktiziert. Sein Ansatz der ganzheitlichen Annahme des Patienten mit Körper und Seele erlaubt der Akupunktur bzw. Traditionellen Chinesischen Medizin, sich an unserem Institut neben der Schulmedizin mit einem hohen Stellenwert zu behaupten.

Essen, im Juli 2009 Dr. med. Angelika Steveling

# Inhaltsverzeichnis

# Teil 3

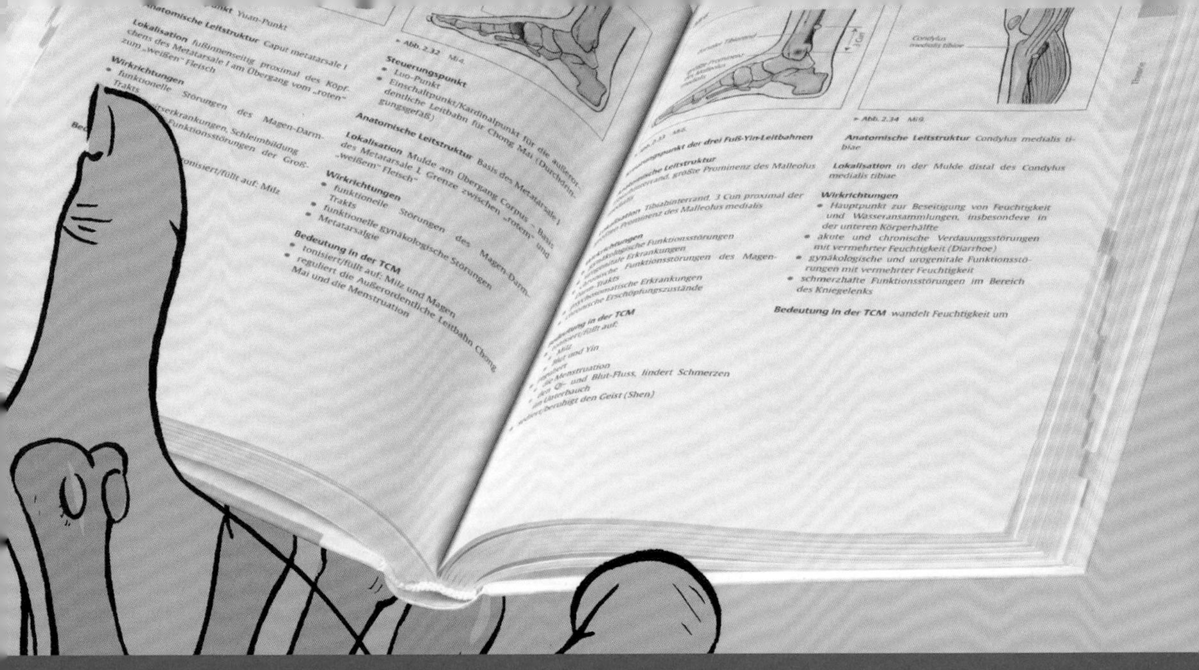

# Teil 1
# Theorie – Ausbildungsabschnitte A, B, C, D, E gemäß Curriculum BÄK

# 1 – A – Grundlagen der Akupunktur, Durchführung der Akupunkturbehandlung

## 1.1 Medizinhistorische Grundlagen

Die ältesten Funde, die im weitesten Sinne mit Chinesischer Medizin zu tun haben, stammen aus der Zeit der Shang-Dynastie (16.–11. Jh. v. Chr.), in der sich eine „Orakelmedizin" entwickelte. Eine erstmalige Erwähnung der Akupunktur in der Literatur findet sich im Jahre 90 v. Chr. in der Doppelbiografie des Wanderarztes Bian Que und des Kornspeicher-Verwalters Chunyu Yi im Shi Ji (historische Berichte, durch Si Ma Jain [145–85 v. Chr.], einen Historiker der frühen Han-Dynastie). Schon früher gab es allerdings Holzfiguren mit Leitungsbahnen, wie sie z. B. in einem Grab aus der frühen Han-Dynastie (200 v. Chr.–9 n. Chr.) gefunden wurden.

Das bekannteste klassische Grundlagenwerk der Chinesischen Medizin, das *Huang Di Nei Jing Su Wen* (*Lehrbuch der Inneren Medizin des Gelben Kaisers*) datiert aus der Zeit 500–300 v. Chr.

Als wichtigste, das Medizinsystem beeinflussende philosophisch-politische Theoriesysteme gelten der Konfuzianismus und der Daoismus.

**Konfuzianismus** Konfuzius (551–479 v. Chr.) war als Privatlehrer tätig und soll mehr als 3000 Schüler gehabt haben. Er gilt heute als der chinesische Denker und Philosoph, dessen Lehre die chinesische Gesellschaft entscheidend geprägt hat. Die Konfuzius zugeschriebenen sog. *9 klassischen Bücher,* von denen man nicht weiß, ob sie von ihm oder von seinen Schülern verfasst oder zusammengetragen wurden, enthalten überwiegend Verhaltensgrundsätze und moralische Vorschriften, die immer die Gesellschaft und Politik als Primat darstellen. Das bekannteste dieser Bücher ist das *Buch der Wandlungen*, das *I Ging*. Grundlegende Tugenden sind nach Konfuzius Menschlichkeit, Rechtschaffenheit, Schicklichkeit, Weisheit und Loyalität unter Betonung traditioneller Strukturen und Werte. Diese sollten zentrales Moment der Erziehung sein. Extreme sollten vermieden und ein goldener Mittelweg gesucht werden. Die Lehre des Konfuzius hat folglich insbesondere ordnenden Charakter.

Übertragen auf die Medizin ergibt sich eine Strukturierung von Symptomen und Therapien, die sich z. B. in der Kategorisierung entlang der fünf Wandlungsphasen und Yin und Yang wiederfindet.

**Daoismus** Der Daoismus (auch Taoismus) geht auf Lao Tse zurück, der ca. im 6. Jh. v. Chr. zur Zeit der streitenden Reiche gelebt haben soll. Ihm wird u. a. das *Dao-te Jing,* die Grundlage des Daoismus, zugeschrieben. Lao Tse bestreitet die Existenz eines Gottes oder eines Himmels. An deren Stelle setzte er das Dao. **Dao** ist das Ordnungs- und Regulationsprinzip, das allen Zuständen und Handlungen zugrunde liegt. Es meint somit den unfasslichen Urgrund der Welt, ein übergeordnetes, absolutes Gesetz, das nicht erkannt, aber durch intensive Betrachtung der Natur erfühlt werden kann. Das Dao existierte lange vor der Erschaffung des physischen Universums. Ausgehend vom Dao wird alles durch die Vitalkraft Qi durchdrungen. **Qi** beinhaltet Yin und Yang. Alle Elemente des Universums sind aus zwei einander entgegengesetzten Elementen oder Prinzipien zusammengesetzt. Jedem **Yin** steht ein **Yang** gegenüber. Erst die Vereinigung aus Yin und Yang führt zur umfassenden Harmonie in einem sich ständig ändernden Ganzen. Lao Tse betont die „Einheit von Gegensätzen", die sich ineinander verwandeln könnten, z. B. Glück und Unglück, Stärke und Schwäche, Wahrheit und Unwahrheit usw. Diese Umwandlungen seien absolut und bedingungslos und würden in Form eines endlosen Kreises geschehen. Lao Tse lehnt die Theorie der Menschlichkeit und der Förderung einer moralischen, tugendhaften Entwicklung ab, wie sie z. B. von Konfuzius gefordert wurden. Der Daoismus empfiehlt, der Natur und ihren Gesetzmäßigkeiten zu folgen.

Medizinisch steht Dao für eine ganzheitliche Diagnose bzw. Therapie. Ein Krankheitsgeschehen wird als Störung des universalen Gleichgewichts innerer und äußerer Kräfte gesehen.

| Fragen | Antworten |
|---|---|
| Aus welcher Zeit datieren die ersten Erwähnungen der Akupunktur in der Literatur? | ca. 90 v. Chr. |
| Welche 2 philosophischen Richtungen beeinflussen die Chinesische Medizin bis heute? | • Daoismus<br>• Konfuzianismus |
| Nennen Sie einige Kernthesen des Konfuzianismus. | Grundlegende Tugenden sind nach Konfuzius Menschlichkeit, Rechtschaffenheit, Schicklichkeit, Weisheit und Loyalität. Extreme sollten vermieden und ein goldener Mittelweg gesucht werden.<br>Übertragen auf die Medizin ergibt sich eine Strukturierung von Symptomen und Therapien, die sich z. B. in der Kategorisierung entlang der fünf Wandlungsphasen und von Yin und Yang wiederfindet. |
| Nennen Sie einige Kernthesen des Daoismus. | Lao Tse betont die „Einheit von Gegensätzen", die sich ineinander verwandeln könnten. Der Daoismus empfiehlt, der Natur und ihren Gesetzmäßigkeiten zu folgen.<br>Medizinisch steht Dao für eine ganzheitliche Diagnose bzw. Therapie. Ein Krankheitsgeschehen wird als Störung des universalen Gleichgewichts innerer und äußerer Kräfte gesehen. |

## 1.2 Wissenschaftliche Grundlagen

### 1.2.1 Anatomische Grundlagen

- Faszienkanal mit Gefäß-Nerven-Bündel
- Bindegewebe
  - System der Grundregulation
  - Mechanotransduktion durch Kollagenfaserzug
- Myofasziale Triggerpunkte
- Muskelfunktionskette – Achsenkopplung

#### Faszienkanal mit Gefäß-Nerven-Bündel

Im Bereich der Akupunkturpunkte der Hauptleitbahnen (klassische Akupunkturpunkte) werden von Heine und anderen Autoren gehäuft Perforationsareale der oberflächlichen Körperfaszie (Fascia corporis superficialis) beschrieben, durch die ein Gefäß-Nerven-Bündel (meist zwei kleinere Venen, eine Arterie, ein Nerv) zieht. Die überaus häufige Existenz dieser Perforationsareale an Nichtakupunkturpunkten lässt jedoch die ehemals postulierte Ausschließlichkeit genannter anatomischer Bezüge zu Akupunkturpunkten nicht zu. Der Durchmesser der beschriebenen Faszienperforationsareale wird als äußerst variabel angegeben.

**Merke: Akupunktur wirkt über Beeinflussung der am Akupunkturpunkt vorhandenen Strukturen des Grundregulationssystems.**

#### Bindegewebe

**System der Grundregulation**

- Zellen (ortsständige und mobile: Fibroblasten, Plasmazellen, Mastzellen, Makrophagen)
- Fasern (kollagen, retikulär)
- Grundsubstanz (Proteo-Glycankomplexe)

Das System der Grundregulation nach Pischinger und Heine stellt das ubiquitäre Verbindungs- und Einbettungssystem der parenchymatösen Organstrukturen dar. Informationsübertragung geschieht im Wesentlichen über die nervalen Strukturen der terminalen Axone sowie über Kapillargefäße, die eine Verbindung zwischen den parenchymatösen Organen herstellen. Entscheidender Einfluss auf die Informationsübertragung zwischen Axonen und Parenchymzellen kommt hierbei der Grundsubstanz als Transitstrecke zu. Die Grundsubstanz (Proteo-Glycankomplexe) stellt ein den ganzen Körper mit seinen Organen verbindendes Regulationssystem (Resonanzsystem) dar. Das ubiquitäre Vorkommen dieses Systems gibt bei Reiz- und Regulationstherapien Erklärungsmodelle für ganzkörperliche Funktionszusammenhänge im Ablauf von Regulationsprozessen.

## Mechanotransduktion durch Kollagenfasern

Ein auf Chiquet zurückgehender und von Helene Langevin postulierter Wirkmechanismus der Akupunktur misst den Kollagenfasern im lockeren Bindegewebe des Akupunkturpunkts große Bedeutung bei. Rotationsbewegungen der Akupunkturnadel führen zu einem mechanischen Zug an Kollagenfasern, der integrinvermittelt zu einer Umstellung der Zellsyntheseleistung der Bindegewebszellen führt. So kommt es bei Zug zu einer Herabregulation der Kollagenaseaktivität und einer vermehrten Kollagensynthese.

Durch Veränderungen der Proteinsynthese entsteht eine Neuromodulation. Da diese durch mechanische Reize ausgelöst wurde, spricht man von Mechanotransduktion.

| Fragen | Antworten |
|---|---|
| Welche anatomischen Strukturen finden sich gehäuft an Akupunkturpunkten? | Faszienkanal (Kanal der Fascia corporis superficialis) mit:<br>• kleinen Venen (meist zwei)<br>• Nerv<br>• Arterie<br>• lockerem Bindegewebe |
| Welche Strukturen gehören zum System der Grundregulation? | • Zellen: (ortsständige und mobile: Fibroblasten, Plasmazellen, Mastzellen, Makrophagen)<br>• Fasern (kollagen, retikulär)<br>• Grundsubstanz (Proteo-Glycankomplexe) |
| Zwischen welchen Strukturen dient die Grundsubstanz als Transitstrecke? | Zwischen Nervengewebe – terminalen Axonen – und Blutgefäßen (Kapillarsystem) sowie dem Organparenchym. |
| Welche ubiquitär vorhandenen Strukturen werden durch die Akupunkturnadelung beeinflusst? | Die Grundsubstanz (Proteo-Glycankomplexe). |
| Welche Bedeutung kommt den Kollagenfasern des Bindegewebes am Akupunkturpunkt insbesondere nach H. Langevin zu? | Nadelmanipulation führt zu Mechanotransduktion:<br>• mechanische Reizung von Kollagenfasern<br>• Übertragung des Reizes auf benachbarte Bindegewebszellen<br>• Veränderung der Zellsyntheseleitung der Bindegewebszellen<br>• Neuromodulation durch Proteinneusynthese |

## Myofasziale Triggerpunkte

Ein myofaszialer Triggerpunkt ist gemäß der Definition von Travell und Simons eine übererregbare Stelle innerhalb eines verspannten Muskelbündels (Taut Band) in einem Skelettmuskel oder in der Faszie des Muskels, die druckschmerzhaft ist und

- charakteristischen Übertragungsschmerz (Referred Pain),
- Empfindlichkeit und
- autonome Phänomene

hervorrufen kann.

Aktive myofasziale Triggerpunkte verursachen das Krankheitsbild des myofaszialen Schmerzsyndroms (▸ **Tab. 1.1**). Hierbei handelt es sich nach Travell und Simons um nozizeptiv ausgelöste schmerzhafte Funktionsstörungen des Bewegungsapparats mit:

- Übertragungsschmerz (Referred Pain) und/oder
- autonomen Phänomenen
- begleitender Dysfunktion
- Local Twitch Response

Der Schmerzcharakter myofaszialer Triggerpunkte ist typischerweise dumpf und mäßig stark. Er tritt bei aktiven myofaszialen Triggerpunkten im Unterschied zu latenten bereits in Ruhe auf und äußert sich insbesondere am Ort konkret definierter zugeordneter Ausstrahlungsschmerzzonen (= Übertragungsschmerzzonen = Referred-Pain-Zonen). Durch Palpation oder Nadeltherapie (Dry Needling) wird er intensiviert.

Autonome Phänomene äußern sich insbesondere in vegetativen subkutanen Verquellungen sowie einer Änderung der Sudo- und Pilomotorik.

Begleitende Dysfunktionen äußern sich in Kraftlosigkeit der Muskulatur ab einer bestimmten Belastungsgrenze (z. B. Kraftlosigkeit beim Zugreifen mit Fallenlassen von Gegenständen bei Triggerpunkten der Hand- und Fingerextensoren).

Myofasziale Triggerpunkte liegen überwiegend im Areal von Akupunkturpunkten (▸ **Tab. 1.2**) im Gebiet von:

- Akupunkturpunkten der Hauptleitbahnen (klassische Akupunkturpunkte)

▸ **Tab. 1.1** Differenzierung myofaszialer Triggerpunkt – Tender Point.

| | myofaszialer Triggerpunkt | Tender Point |
|---|---|---|
| Krankheitsbild | myofasziales Schmerzsyndrom | Fibromyalgie |
| Gewebezuordnung | Muskel | Bindegewebe (Sehnen, Bänder, Subkutis), Muskeln |
| lokale Schmerzhaftigkeit bei Druck | ja | ja |
| Übertragungsschmerz (= Ausstrahlungsschmerz, Referred Pain) | ja | nein |
| Local Twitch bei Nadelung | ja | nein |

▸ **Tab.1.2** Übereinstimmung des Lokalisationsareals myofaszialer Triggerpunkte mit Akupunkturpunkten.

| Akupunkturpunkt | Muskel mit myofaszialem Triggerpunkt |
|---|---|
| Gb 21 | M. trapezius, pars descendens |
| Dü 14, 3E 15 | M. levator scapulae |
| Dü 11 | M. infraspinatus |
| Di 10 | M. extensor carpi radialis brevis oder longus |
| Gb 30 | M. piriformis |
| Mi 10 | M. quadriceps femoris – vastus medialis |
| Ma 34 | M. quadriceps femoris – vastus lateralis |

- Ah-Shi-Punkten (individuelle/persönliche Akupunkturpunkte)

Der Umkehrschluss ist nicht zulässig, d.h., Akupunkturpunkte liegen nicht immer im Gebiet von Triggerpunkten.

Pathomorphologische Veränderungen, die im Anfangsstadium der Triggerpunktentstehung postuliert werden, bestehen in **reflektorischen Aktin-Myosin-Verhakungen**. Diese sind als Kontraktionsrückstandsphänome bei mangelnder Entspannungsfähigkeit der Muskelfasern durch lokalen ATP-Mangel zu verstehen.

Pathomorphologische Veränderungen eines chronischen Triggerpunkts können sich zusätzlich zeigen (O. Bergsmann und R. Bergsmann 1990) in:

- Fetteinlagerungen
- degenerativen Veränderungen der Muskelfaser
- fibrotischen Umbauprozessen

In neueren Studien wird eine Alteration der motorischen Endplatte diskutiert. Zeichen hierfür ist eine Veränderung des EMG-Signals.

Diagnostik:

- Hartspannstrang (Taut Band) bei Querpalpation
- übertragener Schmerz (Referred Pain)
- verminderte muskuläre Dehnfähigkeit
- lokale Zuckungsreaktion (bei Dry-Needling-Technik)

Therapeutisch führt die intensive lokale Nadeltechnik (Dry Needling) zu einer Lösung der Aktin-Myosin-Verhakungen. Diese zeigt sich in sicht- und fühlbaren Zuckungsreaktionen (Local Twitch) des Muskels.

| Fragen | Antworten |
|---|---|
| Welche Übereinstimmungen in der Lokalisation bestehen zwischen Akupunkturpunkten und myofaszialen Triggerpunkten? | Die meisten myofaszialen Triggerpunkte liegen im Lokalisationsareal von Akupunkturpunkten:<br>• Ah-Shi-Punkten<br>• Akupunkturpunkten der Hauptleitbahnen (klassische Akupunkturpunkte)<br>Akupunkturpunkte können im Lokalisationsareal von myofaszialen Triggerpunkten liegen. |
| Wodurch zeichnet sich ein myofaszialer Triggerpunkt aus? | Ein myofaszialer Triggerpunkt zeigt:<br>• lokale Druckschmerzhaftigkeit<br>• Ausstrahlung der Druckschmerzhaftigkeit in Übertragungszonen (Referred Pain)<br>• Auslösung autonomer Reaktionen (insbesondere vegetativer Hautverquellungen) |
| Was versteht man nach Travell und Simons unter myofaszialem Schmerzsyndrom? | Ein Schmerzsyndrom durch aktive myofasziale Triggerpunkte mit:<br>• Übertragungsschmerz (Referred Pain)<br>• autonomen Phänomenen<br>• Dysfunktionen der Muskulatur |
| Was stellt das pathomorphologische Korrelat des myofaszialen Triggerpunkts zu Beginn dar? | Reflektorische Aktin-Myosin-Verhakungen. |
| Was stellt das pathomorphologische Korrelat des chronifizierten myofaszialen Triggerpunkts dar? | • reflektorische Aktin-Myosin-Verhakungen<br>• Fetteinlagerungen<br>• fibrotische Umbauprozesse<br>Diskutiert wird eine Alteration der motorischen Endplatte mit Veränderung des EMG-Signals. |
| Welche Reaktion ist typisch für die erfolgreiche Nadelung eines myofaszialen Triggerpunkts? | Auslösung einer Local-Twitch-Reaktion (lokale muskuläre Zuckungsreaktion). |
| Nennen Sie zwei myofasziale Triggerpunkte der Nackenregion, die am Ort von klassischen Akupunkturpunkten liegen. | • Gb 21: M. trapezius, Pars descendens<br>• Dü 14: M. levator scapulae |

## Muskelfunktionskette – Achsenkopplung

Bewegungsmuster laufen als komplexe Verschaltungen von Muskelgruppen ab. Da Muskeln erst im Kettenzusammenschluss funktionieren, spricht man von Muskelfunktionsketten (kinetischen Ketten, Bewegungsketten).

Neben den 12 Hauptleitbahnen, den 8 Außerordentlichen Leitbahnen und weiteren Leitbahnen der Chinesischen Medizin gibt es das System der 12 tendinomuskulären Leitbahnen. Es reguliert Funktionen im Bereich oberflächlicher Körperschichten zwischen Hautschicht und Hauptleitbahnsystem und beeinflusst somit Funktionsstörungen, die im Bereich der Muskelfunktionsketten liegen. Die tendinomuskulären Leitbahnen folgen im Wesentlichen dem Verlauf der Hauptleitbahnen, sie liegen jedoch oberflächlicher.

Bewegungsmuster laufen durch Aktivierung von Muskelfunktionsketten der oberen Extremität gemeinsam mit solchen der unteren Extremität ab. Diese funktionellen Kopplungen der Bewegungsmuster spiegeln sich in der Begrifflichkeit der Achsenkopplung als funktionell-energetische Oben-unten-Kopplung von Muskelfunktionsketten jeweils im gleichen Drittel der Extremitäten wider. Es werden drei Yang- und drei Yin-Achsenkopplungen in den ventralen, lateralen oder dorsalen Körperarealen differenziert. Bei Störungen des Bewegungsapparats sind insbesondere die drei Yang-Achsenkopplungen von Bedeutung: Yang Ming: Di – Ma; Shao Yang: 3E – Gb; Tai Yang: Dü – Bl

Muskelfunktionsketten (kinetische Ketten, muskuläre Bewegungsketten) liegen im:

- Verlauf von Muskeln, die bei Komplexbewegungen gemeinsam aktiviert werden
- Verlauf der tendinomuskulären Leitbahnen der Chinesischen Medizin
- Verlauf von Hauptleitbahnen
- Verlauf der Akupunkturachsenkopplungen

| Fragen | Antworten |
|---|---|
| Was versteht man unter Muskelfunktionsketten? | Muskeln, die bei Komplexbewegungen gemeinsam aktiviert werden (auch: Bewegungsketten, kinetische Ketten). |
| Wo liegen Muskelfunktionsketten? Nennen Sie möglichst viele anatomische oder funktionelle Bezüge. | Im Verlauf:<br>• von Muskeln, die bei Komplexbewegungen gemeinsam aktiviert werden<br>• der tendinomuskulären Leitbahnen der Chinesischen Medizin<br>• der Hauptleitbahnen<br>• einer Akupunkturachsenkopplung |
| Nennen Sie die drei Yang-Achsenkopplungen der Akupunktur als Beispiele von Oben-unten-Kopplungen von Muskelfunktionsketten. | • Yang Ming: Di – Ma<br>• Shao Yang: 3E – Gb<br>• Tai Yang: Dü – Bl |

## 1.2.2 Neurophysiologische und humorale Grundlagen

- Periphere Wirkung
  - Axonreflex
  - Mikrotrauma
- Zentrale Wirkung
  - segmentale Bezüge
  - Schmerzgedächtnis (neuronale Plastizität)

### Periphere Wirkung

#### Axonreflex

Der Axonreflex stellt eine Gewebeantwort auf eine Nadelung in unmittelbarer Nähe einer peripheren Nervenendigung dar. Er besteht in einer Gefäßerweiterung durch Freisetzung von Neurotransmittern und anderen Botenstoffen aus einer peripheren Nervenendigung i. S. einer neurogenen Reizantwort.

Die Hautrötung bildet sich zirkulär um die Akupunkturnadel einige Sekunden (bis zu einer Minute) nach der Nadelsetzung. Durch periphere Weiterleitung des Akupunkturreizes entsteht eine Ausschüttung von CGRP (Calcitonin Gene Related Peptid), $Ca^{++}$, Bradykinin und Histamin. Substanz P (SP) ist nach neueren Studien nicht obligat erforderlich. Die Ausschüttung der genannten Stoffe führt zu einer vermehrten Durchblutung um das Reizareal, d. h. zu einer Hautrötung um den Nadeleinstich.

Im Rahmen des Axonreflexes werden reparative Prozesse durch potenziell wachstumsfördernde Substanzen postuliert.

#### Mikrotrauma

Akupunkturnadeltherapie setzt ein Mikrotrauma. Dieses führt zunächst zu einer lokalen Entzündungsreaktion mit Freisetzung von Entzündungsmediatoren. Anschließend finden reparatorische Prozesse durch entzündungshemmende Substanzen statt.

| Fragen | Antworten |
|---|---|
| Was versteht man unter Axonreflex? | Eine Gefäßerweiterung durch Freisetzung von Neurotransmittern und anderen Botenstoffen aus einer peripheren Nervenendigung i. S. einer neurogenen Reizantwort. |
| Wodurch erklärt sich die vermehrte Durchblutung beim Axonreflex? | Ausschüttung von CGRP (Calcitonin Gene Related Peptid), $Ca^{++}$, Bradykinin und Histamin. |
| Wozu führt die Mikrotraumatisierung der Akupunktur? Nennen Sie Sofort- und Spätreaktionen. | • Sofortreaktion: lokale Entzündungsreaktion mit Freisetzung von Entzündungsmediatoren<br>• Spätreaktion: reparatorische Prozesse durch entzündungshemmende Substanzen |

## Zentrale Wirkung

### Segmentale Bezüge

#### Segmentale Hemmung: A-delta-Induktion (endogenes Opioidsystem)

Schmerzreize werden über nozizeptive Afferenzen des 1. Neurons zunächst zum Hinterhorn des Rückenmarks geleitet. Dies geschieht über langsam leitende, dünne, nicht myelinisierte C-Fasern (Leitgeschwindigkeit: 0,25–1,5 m/s) sowie über schnell leitende, dickere **A-delta-Fasern** (Leitgeschwindigkeit: 15 m/s). Im Hinterhorn des Rückenmarks findet eine Schmerzweiterleitung auf ein 2. Neuron statt, das im Tractus spinothalamicus anterior (Vorderseitenstrang) nach zentral führt.

Die Schmerzweiterleitung vom 1. zum 2. Neuron wird im Hinterhornbereich des Rückenmarks bei Aktivierung von A-delta-Fasern modifiziert, man spricht von der A-delta-Induktion. Die A-delta-Induktion aktiviert segmental im Nebenschluss sog. ST-Zellen (Stalked Cells), die Endorphine ausschütten. Durch die Endorphinausschüttung wird eine Schmerzweiterleitung über segmentale WDR-Neurone (Wide Dynamic Range) gehemmt.

Experimentell lässt sich die durch vermehrte Ausschüttung körpereigener Endorphine angehobene Schmerzschwelle nach erfolgter Akupunkturtherapie durch den Opiatantagonisten Naloxon absenken.

Akupunktur aktiviert A-delta-Fasern und hierdurch die A-delta-Induktion. Bei vielen Neuropathieformen gehen die Stalked Cells der Substantia gelatinosa zugrunde, so dass eine A-delta-vermittelte Hemmung durch Akupunktur nicht mehr funktionieren kann.

| Fragen | Antworten |
|---|---|
| Was versteht man unter A-delta-Induktion durch Akupunktur? | Durch Akupunktur werden auf segmentaler Ebene A-delta-Fasern aktiviert. Diese aktivieren sog. ST-Zellen (Stalked Cells), die Endorphine ausschütten und hierdurch die segmentale Schmerzweiterleitung modifizieren. |
| Welche neurophysiologische Wirkung lässt sich über Aktivierung von A-delta-Afferenzen erklären? | A-delta-Afferenzen aktivieren ST-Zellen. Diese führen zu einer Endorphinausschüttung. Die Endorphinausschüttung führt zur Hemmung der Schmerzweiterleitung durch Hemmung segmentaler WDR-(Wide Dynamic Range)Neurone. |
| Welche schmerzinhibierenden Transmitter werden durch A-delta-Induktion ausgeschüttet? | Endorphine |
| Wie lässt sich die schmerzhemmende Wirkung der Akupunktur durch körpereigene Opioide nachweisen? | Naloxon führt zu einer Senkung der zuvor durch Akupunktur angehobenen Schmerzschwelle. |

### Segmentale Hemmung: Gate-Control-Theorie

Die Gate-Control-Theorie stellt trotz der Notwendigkeit einer Adaptation an neuere wissenschaftliche Erkenntnisse ein brauchbares Modell der Erklärungsmöglichkeit der Akupunkturwirkung dar. Basis der Gate-Control-Theorie ist die Konvergenz von afferenten Neuronen mit unterschiedlichen Faser- und Reizqualitäten im Hinterhornbereich eines Rückenmarksegments.

Im Hinterhorn des Rückenmarks konvergieren auf das 2. Neuron des Vorderseitenstranges (Tractus spinothalamicus anterior):

- schmerzleitende C-Fasern (nicht myelinisiert, Leitgeschwindigkeit: 0,25–1,5 m/s)
- Mechanorezeptorafferenzen von A-beta-Fasern (dick myelinisiert, Leitgeschwindigkeit: 30–60 m/s)

Die Schmerzweiterleitung vom 1. zum 2. Neuron wird im Hinterhornbereich des Rückenmarks durch inhibierende Neurone moduliert:

- C-Faserafferenzen bremsen die Aktivität der inhibierenden Neurone (Verstärkung der Schmerzwahrnehmung).
- A-beta-Faserafferenzen aktivieren die Aktivität der inhibierenden Neurone (Minderung der Schmerzwahrnehmung).

Ebenso konvergieren hier schmerzreizleitende A-delta Fasern (Leitgeschwindigkeit: 15 m/sec. Diese sind jedoch am Konzept der Gate-Control-Therorie nicht beteiligt.

Die Erklärungsmodelle der Gate-Control-Theorie beziehen sich auf die Aktivierungen der A-beta-Faserafferenzen, die die inhibierenden Neurone auf Rückenmarkebene aktivieren.

| Fragen | Antworten |
|---|---|
| Was ist das grundlegende Erklärungsprinzip der Gate-Control-Theorie? | • Konvergenz von afferenten Neuronen<br>• Aktivierung von Hemminterneuronen durch A-beta-Faseraktivierung |
| Wo findet das Gate-Control-Prinzip statt? | Im Hinterhornbereich des Rückenmarks. |
| Welche Neurone sind am Gate-Control-Prinzip beteiligt? | • 1. Neuron: C-Faser, A-beta-Faser<br>• hemmende Interneurone<br>• 2. Neuron: Vorderseitenstrang (Tractus spinothalamicus anterior) |
| Welche bei der Gate-Control-Theorie relevanten Fasern werden durch Akupunktur aktiviert? | A-beta-Fasern |
| Welche beiden verschiedenen segmentalen Wirkungen der Akupunktur sind bekannt? | • A-delta-Induktion<br>• Gate-Control-Theorie (über A-beta-Fasern) |

### Heterosegmentale Hemmung: Aktivierung hemmender deszendierender Bahnen (serotoninerge Hemmung)

Durch Nadelakupunktur aktivierte A-delta-Afferenzen werden im Hinterhorn umgeschaltet und (nach Integration der Modulationen) vom Tractus spinothalamicus anterior zu Zwischenhirnarealen (Hypothalamus) sowie zum PAG = periaquäduktalem Grau (Mittelhirn) und zum Locus caeruleus weitergeleitet. Das PAG sowie der Locus caeruleus gelten als wichtige Schmerzhemmzentren. Vom kaudoventralen Teil des PAG aus werden hemmende deszendierende Bahnen (noradrenerg und serotoninerg) zum Hinterhornbereich des Rückenmarks aktiviert.

Die serotoninergen absteigenden Bahnen laufen zu den Stalked Cells des Rückenmarkhinterhorns, wo sie die Schmerzimpulsübertragung vom 1. zum 2. Neuron hemmen. Da die ST-Zellen bei Polyneuropathie und diversen chronischen schmerzhaften Erkrankungen zugrunde gehen, entfällt hier die serotoninerge Schmerzhemmung.

Die noradrenergen absteigenden Bahnen wirken auf Rückenmarkebene direkt inhibierend auf die Neurone der Substantia gelatinosa.

| Fragen | Antworten |
|---|---|
| Welche beiden wichtigen zentralen Schmerzhemmsysteme werden durch Akupunktur aktiviert? | • PAG = periaquäduktales Grau<br>• Locus caeruleus |
| Welche Wirkung aktiviert Akupunktur vom PAG aus? | Aktivierung hemmender deszendierender Bahnen. |
| Welche Funktion haben die hemmenden deszendierenden Bahnen? | Sie hemmen die Schmerzübertragung vom 1. zum 2. Neuron im Hinterhornbereich des Rückenmarks. |
| An welchen Zellen des Rückenmarks setzen die serotoninergen absteigenden Bahnen an? | An den Stalked Cells. |
| Was versteht man unter der heterosegmentalen Hemmung der Akupunktur? | Aktivierung hemmender deszendierender Bahnen durch A-delta-Faseraktivierung. |
| Wann entfällt die Möglichkeit der Schmerzhemmung durch Aktivierung der Stalked Cells durch hemmende deszendierende Bahnen? | Bei Erkrankungen, die zu einem Zugrundegehen der Stalked Cells führen wie z. B. der Polyneuropathie. |

### Kuti-viszerale Reflexe, somatosomatische Reflexe

Schmerzen führen im Hinterhornbereich des Rückenmarks neben der Reizübertragung vom 1. zum 2. Neuron zur segmental reflektorischen Aktivierung von:

- vegetativen Efferenzen (in vegetativen Seitenhornzellen) mit segmentalen Durchblutungsveränderungen und segmentalen Verquellungen des Unterhautgewebes (Veränderungen der Kibler-Falte)
- motorischen Efferenzen (in motorischen Vorderhornzellen) mit Schmerzverstärkung durch muskuläre Spannungszunahme: Myogelosen, myofasziale Triggerpunkte und Blockierungen

Segmental reflektorische Funktionszusammenhänge erklären jedoch nicht nur pathogenetisch die Möglichkeit der segmentalen reflektorischen Schmerzverstärkung. Hierdurch ergeben sich auch Erklärungsmodelle für die Wirksamkeit von Reiz- und Regulationstherapien wie Neuraltherapie, Manueller Medizin und Akupunktur: zwischen den verschiedenen strukturellen Anteilen eines Segments, zwischen Dermatom, Myotom, Skeletom und Viszerotom bestehen komplexe Funktionszusammenhänge durch reflektorische Bezüge infolge der Innervationsgemeinschaft von Spinalnerv und sympathischem Grenzstrang.

Segmentale Bezüge mit therapeutischer Relevanz für Akupunktur:

- somatosomatische Reflexe (Reflexgeschehen zwischen Myotomen und Skeletomen): Nadelung von muskulären Triggerpunkten oder Hua-Tuo-Punkten beeinflusst segmentale muskuläre Verspannungen und Blockierungen
- somatoviszeralen Reflexe (Reflexgeschehen zwischen Myotomen, Skeletomen und viszeralen Organen): Nadelung muskulärer Strukturen insbesondere im Bereich der Rücken-Shu- und (ventralen) Mu-Punkte optimiert die Funktion von segmental assoziierten Funktionskreisen/Organsystemen
- kuti-viszerale Reflexe (Reflexgeschehen zwischen Haut und viszeralen Organen): Nadelung kutaner und subkutaner Strukturen insbesondere im Bereich der Rücken-Shu- und (ventralen) Mu-Punkte optimiert die Funktion von Funktionskreisen/Organsystemen

Rücken-Shu- und Hua-Tuo-Punkte liegen im Bereich des Ramus doralis des Spinalnerven, die (ventralen) Mu-Punkte liegen im Bereich des Ramus ventralis des Spinalnerven.

Segmental reflektorische Bezüge laufen nicht monosegmental, sondern multisegmental ab. Dies erklärt das segmentübergreifende Wirkprinzip der Nadelung von Rücken-Shu- und (ventralen) Mu-Punkten.

| Fragen | Antworten |
|---|---|
| Welche neuronale Strukturen ermöglichen die Abläufe der segmental reflektorischen Bezüge? | • Spinalnerv<br>• sympathischer Grenzstrang |
| Welche Körperreaktionen entstehen auf segmentaler Ebene durch Aktivierung der vegetativen und der motorischen Efferenzen? | • vegetative Efferenzen: subkutane Verquellungen (Kibler-Falte), Durchblutungsveränderungen<br>• motorische Efferenzen: Myogelosen, myofasziale Triggerpunkte (Myogelosen mit Schmerzausstrahlungsmuster in Referred-Pain-Zone als Zone der Schmerzausstrahlung) |
| Welche anatomischen Bezüge zum Spinalnerven weisen auf<br>• Rücken-Shu-Punkte,<br>• (ventrale) Mu-Punkte (Alarmpunkte),<br>• Hua-Tuo-Punkte? | • Rücken-Shu-Punkte: Ramus dorsalis des Spinalnerven<br>• (ventrale) Mu-Punkte: Ramus ventralis des Spinalnerven<br>• Hua-Tuo-Punkte: Ramus doralis des Spinalnerven |
| Wie wird die Funktionsverschaltung genannt, die im segmentalen Zusammenhang die Regulation von Störungen der Funktionskreise durch Rücken-Shu-Punkte reguliert? Nennen Sie ein Beispiel. | Kuti-viszeraler Reflex.<br>Therapie einer Lungendysharmonie durch die Rücken-Shu-Punkte der Lunge: Bl 13 beidseits. |
| Welche Funktionsverschaltung der segmentalen Bezüge beschreibt die Regulation von Störungen der Muskulatur oder der Facettengelenke (kleine Wirbelgelenke) durch Rücken-Shu-Punkte oder Hua-Tuo-Punkte? Nennen Sie ein Beispiel. | Somatosomatischer Reflex.<br>Therapie von Triggerpunkten der Mm. multifidi oder Mm. rotatores über Hua-Tuo-Punkte (z. B. in Höhe Th 10, Th 11 oder Th 12) bei segmentalen Funktionsstörungen der Facettengelenke der Wirbelsäule. |

## Schmerzgedächtnis (neuronale Plastizität)

Chronische Schmerzen können auf verschiedenen Ebenen der nozizeptiven Reizverarbeitung zu strukturellen Veränderungen auf molekularbiologischer Ebene führen. Diese Veränderungsprozesse werden als neuronale Plastizität bezeichnet. Das aktuelle Schmerzerleben stellt somit bei chronischen Schmerzen auch das Ergebnis eines dynamischen neuronalen Veränderungsprozesses (eines Lernprozesses) dar. Dieser findet insbesondere auf Rückenmarkebene im Übergangsbereich von 1. und 2. Neuron statt und ist mit der Begrifflichkeit des Schmerzgedächtnisses verbunden.

Chronische Schmerzen führen infolge Neuroplastizität der Nervenzelle zu Veränderungen der molekularen Strukturen. Molekularbiologische Untersuchungen von Ziegelgänsberger und Sandkühler konnten hierbei insbesondere neuronale Veränderungsprozesse am Hinterhorn des Rückenmarks nachweisen. Schmerzimpulse setzen bei der Übertragung vom 1. zum 2. Neuron vermehrt die Neurotransmittersubstanz P- und L-Glutamat frei, die in den synaptischen Spalt gelangen. Durch Aktivierung von Ionenkanalrezeptoren (NMDA-, KAIN- und AMPA-Rezeptoren) des 2. Neurons mit folgender Öffnung dieser Kanäle kommt es zu einem vermehrten Einstrom von $Ca^{++}$- und $Na^{+}$-Ionen in das 2. Neuron. Hierdurch werden in diesem Botenstoffe (Second Messenger) freigesetzt, die zu einer vermehrten Ausschüttung von $Ca^{++}$-Ionen aus dem endoplasmatischen Retikulum führen. Der intrazelluläre $Ca^{++}$-Anstieg bedingt eine vermehrte Produktion von Immediate Early Genes (IEG, c-fos, c-jun-Gen). Diese bewirken als Transkriptionsfaktoren durch eine vermehrte Proteinsynthese im retikuloendothelialen System der Zelle des 2. Neurons eine Zunahme von Ionenkanälen mit ihren Rezeptoren. Diese wiederum bedingen eine Erhöhung der Reaktionsbereitschaft des 2. Neurons mit einer Erregbarkeitssteigerung für Schmerzreize. Man spricht von einer synaptischen Langzeitpotenzierung.

Opiate sind in der Lage, insbesondere NMDA-Rezeptoren zu besetzen und somit durch Reduzierung des $Ca^{++}$-Einstroms in die Nervenzelle die Prozesse der neuronalen Plastizität, insbesondere der Expression der IEGs, zu reduzieren. Akupunktur bedingt durch Aktivierung von A-delta-Fasern eine vermehrte Produktion endogener Opioide mit Reduktion der neuronalen Erregbarkeitssteigerung. Dies gilt jedoch nur, solange keine Neuropathie vorliegt.

| Fragen | Antworten |
|---|---|
| Wo läuft neuronale Plastizität ab? | Im Hinterhornbereich des Rückenmarks am 2. Neuron. |
| Was versteht man unter neuronaler Plastizität? | Molekularbiologische Veränderungen der Nervenzelle, die zu einer Erregbarkeitssteigerung für Schmerzimpulse führen. |
| Welche Ionen spielen bei der neuronaler Plastizität eine wesentliche Rolle? | $Ca^{++}$-Ionen |
| Welche Rolle spielt die Akupunktur bei der Modulation des Schmerzgedächtnisses? | Akupunktur führt zu Reizsetzung an A-delta-Fasern, die zu einer Aktivierung des endogenen Opioidsystems führen. Opioide hemmen den $Ca^{++}$-Einstrom in die Zelle mit Unterdrückung der Expression der IEGs sowie der neuronalen Plastizität. |

### 1.2.3 Studien



#### Modellvorhaben

Zwischen 2001 und 2005 liefen durch Initiierung des GBA (Gemeinsamer Bundesausschuss von Ärzten und Krankenkassen) drei große Modellvorhaben, in denen Akupunkturtherapie untersucht wurde auf:

- Effektivität (Wirksamkeit)
- Spezifität der Wirkung (Akupunktur, Minimalakupunktur)
- Effizienz (Wirtschaftlichkeit)
- Nebenwirkungen

Effektivitäts- und Spezifitätsuntersuchung der Akupunktur erfolgte durch:

**ART-Studie (Acupuncture Randomized Trials) (s. Studien 1, 2, 3)**

- prospektiv, randomisiert
- Studie der Ersatzkassen (insbesondere TK)
- Vergleich: Akupunktur – Minimalakupunktur – Warteliste (Therapie erfolgte später)
- 4 Studienarme mit jeweils ca. 300 Patienten:
  1. Spannungskopfschmerz
  2. Migräne
  3. chronische Lumbago
  4. chronische Gonarthrose

**GERAC-Studie (German Acupuncture Trials) (s. Studien 4, 5, 6)**

- prospektiv, randomisiert
- Studie von AOK, BKK, IKK u. a. Kassen
- Vergleich: Akupunktur – Minimalakupunktur – Standardtherapie
- 4 Studienarme mit jeweils ca. 900 Patienten:
  1. Spannungskopfschmerz
  2. Migräne
  3. chronische Lumbago
  4. chronische Gonarthrose

Die GERAC-Studie ist die weltweit größte Studie, die eine leitlinienorientierte schulmedizinische Standardtherapie mit der Akupunkturbehandlung vergleicht.

Effizienzuntersuchung, Nebenwirkungsuntersuchung (und Effektivitätsuntersuchung) erfolgten insbesondere durch:

**Versorgungsstudie der Ersatzkassen**

- ca. 500 000 Patienten bei ca. 5000 Ärzten

**Kohortenstudie von AOK, BKK, IKK u. a. Kassen**

- ca. 300 000 Patienten bei ca. 12 500 Ärzten

#### Ergebnis des Modellvorhabens

Auf Beschluss des GBA ist Akupunktur seit 01.01.2007 Leistung der gesetzlichen Krankenversicherung bei:

- chronischer Gonarthrose
- chronischer Lumbago

Die Behandlung von Kopfschmerzen wurde nicht in den Leistungskatalog aufgenommen, da kein Vorteil gegenüber der Standardtherapie festgestellt worden ist. (Studienverweis 7)

Voraussetzung der Erstattung durch die gesetzliche Krankenversicherung:

- Zusatzbezeichnung Akupunktur
- spezielle Schmerztherapie (80 Stunden)
- psychosomatische Grundversorgung (80 Stunden)

**Wesentliche Ergebnisse der GERAC-Studie (s. Studien 4, 5, 6)**

- Migräne: Akupunktur wirkt genauso effektiv wie schulmedizinische Standardtherapie
- chronische Lumbago und chronische Gonarthrose: Akupunktur (Verumakupunktur, Minimalakupunktur) ist der schulmedizinischen Standardtherapie signifikant überlegen
- Migräne, chronische Lumbago, chronische Gonarthrose: Minimalakupunktur zeigt keine signifikanten Unterschiede zur Verumakupunktur

### Wesentliche Ergebnisse der ART-Studie (s. Studien 1, 2, 3)

- Spannungskopfschmerz, Migräne, chronische Lumbago, chronische Gonarthrose: signifikante Überlegenheit von Verumakupunktur und Minimalakupunktur gegenüber der Warteliste (2 Monate nach Therapiebeginn)
- chronische Gonarthrose: signifikanter Unterschied Akupunktur gegen Minimalakupunktur (2 Monate nach Therapiebeginn)

### Wesentliche Ergebnisse der Versorgungsstudie (s. Studien 1, 2, 3)

- Erfolgseinschätzung durch Arzt und Patient lag bei Kopfschmerzen am höchsten
- deutliche Verbesserungen nach Akupunktur betrafen insbesondere Funktionsverbesserung, Depression, Lebensqualität
- schwere Nebenwirkungen treten extrem selten auf (< 0,001 % Pneumothorax)

### Hauptkritikpunkte der Studien (s. Studien 8 und 9)

- vorzeitige Entblindung mit Zusatzmedikation der entblindeten Patienten insbesondere der GERAC Studie
- Wirksamkeit von Punkten der Minimalakupunktur (lokal, segmental): Nichtberücksichtigung segmentaler Effekte (segmentaler Hemmmechanismen) bei Reizung (auch oberflächlich) durch Scheinakupunktur im selben oder in benachbarten Segmenten

| Fragen | Antworten |
|---|---|
| Worauf basiert der Beschluss des GBA (Gemeinsamer Bundesausschuss von Ärzten und Krankenkassen), chronische Lumbago und chronische Gonarthrose in den Leistungskatalog der gesetzlichen Krankenversicherungen aufzunehmen? | Ergebnis der Untersuchung der Effektivität von Akupunktur durch drei Modellvorhaben aller großen gesetzlichen Krankenkassen. Diese Ergebnisse wurden in der ART-Studie und GERAC-Studie veröffentlicht. |
| Von welchen Kassen wurden ART-Studie und GERAC-Studie getragen? | • ART-Studie: Ersatzkassen insbesondere TK<br>• GERAC-Studie: AOK, BKK, IKK und andere Kassen |
| Welche drei Studienarme wurden in der ART-Studie gegeneinander untersucht? | Verumakupunktur – Minimalakupunktur – Warteliste (später Therapie). |
| Welche drei Studienarme wurden in der GERAC-Studie gegeneinander untersucht? | • Verumakupunktur<br>• Minimalakupunktur<br>• Standardtherapie |
| Welches Ergebnis lieferten ART- und GERAC-Studie im Vergleich der Wirksamkeit von Verumakupunktur und Minimalakupunktur? | Verumakupunktur zeigt gegenüber Minimalakupunktur nur in der ART-Studie bei chronischer Gonarthrose statistisch signifikante Überlegenheit, ansonsten gab es keine signifikanten Unterschiede. |
| Welche Aussage liefert die GERAC-Studie über die Wirksamkeit von Akupunktur (Verumakupunktur, Minimalakupunktur) in Bezug zur schulmedizinischen Standardtherapie? | • Migräne: Akupunktur wirkt ebenso effektiv wie schulmedizinische Standardtherapie.<br>• Chronische Lumbago, chronische Gonarthrose: Akupunktur ist schulmedizinische Standardtherapie überlegen. |
| Welche zwei Hauptkritikpunkte werden der ART- und GERAC-Studie angelastet? | • vorzeitige Entblindung (besonders GERAC-Studie)<br>• Wirksamkeit der Punkte der Minimalakupunktur |

## Literatur


### Art- und Gerac-Studien:

[1] **Melchert D, Streng A, Hoppe A u. a.:** Akupunktur bei chronischen Schmerzen: Ergebnisse aus dem Modellvorhaben der Ersatzkassen. Deutsches Ärzteblatt. 2006; 103(4): A187–195.

[2] **Witt C, Brinkhaus B, Jena S et al.:** Acupuncture in patients with osteoarthritis of the knee: a randomised trial. Lancet 2005; 366: 136.

[3] **Giebel J:** Mechanotransduktion und Signaltransduktion über das Bindegewebe – Mechanismen zur Erklärung des therapeutischen Effekts der Akupunktur? DZA. 2006; 50(3): 6–10.

[4] **Diener HC, Kronfeld K, Boewing G u. a.:** Effektivität der Akupunktur zur Prophylaxe der Migräne: eine multizentrierte, randomisierte, kontrollierte Studie. DZA. 2006; 49(2): 41–44.

[5] **Kluger R:** 3 randomisierte kontrollierte Studien zur Gonarthrose – ein Vergleich. DZA. 2006; 49(2): 45–46.

[6] **Gerac (German Acupuncture Trials):** Homepage: www.gerac.de -Forschungsbericht.

[7] **Pressemitteilung des Gemeinsamen Bundesausschusses:** Akupunktur zur Behandlung von Rücken- und Knieschmerzen wird Kassenleistung. 18. April 2006. Im Internet:www.g-ba.de/Aktuelles/Presse.

[8] **Akupunktur bei chronischen Schmerzen – Ergebnisse aus dem Modellvorhaben der Ersatzkassen:** Deutsches Ärzteblatt. 2006; 103: A-1749/B-1498/C-1450.

[9] **Wetting D:** Die ART-Akupunktur-Studie. AKU 2005(2); 33: 118–121.

## 1.3 Akupunkturrelevante Grundlagen Traditioneller Chinesischer Medizin

### 1.3.1 Ba Gang

- Innen (Li) – Außen (Biao)
  - Definition
  - Therapeutische Konsequenzen
- Fülle (Shi) – Leere (Xu)
  - Definition
  - Therapeutische Konsequenzen
- Hitze (Re) – Kälte (Han)
  - Definition
  - Therapeutische Konsequenzen
- Yin – Yang
  - Yin – Yang in der Syndromdifferenzierung

Ba Gang (acht Leitkriterien) beinhalten acht Gegensatzbegriffe. Sie stellten in der Traditionellen Chinesischen Medizin das grundlegende Diagnosekonzept bei inneren Erkrankungen dar, dessen Begrifflichkeiten zunächst im Bereich der chinesischen Arzneitherapie verwendet wurden.

Kulturelle und politische Bedingungen sowie ökonomische Aspekte führten insbesondere seit der Kulturrevolution in China dazu, den Begriff der Ba Gang nicht nur in der westlichen Welt weiter gefasst zu sehen: er wird heute für die Diagnostik bezüglich Nadeltherapie sowie häufig (zumindest Teilaspekte der Ba Gang betreffend) für Funktionsstörungen des Bewegungsapparats verwendet.

Man unterscheidet die speziellen Differenzierungen Innen (Li) – Außen (Biao), Fülle (Shi) – Leere (Xu), Hitze (Re) – Kälte (Han) und die beiden zusammenfassenden Differenzierungen Yin – Yang.

Die Gegensatzpaare der 8 Prinzipien dürfen nicht als „Entweder-oder" gesehen werden. Sie können kombiniert auftreten; es kann aber auch sein, dass ein Krankheitsbild alle Aspekte gemeinsam beinhaltet.

Die Differenzierung der Ba Gang erfolgt mit den vier diagnostischen Methoden:

1. Sehen (einschließlich Zungeninspektion)
2. Hören
3. Fragen
4. Tasten (einschließlich Pulspalpation)

| Fragen | Antworten |
|---|---|
| Welchen Stellenwert besaßen die Ba Gang ursprünglich in der traditionellen chinesischen Diagnostik und Therapie? | Sie stellten das grundlegende Diagnosekonzept bei inneren Krankheiten in der chinesischen Arzneitherapie dar. |
| Welche Erweiterungen in der Betrachtung der Ba Gang haben sich seit der Kulturrevolution durch kulturelle und politische Bedingungen sowie ökonomische Aspekte entwickelt? | • Begrifflichkeiten der Ba Gang werden auch für die Nadeltherapie verwendet.<br>• Begrifflichkeiten der Ba Gang werden zunehmend auch für Funktionsstörungen des Bewegungsapparats eingesetzt. |
| Welches diagnostische Grundprinzip beinhalten die Ba Gang? | Differenzierung einer Funktionsstörung in vier Gegensatzpaaren. |
| Welche 4 Gegensatzpaare werden innerhalb der Ba Gang differenziert? | Innen – Außen, Fülle – Leere, Hitze – Kälte, Yin – Yang |
| Stellen die Ba Gang eine Entweder-oder-Differenzierung dar? | Nein, alle 8 Kriterien können zutreffen. |
| Mit welcher diagnostischen Methode werden die Ba Gang differenziert? | Mit den vier diagnostischen Methoden:<br>1. Sehen (auch Zungeninspektion)<br>2. Hören<br>3. Fragen<br>4. Tasten (auch Pulspalpation) |

## Innen – Außen

### Definition

Innen – Außen gibt die Lokalisation und Eindringtiefe einer Erkrankung an.

**Außen** Außen-Muster sind im Bereich des Körperäußeren lokalisiert. Sie betreffen Pathologien von:

- Wei Qi (Abwehr-Qi): Schicht zwischen Haut und Muskulatur: Funktionsstörung der Lunge im Anfangsstadium des grippalen Infekts
- Bewegungsapparat: Schicht der Muskulatur und Gelenke **(nicht gemäß tradierter Chinesischer Medizin)**

**Innen** Innen-Muster sind im Bereich des Körperinneren lokalisiert. Sie betreffen Pathologien von Funktionskreisen/Organsystemen (= Zang Fu), Qi, Blut (Xue).

### Therapeutische Konsequenzen

Pragmatische therapeutische Konsequenzen betreffen Reizort und Reizart.

**Außen-Krankheiten** Sie werden behandelt mit:

- ausleitenden Therapieverfahren: Schröpftherapie (Reizart insbesondere bei Windkrankheiten: Bewegungsapparat, grippaler Infekt)
- bei Funktionsstörungen des Bewegungsapparats: Nah- und Fernpunkte (Nahpunkte: Schmerzort; Fernpunkte: distal auf der Leitbahn oder auf der Oben-unten-Achsenkopplung)

**Innen-Krankheiten** Sie werden zunächst differenziert in Zang- oder Fu-Muster.

- Basistherapie von Zang-Erkrankungen (Yin-Organsysteme):
  - Yuan-Punkt = Quellpunkt + Rücken-Shu-Punkt
  - Shu-Mu-Technik
- Basistherapie von Fu-Erkrankungen (Yang-Organsysteme):
  - Unterer einflussreicher Punkt + Alarmpunkt = (ventraler) Mu-Punkt
  - Shu-Mu-Technik
  - chronische Erkrankungen: Mittherapie des gekoppelten Zang-Partners

| Fragen | Antworten |
|---|---|
| Worauf beziehen sich die Angaben Innen – Außen? | Auf Lokalisation und Eindringtiefe einer Erkrankung. |
| Welche beiden Möglichkeiten der Differenzierung einer Funktionsstörung als Außen-Muster gibt es? | Funktionsstörungen:<br>• der Lunge im Anfangsstadium des grippalen Infekts (Schicht des Abwehr-Qi zwischen Haut und Muskulatur)<br>• des Bewegungsapparats (Schicht der Muskulatur und Gelenke) |
| Welche Funktionsstörungen liegen bei Innen-Mustern vor? | Funktionsstörungen von Zang Fu, Qi, Blut (Xue). |
| Was sind die therapeutischen Konsequenzen bei der Diagnose eines Außen-Musters? | • Reizart: ausleitende Therapie, z. B. Schröpfen<br>• Reizort bei Funktionsstörungen des Bewegungsapparats: Nah- und Fernpunkte |
| Was sind die therapeutischen Konsequenzen bei der Diagnose eines Innen-Musters? | Reizort:<br>• Zang-Erkrankung:<br>  • Yuan-Punkt + Rücken-Shu-Punkt, Shu-Mu-Technik<br>• Fu-Erkrankung:<br>  • akut: Unterer einflussreicher Punkt + Alarmpunkt, Shu-Mu-Technik<br>  • chronisch: Mittherapie des gekoppelten Zang-Partners |

## Fülle – Leere

### Definition

Fülle und Leere berücksichtigen pathologische energetische Funktionsaspekte. Fülle und Leere sind beides Begriffe für pathologische Situationen im Körper. Sie beziehen sich auf das Verhältnis von den Körper attackierenden pathogenen Faktoren zu schützenden physiologischen Energien.

**Fülle und Leere beziehen sich primär auf das Krankheitsbild.** Die sich hieraus ergebenden therapeutischen Konsequenzen allerdings berücksichtigen überdies Kondition und Konstitution des Patienten.

**Fülle-Krankheiten** Es sind akute Krankheitsbilder mit heftigen Krankheitssymptomen (z. B. heftige Schmerzen, heftiger Husten, heftiger Durchfall). Sie können vorkommen als:

- lokale Fülle – heftige lokale Reaktion (z. B. lokale Myogelose)
- Fülle eines Organystems/Funktionskreises – heftige Reaktion eines Organsystems/Funktionskreises (z. B. Magen-Feuer mit heftigem Sodbrennen)

**Leere-Krankheiten** Es sind Krankheitsbilder mit schwachen Körperreaktionen (z. B. leichte Schmerzen, leichter Husten). Sie können vorkommen als:

- lokale Leere: Defizit an lokalen Reaktionen (weiche Gewebeareale geringer Konsistenz)
- Leere eines Organsystems/Funktionskreises: Unterfunktion eines Organsystems/Funktionskreises (z. B. Magen-Qi Leere mit flauem Druckgefühl der Magengegend und Appetitstörungen)

Fülle-Krankheiten und Leere-Krankheiten führen zu unterschiedlichen theoretischen **therapeutischen Konsequenzen** insbesondere bezüglich:

- Reizstärke
- Reizdauer
- Reizintervall

Die Möglichkeit der Durchführung dieser theoretischen therapeutischen Konsequenzen hängt allerdings entscheidend von Kondition und Konstitution des Patienten ab.

### Therapeutische Konsequenzen

#### Fülle-Krankheiten

- Reizstärke: ableitend (= sedierend = dispergierend = mit stark stimulierender Nadeltechnik), insbesondere an Fernpunkten

> **Cave**
> **Bei allgemeiner Leere des Patienten (Patientenkondition: müde, leistungsgeschwächt): Vegetative Reaktionen bzw. Schmerzverschlechterung durch schmerzinduzierte Spannungszunahme verlangen eine Reduktion der Reizstärke.**

- Reizdauer: kurz (1–10 Minuten) in Abhängigkeit von der Reizstärke
- Reizintervall: kurz, evtl. mehrmals täglich

#### Leere-Krankheiten

- Reizstärke: auffüllend = tonisierend = zuführend = mit schwach stimulierender Nadeltechnik
- Reizdauer: 20–25 Minuten
- Reizintervall: 1–2 Sitzungen pro Woche (auch alle 2 Wochen ist möglich)

Fülle- und Leere-Krankheiten haben überdies einen Einfluss auf den Reizort (Punkte). Unterschiedliche Therapiekonzepte für Erkrankungen des Bewegungsapparats und Funktionsstörungen der Organsysteme werden im Praxisteil des Buches erörtert.

| Fragen | Antworten |
|---|---|
| Was beinhalten die Angaben Fülle – Leere? | Pathologische energetische Funktionsbegriffe. |
| Worauf bezieht sich die Diagnose Fülle – Leere bei der Krankheitsbeurteilung? | Auf die energetische Aktivität des Krankheitsbilds. |
| Welche verschiedenen Arten von Fülle- oder Leere-Erkrankungen gibt es? | • lokale Fülle/Leere<br>• Fülle/Leere eines Organsystems (Funktionskreises) |
| Welche Symptome hat eine Fülle-Erkrankung? Nennen Sie Beispiele. | Heftige Symptome: starker Schmerz, heftiges Erbrechen, heftiger Husten, heftiger Schwindel. |
| Welche Symptome hat eine Leere-Erkrankung? Nennen Sie Beispiele. | Leichte Symptome: leichter Schmerz, Übelkeit ohne Erbrechen, leichter Reizhusten, geringer Schwindel. |
| Welche therapeutischen Konsequenzen ergeben sich bei Fülle- oder Leere-Krankheiten? | Es ergeben sich insbesondere therapeutische Konsequenzen bezüglich der Reizstärke.<br>• Fülle-Krankheiten werden ableitend (= sedierend = dispergierend = mit starker Reizstärke) behandelt.<br>• Leere-Krankheiten werden auffüllend (= tonisierend = zuführend = mit geringer Reizstärke) behandelt. |
| An welchen Punkten erfolgt die ableitende Reizstärke bei Fülle-Erkrankungen bevorzugt? | An Fernpunkten. |
| An welchen Punkten erfolgt die auffüllende Reizstärke bei Leere-Erkrankungen? | An Nah- und Fernpunkten. |

## Hitze – Kälte

### Definition

Hitze und Kälte beziehen sich auf die Relation von Yin und Yang im Körper, durch die Hitze und Kälte verursacht wird.

**Hitze-Symptome** Überwiegen von Yang-Aspekten

- rot/gelb: rote Zunge, rote Wangen, rotes Gesicht, konzentrierter Urin, gelber Zungenbelag, gelber Auswurf
- trocken: trockene, rissige Zunge, Obstipation
- heiß: Fieber, Hitze-Gefühl, Hitze verschlechtert, Kälte bessert, Bevorzugung von kühlen Speisen und Getränken
- schnell: fahrige schnelle Bewegungen, schnelle Sprache, Gedankenflucht, schneller Puls

**Kälte-Symptome** Überwiegen von Yin-Aspekten

- weiß/hell: blasse Zunge, blasses Gesicht, heller Urin, weißlicher Zungenbelag, klarer Auswurf
- feucht: feuchte, geschwollene, große Zunge, Diarrhö
- kalt: Kälte-Gefühl, Kälte verschlechtert, Wärme bessert, Bevorzugung von warmen Speisen und Getränken
- langsam: langsame Bewegungen, langsame Sprache, langsamer Puls

### Therapeutische Konsequenzen

Therapeutische Konsequenzen betreffen insbesondere die Reizart.

**Kälte-Krankheiten** Sie werden durch Wärmezufuhr therapiert:

- lokal: Moxibustion
- allgemein: energetische wärmende Nahrungsmittel

**Hitze-Krankheiten** Hier gilt es, eine Wärmezufuhr zu meiden und kühle/kalte Nahrungsmittel zu bevorzugen.

Ist Hitze mit Fülle kombiniert, wird über den letzten oder vorletzten Leitbahnpunkt durch ableitende blutige Nadelung Hitze ausgeleitet: Hitze aus dem Magen bei heftigem Sodbrennen wird durch Ma 44, Hitze aus dem Pharynx bei akuter Pharyngitis durch Lu 11 ausgeleitet.

| Fragen | Antworten |
|---|---|
| Was wird mit dem Gegensatzpaar Hitze – Kälte bezeichnet? | Relation von Yin und Yang im Körper, die Hitze oder Kälte verursachen. |
| Welche Veränderungen berücksichtigen Hitze und Kälte? | Temperatur, Farbe, Feuchtigkeitsgehalt und Geschwindigkeit. |
| Welche Veränderungen zeigen Hitze-Funktionsstörungen? | • heiß, warm (Fieber, subjektiv und objektiv empfundene Temperatur)<br>• rot, gelb (Zungenkörper, Zungenbelag, Ausscheidungen, Gesichtsfarbe, Wangen)<br>• trocken (Zunge, Rachen, konzentrierter Urin, Stuhl, Auswurf)<br>• schnell (Bewegungen, Psyche, Sprache, Puls) |
| Welche therapeutischen Konsequenzen ergeben sich bei Kälte-Störungen? | Wärmezufuhr durch:<br>• Moxibustion<br>• energetisch wärmende Ernährung |
| Welche Reizart und welcher Reizort werden bei Hitze in Kombination mit Fülle gewählt?<br>Nennen Sie Beispiele für die Therapie von:<br>• starkem Sodbrennen<br>• akuter Pharyngitis mit brennenden Halsschmerzen | • Reizort: letzter oder vorletzter Leitbahnpunkt<br>• Reizart: ableitend stimulieren, bluten lassen<br>• Akupunkturpunkte bei:<br>  • starkem Sodbrennen: Ma 44<br>  • akuter Pharyngitis: Lu 11 |

## Yin – Yang

### Definition

Yang – Yin besitzen innerhalb der Ba Gang zwei Bedeutungen. Sie stellen einerseits eine Zuordnung der Begriffe Außen, Fülle und Hitze (Yang) im Gegensatz zu Innen, Leere und Kälte (Yin) dar, andererseits spielen sie bei der speziellen Zang-Fu-Syndromdifferenzierung eine Rolle.

### Yin – Yang in der Syndromdifferenzierung

Krankheitsbilder können heftig als Fülle-Muster oder leicht/milde als Leere-Muster auftreten. Sie können überdies mit Yang-Temperaturaspekten (= Hitze) oder mit Yin-Temperaturaspekten (= Kälte) einhergehen. Diese Betrachtungen lassen die folgenden Einteilungen der Syndromdifferenzierung zu (► **Tab. 1.3**).

**! Beachte bei dieser Differenzierung**

**Die Benennung der Leere-Muster erfolgt nach dem Aspekt, der in der Symptomatik fehlt.**

- **Bei Yin-Leere fehlt Yin. Es zeigen sich Symptome von Yang (rot, gelb, heiß, warm, schnell, trocken) und Leere (kraftlos).**
- **Bei Yang-Leere fehlt Yang. Es zeigen sich Symptome von Yin (blass, weiß, kalt, langsam, feucht) und Leere (kraftlos).**

**Die Benennung der Fülle-Muster erfolgt nach dem vorherrschenden Aspekt der Symptomatik.**

### Symptome der Yang-Leere (am Beispiel von Milz-Yang-Leere)

- Leere: kraftlose, schwache Organfunktion (Nahrungs- und Flüssigkeitstransformation) führt zu weichen Stühlen, Appetitstörungen (fehlende Qi-Bildung durch Nahrungsumwandlung führt zu Müdigkeit, Leistungsschwäche)
- Yin (bei Yang-Leere überwiegt Yin): blass, feucht, langsam, kühl-blasse, feuchte Zunge, heller Zungenbelag, Feuchtigkeit im Darm mit Durchfall, allgemeines Kälte-Gefühl, Kälte verschlechtert Symptome, Wärme bessert

### Symptome der Yin-Leere (am Beispiel von Magen-Yin-Leere)

- Leere: kraftlose, schwache Organfunktion (Nahrung umwandeln und weiterbefördern) führt zu leicht flauem Gefühl der Magengegend, leichtem Sodbrennen
- Yang (bei Yin-Leere überwiegt Yang): rot, trocken, schnell, warm/heiß, rote, trockene Zunge, Obstipation, trockener Mund, schneller Puls, fahrige Gedanken, subjektives Hitze-Gefühl, heiße Speisen und Getränke werden nicht vertragen, Kühles bessert die Beschwerden

### Feuer-Symptome (am Beispiel von Magen-Feuer)

- Fülle: kraftvoll, heftig Organpathologien, z. B. heftiges Sodbrennen
- Yang (Feuer ist Yang-Aspekt): rot, trocken, schnell, heiß. z. B. rote Zunge, gelber, trockener Belag, Obstipation, trockener Rachen, Durst, schneller Puls, schnelle Sprache und Gedanken, Hitze-Gefühl, Wärme (warme Speisen, Gewürze, Alkohol) verschlechtert, Kälte bessert

### Kälte-Symptome (am Beispiel von Kälte befällt den Magen)

- Fülle: kraftvolle, heftige Organpathologie, z. B. heftiges Kontraktionsgefühl/Schmerz der Magengegend
- Yin (Kälte ist ein Yin-Aspekt): blass, feucht, langsam, kühl, z. B. blasse, feuchte Zunge, heller Zungenbelag, langsamer Puls, müde, träge, Kälte-Gefühl, Kälte (kalte Speisen und Getränke) verschlechtert, Wärme bessert

► **Tab. 1.3** Syndromdifferenzierung.

| | Yang (Hitze) | Yin (Kälte) |
|---|---|---|
| Leere | Yin-Leere = Pseudo-Yang | Yang- Leere = Pseudo-Yin |
| Fülle | „Yang-Fülle“ = Feuer-Muster<br>(.......Feuer; Hitze befällt........; Hitze-Retention in....) | „Yin-Fülle“ = Kälte-Muster<br>(Kälte befällt....) |

| Fragen | Antworten |
|---|---|
| Welche vier Kombinationsmöglichkeiten ergeben sich in der Syndromdifferenzierung durch Kombination von Leere und Fülle mit Yang (= Hitze) und Yin (= Kälte)? | • Yang-Leere (= Pseudo-Yin)<br>• Yin-Leere (= Pseudo-Yang)<br>• „Yang-Fülle" = Feuer-Muster<br>• „Yin-Fülle" = Kälte-Muster |
| Erfolgt die Benennung der Leere-Muster nach dem vorhandenen oder dem fehlenden Temperaturaspekt? Nennen Sie ein Beispiel. | Die Benennung der Leere-Muster erfolgt nach dem fehlendem Temperaturaspekt.<br>Beispiel:<br>• Yang-Leere = Leere + Kälte-Aspekte<br>• Yin-Leere = Leere + Hitze-Aspekte |
| Welche Temperatur- und Farbveränderungen liegen bei Yin-Leere vor? | • Temperatur: heiß, warm: Fiebergefühl oder leichtes Nachmittagsfieber<br>• Farbe:<br>  • rot: Zungenkörper, Wangen<br>  • gelb: Ausscheidungen |
| Welche Temperatur- und Farbveränderungen liegen bei Yang-Leere vor? | • Temperatur: kühl, kalt: Hände oder Füße<br>• Farbe:<br>  • blass: Zungenkörper, Zungenbelag, Gesicht<br>  • weiß: Ausscheidungen |
| Welchen wesentlichen Unterschied gibt es bei Hitze-Erkrankungen in Kombination mit Fülle (z. B. Feuer) oder Leere (Yin-Leere)? | Feuer beinhaltet heftige, kraftvolle Organreaktionen, z. B. heftiges Sodbrennen bei Magen-Feuer.<br>Yin-Leere beinhaltet schwächere Organreaktionen, z. B. milde Magenbeschwerden mit sehr leichtem Sodbrennen bei Magen-Yin-Leere. Diese sind meist mit energetischen Schwäche des gesamten Körpers (= Leistungsschwäche) kombiniert. |
| Welche unterschiedlichen therapeutischen Konsequenzen ergeben sich bei Feuer- (Fülle + Yang) und Yin-Leere (Leere + Yang)? | Therapeutische Konsequenzen:<br>• Feuer, z. B. Magen-Feuer („Yang-Fülle"): stark reizen, Hitze ableiten durch bluten lassen vom letzten oder vorletzten Leitbahnpunkt (Ma 44)<br>• Yin-Leere, z. B. Magen-Yin-Leere: schwach reizen, auffüllen, Yin zuführende Punkte wählen:<br>  • Mi 6 (Vereinigungspunkt der drei Fuß-Yin)<br>  • KG 4 (innerer Vereinigungspunkt der drei Fuß-Yin) |

### 1.3.2 Theorie der Wandlungsphasen

Die Theorie der fünf Wandlungsphasen oder fünf Elemente ist ein Differenzierungsprinzip der Chinesischen Medizin, das seine Ursprünge im 4. bis 3. Jh. v. Chr. hat. Alle Aspekte von Mensch, Umwelt und Kosmos werden hier einem Fünfersystem zugeordnet. Die fünf Wandlungsphasen sind Metall, Wasser, Holz, Feuer und Erde (► **Tab. 1.4**). Das Ordnungsprinzip der Wandlungsphasen sieht den Menschen gemäß daoistischer Philosophie in Beziehung zu Umwelt und Kosmos. Umwelt und Kosmos beeinflussen die physiologische menschliche Entwicklung. Klimatische Faktoren wie Wind, Hitze, Feuchtigkeit, Trockenheit oder Kälte wirken sich einerseits als pathogene Faktoren auf den Menschen aus, sie können aber auch selbst als Muster der Umwelt im Menschen entstehen, der konkrete klimatische Faktor aus der Umwelt verschlechtert die Störung.

▶ **Tab. 1.4** Wesentliche Aspekte der 5 Wandlungsphasen.

| Wandlungsphase | Metall | Wasser | Holz | Feuer | Erde |
|---|---|---|---|---|---|
| **Umwelt** | | | | | |
| Jahreszeit | Herbst | Winter | Frühling | Sommer | Spätsommer |
| Tageszeit (Organuhr) | 3–7 Uhr | 15–19 Uhr | 23–3 Uhr | 11–15 Uhr<br>19–23 Uhr | 7–11 Uhr |
| pathogener klimatischer Faktor (äußerer pathogener Faktor) | Trockenheit | Kälte | Wind | Hitze | Feuchtigkeit |
| Aktivitätsphase in der Natur (Stadium) | reifen | speichern | keimen | wachsen | umwandeln |
| Farbe | weiß | schwarz | blaugrün | rot | gelb |
| **Mensch** | | | | | |
| Zang-Organ | Lunge | Nieren | Leber | Herz, Perikard | Milz |
| Fu-Organ | Dickdarm | Blase | Gallenblase | Dünndarm, 3-Erwärmer | Magen |
| Sinnesorgan | Nase | Ohr | Auge | Zunge | Mund |
| Körpergewebe | Haut | Knochen | Sehnen | Blutgefäße | Muskeln (Fleisch) |
| Geschmack | scharf | salzig | sauer | bitter | süß |
| psychischer Faktor | Trauer | Angst, Schock | Zorn, Groll, Aggression | Freude, Hektik | Sorge |

| Fragen | Antworten |
|---|---|
| Was versteht man unter einer Wandlungsphase? | Ordnungsprinzip analoger Entsprechungen von Mensch, Umwelt, Kosmos. |
| Welche analogen Korrelate gehören zur Wandlungsphase Erde? | • Umwelt: Spätsommer, 7–11 Uhr, Feuchtigkeit, umwandeln, gelb, süß<br>• Mensch: Milz, Magen, Mund, Muskeln (Fleisch), süß, Sorge |
| Welche analogen Korrelate gehören zur Wandlungsphase Wasser? | • Umwelt: Winter, 15 –19 Uhr, Kälte, speichern, schwarz, salzig<br>• Mensch: Nieren, Blase, Ohr, Knochen, salzig, Angst |

### 1.3.3 Theorie der Funktionskreise/ Organsysteme

Theorie der Funktionskreise/Organsysteme:

- Funktionskreis/Organsystem Lunge
- Funktionskreis/Organsystem Nieren
- Funktionskreis/Organsystem Leber
- Funktionskreis/Organsystem Herz
- Funktionskreise/Organsysteme Milz und Magen

Während die Wandlungsphasen ein universelles Einteilungssystem von Mensch, Umwelt und Kosmos beinhalten, werden durch die analogen Korrelate der Funktionskreise nur die Aspekte des Menschen betrachtet.

Jede Wandlungsphase beinhaltet mindest zwei Funktionskreise gegensätzlicher energetischer Qualität. Diese werden als Zang-(Yin) und Fu-Funktionskreis (Yang) bezeichnet. Die Wandlungsphase Feuer beinhaltet vier Funktionskreise: Herz und Perikard (Zang) sowie Dünndarm und 3-Erwärmer (Fu). Die Zang Fu einer Wandlungsphase ergänzen sich in ihrer energetischen Funktion und werden insbesondere bei chronischen Funktionsstörungen gemeinsam durch regulierende Nadelkonzepte berücksichtigt (s. S. 19).

Die Funktionskreise entsprechen Organsystemen die nach dem beinhalteten Zang- oder Fu-Organ benannt werden, aber in ihrer komplexen funktionalen Verschaltung weit mehr als nur das jeweilige genannte Organ regulieren.

Der Funktionskreis Lunge reguliert Störungen

- der Lungenfunktion,
- der Nase,
- der Haut (als Organ der Abwehrfunktion - Wei-Qi = Abwehr-Qi schützt im Bereich der Poren vor dem Eindringen pathogener klimatischer Faktoren),
- durch Trauer infolge von Trennungsprozessen.

Die Funktionskreise/Organsysteme ermöglichen eine psychosomatisch ganzheitliche Betrachtung des Menschen, in der körperliche und seelisch-geistige Aspekte sich gegenseitig beeinflussen. Diese Betrachtungsmöglichkeit bestand allerdings noch nicht zur Zeit der ältesten nachweisbaren Ursprungsquellen Traditioneller Chinesischer Texte, sondern entwickelte sich literaturgeschichtlich betrachtet erst über Jahrhunderte (s. hierzu auch Unschuld 2003).

Das analoge Zuordnungskonzept der Funktionskreise hat sowohl im Bereich der Physiologie als auch der Pathologie Bedeutung. Bereits im physiologischen Normalzustand gehören zu jedem Funktionskreis psychische und somatische Korrelate, die eine seelisch-geistig-körperliche Entwicklung zu einem bestimmten Menschentyp oder Persönlichkeitstyp kennzeichnen. Im Falle von Pathologien entstehen bevorzugte Funktionsstörungen.

| Fragen | Antworten |
|---|---|
| Wodurch unterscheiden sich die Begrifflichkeiten Wandlungsphase und Funktionskreis? | • Wandlungsphase: Ordnungsprinzip analoger Entsprechungen von Mensch, Umwelt, Kosmos.<br>• Funktionskreis/Organsystem: Ordnungsprinzip analoger Entsprechungen des Menschen. |
| Wie viele Funktionskreise enthält eine Wandlungsphase? | Eine Wandlungsphase enthält mindestens zwei Funktionskreise. Die Wandlungsphase Feuer enthält vier Funktionskreise. |
| Ordnen Sie den 5 Wandlungsphasen die entsprechenden 12 Zang Fu zu. | siehe Tabelle unten |
| Was versteht man unter Zang Fu? | Zang Fu sind zwei in ihrer Funktion eng zusammenhängende Funktionskreise/Organsysteme einer Wandlungsphase.<br>Der Zang-Funktionskreis ist einem Yin-Organsystem zugeordnet, der Fu-Funktionskreis einem Yang-Organsystem. |

| Wandlungsphase | Zang | Fu |
|---|---|---|
| Metall | Lunge | Dickdarm |
| Wasser | Nieren | Blase |
| Holz | Leber | Gallenblase |
| Feuer | Herz, Perikard | Dünndarm |
| Erde | Milz | Magen |

## Funktionskreis/Organsystem Lunge

Zu jeder Wandlungsphase gehören mindestens zwei Funktionskreise/Organsysteme, die als Zang Fu bezeichnet werden. Diese hängen funktionell eng zusammen, bedeutender ist der Zang-Partner.

**Lungenfunktion** Dieser Funktionskreis/dieses Organsystem reguliert die Atemfunktion. Die Lunge sorgt für reguläre Aus- und Einatmung ohne Engegefühl, Atemgeräusche oder Dyspnoe. Die Funktion der Einatmung bedarf einer Unterstützung durch die Nieren.

Der zugordnete psychische Faktor ist Trauer. Trauer ist einerseits ein wichtiges menschliches Gefühl, das psychische Reifungsprozesse ermöglicht, andererseits schädigt es die Lungenfunktion unter bestimmten Voraussetzungen, wie z.B.:

- ungewöhnlich exzessive Trauer (z.B. Tod eines Kindes)
- Unmöglichkeit der Verarbeitung in einem gewissen Zeitraum (ca. 1 Jahr)
- bereits vorgeschädigtes Zang-Organ Lunge

### Persönlichkeitstyp

- Balancefähigkeit zwischen Loslassen und Einlassen (Loslassen entspricht der Lungenfunktion der Ausatmung, Einlassen derjenigen der Einatmung)
- Fähigkeit, sich zu trennen, um neue Dinge beginnen zu können (ausatmen, um wieder einzuatmen)

### Psychosomatische Funktionsstörungen

- Störungen insbesondere der Ausatmung, des Loslassens:
  - psychisch: Trennungsprobleme, Abgrenzungsprobleme, Trauer, Depression
  - somatisch: Behinderung insbesondere der Ausatmung mit Atemgeräuschen und Dyspnoe, thorakalem Engegefühl, gehäufter Infektneigung

| Fragen | Antworten |
|---|---|
| Welche Aufgabe hat der Zang-Funktionskreis Lunge? | Die Lunge reguliert die Atemfunktion, insbesondere die der Ausatmung. |
| Welche zwei Funktionskreise sind bei Störungen der Einatmung betroffen? | • Lungenfunktionskreis<br>• Nierenfunktionskreis |
| Zu welchen somatischen Störungen führen Funktionsstörungen der Lunge? | Störungen der Atemfunktion mit den Symptomen:<br>• Husten, Dyspnoe, thorakales Beklemmungsgefühl<br>• gehäufte Infektanfälligkeit |
| Welcher psychische Faktor gehört zum Funktionskreis Lunge? | Trauer |
| Welche psychischen Störungen werden mit einer gestörten Lungenfunktion in Verbindung gebracht? | Störungen von Ausatmung (= Loslassen) und Einatmung (= Aufnahme, Neubeginn): Trennungsprobleme, Abgrenzungsprobleme, Trauer, Depression |
| Unter welchen Bedingungen wird durch Trauer die Lungenfunktion geschädigt? | Schädigungen erfolgen bei:<br>• exzessiver Trauer<br>• fehlender Trauerverarbeitung in bestimmtem Zeitraum<br>• Vorschädigung der Lunge |
| Welcher Persönlichkeitstyp entsteht durch eine gesunde Lungenfunktion? | Persönlichkeitstyp:<br>• Balancefähigkeit zwischen Einlassen und Loslassen<br>• Fähigkeit des Trennens, um Neues beginnen zu können |

## Funktionskreis/Organsystem Nieren

**Nierenfunktion** Dieser Funktionskreis/dieses Organsystem speichert die Essenz (Jing). Diese legt, vergleichbar mit den Erbanlagen, die genetische Disposition für sämtliche Entwicklungsprozesse fest. Sie sorgt für Fortpflanzung, Empfängnis, Geburt, Reifung, Entwicklung, Verfall und Tod. Sie liefert Yang und Yin als Basis sämtlicher Organfunktionen.

Die Essenz (Jing) formt die Willenskraft, die sich zusammensetzt aus:

- Yang-Anteil: Kraft, die Dinge aktiv zu vollenden, die man sich vorgenommen hat
- Yin-Anteil: Kraft, die Dinge zu akzeptieren, die sich nicht verändern lassen

Der zugeordnete psychische Faktor ist Angst. Angst ist einerseits ein menschliches Gefühl mit wichtiger Schutzfunktion, andererseits hat es bei exzessivem Auftreten, fehlender Verarbeitung und vorgeschädigter Nierenfunktion pathologische Potenz und führt zu psychosomatischen Funktionsstörungen.

**Persönlichkeitstyp** willensstarke Menschen mit Rückgrat: Antriebskraft, Rückhalt, Urvertrauen, Sicherheit, Stabilität

**Psychosomatische Funktionsstörungen**

- Rückgratprobleme
  - psychisch: Antriebsarmut, Leistungsschwäche, Misstrauen, tiefe existenzielle Angst, sexuelle Ängste (Frigidität, Impotenz), Starrsinn, Zwanghaftigkeit
  - somatisch: Lumbago, Lumboischialgie, Gonalgie, wackelige Knie, Funktionsstörungen des Urogenitaltrakts: rezidivierende Zystitis, Prostatadynie, Sterilität, Aborte

| Fragen | Antworten |
|---|---|
| Welche Aufgabe hat der Zang-Funktionskreis Nieren? | Die Nieren speichern die Essenz (Jing), die Basis von Fortpflanzung, Empfängnis, Geburt, Reifung, Entwicklung, Verfall und Tod, Yang und Yin sämtlicher Organfunktionen. |
| Zu welchen somatischen Störungen führen Funktionsstörungen der Nieren? | Lumbago, Lumboischialgie, Gonalgie, Funktionsstörungen des Urogenitaltrakts: rezidivierende Zystitis, Prostatadynie, Sterilität, Aborte |
| Welcher psychische Faktor gehört zum Funktionskreis Nieren? | Angst |
| Welche psychischen Störungen werden mit einer gestörten Nierenfunktion in Verbindung gebracht? | Antriebsarmut, Leistungsschwäche, Misstrauen, tiefe existenzielle Angst, sexuelle Ängste (Frigidität, Impotenz), Starrsinn, Zwanghaftigkeit |
| Welcher Persönlichkeitstyp entsteht durch eine gesunde Nierenfunktion? | Willensstarke Menschen mit Rückgrat: Antriebskraft, Rückhalt, Urvertrauen, Sicherheit, Stabilität |

## Funktionskreis/Organsystem Leber

**Leberfunktion** Dieser Funktionskreis/dieses Organsystem ist für Spannungsregulationen im Bereich von körperlich-geistig-seelischen Ebenen zuständig. Er sorgt für ein freies Fließen des Qi in allen Bereichen. Der Mensch ist flexibel, seine Körperfunktionen sind in Balance, es bestehen weder Spannungs- noch Schmerzzustände.

Der zugeordnete psychische Faktor ist Aggression. Aggression ist eine wichtige menschliche Reaktionsfähigkeit, beinhaltet jedoch bei inadäquatem Auftreten und langanhaltender Persistenz (Aggression ist dem Wind vergleichbar: kommt schnell, verfliegt schnell, verlässt den Körper: verflüchtigt sich) hohes Schädigungspotenzial für psychosomatische Krankheiten.

### Persönlichkeitstyp

- Führungsperson (General) mit dynamisch flexibler Entscheidungs- und Anpassungsfähigkeit (Entscheidungsfähigkeit gehört speziell zur Gallenblase)
- emotionale Schwingungsfähigkeit

### Psychosomatische Funktionsstörungen

- Spannungsregulationsstörungen von:
  - Emotionen: Streitsucht, Zorn, Aggression, Groll, Autoaggression, depressives Selbstmitleid, Unentschlossenheit (Gallenblase)
  - Muskulatur: muskuläre Dysbalance mit Triggerpunktentwicklung
  - Gefäße: Migräne
  - Atmungstrakt: Reizhusten, Asthma bronchiale: spannungs- und stressabhängig
  - Verdauungstrakt: funktionelles Aufstoßen, Reizmagen, Stuhlunregelmäßigkeiten, spastische Obstipation (Schafskotstuhl)
  - Menstruationsbeschwerden: Dysmenorrhö, prämenstruelles Syndrom
  - Sonstiges: Tinnitus (plötzlich auftretend, stressabhängig, hochfrequent), Schwindel (Drehschwindel), Allergie

| Fragen | Antworten |
|---|---|
| Welche Aufgabe hat der Zang-Funktionskreis Leber? | Die Leber ist der Spannungsregulator des Körpers. |
| Zu welchen somatischen Störungen führen Funktionsstörungen der Leber? | Spannungsregulationsstörungen:<br>• Muskulatur: muskuläre Dysbalance mit Triggerpunkten<br>• Gefäße: Migräne<br>• Atmungstrakt: Reizhusten, Asthma bronchiale (stressabhängig)<br>• Verdauungstrakt: funktionelles Aufstoßen, Reizmagen, Stuhlunregelmäßigkeiten, spastische Obstipation<br>• Menstruation: Dysmenorrhö, prämenstruelles Syndrom<br>• Kopf: hochfrequenter Tinnitus, Drehschwindel<br>• Immunsystem: Allergie |
| Welcher psychische Faktor gehört zum Funktionskreis Leber? | Aggression |
| Welche psychischen Störungen werden mit einer gestörten Leber-funktion in Verbindung gebracht? | Streitsucht, Zorn, Aggression, Groll, Autoaggression, depressives Selbstmitleid, Unentschlossenheit (Gallenblase) |
| Welcher Persönlichkeitstyp entsteht durch eine gesunde Leberfunktion? | Typ General: Führungsperson mit dynamisch flexibler Entscheidungs- und Anpassungsfähigkeit. |

## Funktionskreis/Organsystem Herz

**Herzfunktion** Dieser Funktionskreis/dieses Organsystem beherbergt den Geist (Shen) und bewegt das Blut (Xue) harmonisch bis in die Peripherie. Er sorgt hierdurch für klares geistiges Bewusstsein ohne Verwirrungen, Hektik und Konzentrationsstörungen sowie für regelmäßigen Puls. Shen wird im Herzen beherbergt, in das es nachts zurückkehrt, dies gewährt einen harmonischen Schlaf ohne unruhige Träume.

Der zugeordnete psychische Faktor ist Freude. Diese Begrifflichkeit ist im Kontext sozialgeschichtlicher Deutung seiner Entstehungszeit einerseits als Schadenfreude über das Leid der anderen zu verstehen, andererseits ist es möglich, Freude im Sinne von exzessiv übertriebener Freude als Hektik zu interpretieren. Harmonisierende Freude (Lebensfreude) fördert die Herzfunktion, sie sorgt für klares angemessenes Bewusstsein, harmonischen Herzschlag und gesunden Schlaf.

**Persönlichkeitstyp** Person mit Ausstrahlung einer kongruenten Gesamtpersönlichkeit (Kaiser) klares Bewusstsein mit angemessenem Verhalten.

**Psychosomatische Funktionsstörungen**

- hektische Nervosität, geistige Verwirrtheit, Konzentrationsstörungen
- Ängstlichkeit in sozialen Situationen: Redehemmung, Prüfungsangst, Stottern
- fehlende Lebensfreude
- Schlafstörungen (unruhige Träume)
- Palpitationen, Rhythmusstörungen
- Herzstiche
- kardiales Engegefühl

| Fragen | Antworten |
|---|---|
| Welche Aufgabe hat der Zang-Funktionskreis Herz? | Das Herz beherbergt den Geist (Shen) und bewegt das Blut (Xue) harmonisch. |
| Zu welchen somatischen Störungen führen Funktionsstörungen des Herzens? | Palpitationen, funktionelle Arrhythmien, kardiales Engegefühl oder Schmerzen. |
| Welcher psychische Faktor gehört zum Funktionskreis Herz? | Freude, Schadenfreude, Hektik. |
| Welche psychischen Störungen werden mit einer gestörten Herzfunktion in Verbindung gebracht? | Verwirrungen, Hektik, Konzentrationsstörungen, Schlafstörungen mit unruhigen Träumen. |
| Welcher Persönlichkeitstyp entsteht durch eine gesunde Herzfunktion? | Typ Kaiser: Persönlichkeit mit Ausstrahlung, mit Kongruenz, klarem geistigem Bewusstsein und angemessenem Verhalten. |
| Welche Formen von Ängstlichkeit sind dem Herzen zuzuordnen? | Ängstlichkeit in sozialen Situationen: Redehemmung, Prüfungsangst, Stottern. |

## Funktionskreis/Organsystem Milz und Magen

**Milzfunktion** Dieser Funktionskreis/dieses Organsystem sorgt für die Umwandlung von Nahrung im geistigen und materiellen Bereich. Sie ermöglicht eine geregelte Verdauungsfunktion fester und flüssiger Nahrung mit Produktion von Qi. Die Milz transportiert die umgewandelten Nahrungsbestandteile aufwärts, d.h. sie verhindert ein Absacken von Flüssigkeiten in Verdauungstrakt und Körper als Durchfall oder Ödembildung. Im geistigen Bereich sorgt sie für Umwandlung aufgenommener neuer informativer Nahrung als persönlich verwertbares Wissen – die Milz beherbergt die gedankliche Verarbeitungsfähigkeit – Yi.

**Magenfunktion** Die Milz kann nur die Nahrung umwandeln, die zuvor vom Magen fermentiert und gereift wurde. Der Magen leistet somit die für die Milzfunktion notwendige Vorarbeit. Die Funktion des Magen-Qi ist abwärts gerichtet, d.h. die Nahrung wird weiter in den Darm transportiert. Störungen dieser Funktion werden als gegenläufiges Magen-Qi oder rebellierendes Magen-Qi bezeichnet und bestehen in Übelkeit, Aufstoßen und Erbrechen. Milz und Magen ergänzen sich in ihren Funktionen.

Milz und Magen ist der psychische Faktor Grübeln/Sorge zugeordnet. Gedankliche Verarbeitungsfähigkeit sollte in einem bestimmten Zeitraum abgeschlossen sein, übermäßig langes Nachdenken in Form von Sorge oder Grüben schädigt die Milz- und Magenfunktion.

**Persönlichkeitstyp** Verstandesmensch mit ausgeprägter intellektueller Leistungsfähigkeit und der Fähigkeit, Veränderungen/Umwandlungen produktiv zu nutzen

**Psychosomatische Funktionsstörungen**

- Umwandlungsstörungen:
  - geistig: Konzentrationsstörungen, Gedächtnisstörungen (Lernen neuer Zusammenhänge), zwanghaftes Nachdenken, Grübeln, Sorge, mangelndes Erkennen und Akzeptieren von Veränderungen
  - materiell (feste und flüssige Nahrung):
    - Milz: Verdauungsstörungen mit weichen Stühlen bis Durchfall, Blähungen, Appetitstörungen, Ödeme, Schleimbildung
    - Magen: Appetitstörungen, Übelkeit, Aufstoßen, Erbrechen

| Fragen | Antworten |
|---|---|
| Welche Aufgabe hat der Zang-Funktionskreis/das Zang-Organsystem Milz? | Die Milz sorgt für die Umwandlung von Nahrung im geistigen und materiellen Bereich. |
| Welche Aufgaben hat der Fu- Funktionskreis/das Fu-Organsystem Magen? | Der Magen fermentiert und reift die Nahrung, damit die Milz diese weiter umwandeln kann. |
| Welche Funktionsrichtung hat das Milz Qi? Welche Störungen resultieren bei Dysharmonie? | Aufwärts – Fehlfunktion führt zu Absinken von Flüssigkeiten (Ödeme), Schweregefühl oder Organprolaps. |
| Welche Funktionsrichtungen hat das Magen Qi? Welche Störungen resultieren bei Dysharmonie? | Abwärts – Fehlfunktion führt zu gegenläufigem Magen-Qi (rebellierendes Magen-Qi) Übelkeit und Erbrechen. |
| Zu welchen somatischen Störungen führen Funktionsstörungen der Milz? | Verdauungsstörungen: weiche, voluminöse Stühle, Blähungen, Appetitstörungen |
| Zu welchen somatischen Störungen führen Funktionsstörungen des Magens? | Appetitstörungen, Übelkeit und Erbrechen |
| Welcher psychische Faktor gehört zu den Funktionskreisen/Organsystemen Milz und Magen? | Sorge, Grübeln |
| Welche psychischen Störungen werden mit einer gestörten Milz- und Magenfunktion in Verbindung gebracht? | Störungen der gedanklichen Verarbeitungsfähigkeit: Konzentrationsstörungen, Gedächtnisstörungen (Lernen neuer Zusammenhänge), zwanghaftes Nachdenken, Grübeln, Sorge. |
| Welcher Persönlichkeitstyp entsteht durch eine gesunde Milz-Magenfunktion? | Persönlichkeitstyp: rational, mit ausgeprägter intellektueller Leistungsfähigkeit und der Fähigkeit, Veränderungen/Umwandlungen wahrzunehmen. |
| Welche Funktion haben Milz und Magen in Bezug auf Qi-Bildung? | Sie bilden Qi durch Nahrungsumwandlung, durch geregelte Verdauungsfunktion. |

### 1.3.4 Theorie der Krankheitsfaktoren

Gemäß Theorie der Krankheitsfaktoren werden unterschieden:

- pathogene klimatische Faktoren (äußere pathogene Faktoren)
- pathogene psychische Faktoren (innere pathogene Faktoren)

#### Pathogene klimatische Faktoren (äußere pathogene Faktoren)

Als pathogene klimatische Faktoren gelten Wind, Hitze, Feuchtigkeit, Trockenheit und Kälte (▶ **Tab. 1.5**). Gemäß chinesischem Analogiedenken werden durch die klimatischen Faktoren Krankheitsbilder/Krankheitsmuster verursacht, die Ähnlichkeiten mit den Empfindungen nach Exposition gegenüber diesem Faktor haben. Der klimatische Faktor wirkt im Sinne einer Symptomverschlechterung, nicht aber als direkter ursächlicher Auslöser der Erkrankung.

Die Diagnose eines pathogenen klimatischen Faktors bedeutet:

- Das Krankheitsbild ähnelt als Muster den Empfindungen oder körperlichen Reaktionen nach Exposition gegenüber dem klimatischen Faktor.
- Der klimatische Faktor beeinflusst die körperlichen Symptome negativ.
- Der klimatische Faktor kann zeitgleich/kurz zuvor aus der Umwelt auf den Körper eingewirkt haben, er imponiert als auslösender Faktor.

Der pathogene klimatische Faktor Trockenheit wird im Folgenden nicht als eigenständiges Muster aufgeführt. Er tritt im Gefolge von Hitze auf. Bei Schmerzen des Bewegungsapparats verbessert Trockenheit häufig schmerzhafte Funktionsstörungen und spielt als eigenständiger Faktor nur bei Erkrankungen des Zang-Organs Lunge eine Rolle.

Trockenheitserkrankungen der Lunge zeigen trockenen Husten und Austrocknung der Nase, auch hier liegt häufig eine Hitze-Symptomatik vor.

| Fragen | Antworten |
|---|---|
| Mit welcher Begrifflichkeit werden pathogene klimatische Faktoren noch bezeichnet? | Äußere pathogene Faktoren. |
| Welche pathogenen klimatischen Faktoren spielen bei Funktionsstörungen des Bewegungsapparats eine Rolle? | Wind, Hitze, Feuchtigkeit und Kälte. |
| Welche Aussagen beinhaltet die Diagnose eines pathogenen klimatischen Faktors? | Das Krankheitsbild<br>• ist ein Muster, als ob der klimatische Faktor auf den Körper eingewirkt hat,<br>• wird vom klimatische Faktor negativ beeinflusst,<br>• kann zeitgleich mit der Exposition gegenüber dem klimatischen Faktor zusammenhängen. |

▶ **Tab. 1.5** Pathogene klimatische Faktoren (äußere pathogene Faktoren).

| pathogener klimatischer Faktor | Wind | Hitze | Feuchtigkeit | Kälte |
|---|---|---|---|---|
| allgemeines Manifestationsmuster | wechselnde und wandernde Symptomatik, neurologische Symptome (innerer Wind): Schwindel, Tics, Krämpfe, Koliken, Zittern, Zuckungen | Hitze-Gefühl, brennendes Gefühl, Unruhe, Hitze-Aversion | Schweregefühl, Gefühl von Geschwollensein, zäh, klebrig, lästig, träge, dumpf, Feuchtigkeits-Aversion | Kälte-Gefühl, Kontraktionsgefühl, Kälte-Aversion |
| Verschlechterung | Wind; Zugluft; Stress (emotionaler Wind) | Wärme, Hitze | Feuchtigkeit | Kälte |
| Besserung | Balance von Anspannung und Entspannung | Kälte | Trockenheit, Wärme | Wärme |
| Schmerzmuster | oft sehr stark, ziehend, wechselnd, ausstrahlend, pulsierend, Spannungsgefühl, klopfend, pochend, einschießend, oft plötzlicher Beginn | oft sehr stark , brennend, stechend | schwach bis mäßig, erträglich, langwierig, lästig | oft sehr stark, gleichbleibend, stechend, schneidend, bohrend, zusammenziehend, oft langsamer Beginn |
| Schmerzlokalisation | häufig lateral, wechselnd, wandernd | häufig oben, oberflächlich, gut lokalisierbar | häufig unten, schlecht lokalisierbar, großflächig | häufig dorsal, tief gut lokalisierbar |
| Bewegungsmuster (Sprechen, Denken, Motorik) | dynamisch, zuckend | schnell | klebrig, zäh | verlangsamt |
| Sekrete, Exkrete | unverändert | konzentriert farbig, blutig | vermehrt | vermehrt, hell |
| Durst | unverändert | ja | gering | gering |
| Therapie | Schröpfen<br>Wind ausleitende Punkte: Le 2, Le 3, Gb 34, Gb 20, Bl 12, LG 16, LG 20, 3E 5, Di 4 | Hitze und Fülle<br>Hitze ausleitende Punkte: Di 4, Di 11, LG 14, letzter oder vorletzter Peripheriepunkt:<br>z. B. Ma 44, Le 2, Lu 11 bluten lassen<br>Hitze und Leere:<br>Yin nähren: Mi 6, KG 4<br>chinesische Ernährung: kalt, meide Hitze | Moxibustion<br>Feuchtigkeit regulierende Punkte: Mi 9, Schleim: Ma 40, Milz regulieren: Mi 3 (6), Bl 20<br>chinesische Ernährung: warm, meide Kälte | Moxibustion<br>Kälte und Leere: oft Nieren stärken: Ni 3, Bl 23<br>chinesische Ernährung: warm, heiß, meide Kälte |

| Fragen | Antworten |
|---|---|
| Welches charakteristische Manifestationsmuster (Symptome) zeigt eine Wind-Krankheit? | Wechselnde, wandernde Symptome und neurologische Symptome. |
| Welches typische Schmerzmuster zeigen Kälte-Krankheiten? | Kälte verschlechtert, Wärme bessert, zusammenziehend, oft sehr stark, stechend, schneidend, bohrend. |
| Welches charakteristische Manifestationsmuster (Symptome) zeigt eine Feuchtigkeits-Krankheit? | Feuchtigkeitsaversion, Wärme, Trockenheit bessert, Schweregefühl, Gefühl von Geschwollensein, zäh, klebrig, lästig, träge, dumpf. |
| Welches Bewegungsmuster (Sprechen, Denken, Motorik) ist einer Hitze-Krankheit zugeordnet? | Schnelles, fahriges Bewegungsmuster. |
| Welche Reizart ist bei Wind-Krankheiten zu empfehlen? | Schröpfen |
| Welche Akupunkturpunkte leiten Hitze-Symptome aus? | Di 4, Di 11, LG 14, letzter oder vorletzter Peripheriepunkt, z. B. Ma 44, Le 2, Lu 11 |
| Welche Akupunkturpunkte leiten Feuchtigkeits- und Schleimsymptome aus? | • Feuchtigkeit: Mi 9<br>• Schleim: Ma 40 |
| Welche Reizart empfiehlt sich bei Kälte-Krankheiten? | Moxibustion |
| Welcher Funktionskreis/Organsystem muss bei Kälte-Leere Krankheiten häufig gestärkt werden (auffüllend behandelt)? Mit welchen Punkten geschieht dies? | Der Nierenfunktionskreis mit Ni 3, Bl 23. |
| Welches typische Schmerzmuster zeigen Hitze-Krankheiten? | Brennen, Rötung, Temperaturerhöhung, Hitze verschlechtert, Kälte bessert. |
| Welche Akupunkturpunkte leiten Wind aus? | Le 2, Le 3, Gb 34, Gb 20, Bl 12, LG 16, LG 20, 3E 5, Di 4. |
| Was versteht man unter innerem Wind? | Neurologische Symptome wie Tics, Krämpfe, Zittern, Zuckungen, Bewusstseinsstörung. |
| Welche Sekretveränderungen finden sich bei Hitze-Krankheiten? | • Konsistenz: konzentriert<br>• Farbe: gelb, rötlich |
| Wie sehen die Sekrete bei Kälte-Krankheiten aus? | • Konsistenz: dünnflüssig, reichlich<br>• Farbe: hell, weiß, klar |

## Pathogene psychische Faktoren (innere pathogene Faktoren)

Jedem Funktionskreispaar (Zang Fu) ist ein psychischer Faktor zugeordnet, der zu einer bestimmten Persönlichkeitsentwicklung des Menschen beiträgt (► **Tab. 1.6**). Schädigt dieser Faktor den Funktionskreis, spricht man von einem pathogenen psychischen Faktor. Schädigungen treten auf bei:

- ungewöhnlich intensiven, plötzlichen Ereignissen
- Unmöglichkeit der Verarbeitung in einem gewissen Zeitraum
- vorgeschädigtem/geschwächtem Funktionskreis/ Organsystem

Spielt bei der Schädigung eines Funktionskreises der psychische Faktor eine gravierende Rolle gilt es, den betroffenen Zang-Funktionskreis zu regulieren. Dies erfolgt meist durch den Rücken-Shu-Punkt und den Quellpunkt (Yuan-Punkt).

► **Tab. 1.6** Funktionskreise/Organsystem und psychische Faktoren.

| Funktionskreis | Lunge | Nieren | Leber | Herz | Milz/Magen |
|---|---|---|---|---|---|
| psychischer Faktor | Trauer | Angst | Zorn, Aggression | Freude, Hektik | Sorge, Grübeln |
| Persönlichkeitstyp | Balancefähigkeit zwischen Einlassen u. Loslassen | Willensstärke, Rückhalt, Stabilität, Urvertrauen, Antriebskraft | flexible Entscheidungs- und Anpassungsfähigkeit | Kongruenz, klares Bewusstsein, angemessenes Verhalten | Verstandesmensch, intellektuelle Leistungsfähigkeit |
| psychosomatische Funktionsstörungen | Atemfunktionsstörungen, gehäufte Infektanfälligkeit, Trennungsprobleme, Abgrenzungsprobleme, Trauer, Depression | Lumbago, Funktionsstörungen des Urogenitaltrakts: Zystitis, Sterilität, tiefe existenzielle u. sexuelle Ängste, Zwanghaftigkeit | Spannungsregulationsstörungen von: Muskulatur, Gefäßen, Atmungstrakt, Verdauungssystem, Zorn, Aggression, Autoaggression | Palpitationen, Rhythmusstörungen, kardiales Engegefühl, hektische Nervosität, Verwirrtheit, Schlafstörung | Verdauungsstörungen: weiche Stühle bis Durchfall, Ödeme, Übelkeit, Erbrechen, Konzentrationsstörung, Gedächtnisstörung, Grübeln, Sorge |
| Punktwahl | Bl 13,Lu 7 | Bl 23, Ni 3 | Le 3, LG 20 | Bl 15, He 7 | Bl 20, Mi 3, Mi 6, Ma 36, KG 12 |

| Fragen | Antworten |
|---|---|
| Welche psychosomatischen Funktionsstörungen ergeben sich bei Störungen der Nieren? | Lumbago, Funktionsstörungen des Urogenitaltrakts: Zystitis, Sterilität, tiefe existenzielle und sexuelle Angst, Zwänge. |
| Durch welche Punktkombination werden psychosomatische Funktionsstörungen von Milz und Magen mit Übelkeit, Aufstoßen, Durchfällen bei Sorge und Grübeln behandelt? | • Regulierung der Milzfunktion: Mi 3, Mi 6, Bl 20<br>• Regulierung der Magenfunktion: Ma 36, KG 12 |
| Welche psychosomatischen Funktionsstörungen ergeben sich bei Störungen von Milz/Magen? | Verdauungsstörungen: weiche Stühle bis Durchfall; Ödeme, Übelkeit, Erbrechen, Konzentrationsstörung, Gedächtnisstörung, Grübeln, Sorge. |

### 1.3.5 System der Leitbahnen

- Die zwölf Hauptleitbahnen
- Die sechs Achsenkopplungen: 3 Yin-Yin-Kopplungen, 3 Yang-Yang-Kopplungen

#### Die zwölf Hauptleitbahnen

Das Leitbahnsystem Jing Luo besteht aus Jing (Leitbahnen) und Luo (Verbindungen/Kollateralen), die ein Gefäßsystem (Mai) bilden, in dem Qi und Blut (Xue) fließen. Es entsteht ein Netzwerk, das eine Verbindung mit den inneren Organen hat. Es verbindet das Körperäußere mit dem Inneren sowie Oben mit Unten. Es ist einem Straßen- oder Kanalsystem vergleichbar, das den Funktionsaustausch des Körpers reguliert.

Die Jing Luo beinhalten:

- 12 Hauptleitbahnen (Jing Mai)
- 8 Außerordentliche Leitbahnen (Qi Jing Ba Mai)
- 15 Nebenleitbahnen oder Verbindungsgefäße (Luo Mai)
- 12 tendinomuskuläre Leitbahnen (Jing Jin): verlaufen sehr oberflächlich
- 12 Sonderleitbahnen (Jing Bie Xun Xin)

Die 12 Hauptleitbahnen (▶ **Tab. 1.7**) laufen im Bereich des Körperäußeren (Biao) und haben eine Verbindung zu den inneren Organen (Li). Diese geben der Leitbahn den Namen.

Die Hauptleitbahnen

- folgen zum Teil über längere Strecken einem Nervenverlauf,
- liegen oft im Verlauf von zwei benachbarten Körpersegmenten,
- zeigen eine gleichmäßige Verteilung (Ordnungsprinzip) von Yang- und Yin-Aspekten: oben – unten; außen (Streckseite) – innen (Beugeseite).

▶ **Tab. 1.7** Die 12 Hauptleitbahnen.

| | |
|---|---|
| Lunge, Perikard, Herz | 3 Yin-Leitbahnen der oberen Extremität<br>• Beginn: Brust<br>• Ende: Finger |
| Milz, Leber, Nieren | 3 Yin-Leitbahnen der unteren Extremität<br>• Beginn: Zehen<br>• Ende: Brust |
| Dickdarm, 3-Erwärmer, Dünndarm | 3 Yang-Leitbahnen der oberen Extremität<br>• Beginn: Finger<br>• Ende: Gesicht |
| Magen, Gallenblase, Blase | 3 Yang-Leitbahnen der unteren Extremität<br>• Beginn: Gesicht<br>• Ende: Zehen |

| Fragen | Antworten |
|---|---|
| Welches sind die wichtigsten Leitbahnen, die im System der Leitbahnen differenziert werden? | 12 Hauptleitbahnen, 8 Außerordentliche Leitbahnen, 15 Nebenleitbahnen oder Verbindungsgefäße. |
| Wie verlaufen die 3 Yin-Leitbahnen der oberen Extremität? | Sie beginnen im Brustbereich und enden im Bereich der Fingerspitzen. |
| Wie heißen die 3 Yang-Leitbahnen der unteren Extremität? | Magen, Gallenblase und Blase. |
| Welchem Bild ist das System der Leitbahnen mit seinen komplexen Verschaltungen vergleichbar? | Dem Straßen- oder Kanalsystem, das den Funktionsaustausch des Körpers reguliert. |
| In welcher Beziehung stehen Leitbahn und Organsystem (= Funktionskeis)? | Die Leitbahnen tragen die Punkte, die die Funktion eines Organsystems (= Funktionskreises) regulieren. |

## Die sechs Achsenkopplungen: drei Yin-Yin-Kopplungen, drei Yang-Yang-Kopplungen

Die 6 Yang-Leitbahnen einer Körperhälfte liegen im Streckerbereich der Extremitäten, die 6 Yin-Leitbahnen im Beugerbereich der oberen Extremität bzw. im Innenseitenbereich der unteren Extremität.

Funktionell gesehen sind drei Kopplungsprinzipien der 12 Hauptleitbahnen von Bedeutung:

- 6 Achsenkopplungen
- 6 gekoppelte Paare
- 3 Umläufe

**Die sechs Achsenkopplungen** stellen Leitbahnkopplungen energetisch gleicher Qualität dar. Es handelt sich um jeweils 2 Yin-Leitbahnen oder 2 Yang-Leitbahnen oben und unten in vergleichbaren Querschnittsdritteln der Extremitäten.

Man unterscheidet 3 Yang-Yang-Achsenkopplungen (▶ **Abb. 1.1**, ▶ **Tab. 1.8**) und 3 Yin-Yin-Achsenkopplungen (▶ **Abb. 1.2**, ▶ **Tab. 1.9**). Die Achsenkopplungen entsprechen dem Verlauf komplex verschalteter Muskelfunktionsketten und spielen in der Therapie von Funktionsstörungen des Bewegungsapparats (insbesondere bei Nackenschmerzen, Schulterschmerzen und Tennisellenbogen) sowie bei Kopfschmerzen eine Rolle. Sie legen den Ort der Fernpunkte bei diesen Therapien fest.

| Fragen | Antworten |
|---|---|
| Wie werden die Oben-unten-Kopplungen von Leitbahnen energetisch gleicher Qualität genannt? | Achsenkopplungen |
| Wie viele Achsenkopplungen gibt es? | 3 Yang-Yang-Achsenkopplungen und 3 Yin-Yin-Achsenkopplungen. |
| Wie heißen die 3 Yang-Yang-Achsenkopplungen? | • Yang Ming: Di – Ma<br>• Shao Yang: 3E – Gb<br>• Tai Yang: Dü – Bl |
| In welchen Therapiekonzepten sind die Achsenkopplungen von Bedeutung? | In der Therapie von Funktionsstörungen des Bewegungsapparats der oberen Körperhälfte und bei Kopfschmerzen. |
| Welche Punkte werden in der Peripherie der Achsenkopplungen genadelt? | Fernpunkte |

► **Tab. 1.8** Die 3 Yang-Yang-Achsenkopplungen.

| Yang-Yang-Achsenkopplung | Leitbahnen | Bezug zu Extremitätendrittel |
|---|---|---|
| Yang Ming | Dickdarm – Magen | vorn |
| Shao Yang | 3-Erwärmer – Gallenblase | seitlich |
| Tai Yang | Dünndarm – Blase | hinten |

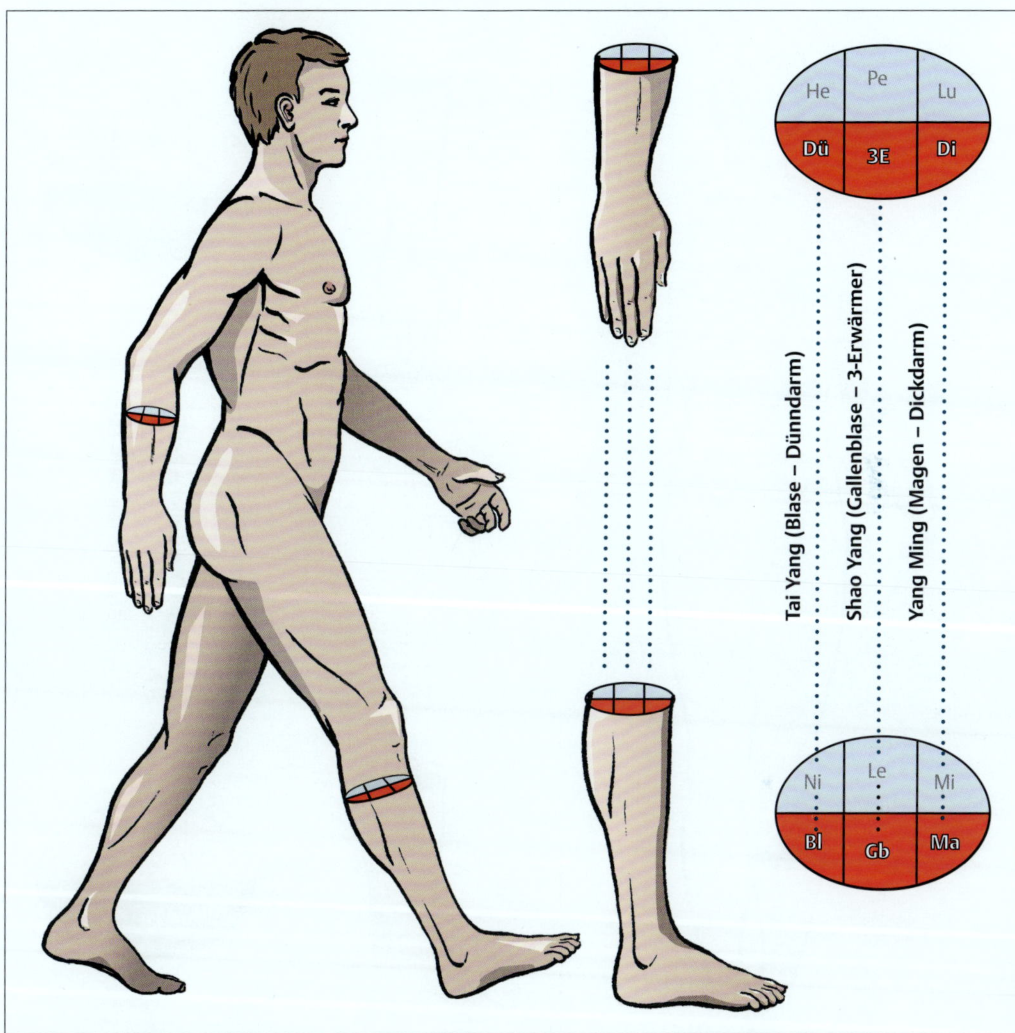


► **Abb. 1.1** Die drei Yang-Achsen.

► **Tab. 1.9** Die 3 Yin-Yin-Achsenkopplungen.

| Yin-Yin-Achsenkopplung | Leitbahnen | Bezug zu Extremitätendrittel |
|---|---|---|
| Tai Yin | Lunge – Milz | vorn |
| Jue Jin | Perikard – Leber | seitlich |
| Shao Yin | Herz – Nieren | hinten |

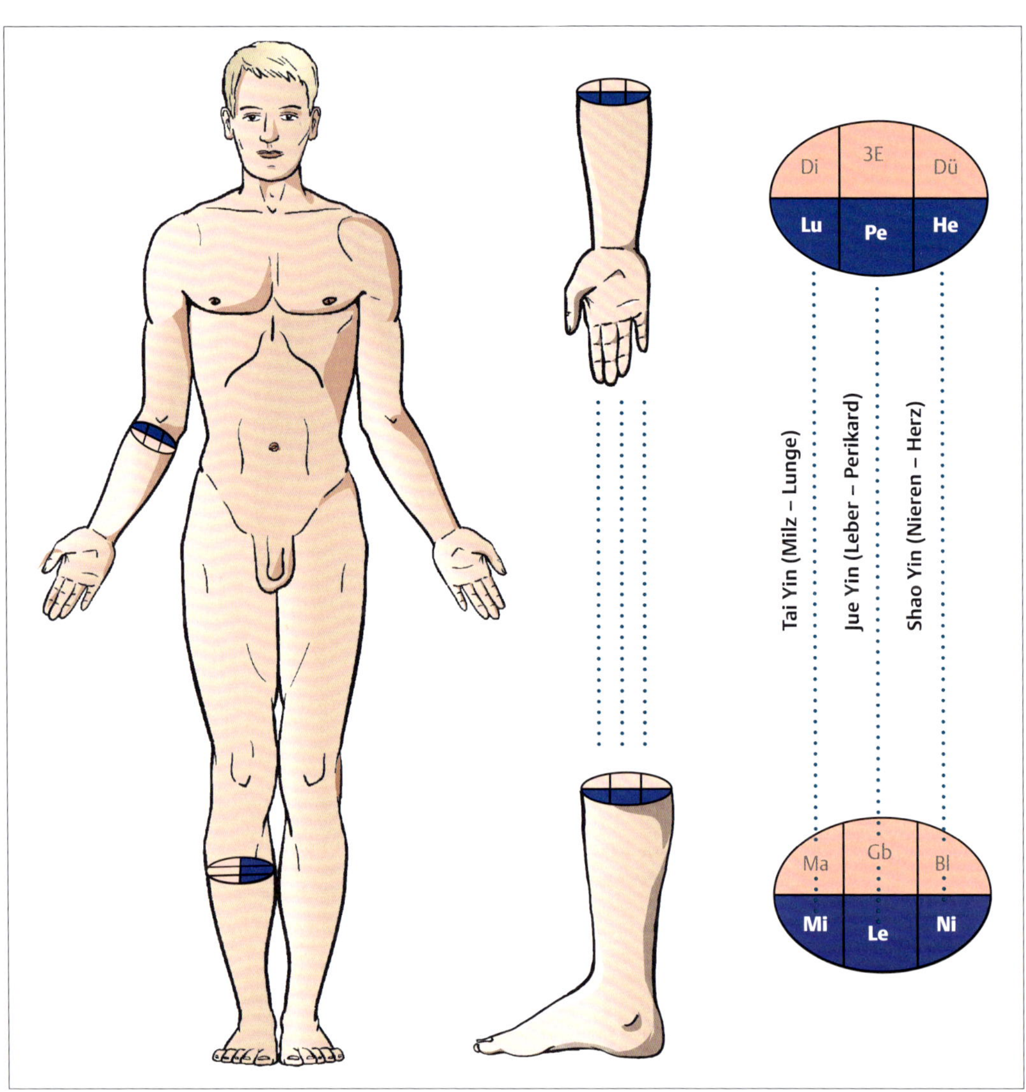


► **Abb. 1.2** Die drei Yin-Achsen.

## Die sechs Leitbahnpaare

Die Leitbahnpaare stellen eine Kopplung einer Yang-Leitbahn mit einer Yin-Leitbahn im vorderen, mittleren oder hinteren Drittel einer Extremität dar.

Die Leitbahnpaare liegen oft im Verlauf des Versorgungsbereichs von zwei oder drei benachbarten Rückenmarkssegmenten.

Die Organsysteme (= Funktionskreise eines Leitbahnpaars) finden sich als funktionelle Kopplung der Zang Fu einer Wandlungsphase wieder.

► **Tab. 1.10** Die Leitbahnpaare der oberen Extremtät.

| Bezug zu Extremitätendrittel | Leitbahnpaare |
|---|---|
| vorn | Lunge – Dickdarm |
| Mitte | Perikard – 3-Erwärmer |
| hinten | Herz – Dünndarm |

► **Tab. 1.11** Die Leitbahnpaare der unteren Extremität.

| Bezug zu Extremitätendrittel | Leitbahnpaare |
|---|---|
| vorn | Milz – Magen |
| Mitte | Leber – Gallenblase |
| hinten | Nieren – Blase |

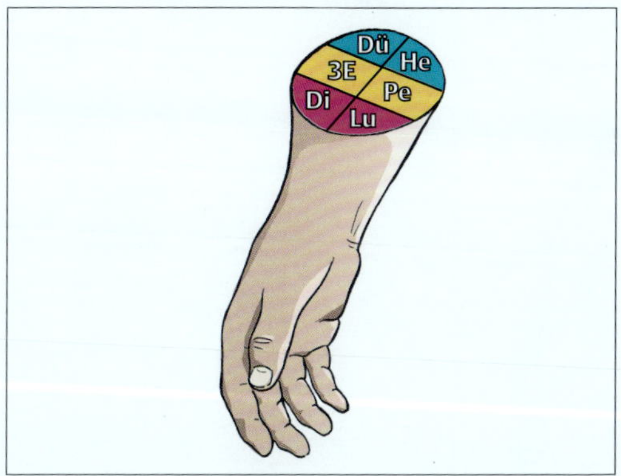


► **Abb. 1.3** Arm, Querschnitt.

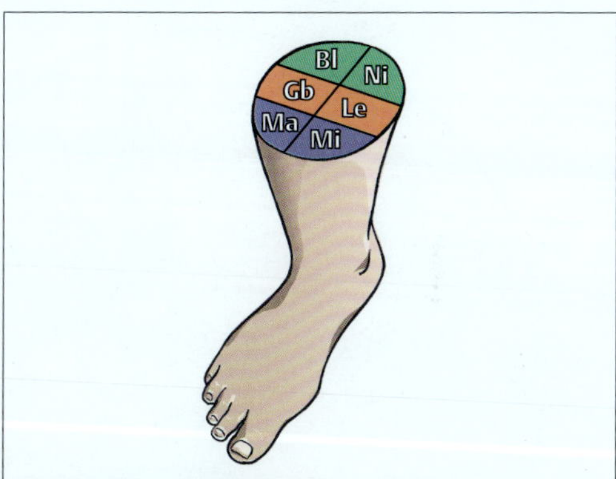


► **Abb. 1.4** Bein, Querschnitt.

| Fragen | Antworten |
|---|---|
| Was versteht man unter einem Leitbahnpaar? | Innen-außen- (Yin-Yang-) Kopplung von Leitbahnen im vorderen, mittleren oder hinteren Querschnittsdrittel der oberen oder unteren Extremität. |
| Welches Leitbahnpaar liegt am Fuß im mittleren Drittel? | Leber – Gallenblase |
| Zu jeder Wandlungsphase gehören mindestens eine Yin- und eine Yang Leitbahn. Handelt es sich um Leitbahnen einer Achsenkopplung oder eines Paares? | Es handelt sich um Leitbahnen eines Paares. Die Kopplung zweier Leitbahnen einer Achse wäre eine Oben-unten-Kopplung. |

## Die drei Umläufe

Die Kombination sämtlicher 4 Leitbahnen eines Drittels von Arm und Bein wird als Umlauf bezeichnet. Ein Umlauf führt somit einmal durch den ganzen Körper von den Zehenspitzen über die Brust zu den Fingerspitzen und wieder zurück über den Kopf bis zu den Zehenspitzen (▶ **Abb. 1.6**).

**Die Organuhr** In den 12 Hauptleitbahnen wird zirkulierende Energie postuliert: einmal in jeweils 24 Stunden fließt diese durch sämtliche Leitbahnen, d.h. für eine Leitbahn stehen zwei Stunden eines optimalen oder maximalen Energieflusses zur Verfügung.

Der maximale Energiefluss (Maximalzeit) findet zunächst im vorderen Umlauf von 3 Uhr bis 11 Uhr statt. Es folgt von 11 Uhr bis 19 Uhr der hintere Umlauf und zuletzt von 19 Uhr bis 3 Uhr der mittlere Umlauf.

In der Maximalzeit (▶ **Tab. 1.12**) sind die Organsysteme der zuständigen Leitbahn besonders störanfällig. Funktionsstörungen manifestieren sich hier überdurchschnittlich häufig. Dies ist allerdings auch in der um 12 Stunden versetzten Zeit, der Minimalzeit, der Fall. Das Konzept der Organuhr spielt diagnostisch eine Rolle, therapeutisch (z.B. Therapie zur Maximalzeit) wird es nicht genutzt.

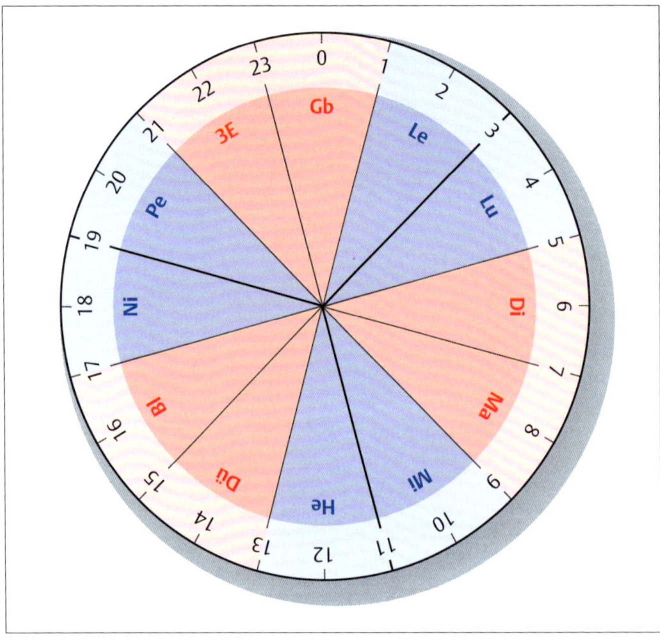


▶ **Abb. 1.5** Die Organuhr.

▶ **Tab. 1.12** Die drei Umläufe in der Reihenfolge ihrer Maximalzeiten.

| Körperdrittel | Leitbahnen | Organuhr |
|---|---|---|
| vorn | Lu – Di – Ma – Mi | 3–11 Uhr |
| hinten | Ni – Bl – Dü – He | 11–19 Uhr |
| seitlich | Le – Gb – 3 E – Pe | 19–3 Uhr |

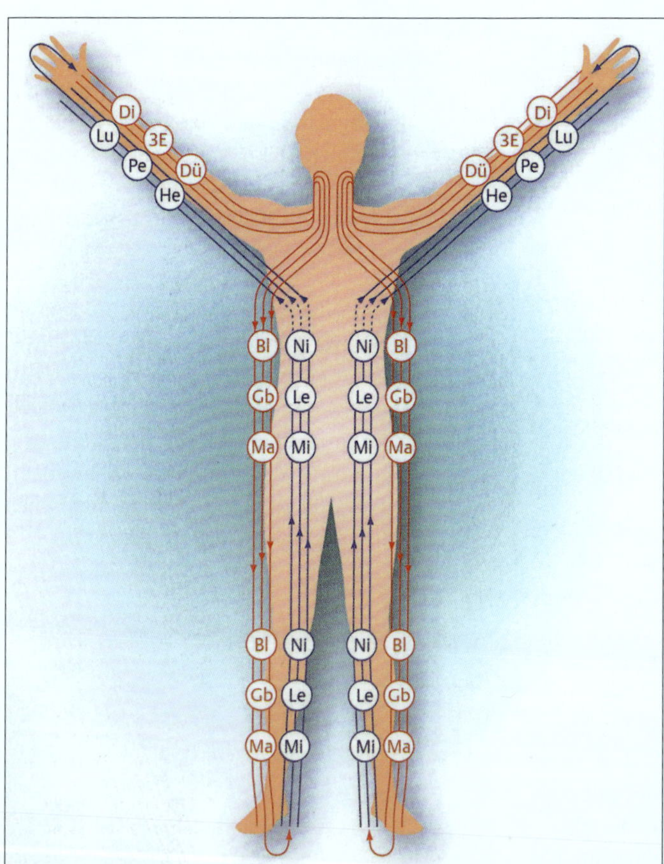


► **Abb. 1.6** Übersicht Leitbahnumläufe.

| Fragen | Antworten |
|---|---|
| Was versteht man unter einem Umlauf? | Kopplung sämtlicher Leitbahnen im vorderen, seitlichen oder hinteren Drittel des Körpers. |
| Welches ist der vordere Umlauf? | Lu – Di – Ma – Mi |
| Welches energetische Verständnis liegt der Organuhr zugrunde? | Das Verständnis zirkulierender Energien. |
| Was versteht man unter Maximalzeit? | Die zwei Stunden, in denen eine Leitbahn mit ihrem Organsystem besonders reagibel, d. h. störanfällig ist.<br>Funktionsstörungen manifestieren sich hier überdurchschnittlich häufig. |

### 1.3.6 Steuerungspunkte

Steuerungspunkte stellen Akupunkturpunkte mit ähnlichen Funktionen dar. Es werden folgende wichtige Steuerungspunkte unterschieden:

- Yuan-Punkt
- Rücken-Shu-Punkt (dorsaler Shu-Punkt)
- (ventraler) Mu-Punkt
- Unterer einflussreicher Punkt
- Meisterpunkt
- Luo-Punkt
- Gruppen-Luo-Punkt
- Einschaltpunkt/Kardinalpunkt
- Xi-Punkt
- Ableitungspunkt/Sedierungspunkt, Auffüllungspunkt/Tonisierungspunkt
- Ting-Punkt

#### Yuan-Punkt

- synonyme Begriffe: Quellpunkt, Ursprungspunkt (Ursprung des Qi)
- Lage:
  - Yin-Leitbahn: 3. Punkt von der Peripherie (Finger, Zehen)
  - Yang-Leitbahn: 4. Punkt von der Peripherie (Finger, Zehen; Ausnahme: Gallenblase)
  - postulierte Zielstruktur: überwiegend das perivaskuläre Gewebe größerer Gefäße und somit eine reichhaltig sympathisch innervierte Region
- Wirkung:
  - Yin-Leitbahn: ausgleichende Ambivalenzwirkung, meist wichtigster Punkt der Leitbahn; Regulation des Yin-(Zang-) Organsystems erfolgt durch kombinierte Nadelung von Yuan-Punkt und Rücken-Shu-Punkt
  - Yang-Leitbahn: meist geringe Bedeutung; Ausnahme: Di 4

Lu 9 ist zwar der Yuan-Punkt der Lunge, er wird jedoch seltener zur Therapie von Funktionsstörungen des Respirationstrakts eingesetzt als Lu 7. Lu 7 ist der Einschaltpunkt des Konzeptionsgefäßes und reguliert respiratorische Funktionsstörungen, die sich ventral im Verlauf dieser Leitbahn manifestieren. Insbesondere bei psychosomatischen Funktionsstörungen der Lunge findet er vor Lu 9 Einsatz.

▸ **Tab. 1.13** Yuan-Punkte der Yin-Leitbahnen.

| Yuan-Punkt | Organsystem/Funktionskreis |
|---|---|
| Lu 9 | Lunge |
| Pe 7 | Perikard |
| He 7 | Herz |
| Mi 3 | Milz |
| Le 3 | Leber |
| Ni 3 | Nieren |

| Fragen | Antworten |
|---|---|
| Mit welchem Steuerungspunkt der eigenen Leitbahn wird ein Yin- (Zang-) Organsystem reguliert? | Quellpunkt (= Yuan-Punkt) |
| Welche Bedeutung haben Quellpunkte (Yuan-Punkte) für Yin- (Zang-)Organsysteme? | Es sind meist die wichtigsten Punkte zur Regulation von Funktionsstörungen der Yin-Organsysteme. |
| Wo liegen alle Quellpunkte (Yuan-Punkte) der Yin-Leitbahnen? | Auf dem 3. Punkt von der Leitbahnperipherie im Bereich der Finger oder Zehen. |
| Welches sind die Quellpunkte von Leber und Herz? | Le 3, He 7 |
| Welches Therapiekonzept reguliert Zang- (Yin-) Organstörungen? Therapieren Sie demgemäß Nierendisharmoniemuster. | • Quellpunkt und Rücken-Shu-Punkt<br>• Nierendisharmoniemuster: Ni 3 und Bl 23 |

### Rücken-Shu-Punkt und (ventraler) Mu-Punkt

- synonyme Begriffe:
  - Rücken-Shu-Punkt: dorsaler Shu-Punkt, Zustimmungspunkt, Transportpunkt
  - (ventraler) Mu-Punkt: Alarmpunkt, Versammlungspunkt
- Lage:
  - Rücken-Shu-Punkt: innerer Ast der Blasen-Leitbahn
  - (ventraler) Mu-Punkt: Rumpf ventral
- Wirkung: Regulation von segmentalen Bezügen der kuti-viszeralen und somatosomatischen Reflexe:
  - kuti-viszerale Reflexe regulieren segmentale Funktionsstörungen der Organsysteme/ Funktionskreise
  - somatosomatische Reflexe regulieren segmentale muskuläre Verspannungen und Blockierungen

(s. Neurophysiologische Grundlagen, S. 8 ff.)

Rücken-Shu-Punkte liegen mit einer Ausnahme (Bl 28) nicht auf der eigenen Leitbahn. Bei den (ventralen) Mu-Punkten liegen auf der eigenen Leitbahn: Lu 1, Le 14, Gb 24.

Sowohl (ventrale) Mu-Punkte als auch Rücken-Shu-Punkte besitzen diagnostische und therapeutische Bedeutung.

Die Rücken-Shu-Punkte liegen segmental am Austrittspunkt der lateralen Äste der dorsalen Spinalnervenanteile (in einer zumeist tastbaren Rinne zwischen den Mm. longissimi und iliocostales). Bei Störungen innerer Organe kommt es durch viszerokutane Reflexe zu tastbaren Verquellungen im Bereich der Rücken-Shu-Punkte. Diese Verquellungszonen sind diagnostisch als Areale der Kibler-Falten bekannt und dienen therapeutisch in der Akupunktur als Reizorte, über die durch kuti-viszerale Reflexe eine Funktionsoptimierung segmental verschalteter Funktionskreise/ Organsysteme erfolgt.

Die (ventralen) Mu-Punkte befinden sich im Bereich des Ramus ventralis eines Spinalnerven. Bezüglich diagnostischer und therapeutischer Relevanz gelten dieselben Erklärungsmodelle wie bei den Rücken-Shu-Punkten. Ausgeprägte Verquellungsreaktionen des Gewebes im Sinne der Kibler-Falten bestehen hier nicht.

► **Tab. 1.14** Rücken-Shu-Punkte, (ventrale) Mu-Punkte.

| Organsystem/Funktionskreis | Rücken-Shu-Punkt | (ventraler) Mu-Punkt | Lage des Rücken-Shu-Punktes: lateral des Dornfortsatzes |
|---|---|---|---|
| Lunge | Bl 13 | Lu 1 | Th 3 |
| Perikard | Bl 14 | KG 17 | Th 4 |
| Herz | Bl 15 | KG 14 | Th 5 |
| Leber | Bl 18 | Le 14 | Th 9 |
| Gallenbase | Bl 19 | Gb 24 | Th 10 |
| Milz | Bl 20 | Le 13 | Th 11 |
| Magen | Bl 21 | KG 12 | Th 12 |
| 3-Erwärmer | Bl 22 | KG 5 | L 1 |
| Nieren | Bl 23 | Gb 25 | L 2 |
| Dickdarm | Bl 25 | Ma 25 | L 4 |
| Dünndarm | Bl 27 | KG 4 | S 1 |
| Blase | Bl 28 | KG 3 | S 2 |

## Unterer einflussreicher Punkt (UEP)

- synonyme Begriffe: unterer He-Punkt, unterer Mündungspunkt
- Lage: Kniebereich, existiert nur für Fu-Organsysteme (Yang-Organe)
- Wirkung:
  - Regulation von Störungen der Fu-Organsysteme
  - Einsatz gemeinsam mit Mu-Punkt, insbesondere bei akuten Funktionsstörungen

▸ **Tab. 1.15** Untere einflussreiche Punkte.

| Unterer einflussreicher Punkt | Organsystem/Funktionskreis |
|---|---|
| Ma 36 | Magen |
| Ma 37 | Dickdarm |
| Ma 39 | Dünndarm |
| Gb34 | Gallenblase |
| Bl 40 | Blase |
| Bl 39 | 3-Erwärmer |

| Fragen | Antworten |
|---|---|
| Welche neurophysiologischen Erklärungsmodelle gibt es für die Wirkungen der Rücken-Shu-Punkte und (ventralen) Mu-Punkte bei Funktionsstörungen der Organsysteme/Funktionskreise? | Kutane Nadelreize lösen durch kuti–viszerale Reflexe im Bereich der Spinalnerven Regulationsprozesse der inneren Organe aus. |
| Wo liegen alle Rücken-Shu-Punkte? | Auf dem inneren Ast der Blasen-Leitbahn. |
| Welcher Rücken-Shu-Punkt liegt auf der eigenen Leitbahn? | Der Rücken-Shu-Punkt der Blase: Bl 28. |
| Welche Alarmpunkte liegen auf der eigenen Leitbahn? | Alarmpunkte von:<br>• Lunge: Lu 1<br>• Leber: Le 14<br>• Gallenblase: Gb 24 |
| Wo liegen alle (ventralen) Mu-Punkte (Alarmpunkte)? | Am Rumpf ventral. |
| Besitzen die Rücken-Shu-Punkte und die Alarmpunkte eher diagnostische oder eher therapeutische Bedeutung? | Sie besitzen beides:<br>• diagnostische Bedeutung:<br>  ◦ Verquellungen (Kibler-Falte)<br>  ◦ vermehrte Druckdolenz<br>• therapeutische Bedeutung: Funktionskreisregulation |
| Wo liegen alle Unteren einflussreichen Punkte? | Im Kniebereich. |
| Gibt es Untere einflussreiche Punkte für alle Funktionskreise? | Nein, es gibt sie nur für die Fu-Funktionskreise (Yang-Organsysteme). |
| Welche Wirkung besitzen die Unteren einflussreichen Punkte? | Sie regulieren insbesondere akute Funktionsstörungen der Fu-Organsysteme. |
| Welches Therapiekonzept reguliert akute Fu-Organstörungen? Therapieren Sie demgemäß Magendisharmoniemuster. | • Mu-Punkt und Unterer einflussreicher Punkt<br>• Magendisharmonie: KG 12 (Mu-Punkt) und Ma 36 |

## Meisterpunkt

- synonyme Begriffe: Zusammenkunftspunkt
- Wirkung: übergeordnete Wirkung auf Körpergewebe oder Organkomplexe

Gb 39 besitzt als Meisterpunkt des Marks insbesondere Einfluss auf neurologische Funktionsstörungen. Das Mark fasst zusammen: Knochen-, Nerven- und Hirnmark.

► **Tab. 1.16** Meisterpunkte.

| Meisterpunkt | Wirkbereich |
|---|---|
| Lu 9 | Gefäße |
| Bl 11 | Knochen |
| Bl 17 | Blut |
| Gb 34 | Sehnen |
| Gb 39 | Mark |
| Le 13 | Zang-Organe |
| KG 12 | Fu-Organe |
| KG 17 | Qi |

| Fragen | Antworten |
|---|---|
| Welche Funktionsstörungen regulieren die Meisterpunkte? | Funktionsstörungen von Geweben oder Organkomplexen. |
| Welcher Meisterpunkt findet breiten Einsatz bei schmerzhaften Funktionsstörungen der Muskeln (Sehnen) mit Verspannungen? | Meisterpunkt der Sehnen: Gb 34. |
| Auf welche Gewebe besitzt Gb 39 als Meisterpunkt des Markes eine Wirkung? | Mark: Knochen-, Hirn-, Nervenmark. |
| Für welche Erkrankungen (schulmedizinisch) hat Gb 39 Bedeutung? | Für neurologische Erkrankungen. |
| Welches ist der Meisterpunkt aller Fu-Organe? | KG 12 |

## Luo-Punkt

- synonyme Begriffe: Passagepunkt, Vernetzungspunkt, Durchgangspunkt
- Lage: Handgelenk (bis Unterarmmitte) oder Fußgelenk (bis Unterschenkelmitte)
- Wirkung: energetisch ausgleichende Wirkung
- Gemäß Akupunkturschule bestehen verschiedene Erklärungsmodelle:
  - energetisch ausgleichende Wirkung durch Regulation der funktionell gekoppelten Leitbahnen eines Leitbahnpaars: z. B. Funktionsoptimierung ventraler Schulterschmerzen mit radialer Ausstrahlung über Lu 7
  - energetisch ausgleichende Wirkung für den funktionell gekoppelten Funktionskreis/ Organsystem einer Wandlungsphase: z. B. Milzfunktionsoptimierung (Flüssigkeitstransformation, Schleimumwandlung) über Ma 40
  - energetisch ausgleichende Punkte mit konkreter Wirkrichtung: Luo-Punkte werden als energieansaugende Punkte der in Leere befindlichen Leitbahn betrachtet, die in Kombination mit dem Yuan-Punkt der in Fülle befindlichen gekoppelten Leitbahn genadelt werden. Dabei wird der Luo-Punkt auffüllend (= tonisierend), der Yuan-Punkt ableitend (= sedierend) gereizt.

► **Tab. 1.17** Luo-Punkte.

| Luo-Punkt | gekoppelte Leitbahn |
|---|---|
| Lu 7 | Dickdarm |
| Di 6 | Lunge |
| Ma 40 | Milz |
| Mi 4 | Magen |
| He 5 | Dünndarm |
| Dü 7 | Herz |
| Bl 58 | Nieren |
| Ni 4 | Blase |
| Pe 6 | 3-Erwärmer |
| 3E 5 | Perikard |
| Gb 37 | Leber |
| Le 5 | Gallenblase |
| KG 15 | Lenkergefäß |
| LG 1 | Konzeptionsgefäß |

## Gruppen-Luo-Punkte

- synonyme Begriffe: Gruppen-Passagepunkt, Gruppen-Vernetzungspunkt, Gruppen-Durchgangspunkt
- Lage: Nähe von Hand- oder Fußgelenk
- Wirkung: übergeordnete Wirkung auf Funktionsstörungen sämtlicher Yin-oder Yang-Leitbahnen einer Extremität

► **Tab. 1.18** Gruppen-Luo-Punkte.

| Gruppen-Luo-Punkt | Leitbahnen |
|---|---|
| Mi 6 | 3-Bein-Yin-Leitbahnen: Milz, Leber, Niere |
| Gb 35 | 3-Bein-Yang-Leitbahnen: Magen, Gallenblase, Blase |
| Pe 5 | 3-Arm-Yin-Leitbahnen: Lunge, Perikard, Herz |
| 3E 8 | 3-Arm-Yang-Leitbahnen: Dickdarm, 3-Erwärmer, Dünndarm |

| Fragen | Antworten |
|---|---|
| Welche Funktionsstörungen regulieren Luo-Punkte? | Funktionsstörungen:<br>• zweier funktionell gekoppelter Leitbahnpaare (Yin und Yang Leitbahn) bei muskulären Dysbalancen<br>• des funktionell gekoppelten Partners des Organsystems/Funktionskreises einer Wandlungsphase |
| Welcher Punkt des Magens reguliert als Luo-Punkt die Milzfunktion und hat hierdurch eine schleimlösende Wirkung? | Ma 40 |
| Luo-Punkte werden in Abhängigkeit von Akupunkturschulen different betrachtet. Einige Schulen vertreten das Modell der energieansaugenden Luo-Punkt-Wirkung. Erklären Sie dieses. | Der Luo-Punkt der in Leere befindlichen Leitbahn wird gemeinsam mit dem Yuan-Punkt der in Fülle befindlichen gekoppelten Leitbahn genadelt, um Energie von dieser anzusaugen. Der Luo-Punkt der in Leere befindlichen Leitbahn wird tonisierend (= auffüllend) genadelt, der Yuan-Punkt der in Fülle befindlichen Leitbahn ableitend (= sedierend). |
| Welcher Luo-Punkt der Lungen-Leitbahn reguliert schmerzhafte ventrale Schultzerschmerzen bei Funktionsoptimierung von Dickdarm- und Lungenleitbahn? | Lu 7 |
| Was versteht man unter einem Gruppen-Luo-Punkt? Wie viele Gruppen-Luo-Punkte gibt es? | Gruppen-Luo-Punkte besitzen übergeordnete Wirkung auf Funktionsstörungen sämtlicher Yin- oder Yang-Leitbahnen einer Extremität.<br>Es gibt 4 Gruppen-Luo-Punkte. |
| Nennen Sie die Gruppen-Luo-Punkte der drei Yang-Leitbahnen am Arm. | Yang Gruppen-Luo-Punkt Arm: 3E 8 |
| Mi 6 ist ein Gruppen-Luo-Punkt. Welche Leitbahnen reguliert er? | Milz, Niere, Leber. |

## Xi-Punkt

- synonyme Begriffe: Spaltenpunkt, Grenzpunkt
- Lage: auf der eigenen Leitbahn im Bereich der Extremität
- Wirkung: Regulation von akuten Funktionsstörungen des zugeordneten Organsystems

In der Praxis sind lediglich Ma 34 und Mi 8 zur Therapie von akuten Funktionsstörungen des Magens und akuter Dysmenorrhö von Bedeutung.

► **Tab. 1.19** Xi-Punkte.

| Xi-Punkt obere Extremität | Xi-Punkt untere Extremität |
|---|---|
| Lu 6 | Ma 34 |
| Di 7 | Mi 8 |
| He 6 | Bl 63 |
| Dü 6 | Ni 5 |
| Pe 4 | Gb 36 |
| 3E 7 | Le 6 |

| Fragen | Antworten |
|---|---|
| Welche Funktionsstörungen regulieren Xi-Punkte? | Akute Funktionsstörungen im Bereich des zugeordneten Organsystems. |
| Welche Xi-Punkte haben praktische Relevanz und bei welchen Funktionsstörungen sind sie indiziert? | • Ma 34: akute Funktionsstörungen des Magens<br>• Mi 8: akute Dysmenorrhö |

## Einschaltpunkt

- synonyme Begriffe: Kardinalpunkt, Schlüsselpunkt
- Lage: distal: Hand, Handgelenk; Fuß, Fußgelenk
- Wirkung:
  - Regulation von Funktionsstörungen im Lokalisationsbereich der Außerordentlichen Leitbahnen
  - Dü 3 reguliert schmerzhafte Funktionsstörungen im HWS- und LWS-Bereich
  - Lu 7 reguliert ventrale thorakale und pulmonale Funktionsstörungen
  - Spezielle TCM-Therapiekonzepte nutzen neben dem Einschaltpunkt einer Außerordentlichen Leitbahn auch den Einschaltpunkt der funktionell gekoppelten Leitbahn.

▶ **Tab. 1.20** Einschaltpunkte

| Einschaltpunkt | Außerordentliche Leitbahn und funktionell gekoppelte Außerordentliche Leitbahn |
|---|---|
| Lu 7 | Konzeptionsgefäß (KG) = Ren Mai |
| Ni 6 | Yin Qiao Mai (Fersen-Yin-Gefäß) |
| Mi 4 | Chong Mai (Durchdringungsgefäß) |
| Pe 6 | Yin Wei Mai (Bewahrer des Yin ) |
| Dü 3 | Lenkergefäß (LG) = Du Mai |
| Bl 62 | Yang Qiao Mai (Fersen-Yang-Gefäß) |
| 3E 5 | Yang Wei Mai (Bewahrer des Yang) |
| Gb 41 | Dai Mai (Gürtelgefäß) |

| Fragen | Antworten |
|---|---|
| Welche Funktionsstörungen regulieren die Einschaltpunkte? | Funktionsstörungen im Bereich der zugehörigen Außerordentlichen Leitbahn. |
| Welcher Einschaltpunkt wird zur Regulation von thorakalem ventralem Beklemmungsgefühl verwendet? Welche Außerordentliche Leitbahn schaltet er ein? | • Lu 7<br>• Konzeptionsgefäß (KG) = Ren Mai |
| Welcher Einschaltpunkt wird zur Regulation von Lumbago verwendet? Welche Außerordentliche Leitbahn schaltet er ein? | • Dü 3<br>• Lenkergefäß (LG) = Du Mai |
| Welche Außerordentliche Leitbahn verläuft wie ein Gürtel im Taillenbereich? Welches ist ihr Einschaltpunkt? | • Gürtelgefäß = Dai Mai<br>• Gb 41 |

## Ableitungspunkt/Sedierungspunkt, Auffüllungspunkt/Tonisierungspunkt

- synonyme Begriffe:
  - Ableitungspunkt: Sedierungspunkt, Sohnpunkt
  - Auffüllungspunkt: Tonisierungspunkt, Mutterpunkt
- Lage: Extremitäten, distal von Ellenbogen oder Knie
- Betrachtung gemäß TCM: Ableitungspunkt/Sedierungspunkt und Auffüllungspunkt/Tonisierungspunkt sind nicht gemäß empirischer Wirksamkeit benannt, sondern gemäß antikem Wandlungsphasen-/Elementekonzept und Mutter-Sohn-Regel berechnet. Sie gehören gemäß überliefertem chinesischem Konzept in das gedankliche Konstrukt der 5 Antiken Punkte. Sie stehen somit unter dem Druck eines tradierten Erklärungsmodells mit Einbindung der Akupunktur in antike energetisch-regulative Wirkbezüge von Umwelt- und Sozialzusammenhängen:
  - Ableitungspunkt/Sedierungspunkt und Auffüllungspunkt/Tonisierungspunkt sind zwei der 5 Antiken Punkte.
  - Die 5 Antiken Punkte besitzen gemäß mythologischen Vorstellungen die energetische Potenz eines Flusses. Dieser entspringt oberflächlich im 1. Antiken Punkt, dem distalen Jing-Brunnen-Punkt, und strömt über weitere Stationen des 2. bis 4. Antiken Punktes zum Meer. Im Ellenbogen- oder Kniebereich tritt er über den 5. Antiken Punkt, den He-Meer-Punkt, tiefer in den Körper.
  - Die 5 Antiken Punkte werden neben den Stationen eines Flusses auch Jahreszeiten und Wandlungsphasen zugeordnet. Diese Zuordnung unterscheidet sich bei Yin- und Yang-Leitbahnen.
  - Ableitungs- und Auffüllungspunkt berechnen sich anhand des Elementepunkts einer Leitbahn. Dies ist derjenige Antike Punkt, der dem Element bzw. der Wandlungsphase entspricht (bei Lunge z. B. ist es der Elementepunkt Metallpunkt).
  - Der Auffüllungspunkt/Tonisierungspunkt (Mutterpunkt) geht dem Elemente- oder Wandlungsphasenpunkt im Flussverlauf voraus, bei der Lunge z. B. ist es der Punkt vor dem Metallpunkt (die Mutter ist jederzeit bereit, Energie an ihr in der familiären Reihenfolge folgendes Kind abzugeben).
  - Der Ableitungspunkt/Sedierungspunkt (Sohnpunkt) folgt dem Elemente- oder Wandlungsphasenpunkt, bei der Lunge z. B. ist es der Punkt nach dem Metallpunkt (der Sohn ist jederzeit bereit, Energie zu nehmen).

► **Tab. 1.21** Ableitungspunkte/Sedierungspunkte und Auffüllungspunkte/Tonisierungspunkte.

| Leitbahn | Ableitungspunkt/Sedierungspunkt | Auffüllungspunkt/Tonisierungspunkt |
|---|---|---|
| Lunge | Lu 5 | Lu 9 |
| Perikard | Pe 7 | Pe 9 |
| Herz | He 7 | He 9 |
| Dickdarm | Di 2 | Di 11 |
| 3-Erwärmer | 3E 10 | 3E 3 |
| Dünndarm | Dü 8 | Dü 3 |
| Milz | Mi 5 | Mi 2 |
| Leber | Le 2 | Le 8 |
| Niere | Ni 1 | Ni 7 |
| Magen | Ma 45 | Ma 41 |
| Gallenblase | Gb 38 | Gb 43 |
| Blase | Bl 65 | Bl 67 |

- Ableitungspunkt/Sedierungspunkt und Auffüllungspunkt/Tonisierungspunkt lassen sich gemäß Tabellen der Antiken Punkte herleiten.

**Beachte**

- **Die durch die Namensgebung postulierten Wirkzusammenhänge bestehen häufig nicht** (► Tab. 1.22).
- **Namensgebung und sinnentsprechende Bedeutung sind insbesondere bei Auffüllungspunkt/Tonisierungspunkt und Ableitungspunkt/Sedierungspunkt im Kontext der Deutungsvielfalt von Übersetzungen kritisch zu sehen.**

Tonisieren (Auffüllen) und Sedieren (Ableiten) erfolgen in der Praxis oft eher durch die Reizstärke denn durch Berücksichtigung von Auffüllungs- und Ableitungspunkt.



► **Tab. 1.22** Diskrepanzen zwischen Namensgebung und TCM-Funktion (Beispiele).

| Akupunkturpunkt | Steuerungspunkt | Funktion gemäß TCM |
|---|---|---|
| Di 11 | Auffüllungspunkt/Tonisierungspunkt | vertreibt Hitze: ableitend bei Hitze und Fülle |
| He 7 | Ableitungspunkt/Sedierungspunkt | harmonisiert den Geist (Shen), nährt Herz-Blut, reguliert das Herz |
| Dü 3 | Auffüllungspunkt/Tonisierungspunkt | befreit Leitbahnen und Netzgefäße und lindert Schmerz |

| Fragen | Antworten |
|---|---|
| Zu welcher übergeordneten Steuerungspunktgruppe gehören Auffüllungs-/Tonisierungs- und Ableitungspunkt/Sedierungspunkt? | Zu den 5 Antiken Punkten. |
| Wo liegen die 5 Antiken Punkte? | Distal von Ellenbogen oder Knie. |
| Welche Korrelate chinesischen Analogiedenkens spielen beim Auffüllungs-/Tonisierungs- und Ableitungspunkt/Sedierungspunkt eine Rolle? | Wandlungsphasen/Elemente, Jahreszeiten, soziale Konstellationen (Mutter-Sohn-Regel). |
| Stellen Auffüllungs- und Ableitungspunkt empirische Punktkategorien dar? | Nein, sie wurden gemäß Theoriekonzepten antiken mythologischen Ursprungs hergeleitet. |
| Nennen Sie Beispiele von Auffüllungs- oder Ableitungspunkten, die eine von dieser Benennung abweichende Funktion besitzen. | • Di 11: leitet Hitze ab, ist jedoch ein Auffüllungspunkt<br>• Dü 3: beseitigt Schmerzen, ist jedoch ein Auffüllungspunkt<br>• He 7: harmonisiert und stärkt die Herzfunktion, ist jedoch ein Ableitungspunkt |
| Durch welche Maßnahmen erfolgen Auffüllung bzw. Ableitung in der Praxis häufig? | Über die Reizstärke. Zur Auffüllung wird ein schwacher Reiz, zur Ableitung ein starker Reiz gesetzt. |

## Ting-Punkt

- synonyme Begriffe: Quellenpunkt, Endpunkt, Notfallpunkt
- Lage: am meisten distal gelegener Punkt einer Hauptleitbahn; zumeist am Nagelfalzwinkel
- Wirkung: Notfallpunkte (z. B. Therapie von Kollaps)

▶ **Tab. 1.23** Ting-Punkte und ihre bewährten Indikationen.

| Ting-Punkt | bewährte Indikationen |
|---|---|
| Lu 11 | akute Pharyngitis |
| Ma 45 (eher Ma 44) | akute brennende Trigeminusneuralgie, akute brennende Gesichtsschmerzen, heftiges Sodbrennen |
| He 9 | Kollaps |
| Bl 67 | Kindswendung |
| Pe 9 | Kollaps |
| Gb 44 | akute Migräne |
| Di 1 | akute Zahnschmerzen, akute Trigeminusneuralgie |
| Mi 1 | heftige Menstruationsblutungen |
| Dü 1 | Lokalpunkt |
| Ni 1 | Sonnenstich |
| 3E 1 | Lokalpunkt |
| Le 1 (eher Le 2) | akute Migräne, starker Drehschwindel |

| Fragen | Antworten |
|---|---|
| Was versteht man unter Ting-Punkten und wann werden sie eingesetzt? | Ting-Punkte sind die am meisten distal gelegenen Punkte einer Hauptleitbahn. Sie werden als Notfallpunkte eingesetzt. |
| Welche Indikation besteht für den Ting-Punkt Lu 11? | Akute Pharyngitis. |
| Welche Indikationen bestehen für die Ting-Punkte He 9 und Pe 9? | Kollapszustände |
| Welche Indikation besteht für den Ting-Punkt Ma 45 (eher Ma 44)? | Akute brennende Trigeminusneuralgie, akute brennende Gesichtsschmerzen, heftiges Sodbrennen. |

## 1.4 Durchführung der Akupunkturbehandlung

### 1.4.1 Indikationen, Wirkrichtungen

Akupunktur kann heilen, was gestört ist, Akupunktur kann nicht heilen, was zerstört ist. Strukturelle Zerstörungen gehen mit Dysfunktionen einher; hier wirkt die Akupunktur auf die begleitende Funktionsstörung.

**Indikationen/Wirkrichtungen der Akupunktur**

- Linderung von Schmerzen
- Regulation des Muskeltonus: entspannend – tonisierend
- Regulation psychovegetativer Störungen: entspannend – tonsierend
- Immunmodulation
- Durchblutungsregulation: durchblutungsfördernd – abschwellend

Folgende Krankheitsbilder können mit Akupunktur erfolgreich behandelt werden:

- Erkrankungen des Stütz- und Bewegungsapparats
- Kopfschmerzen verschiedenster Genese
- allergische Krankheitsbilder
- bronchopulmonale Erkrankungen
- Herz-Kreisklauf-Erkrankungen
- gastrointestinale Erkrankungen
- urogenitale Erkrankungen
- neurologische Erkrankungen
- psychosomatische Erkrankungen
- Suchterkrankungen
- Hauterkrankungen
- Hals-Nasen-Ohren-Erkrankungen
- Augenerkrankungen
- Breite Einsatzmöglichkeiten finden sich im Bereich der Funktionsoptimierung physiologischer Abläufe, z.B. in der Geburtshilfe und Sportmedizin.

| Fragen | Antworten |
|---|---|
| Welche Krankheitsbilder werden mit Akupunktur bevorzugt therapiert? | Krankheitsbilder mit funktionellen Störungen. |
| Sind Beschwerdebesserungen bei Krankheitsbildern mit strukturellen Zerstörungen zu erwarten? | Ja, auch bei strukturellen Zerstörungen<br>• bestehen begleitenden Dysfunktionen,<br>• gelingt es mit Akupunktur, körpereigene Schmerzkontrollsysteme zu aktivieren. |
| Benennen Sie die Wirkrichtungen der Akupunktur. | Linderung von Schmerzen, Regulation des Muskeltonus, Regulation psychovegetativer Störungen, Immunmodulation, Durchblutungsregulation. |

### 1.4.2 Kontraindikationen, Nebenwirkungen

- relative Kontraindikationen
- lokale Kontraindikationen
- Nebenwirkungen, unerwünschte Reaktionen
- Komplikationen

Absolute Kontraindikationen für die Akupunkturbehandlung gibt es nicht. In Abhängigkeit von Ausbildungsstand und ärztlicher Qualifikation ist bei der Therapie das Nutzen-Risiko-Verhältnis abzuwägen.

- Akut lebensbedrohliche Erkrankungen stellen (vorausgesetzt es bestehen andere Therapiemöglichkeiten) keine Indikation für Akupunkturtherapie dar. Die Gefahr der Zeitverzögerung ist zu groß.

#### Relative Kontraindikationen

- Gerinnungsstörungen: schwere Formen der Hämophilie, INR-Werte über 2,5

**! Beachte**

**Vermeide bei Gerinnungsstörungen insbesondere die tiefe sedierende (ableitende) Nadeltechnik des Dry Needling zur Triggerpunkttherapie.**

- Psychosen: Schizophrenien, endogene Depression
- ausgeprägte Schwächezustände des Patienten: Akupunktur als Reiz- und Regulationstherapie verteilt Energien und erfordert zumindest ein Minimum an Regulationsfähigkeit

#### Lokale Kontraindikationen

- Nadelung in Hautveränderungen (infizierte Hautareale, Naevi oder anderweitige Hautveränderungen); wähle Kontralateralnadelung oder Ohrakupunktur!
- Nicht genadelt werden: KG 8 (Bauchnabel und Ma 17 (Mamille)

#### Nebenwirkungen, unerwünschte Reaktionen

Die Akupunktur kann überschießende Reaktionen auslösen, die vom Patienten in der Regel als unerwünscht empfunden werden, z. B.:

- vorübergehende stärkere Entspannung mit Müdigkeit und Beeinträchtigung der Reaktionsfähigkeit (Verkehrstauglichkeit)
- vorübergehende vegetative Reaktionen wie Schwitzen, Schwindel, Kreislaufstörungen oder Schlafstörungen (gemäß ASH-Studie: 0,7 %)
- vorübergehende Verstärkung des zu behandelnden Leidens
- vorübergehende nervale Irritation evtl. mit Schmerz an der Einstichstelle (gemäß ASH-Studie: 2 %)

#### Komplikationen

Komplikationen treten insgesamt sehr selten auf. Zwischen 2001 und 2005 untersuchten TK und assoziierte Kassen im Modellvorhaben mit der **ASH-Studie** (Acupuncture-Safety-and-Health-Studie) bei ca. 260 000 Patienten mit jeweils 10 Akupunkturtherapien per Fragebogen die Häufigkeit von Nebenwirkungen. Schwere Komplikationen wie Pneumothorax kamen hierbei bei 2 Patienten, d. h. in 0,001 % vor (s. a. Kap. 1.2.3).

Weitere Komplikationen der Akupunktur sind:

- Hämatomentstehung (gemäß ASH-Studie 6,1 %)
- Verbrennungen (unsachgemäße Behandlung mit Moxa-Kraut bzw. Moxa-Kegeln)

| Fragen | Antworten |
|---|---|
| Gibt es eine absolute Kontraindikation für die Akupunkturbehandlung? | Nein |
| Welche relativen Kontraindikationen gibt es? | Gerinnungsstörungen, Psychosen, ausgeprägte Schwächezustände des Patienten. |
| Welche lokalen Kontraindikationen gibt es? | Hautveränderungen wie z. B. Entzündungen oder Naevi. |
| Was versteht man unter unerwünschten Reaktionen der Akupunktur? | Übermäßige Reaktionen wie:<br>• starke Entspannung und Ermüdung nach der Behandlung<br>• starke vegetative Reaktionen wie Schwitzen, Schwindel, Kreislaufstörungen, Schwächegefühl oder Schlafstörungen<br>• Verstärkung des zu behandelnden Leidens<br>• vorübergehende nervale Irritation evtl. mit Schmerz an der Einstichstelle |
| Welche Studie hat die Häufigkeit von Nebenwirkungen durch Akupunktur zwischen 2001 und 2005 per Patientenfragebogen an ¼ Million Patienten mit jeweils etwa 10 Therapien untersucht? | ASH-Studie (Acupuncture-Safety-and-Health-Studie) der TK und assoziierter Kassen. |
| Wie häufig traten in dieser Studie schwere Nebenwirkungen auf, wie hoch liegt die Pneumothoraxgefahr? | Extrem selten; bei weniger als < 0,001 % (2 Fälle in dieser Studie). |
| Welches sind gemäß ASH-Studie die drei häufigsten unerwünschten Wirkungen der Akupunkturtherapie? | 1. Hämatombildung: 6,1 %<br>2. Schmerzen an Einstichstelle: 2,0 %<br>3. vegetative Reaktionen durch übermäßige Entspannung: 0,7 % (Schwindel, Kollaps, Kreislaufstörungen) |

### 1.4.3 Qualitätssicherung in der Akupunktur

- Strukturqualität
- Prozessqualität
- Ergebnisqualität

Die Qualitätssicherung umfasst in der Akupunktur die drei Qualitätskriterien Strukturqualität, Prozessqualität und Ergebnisqualität.

#### Strukturqualität

- Aus- und Weiterbildung des Arztes bei anerkannten Aus- und Weiterbildungsstellen
- Verfügbarkeit von Büchern oder Zeitschriften (Information, Demonstrationsmaterial für die Patienten)
- Aus- und Weiterbildung des in der Arztpraxis beschäftigten Personals
- Gewährleistung von Sicherheit und Wohlbefinden des Patienten während der Akupunkturbehandlung durch die Praxiseinrichtung
- Therapiezimmer: gut temperierter, ruhiger Raum (Intimsphäre, Datenschutz), keine Behandlungskabinen
- Lagerungshilfen für entspannte, schmerzfreie Lagerung
- Liege möglichst mit Gesichtsschlitz zur Bauchlagerung
- höhenverstellbare Liege
- Beachtung der Hygienevorschriften zur Flächen- und Hautdesinfektion
- steriles Nadelmaterial (Einmalnadeln oder sterilisierte wieder verwendbare Nadeln)
- Abwurfbehälter in greifbarer Nähe

#### Prozessqualität

Eine Patientenaufklärung muss erfolgen und dokumentiert werden.

- Die Aufklärung kann schriftlich oder mündlich erfolgen.
- Die Aufklärung muss auf relevante Nebenwirkungen, alternative Behandlungsverfahren und finanzielle Aspekte hinweisen.

- Die Akupunkturbehandlung muss dokumentiert werden, und zwar schriftlich in puncto
  - Lagerung (Bauchlage, Seitlage, Rückenlage)
  - Nadelzahl, Akupunkturpunkte
  - Reizstärke, Dauer der Therapie
  - Reizarten (Moxa, Schröpfen)

## Ergebnisqualität

- Therapieverlaufsdokumentation und Auswertung
  - Patientenzufriedenheit
  - Untersuchungsbefunde
- Dokumentation von Nebenwirkungen, Komplikationen, Verschlechterungen

| Fragen | Antworten |
|---|---|
| Welche drei Qualitätskriterien unterscheidet man bei einer Akupunkturbehandlung? | Struktur-, Prozess-, Ergebnisqualität. |
| Was versteht man unter Strukturqualität? | • Art und Umfang der Aus- und Weiterbildung des Arztes<br>• Art und Umfang der Aus- und Weiterbildung des Personals der Arztpraxis<br>• Verfügbarkeit von Informationsmaterial/Nachschlagmaterial für Arzt und Patient<br>• Praxiseinrichtung, die für Sicherheit und Wohlbefinden des Patienten sorgt |
| Was versteht man unter Prozessqualität? | • Patientenaufklärung und Dokumentation in schriftlicher Form<br>• Kontrolle der Akupunkturtherapie<br>• Dokumentation der Therapie |
| Was versteht man unter Ergebnisqualität? | Therapieverlaufsdokumentation und Auswertung (Patientenzufriedenheit, Untersuchungsbefunde). |

### 1.4.4 Praxis der Akupunkturbehandlung

- Standards der Patiententerminierung
- Standards der Praxisausstattung
- Patientenlagerung

## Standards der Patiententerminierung

- chronische Krankheitsbilder:
  - Dauer der Nadelung: 25 Minuten
  - Sitzungen insgesamt: meist 10, maximal 15 Therapien
  - Häufigkeit der Sitzungen: wöchentlich oder 2-mal pro Woche
- akute Krankheitsbilder:
  - Häufigkeit der Sitzungen: täglich bis mehrmals täglich
- Serienwiederholung: in Abhängigkeit vom Beschwerdebild

## Standards der Praxisausstattung

- Raum:
  - abgetrennter eigener Raum (akzeptabler Schallschutz, Heizungsmöglichkeit)
  - Wärmestrahler
  - Ablagemöglichkeit für Praxismaterial (verschiedene Nadelstärken, Nadelabwurfbehälter, Tupfer usw.)
- Liege:
  - höhenverstellbar und von allen Seiten zugänglich
  - Kopfteil: höhenverstellbar mit Gesichtsschlitz (Bauchlage)
  - Hygienische Unterlage (Papierrolle oder auswechselbare Laken)
  - Lagerungshilfen (schmales Kopfteil, Knierolle, Gesichtsrolle für Bauchlagerung)

### Patientenlagerung

Die optimale Lagerungsposition ermöglicht:
- Zugang zum gewählten Reizort
- Entspannung; auf keinen Fall Schmerzverstärkung!
- wenn nötig: Beobachtungsmöglichkeit z. B. der Gesichtsmimik bei begleitender Hypnotherapie oder bei gewünschtem Gespräch

Lassen sich beide Ziele nicht gemeinsam erreichen, bedarf es einer Interessensabwägung.

Mögliche Lagerungspositionen:
- Bauchlage
- Rückenlage
- Seitlage

| Fragen | Antworten |
|---|---|
| Welche Zeit ist bei chronischen Funktionsstörungen für die Nadelverweildauer zu veranschlagen? | 25 Minuten |
| Wie viele Sitzungen umfasst die durchschnittliche Akupunkturtherapie? | 10–15 Sitzungen |
| Welche Therapieintervalle werden bei akuten und bei chronischen Funktionsstörungen gewählt? | • akute Funktionsstörungen: kurze Therapieintervalle (bis zweimal täglich)<br>• chronische Funktionsstörungen: längere Therapieintervalle (1–2-mal pro Woche bis alle 2 Wochen) |
| Welches sind die Mindestanforderungen an eine Akupunkturliege? | • höhenverstellbar, von allen Seiten zugänglich<br>• Kopfteil: höhenverstellbar mit Gesichtsschlitz (Bauchlage)<br>• hygienische Unterlage (Papier oder Laken)<br>• Lagerungshilfe |
| Wovon hängt die optimale Patientenlagerung ab? | Sie ist abhängig von<br>• gewünschtem Therapieort,<br>• individueller lagebedingter Schmerzprovokation und<br>• individueller Entspannungsmöglichkeit. |

## 1.4.5 Akupunkturnadeln

Akupunkturnadeln unterscheiden sich bezüglich:
- Nadelmaterial
- Nadelgriff
- Nadelstärke
- Nadellänge
- Wiederverwertbarkeit

### Nadelmaterial

Das empfohlene Nadelmaterial variiert in Abhängigkeit von den Akupunkturschulen.
- Stahlnadeln: häufigstes Nadelmaterial, auch in China üblich, mit und ohne Führungsröhrchen
- Goldnadeln (tonisiserende Wirkung) und Silbernadeln (sedierende Wirkung)

### Nadelgriff

- Plastikgriff: ungeeignet für Moxibustion, elektrische Stimulation, bestimmte Arten der manuellen Stimulation
- Metallgriff: alleinige Möglichkeit bei Nadelmoxa (Moxakraut auf Akupunkturnadel), besondere Möglichkeiten der manuellen Stimulation (Kratzen an Metallgriff)

### Nadelstärke und Nadellänge

Die verwendete Nadelstärke variiert in Abhängigkeit von:
- Therapieort (Ohr, Gesicht, Arm – Volarseite, Rücken)
- Zielstruktur (z. B. tief muskulär: Triggerpunkttherapie oder Haut/Unterhaut)
- Patient
  - Alter (Kinder, Erwachsene)
  - Sensitivität

Die dünnsten Nadeln mit Führungsröhrchen haben einen Durchmesser von 0,16 mm und empfehlen sich für Kinder, empfindliche Körperregionen und sehr sensitive Erwachsene.

**Gebräuchliche Nadelstärken und Nadellängen**

- Körperakupunktur: 0,25–0,3 mm × 30–40 mm
- Triggerpunkttherapie: 0,3 mm × 40–100 mm
- Ohrakupunktur, Nadelung von empfindlichen Regionen: 0,2 mm × 15–20 mm

## Wiederverwertbarkeit

Akupunkturnadeln werden als Einmalnadeln oder wieder verwertbare (= sterilisierbare) Nadeln angeboten.

Vorteile von Einmalnadeln:

- leichte und sichere Handhabung (keine Verletzungsgefahr beim Sterilisieren)
- kein Stumpfwerden der Nadelspitze nach Sterilisation

| Fragen | Antworten |
|---|---|
| Aus welchem Nadelmaterial können Akupunkturnadeln sein? | Aus Stahl, Gold oder Silber. |
| Welches Nadelmaterial ist in China üblich? | Stahl |
| Wofür ist ein Plastikgriff der Akupunkturnadel ungeeignet? | Für Nadelmoxibustion, elektrische Stimulation und bestimmte Arten der manuellen Stimulation. |
| Wonach richtet sich die gewählte Nadelstärke? | • Therapieort (Ohr, Gesicht, Arm – Volarseite, Rücken)<br>• Zielstruktur (z. B. tief muskulär: Triggerpunkttherapie oder Haut/Unterhaut)<br>• Patientenklientel<br>  • Alter (Kinder, Erwachsene)<br>  • Sensitivität |
| Welche Nadel empfiehlt sich bei Kindern, empfindlichen Körperregionen und sehr sensitiven Erwachsenen? | Eine Nadel mit Führungsröhrchen: 16 mm. |
| Welches ist die übliche Nadelstärke für Körperakupunktur in muskuläre Gewebeareale? | • Nadeldurchmesser: 0,25–0,3 mm<br>• Nadellänge: 30–40 mm |
| Was sollte bei wieder verwertbaren/sterilisierbaren Nadeln beachtet werden? | • Verletzungsgefahr ist erhöht<br>• Stumpfwerden der Nadelspitze nach mehreren Sterilisationsgängen |

### 1.4.6 Stichtechnik

Man unterscheidet bei der Stichtechnik:

- Nadeleinstich
- Stichtiefe/De-Qi-Gefühl

## Nadeleinstich

Beim Nadeleinstich ist zu beachten:

- Die übliche Nadelhaltung erfolgt mit zwei oder drei Fingern (je nach Länge) am Nadelgriff.
- Zur möglichst schmerzarmen Nadelung wird die Nadel zügig durch die Haut geführt.
- Gegenirritation durch Gegendruck mit der anderen Hand reduziert die Schmerzwahrnehmung, hierbei wird das Areal neben der zu setzenden Nadel mit Daumen und Zeigefinger der nicht nadelnden Hand gespannt.
- Der Einstich der Akupunkturnadel erfolgt normalerweise senkrecht zur Hautoberfläche.
- Der Nadeleinstich erfolgt nur in gesunde Hautareale. Da Sehnen und Gelenke keine Zielstruktur sind, gilt für die Nadelung bei der Körperakupunktur in gesunde Gewebeareale von Haut, Unterhaut und Muskulatur nicht die Notwendigkeit der Hautdesinfektion.

### Stichtiefe/De-Qi-Gefühl

Gemäß traditionellen chinesischen Nadelungstechniken erfolgt die Orientierung bezüglich optimaler Nadelungstiefe am De-Qi-Gefühl. Es empfiehlt sich, die Nadel unter leichtem Drehen (45° in eine Richtung mit anschließendem Zurückdrehen und Wiederholung dieses Ablaufs) in die Tiefe bis zum Erreichen des De-Qi-Gefühls zu führen.

Das De-Qi-Gefühl

- kann sowohl vom Patienten als auch vom Therapeuten wahrgenommen werden,
- ist dumpf, schwer, taub, häufig nach proximal ausstrahlend/ziehend –seltener nach distal.

| Fragen | Antworten |
|---|---|
| Wie erfolgt der Nadeleinstich durch die Haut? | Die Nadelspitze wird zügig durch die Haut geführt. Die Haut wird im zu nadelnden Areal mit Fingern der anderen Hand gespannt. |
| Was bestimmt die Nadelungstiefe gemäß traditionellen chinesischen Nadelungstechniken? | Das De-Qi-Gefühl. |
| Welche Qualitätsmerkmale zeigt das De-Qi-Gefühl? | Dumpf, schwer, taub, ziehend (meist nach proximal). |
| Ist bei lege artis durchgeführter Akupunktur in gesunde Haut- und Gewebeareale bei der Körperakupunktur Hautdesinfektion nötig? | Nein |

## 1.4.7 Reizstärke/Stimulationstechnik

Arten der Reizstärke:

- ableitend (= dispergierend = sedierend = stark)
- auffüllend (= tonisierend = gering, schwach)

Für den Akupunkturtherapieerfolg ist neben der Wahl von Reizort (Akupunkturpunkt) und Reizart (Nadel, Laser, Moxibustion, Schröpfen) die Wahl der Reizstärke entscheidend. Diese wird durch Krankheitsbild und Patientenkondition bestimmt.

### Reizstärke: ableitend (= sedierend = stark)

- Indikation: Fülle-Krankheiten (= akute, heftige Krankheiten)
- Reiztechniken:
  - Nadeldurchmesser: größerer Durchmesser
  - Nadeleinstich, Nadelentfernung: deutlich spürbar, teilweise unangenehm, eventuell bluten lassen
  - Nadelstimulation: De-Qi-Gefühl möglichst häufig und intensiv auslösen
  - spezielle traditionelle Stimulationstechniken: entgegen Leitbahnrichtung nadeln; betonte Rotation entgegen Uhrzeigersinn; betonte Nadelrotationsbewegung zur Oberfläche hin (herausziehend); nach Nadelentfernung Stelle nicht verschließen, eventuell bluten lassen
  - Dry-Needling-Technik: mehrmaliges Aufstechen des Zentrums eines myofaszialen Triggerpunkts; effektiv gelöste Verspannung zeigt sich als lokale muskuläre Zuckungsreaktion (Local Twitch)
- Reizzeit: kurz, ca. 1–3 Minuten
- Reizintervalle: kurz, häufige Behandlungen (bis mehrmals täglich)
- Reizort: meist Fernpunkte

**! Beachte**
**Nur möglich, wenn energetisch gute Patientenkondition (keine Leere) dies erlaubt!**

### Reizstärke: auffüllend (= tonisierend = schwach)

- Indikation: Krankheitsbilder ohne Fülle; Leere-Krankheiten (= chronische, leichte bis mäßig intensive Krankheiten)
- Reiztechniken:
  - Nadeldurchmesser: kleinerer Durchmesser

- Nadeleinstich, Nadelentfernung: wenig intensives Gefühl
- Nadelstimulation: De-Qi-Gefühl auslösen, Nadel liegen lassen
- spezielle traditionelle Stimulationstechniken: in Leitbahnrichtung nadeln; betonte Rotation im Uhrzeigersinn; betonte Nadelrotationsbewegung zur Tiefe hin (verschließend, Loch stopfen); nach Nadelentfernung Stelle verschließen mit Tupfer oder Finger
- Reizzeit: länger, meist 25–30 Minuten
- Reizintervalle: 1–2-mal pro Woche (bis zu 1-mal in 2 Wochen)
- Reizort: Nah- und Fernpunkte

| Fragen | Antworten |
|---|---|
| Welche Reizstärken werden bei der Akupunktur differenziert? | • ableiten (= dispergieren, sedieren, stark reizen)<br>• auffüllen (= tonisieren, gering, schwach reizen) |
| Wovon hängt die gewählte Reizstärke ab? | • Krankheitsbild<br>• Patientenkondition |
| Welche Krankheitsbilder werden ableitend (= sedierend), welche auffüllend (= tonisierend) behandelt? | • Fülle-Krankheiten (= akute Krankheiten) werden ableitend (= sedierend) behandelt (meist über Fernpunkte).<br>• Leere-Krankheiten (chronische Krankheiten) werden auffüllend (= tonisierend) behandelt (über Nah- und Fernpunkte). |
| Was sind wesentliche Aspekte einer ableitenden (= sedierenden) Reizstärke? | • größerer Nadeldurchmesser<br>• Schmerzhaftigkeit der Nadelung<br>• intensives De-Qi-Gefühl |
| Wie ist die Reizzeit und wie sind die Reizintervalle bei ableitender (= sedierender) Nadelung? | • Reizzeit: kurz, 1–3 Minuten<br>• Reizintervalle: kurz, häufige Behandlungen bis mehrmals täglich |
| An welchen Punkten wird eine ableitende Nadeltechnik meist durchgeführt? | An Fernpunkten. |
| Was sind wesentliche Aspekte einer auffüllenden (= tonisierenden) Reizstärke? | • kleinerer Nadeldurchmesser<br>• Schmerzfreiheit bei Nadelung<br>• De-Qi-Gefühl auslösen, Nadel liegen lassen |
| Welcher Reizstärke entspricht die Dry-Needling-Technik? | Einer ableitenden (= sedierenden, dispergierenden) Nadeltechnik. |
| Wie lange erfolgt eine auffüllende (= tonisierende) Therapie? | 20–25 (–30) Minuten |

## 1.5 Besondere Reizarten

Folgende häufig verwendete Reizarten werden differenziert:

- Akupressur
- Nadelakupunktur mit elektrischer Stimulation
- Laser
- TENS
- Moxibustion
- Schröpfen

### 1.5.1 Akupressur

**Definition** Akupressur erfolgt durch mechanische manuelle Reizsetzung am Ort der Akupunkturpunkte.

**Indikationen** Akupressur wird vom Patienten zur Eigentherapie genutzt. Durch gezielte Akupressur einzelner Punkte wird dem Patienten die Möglichkeit der Steigerung von Eigenverantwortung gegeben. Besonders bewährt haben sich folgende Punkte:

- Pe 6: Übelkeit, Erbrechen, Reisekrankheit
- He 7: Prüfungsangst, Panikattacken
- Di 4, Di 11, Di 20, Yin Tang: Pollinosis
- Di 20, Yin Tang: verstopfte Nase, Rhinitis, Sinusitis
- Tai Yang: Migräne

Akupressur empfiehlt sich in der Therapie von sensitiven oder ängstlichen Kindern, die eine Nadeltherapie ablehnen, insbesondere, wenn kein Laser zur Verfügung steht.

**Stimulationszeit** Die Zeit der Punktstimulation beträgt je Punkt etwa 30 Sekunden, nach einer Pause kann sie mehrmals wiederholt werden.

### 1.5.2 Nadelakupunktur mit elektrischer Stimulation

**Indikationen** Elektrische Stimulation verstärkt die Reizwirkung der Nadelakupunktur. Hierdurch wird eine ableitendene (sedierende) Wirkung erzielt. Dies ist erwünscht bei:

- starken Schmerzzuständen (z. B. während Geburt)
- Anästhesieverfahren
- Lähmungen

Je nach gewählter Stimulationsfrequenz (s. TENS-Therapie) wird die Schmerzhemmung auf verschiedenen Wegen bewirkt.

- 2–4 Hz: Schmerzhemmung durch Endorphinausschüttung infolge Aktivierung hemmender deszendierender Bahnen, die vom PAG (periaquäduktalem Grau) des Mittelhirns ausgehen
- 100 Hz: Gate-Control-Theorie mit Aktivierung des segmentalen Gegenirritationsprinzips auf Rückenmarkebene

### 1.5.3 Laserakupunktur

Laserakupunktur erfolgt am Ort der Akupunkturpunkte mit Laserlicht.

**Eigenschaften des Laserlichts** Im Unterschied zu sichtbarem Licht hat Laserlicht bestimmte Eigenschaften, die seine Gewebewirkung erklären. Es handelt sich um:

- monochromatisches Licht, Licht einer Wellenlänge
- kohärentes Licht, Licht mit fester Phasenbeziehung
- Licht mit geringer Divergenz, gebündeltes Licht

**Energieleistung** Die Behandlung mit Laserakupunktur erfolgt durch Soft-Laser mit einer Leistung von 10–50 Milliwatt. 50 Milliwatt Energieleistung finden nahezu ausschließlich in der Schmerztherapie zur Triggerpunktbehandlung Anwendung. Am gebräuchlichsten sind Halbleiterlaser (z. B. Ga-Al-As Wellenlänge: 780–820 nm) als Diodenlaser in Form des Laserpen.

Ein Soft-Laser ist gemäß MPG (Medizinproduktegesetz) ein Laser der Klasse 3b.

**! Beachte**

**Nach dem Medizinproduktegesetz (MPG) gilt bei Verwendung eines Soft-Lasers:**

- **Schutzbrillen müssen von Patient und Therapeut getragen werden (Gefahr der Retinaschädigung bei Kontakt des Therapiestrahls mit der Retina)**
- **Therapieraum muss mit einem Warnschild gekennzeichnet sein**
- **Geräte müssen gemäß aktuellen Vorgaben (Gerätebuch) überprüft werden**
- **Personal muss regelmäßig geschult werden (Hinweis auf Gefahren, wie z. B. Retinaschädigung)**

**Indikationen** Laserakupunktur hat als nicht invasives Therapieverfahren Indikationen bei:

- Kindern unter 5 Jahren
- sehr sensitiven Patienten (Ablehnung von Nadeln eines Durchmessers von 0,16 mm)
- sehr ängstlichen Patienten
- Markumarpatienten

| Fragen | Antworten |
|---|---|
| Welche Hauptreizarten werden bei der Akupunkturtherapie differenziert? | • Akupressur<br>• Nadelakupunktur mit elektrischer Stimulation<br>• Laser<br>• TENS<br>• Moxibustion<br>• Schröpfen |
| Wie wird die Reizstärke durch elektrische Stimulation der Akupunkturnadel verändert? | Der Nadelreiz wird intensiviert, d. h., es wird ableitend (sedierend) therapiert. |
| Welche zwei unterschiedlichen Frequenzbereiche werden im Rahmen der elektrischen Stimulation häufig zur Aktivierung körpereigener Schmerzkonztrollsysteme eingesetzt? | • 2–4 Hz: Schmerzhemmung durch Endorphinausschüttung infolge Aktivierung hemmender deszendierender Bahnen, die vom PAG des Mittelhirns ausgehen<br>• 100 Hz: Gate-Control-Prinzip mit Aktivierung der segmentalen Gegenirritation auf Rückenmarkebene |
| Bei welchen Krankheitsbildern ist elektrische Stimulation der Akupunkturnadel sinnvoll? | • starke Schmerzzustände (z. B. während Geburt)<br>• Anästhesieverfahren<br>• Lähmungen |
| Welcher Laser findet in der Akupunkturbehandlung Anwendung? | • Soft-Laser mit einer Leistung von 10–50 Milliwatt<br>• Halbleiterlaser als Diodenlaser: Laserpen<br>• 50-Milliwatt-Laser zur Triggerpunkttherapie |
| Was ist beim Einsatz eines Soft-Lasers im Rahmen des MPG (Medizinproduktegesetzes) zu beachten? | • Tragen von Schutzbrillen (Patient und Therapeut) zur Vermeidung einer Retinaschädigung<br>• Therapieraumkennzeichnung<br>• Geräteüberprüfung (Gerätebuch) gemäß aktuellen Vorgaben<br>• regelmäßige Personalschulung mit Hinweis auf Gefahren (Retinaschädigung) |
| Was sind Indikationen für Laserakupunktur? | Laserakupunktur bei:<br>• Kindern unter 5 Jahren<br>• sehr sensitiven Patienten (Ablehnung von Nadeln eines Durchmessers von 0,16 mm)<br>• sehr ängstlichen Patienten<br>• Markumarpatienten |

### 1.5.4 TENS

**Definition** TENS (transkutane elektrische Nervenstimulation) wirkt durch Aktivierung körpereigener Schmerzkontrollmechanismen in Folge nervaler Stimulation.

**Indikationen** Indikationen für die TENS-Therapie stellen chronischen Schmerzzustände insbesondere des Bewegungsapparats dar. Der große Vorteil wird in der Steigerung der Eigenverantwortung durch ein Therapieverfahren gesehen, das der Patient selbst steuern/in die Hand nehmen kann.

**Durchführung der Therapie** Die elektrische transkutane Impulsgabe erfolgt meist über Gummielektroden. Die Platzierung der Gummielektroden erfolgt in Abhängigkeit von:

- Schmerzort
- segmentalen Bezügen zum Schmerzort
- indizierten Akupunkturpunkten (z.B. Le 3 zur Spannungsregulation)

**Stimulationsfrequenzen** Je nach gewählter Stimulationsfrequenz werden unterschiedliche Wege in der Aktivierung körpereigener Schmerzkontrollsysteme genutzt.

- 2–4 Hz: Schmerzhemmung durch Endorphinausschüttung infolge Aktivierung hemmender deszendierender Bahnen, die vom PAG (Periaquäduktalen Grau) des Mittelhirns ausgehen

- 100 Hz: Schmerzhemmung durch segmentale Gegenirritation auf Rückenmarkebene gemäß Gate-Control-Theorie

| Fragen | Antworten |
|---|---|
| Was ist die TENS-Therapie? Nach welchen Grundprinzipien wirkt sie? | • TENS = transkutane elektrische Nervenstimulation<br>• Wirkprinzipien:<br>  • Aktivierung körpereigener Schmerzkontrollmechanismen durch nervale Stimulation<br>  • elektrische Reizsetzung erfolgt ohne Hautpenetration, meist über Gummielektroden |
| Was sind Vorteile der TENS-Therapie beim chronischen Schmerzpatienten? | Steigerung der Eigenverantwortlichkeit und Selbststeuerung. |
| Wonach richtet sich die TENS-Elektrodenplatzierung beim Schmerzpatienten? | • Schmerzort<br>• segmentale Bezüge zum Schmerzort<br>• indizierte Akupunkturpunkte (z. B. Le 3 zur Spannungsregulation |
| Die TENS-Therapie arbeitet mit verschiedenen Frequenzen. Mit welchen zwei Frequenzbereichen wird welche Wirkung auf das körpereigene Schmerzkontrollsystem erreicht? | • 2–4 Hz: Schmerzhemmung durch Endorphinausschüttung infolge Aktivierung hemmender deszendierender Bahnen, die vom PAG des Mittelhirns ausgehen<br>• 100 Hz: Gate-Control-Prinzip mit Aktivierung der segmentalen Gegenirritation auf Rückenmarkebene |

### 1.5.5 Moxibustion

**Definition** Moxibustion arbeitet mit Abbrennen von Moxa-Kraut (Beifußkraut, Artemisia vulgaris bzw. Artemisia chinensis) an Akupunkturpunkten. Dies bewirkt einen Yang-Reiz, einen Hitze-Reiz.

**Applikationsarten** Die Anwendung des Moxa-Krauts erfolgt in verschiedensten Formen:

- Moxa-Zigarre: Zigarre wird etwa 30 Sekunden (bis leichte Rötung eintritt) über das zu therapierende Punktareal geführt, Variation von Abstand und Haltetechnik regulieren individuell die Reizintensität
- Feuernadel: Nadel mit brennendem Moxakraut
- Moxa-Kegel: Ein Moxa-Kegel ist ein kegelförmiges Stückchen gepresstes Beifußkraut das sich auf einem Klebeplättchen befindet. Dieses Plättchen dient zur Befestigung auf der Hautoberfläche. Wärmegefühl tritt für ca. 1 Minute auf. Es können mehrere Kegel nacheinander abgebrannt werden.
- Moxa-Zigarrenstück auf Ingwerscheibe zur Nabelmoxibustion: Nabel wird mit Salz gefüllt, anschließend erfolgt die Auflage einer Ingwerscheibe und das Abbrennen von Moxa-Kraut oder eines Moxa-Zigarrenstücks

**! Beachte**

- **Der Moxa-Kegel wird meist nach einiger Zeit sehr heiß und verlangt ein zeitweiliges Abheben durch den anwesenden Therapeuten.**

**Wirkrichtungen**

- Vertreiben von Kälte
- Stärken des Yang
- Trocknen von Feuchtigkeit

| Fragen | Antworten |
|---|---|
| Was versteht man unter Moxibustion? | Abbrennen von Moxa-Kraut über Akupunkturpunkten. |
| Was ist Moxa-Kraut? | Beifußkraut (Artemisia vulgaris bzw. Artemisia chinensis). |
| Nennen Sie häufig verwendete Anwendungsformen von Moxibustion. | • Moxa-Zigarre<br>• Feuernadel: Nadel mit brennendem Moxa-Kraut<br>• Moxa-Kegel<br>Moxa-Zigarrenstück auf Ingwerscheibe |
| Wie können Sie bei einer Moxa-Zigarre die Reizstärke der Moxibustion verändern? | Variation von:<br>• Abstand der Zigarrenspitze zur Hautoberfläche<br>• Dauer, die die Zigarre in Nähe des Akupunkturpunkts gehalten wird |
| Wie erfolgt die Anwendung von Moxa-Kegeln? Was ist zu beachten? | Der Moxa-Kegel wird auf die Hautoberfläche geklebt und abgebrannt (ca. 60 Sekunden deutlich warm).<br>Beachte: Der Kegel kann nach einiger Zeit sehr heiß werden und muss dann vorübergehend entfernt werden. |
| Welche Wirkungen hat Moxibustion? | • Vertreiben von Kälte<br>• Stärken des Yang<br>• Trocknen von Feuchtigkeit |

### 1.5.6 Schröpfen

**Definition** Schröpftherapie arbeitet mit Saugglocken/Sauggläsern, in denen ein Unterdruck erzeugt wird. Dies geschieht mechanisch (Gummiball), elektrisch (Sog durch elektrisches Gerät) oder thermisch (Feuer: Prinzip der erkaltenden und sich dabei zusammenziehenden Luft).

**Wirkungen** Durch Sog auf das in den Schröpfgläsern liegende Gewebe kommt es zu lokalen, segmentalen und ganzheitlichen Wirkungen.

- lokale Wirkungen:
  - Durchblutungssteigerung
  - Drainagewirkung: Austritt von Blut und Gewebeflüssigkeit (Lymphe) mit Stoffwechselprodukten
  - Massagewirkung: Bindegewebsmassag, muskuläre Massage
- segmentale Wirkung über kuti-viszerale Reflexe
- ganzheitliche Wirkungen:
  - ausleitende Wirkung gemäß TCM: z.B. Ausleitung pathogener Faktoren bei beginnendem grippalen Infekt
  - immunmodulierende Wirkung

**Indikationen** Gemäß Wirkungsspektrum ergeben sich für die Schröpftherapie folgende Indikationen:

- schmerzhafte Funktionsstörungen des Bewegungsapparats, insbesondere der Nacken-, BWS-, und LWS-Region
- Immunmodulation
- Ausleitung pathogener Faktoren:
  - Therapie eines beginnenden grippalen Infekts
  - TCM: Therapie von Blut-Hitze (Ausleitung von Hitze aus der Blut-Ebene)

**Arten** Folgende Arten der Schröpftherapie werden differenziert: blutig – unblutig, ausleitend – auffüllend.

- blutiges Schröpfen: immer ausleitend (sedierend); Anritzen der Haut mit folgender Schröpftherapie
- unblutiges Schröpfen: ausleitend (sedierend) oder auffüllend (tonisierend)
  - ausleitendes Schröpfen: hohe Reizintensität durch Bluten lassen oder durch langes Verweilen der Schröpfköpfe mit bildung von lividen Petechien
  - auffüllendes Schröpfen: geringe Reizintensität durch kurzes Verweilen der Schröpfköpfe mit Bildung von einigen wenigen oder keinen Hautpetechien

Die Gläser der Schröpfköpfe erlauben durch visuelle Kontrolle gezielt ein Festlegen der Behandlungszeit für ausleitendes oder auffüllendes Schröpfen. Bei ausleitendem Schröpfen zeigt sich eine intensiv livide Petechienbildung, bei auffüllendem Schröpfen unterbleibt eine Hautverfärbung oder sie ist nur sehr gering ausgeprägt.

| Fragen | Antworten |
|---|---|
| Welches Wirkprinzip liegt der Schröpftherapie zugrunde? | Schröpftherapie wird mithilfe von Saugglocken/Sauggläsern, in denen ein Unterdruck erzeugt wird, durchgeführt. |
| Wodurch wird der Unterdruck den Schröpfgläsern erzeugt? | • mechanisch mit einem Gummiball<br>• elektrisch durch Sog durch elektrisches Gerät<br>• thermisch mit Feuer (Prinzip der erkaltenden und sich dabei zusammenziehenden Luft) |
| Welche lokalen Wirkungen werden durch Schröpftherapie erreicht? | • Durchblutungssteigerung<br>• Drainagewirkung: Austritt von Blut und Gewebeflüssigkeit (Lymphe) mit Stoffwechselprodukten<br>• Massage: Bindegewebsmassage, muskuläre Massage |
| Welche ganzheitlichen Wirkungen werden durch Schröpftherapie erreicht? | • ausleitende Wirkung gemäß TCM, z. B. Ausleitung pathogener Faktoren bei beginnendem grippalem Infekt<br>• immunmodulierende Wirkung |
| Welche drei Hauptindikationen gibt es für Schröpftherapie? | • schmerzhafte Funktionsstörungen des Bewegungsapparats, insbesondere der Nacken-, BWS-, und LWS-Region<br>• Immunmodulation<br>• Ausleitung pathogener Faktoren: Therapie eines beginnenden grippalen Infekts |
| Welcher Reizstärke wird das blutige Schröpfen zugerechnet? | ableitend (sedierend, stark) |
| Welcher Reizstärke entspricht unblutiges Schröpfen? | • Sowohl ableitend bei starker Reizintensität als auch auffüllend bei geringer Reizintensität. |
| Wodurch wird eine ableitende (sedierende) oder auffüllende (tonisierende) Reizstärke beim unblutigen Schröpfen bewirkt? | • durch Veränderung von Zeit und Sog während der Schröpftherapie<br>• ableitendes Schröpfen: intensiv, stark livide Verfärbungen, bluten lassen<br>• auffüllendes Schröpfen: weniger intensiv, keine oder nur geringe livide Verfärbungen |
| Nennen Sie eine bewährte Indikation für ausleitende Schröpftherapie. | Beginnender grippaler Infekt: sedierendes Schröpfen des inneren Astes der Blasen-Leitbahn bei gesunder energetischer Kondition (keine allgemeine Qi-Leere). |

## 1.6 Punktlokalisation

Die Lokalisation des Akupunkturpunkts erfolgt bei der Körperakupunktur durch:

- Orientierung an anatomischen Leitstrukturen wie Falten, Knochenstrukturen
- Cun-Orientierung
  - Körper-Cun (individuelles Proportionalmaß des Patienten)
  - Finger-Cun des Patienten
- Tasten von verändertem Gewebeturgor (Dellen, Verquellungen, „Hängenbleiben“)

### 1.6.1 Orientierung an anatomischen Leitstrukturen

Akupunkturpunkte liegen in konkreter Beziehung zu anatomischen Leitstrukturen wie Falten oder Knochenmarkern. Kenntnis dieser Strukturen ist nicht nur für die exakte Lokalisation, sondern auch für die Vermeidung von Nebenwirkungen relevant. Die Rücken-Shu-Punkte der inneren Blasen-Leitbahn z. B. liegen im Bereich der Kostotransversalgelenke, hier ist bei unsachgemäßer senkrechter tiefer Nadelung Pneumothoraxgefahr gegeben.

### 1.6.2 Cun-Orientierung

Das primäre Cun-Orientierungsmaß stellt das **Körper-Cun** (► **Tab. 1.24**) dar. Es ist ein individuelles Proportionalmaß des Patienten. Insbesondere spielt es für die Punktlokalisation am Rumpf eine Rolle. In Abhängigkeit von individuellen Bauchmaßen sind 5 Cun von Nabel bis Symphysenoberrand sehr unterschiedlich ausgeprägt. Erst wenn eine Körper-Cun-Orientierung nicht möglich ist, erfolgt diejenige am **Finger-Cun** des Patienten.

**Finger-Cun** Ist eine Orientierung durch das Körper-Cun nicht möglich, wird mit dem Finger-Cun des Patienten gearbeitet.

- 1-Finger-Cun: Daumenmaß (► **Abb. 1.7**)
- 3-Finger-Cun: Maß von Mittel-, Zeiger-, Ring-, und Kleinfinger im Maximalbereich über den proximalen Interphalangealgelenken (► **Abb. 1.8**)
- Fingervergleich vor dem Aufsuchen der Punkte ist unablässig, da der Therapeut bei der Punktlokalisation mit seinen eigenen Fingern arbeitet.

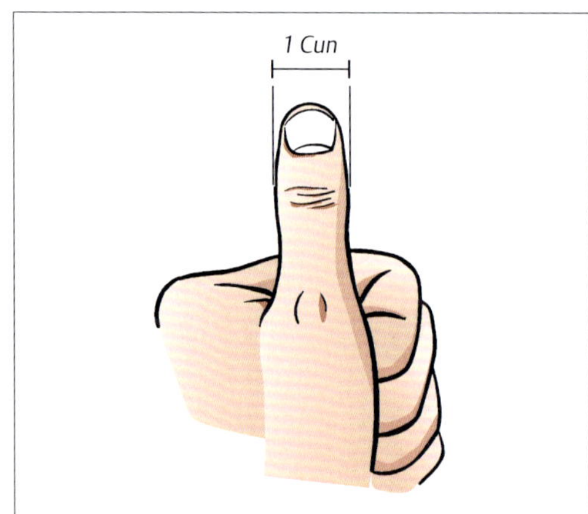


► **Abb. 1.7** Die Proportionsmaßeinteilung des Finger-Cun, Daumen.

► **Tab. 1.24** Körper-Cun.

| | | |
|---|---|---|
| Stirn | Mitte der Augenbraue – vordere Haaransatzlinie | 3 Cun |
| Thorax | Entfernung zwischen den Mamillen | 8 Cun |
| | Entfernung Medianlinie zum Ansatz der Spina scapulae am medialen Scapularand (bei herabhängenden Armen ohne Rundrücken und Skoliose) | 3 Cun |
| | Entfernung zwischen den medialen Rändern beider Scapulae | 6 Cun |
| Abdomen | Entfernung zwischen Basis des Processus xiphoideus und Nabel | 8 Cun |
| Unterleib | Entfernung zwischen Nabel und Symphysenoberrand | 5 Cun |
| obere Extremität | Entfernung zwischen Ellenbogenfalte und volare Handgelenkfalte | 12 Cun |
| untere Extremität | Entfernung zwischen lateralem Kniegelenksspalt und höchster Erhebung des Malleolus lateralis | 16 Cun |

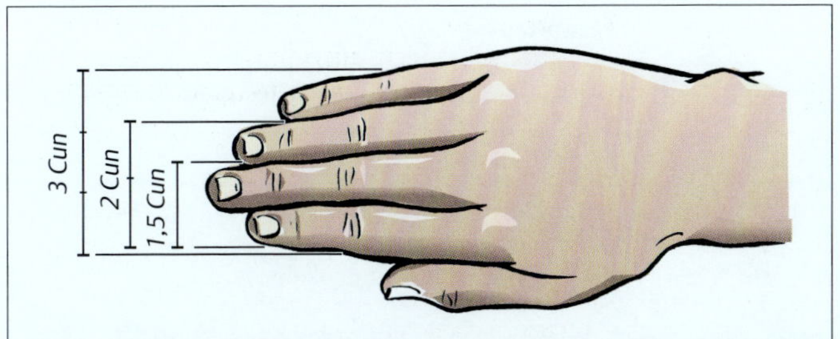


▶ **Abb. 1.8** Die Proportionsmaßeinteilung des Finger-Cun, Hand.



### 1.6.3 Tasten von verändertem Gewebeturgor

Akupunkturpunkte weisen im Unterschied zur Umgebung Gewebeveränderungen auf. Diese können in Verquellungen oder weicheren Dellen bestehen: die Turgorveränderungen führen zu einem „Hängenbleiben" des untersuchenden Fingers.

Punkte mit ausgeprägten, gut tastbaren Gewebeveränderungen sind z.B. Mi 6, Ma 36, Ma 38, Ma 40.

| Fragen | Antworten |
|---|---|
| Welche Orientierungen ermöglichen das Aufsuchen der Akupunkturpunkte? | • Orientierungen an anatomischen Leitstrukturen<br>• Cun-Orientierung<br>• Tasten von verändertem Gewebeturgor |
| Welche anatomischen Leitstrukturen legen die Lokalisation von Akupunkturpunkten fest? | • Falten, z. B. Ellenbeugenfalte<br>• Muskel-Sehnen-Verläufe<br>• Knochenstrukturen, z. B. Akromion |
| Welche differenten Cun-Orientierungen gibt es? | • Körper-Cun (individuelles Proportionalmaß des Patienten)<br>• Finger-Cun des Patienten |
| Welches ist die für die Punktlokalisation primär benutzte Cun-Orientierung? | Die Orientierung am Körper-Cun des Patienten. |
| Nennen Sie zwei Beispiele für das Finger-Cun-Maß. | • 1-Finger-Cun: Daumenmaß.<br>• 3-Finger-Cun: Maß von Mittel-, Zeiger-, Ring-, und Kleinfinger im Maximalbereich über den proximalen Interphalangealgelenken. |
| Wie viele Körper-Cun betragen die Distanzen zwischen<br>A) Mitte der Augenbraue und vorderer Haaransatzlinie,<br>B) beiden Mamillen,<br>C) der dorsalen Medianlinie und dem Ansatz der Spina scapulae am inneren Skapularand (bei herabhängenden Armen ohne Rundrücken und Skoliose),<br>D) der Basis des Processus xiphoideus und dem Nabel,<br>E) dem Nabel und dem Symphysenoberrand,<br>F) den medialen Rändern beider Scapulae? | A) 3 Cun<br>B) 8 Cun<br>C) 3 Cun<br>D) 8 Cun<br>E) 5 Cun<br>F) 6 Cun |
| Für die Lokalisation welcher Akupunkturpunkte spielt die Kenntnis des Abstandes von 3 Cun zwischen der dorsalen Medianlinie und dem Ansatz der Spina scapulae am inneren Scapularand eine Rolle? | Für die Rücken-Shu-Punkte auf der inneren Blasen-Leitbahn: diese liegen 1,5 Cun lateral der dorsalen Medianlinie, d. h., sie befinden sich in Höhe von Th 3 (Ansatz der Spina scapulae am inneren Skapularand) in der Mitte zwischen dorsaler Medianlinie und Skapularand (bei herabhängenden Armen ohne Rundrücken und Skoliose). |
| Für die Lokalisation welchen Steuerungspunkts lateral des Nabels ist die Kenntnis des Abstandes von 8 Cun zwischen den Mamillen wichtig? | Für die Lokalisation von Ma 25 (Mu-Punkt des Dickdarms beim Mann): er liegt auf einer vertikalen Linie zwischen Mamille und ventraler Medianlinie in Nabelhöhe. |
| Für welche wichtigen Akupunkturpunkte spielt die Palpation von Dellen oder Grübchen eine entscheidende Rolle? | Ma 36, Mi 6, Ma 38, Ma 40 |

# 2 – B – Organsysteme des ventralen Umlaufs: Leitbahnen und Konzeptionsgefäß mit Akupunkturpunkten

Leitbahnen des ventralen Umlaufs:

- Lungen-Leitbahn
- Dickdarm-Leitbahn
- Magen-Leitbahn
- Milz-Leitbahn

## 2.1 Leitbahnen des ventralen Umlaufs

Der ventrale Umlauf beinhaltet die Leitbahnen der Organsysteme im vorderen Extremitätendrittel. Es sind die Leitbahnen von Lunge, Dickdarm, Magen, Milz. Die Reihenfolge entspricht der zeitlichen Abfolge in der Organuhr (s. S. 42).

| Fragen | Antworten |
|---|---|
| Nennen Sie die Organsysteme des ventralen Umlaufs. Wo verlaufen die Leitbahnen? | • Lunge, Dickdarm, Magen und Milz.<br>• Im vorderen Drittel des Körpers. |
| Welche Leitbahnen gehören zu den Organsystemen/ Funktionskreisen des ventralen Umlaufs? | Lungen-Leitbahn, Dickdarm-Leitbahn, Magen-Leitbahn, Milz-Leitbahn. |
| Wem entspricht die Reihenfolge der Leitbahnen dieses Umlaufs? | Der zeitlichen Abfolge gemäß Organuhr. |

### 2.1.1 Lungen-Leitbahn

- Leitbahnverlauf
- Kopplungsverhältnisse
- Punkte: Lu 1, Lu 5, Lu 7, Lu 9, Lu 11

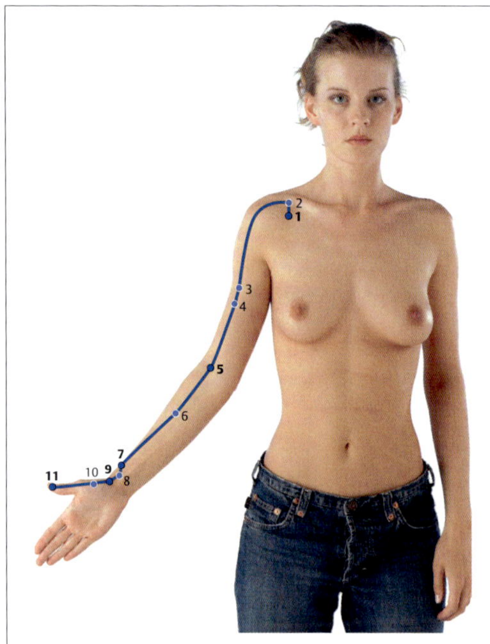


▸ Abb. 2.1 Die Lungen-Leitbahn.

#### Leitbahnverlauf, Steuerungspunkte

- Beginn: medial des Unterrands des Processus coracoideus
- Verlauf: Innenseite von Oberarm, Ellenbeuge und Unterarm im vorderen/radialen Drittel, Radialseite des Handgelenks, Daumen
- Ende: Nagelfalzwinkel des Daumens radialwärts
- Steuerungspunkte der eigenen Leitbahn:
  - Lu 1: (ventraler) Mu-Punkt
  - Lu 5: Ableitungspunkt/Sedierungspunkt
  - Lu 7: Luo-Punkt, Einschaltpunkt/Kardinalpunkt für das Konzeptionsgefäß (KG)
  - Lu 9: Yuan-Punkt, Meisterpunkt der Gefäße, Auffüllungspunkt/Tonisierungspunkt
- Steuerungspunkt der Lungenfunktion, der auf einer anderen Leitbahn liegt: Bl 13: Rücken-Shu-Punkt Lunge

#### Kopplungsverhältnisse

- vordere Yin-Achse: Oben-unten-Kopplung: Lunge – Milz (Tai Yin)
- gekoppeltes Paar: Yin-Yang-Kopplung: Lunge – Dickdarm

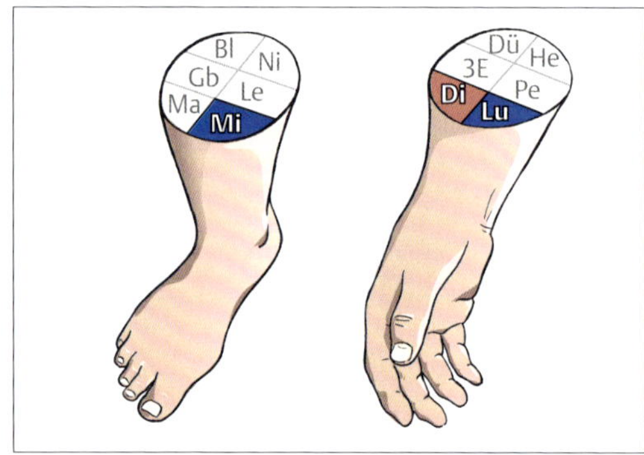


▸ Abb. 2.2 Kopplungsverhältnisse der Lungen-Leitbahn.

| Fragen | Antworten |
|---|---|
| Wo verläuft die Lungen-Leitbahn, wo beginnt und wo endet sie? | • Verlauf: im vorderen Drittel der Innenseite des Armes<br>• Beginn: Processus coracoideus, medial des Unterrands<br>• Ende: Nagelfalzwinkel des Daumens, radialseitig |
| Wie viele Punkte hat die Lungen-Leitbahn? | 11 Punkte |
| Welches ist der Partner der Lungen-Leitbahn für die Oben-unten gekoppelte Achse? | Milz-Leitbahn |
| Welcher wichtige Steuerungspunkt der Lungenfunktion liegt nicht auf der eigenen Leitbahn? | Der Rücken-Shu-Punkt Lunge: Bl 13. |

## Lu 1

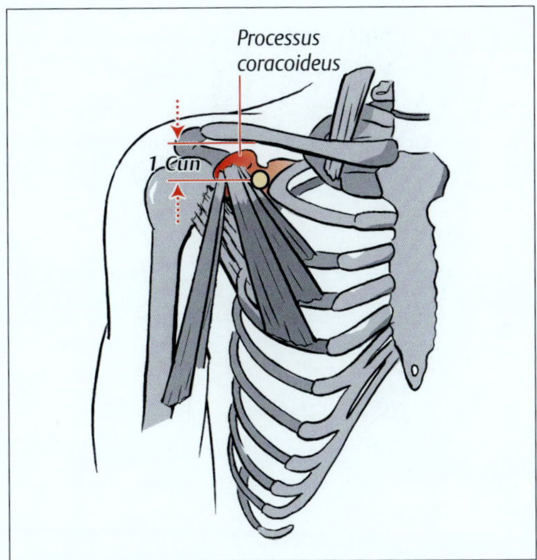


▶ **Abb. 2.3** Lu 1.

**Steuerungspunkt** (ventraler) Mu-Punkt

**Anatomische Leitstruktur** Processus coracoideus

**Lokalisation** 6 Cun lateral der Mittellinie, 1 Cun unterhalb der Klavikula, medial der kaudalen Begrenzung des Processus coracoideus auf Höhe des 1. ICR

**Wirkrichtungen**

- Erkrankungen von Lunge und Atemwegen
- schmerzhafte Funktionsstörungen der Schulter-Arm-Region ventral
- Thorakodynie

**Bedeutung in der TCM** reguliert die Zirkulation des Lungen Qi bei Lungen-Qi-Stagnation

## Lu 5

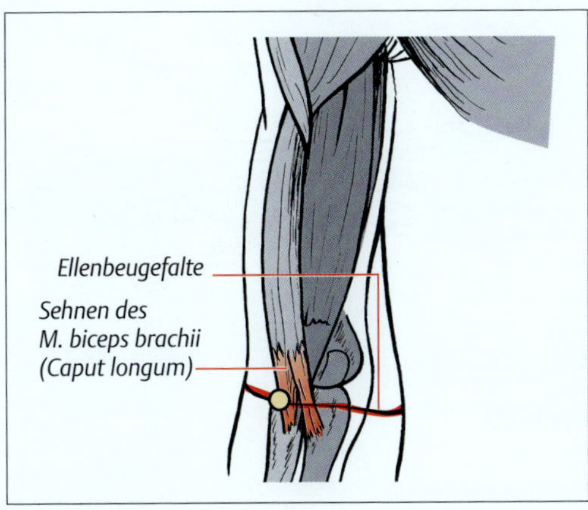


▶ **Abb. 2.4** Lu 5.

**Steuerungspunkt** Ableitungspunkt/Sedierungspunkt

**Anatomische Leitstruktur** Sehne des M. biceps brachii, Beugefalte Ellenbeuge

**Lokalisation** radial der Bizepssehne in der Ellenbeugefalte

**Wirkrichtungen**

- Erkrankungen von Lunge und Atemwegen (insbesondere akut, z. B. akute Bronchitis)
- Epikondylopathie (radial)
- schmerzhafte Funktionsstörungen der Schulter-Arm-Region ventral

**Bedeutung in der TCM** vertreibt Schleim-Hitze aus dem Lungen-Funktionskreis

## Lu 7

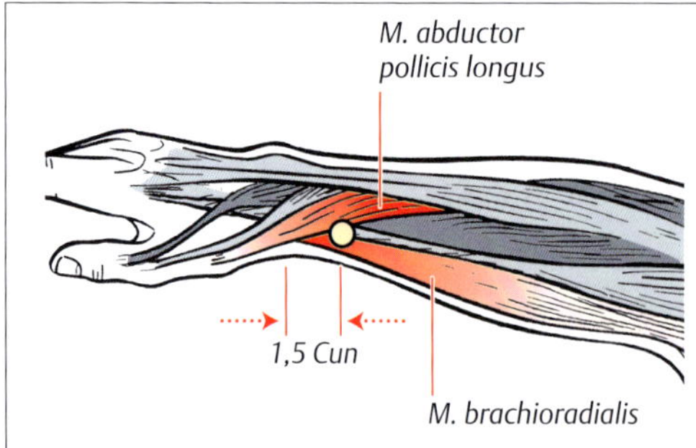


▸ **Abb. 2.5** Lu 7.

### Steuerungspunkt

- Luo-Punkt
- Einschaltpunkt für Konzeptionsgefäß (KG)

**Anatomische Leitstruktur** Rinne, die durch die Sehnen des M. brachioradialis und M. abductor pollicis longus entsteht

**Lokalisation** radialseitig des Unterarms, in einer V-förmigen Rinne proximal des Processus styloideus radii 1,5 Cun proximal der Handgelenkbeugefalte

### Wirkrichtungen

- akute und chronische Erkrankungen von Lunge und Atemwegen
- schmerzhafte Funktionsstörungen der Schulterregion ventral
- schmerzhafte Funktionsstörungen in der Handgelenkregion

### Bedeutung in der TCM

- reguliert und senkt das Lungen-Qi ab
- reguliert Lungendisharmonie bei Trauer
- befreit die Oberfläche von pathogenen klimatischen Faktoren

## Lu 9

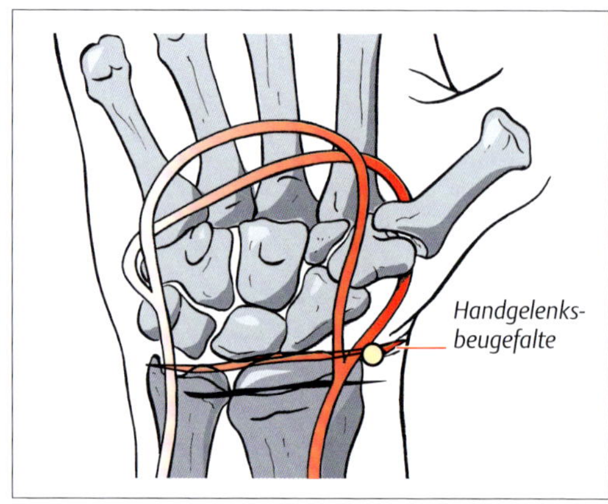


▸ **Abb. 2.6** Lu 9.

### Steuerungspunkte

- Yuan-Punkt
- Meisterpunkt der Gefäße
- Auffüllungspunkt/Tonisiserungspunkt

**Anatomische Leitstruktur** Beugefalte Handgelenk, A. radialis

**Lokalisation** radiale Seite der Handgelenkbeugefalte, lateral der A. radialis

### Wirkrichtungen

- Erkrankungen von Lunge und Atemwegen (eher chronisch)
- Gefäßerkrankungen (z. B. PAVK, Morbus Raynaud)
- Funktionsstörungen des Handgelenks

### Bedeutung in der TCM

- tonisiert/füllt Lungen-Qi auf und reguliert dessen Zirkulation
- fördert den Fluss von Qi und Blut

## Lu 11

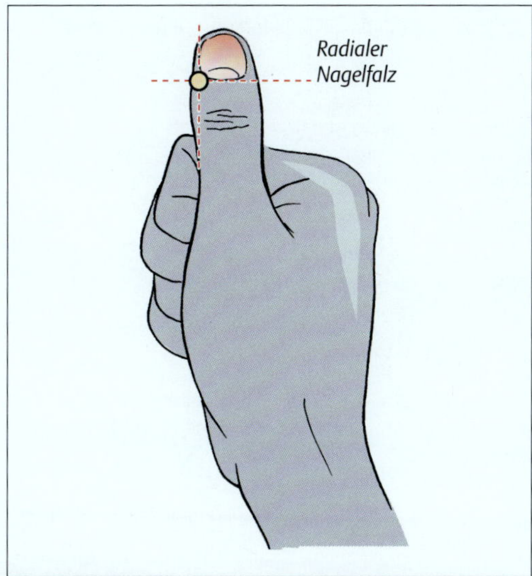


▶ **Abb. 2.7** Lu 11.

**Anatomische Leitstruktur** radialer Nagelwinkel des Daumens

**Lokalisation** radialer Nagelwinkel des Daumens

**Wirkrichtungen** akut entzündliche Erkrankungen des Rachenraums

**Bedeutung in der TCM** vertreibt oberflächliche Wind-Hitze

**Wichtige Punktkombinationen:**

- Lu 7 + Ma 40 + Lu 5: akute und chronische Funktionsstörungen der Lunge mit Husten und reichlich Schleim
- Lu 7 + Bl 13 + KG 17:
  - thorakales Beklemmungsgefühl (auch psychosomatischer Ursache nach Trauerverarbeitung)
  - Bewegungsstörungen des Schultergürtels und der oberen BWS
- Lu 7 + Di 4 + Di 20: grippaler Infekt mit Schnupfen und Husten

| Fragen | Antworten |
| --- | --- |
| Welche Funktionsstörungen werden über die Lungen-Leitbahn reguliert? | Funktionsstörungen des Respirationstrakts. |
| Welches ist der vordere Mu-Punkt der Lunge, welche Indikationen hat er? | Lu 1 reguliert:<br>• thorakale Schmerzen<br>• Husten und Schleim bei Funktionsstörungen des Respirationstrakts |
| Wie viele Punkte hat die Lungen-Leitbahn? | 11 Punkte |
| Welche Leitbahn ist der Partner der Lunge innerhalb der oben-unten gekoppelten Achse? | Milz |
| Welcher wichtige Steuerungspunkt der Lungenfunktion liegt nicht auf der eigenen Leitbahn? | Der Rücken-Shu-Punkt. |
| Welche Steuerungspunktzugehörigkeiten und Indikationen hat Lu 7? | • Luo-Punkt = Einschaltpunkt/Kardinalpunkt für Konzeptionsgefäß<br>• Indikationen:<br>  • akute und chronische Erkrankungen der Lunge insbesondere mit Husten<br>  • schmerzhafte Funktionsstörungen der ventralen Schulter-Arm-Region |
| Welches ist der wichtigste Punkt bei akuter Pharyngitis mit heftigem Brenngefühl? Wie wird dieser Punkt dann gereizt? | • Lu 11<br>• Die Reizung erfolgt ableitend (starke Stimulation), wenn möglich, bluten lassen. |
| Welches pragmatische Therapiekonzept ist bei thorakalem Beklemmungsgefühl einzusetzen? | Lu 7 + Bl 13 + KG 17. |
| Die Therapie von Funktionsstörungen des Respirationstrakts kann über den Rücken-Shu-Punkt der Lunge und den Einschaltpunkt des Konzeptionsgefäßes erfolgen. Um welche Punkte handelt es sich? | Bl 13 + Lu 7. |
| Welches Puktkonzept regliert Husten mit viel schleimigem Auswurf? | Lu 7 + Lu 5 + Ma 40. |

### 2.1.2 Dickdarm-Leitbahn

- Leitbahnverlauf
- Kopplungsverhältnisse
- Punkte: Di 4, Di 10, Di 11, Di 15, Di 20

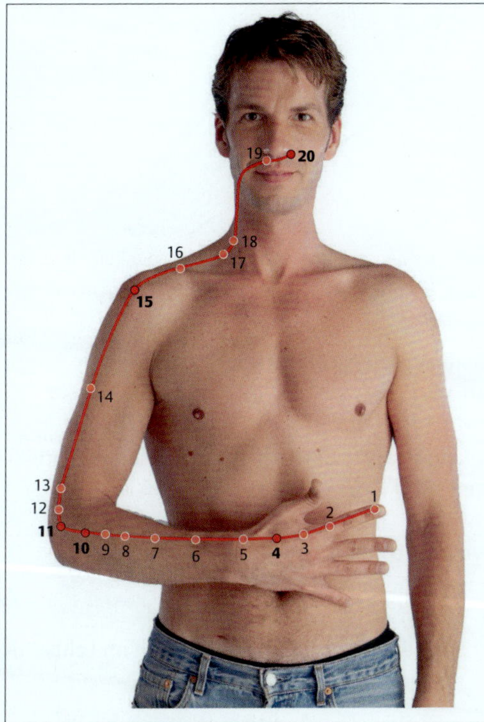


► **Abb. 2.8** Die Dickdarm-Leitbahn.

## Leitbahnverlauf, Steuerungspunkte

- Beginn: Nagelfalzwinkel des Zeigefingers radialwärts
- Verlauf: Außenseite von Unterarm, Ellenbogen und Oberarm im vorderen/radialen Drittel zu Schulter, Hals und Oberkiefer
- Ende: Nasolabialfalte neben Nasenflügel

### Steuerungspunkte der eigenen Leitbahn

- Di 4: Yuan-Punkt
- Di 11: Auffüllungspunkt/Tonisierungspunkt

### Steuerungspunkte der Dickdarmfunktion, die auf einer anderen Leitbahn liegen

- Bl 25: Rücken-Shu-Punkt Dickdarm
- Ma 25: (ventraler) Mu-Punkt Dickdarm
- Ma 37: Unterer einflussreicher Punkt Dickdarm

## Kopplungsverhältnisse

- vordere Yang-Achse: Oben-unten-Kopplung: Dickdarm – Magen (Yang Ming)
- gekoppeltes Paar: Yang-Yin-Kopplung: Dickdarm – Lunge

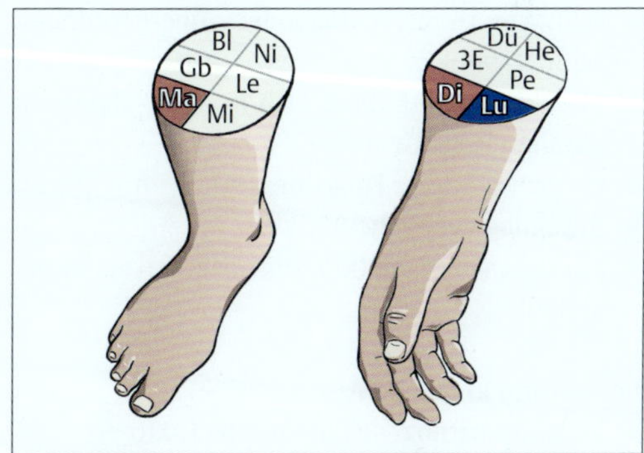


► **Abb. 2.9** Kopplungsverhältnisse der Dickdarm-Leitbahn.

| Fragen | Antworten |
|---|---|
| Wo verläuft die Dickdarm-Leitbahn, wo beginnt und wo endet sie? | • Verlauf: im vorderen Drittel der Außenseite des Armes, über Schulter, Hals und Oberkiefer zur Nase<br>• Beginn: Nagelwinkel des Zeigefingers radial<br>• Ende: Nasolabialfalte – Mitte des Nasenflügels |
| Wie viele Punkte hat die Dickdarm-Leitbahn? | 20 Punkte |
| Welches ist der Partner der Dickdarm-Leitbahn für die oben-unten gekoppelte Achse? | Magen-Leitbahn |
| Auf welcher Leitbahn liegt der vordere Mu-Punkt des Dickdarms? Wie heißt er? | Ma 25 auf der Magen-Leitbahn. |

## Di 4

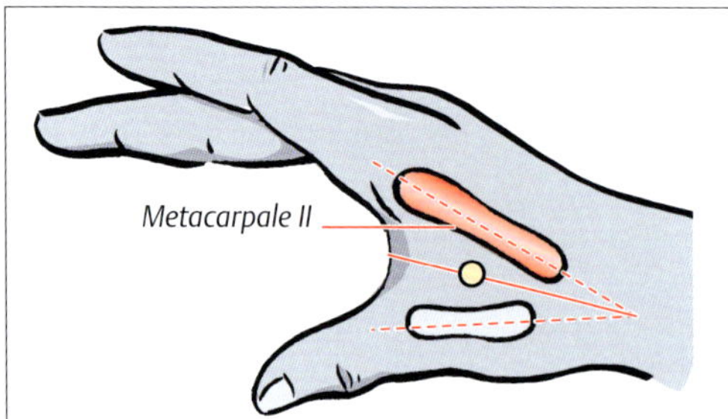


▸ **Abb. 2.10** Di 4.

**Steuerungspunkt** Yuan-Punkt

**Anatomische Leitstruktur** Metacarpale II

### Lokalisation

- Einstich: Mitte der Winkelhalbierenden zwischen Metacarpale I und II
- Stichrichtung: Unterfläche der Mitte des Corpus metacarpale II

### Wirkrichtungen

- Schmerzen, herausragender übergeordneter Schmerzpunkt
- Affektionen im Kopfbereich frontal (-algie, -itis, allergische Genese)
- psychovegetative Funktionsstörungen
- Anregung der Wehentätigkeit
- schmerzhafte Funktionsstörungen im Leitbahnverlauf

### Bedeutung in der TCM

- vertreibt pathogene klimatische Faktoren
- beruhigt Geist, Bewusstsein (Shen)
- reguliert Lungen-Qi
- beseitigt Stagnationen

## Di 10

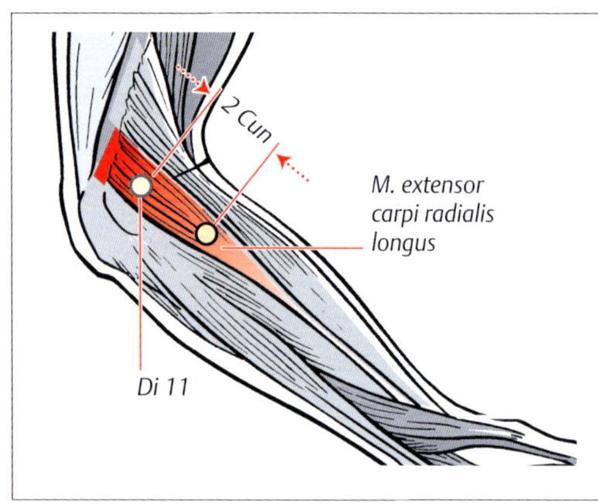


▸ **Abb. 2.11** Di 10.

**Anatomische Leitstruktur** M. extensor carpi radialis longus

**Lokalisation** 2 Cun distal Di 11 auf der Verbindungslinie Di 5–11

### Wirkrichtungen

- Epikondylopathie (radial)
- Obstipation/Diarrhö
- schmerzhafte Funktionsstörungen im Leitbahnverlauf (nach proximal)

## Di 11

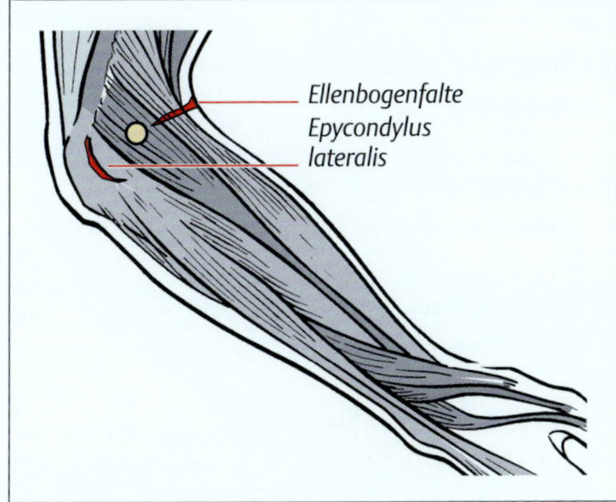


▶ **Abb. 2.12** Di 11.

**Steuerungspunkt** Auffüllungspunkt/Tonisierungspunkt

**Anatomische Leitstruktur** Ellenbogenbeugefalte, Epycondylus lateralis

**Lokalisation** lateral des radialen Endes der Ellenbogenbeugefalte in einer Vertiefung zwischen Faltenende und Epicondylus lateralis

**Wirkrichtungen**

- allergische Erkrankungen (immunmodulierende Wirkung)
- fieberhafte Erkrankungen besonders im Kopf-Hals-Bereich
- schmerzhafte Funktionsstörungen von Ellenbogen (radialseitig) und Unterarm

**Bedeutung in der TCM** vertreibt Hitze

## Di 15

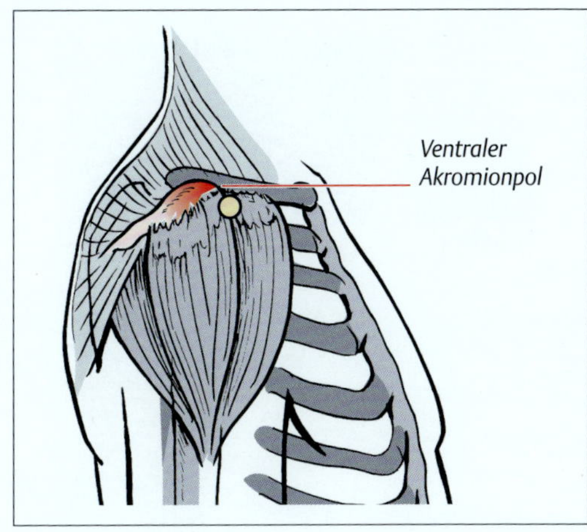


▶ **Abb. 2.13** Di 15.

**Anatomische Leitstruktur** ventraler Akromionpol

**Lokalisation** bei Armabduktion entstehen etwas ventral und dorsal des Akromions zwei Grübchen: Di 15 liegt im Bereich des ventralen Grübchens unter dem ventralen Akromionpol

**Hauptindikationsbereich** schmerzhafte Funktionsstörungen von Schulter und Oberarm

## Di 20

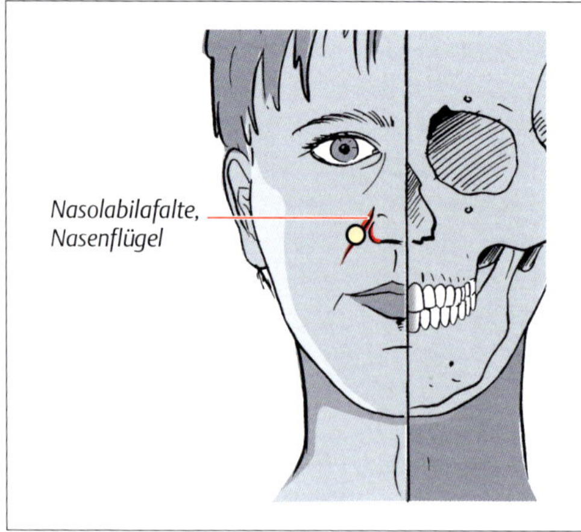


▸ **Abb. 2.14** Di 20.

**Anatomische Leitstruktur** Nasolabialfalte, Nasenflügel

**Lokalisation** lateral der Mitte des Nasenflügels in der Nasolabialfalte

### Wirkrichtungen

- Erkrankungen der Nase und Nasennebenhöhlen
- Fazialisparese
- Trigeminusneuralgie

### Wichtige Punktkombinationen

- Di 4 + Lu 7 + Di 11 + Di 20: grippaler Infekt mit Schnupfen
- Di 4 + Le 3: emotionale Spannungszustände (Four Gates)
- Di 4 + 3E 5: rheumatische Erkrankungen (TCM: Elimination von pathogenen klimatischen Faktoren)
- Di 11 + Di 4: Immunmodulation

| Fragen | Antworten |
|---|---|
| Welche Funktionsstörungen werden über die Dickdarm-Leitbahn reguliert? | • Schmerzzustände<br>• schmerzhafte Funktionsstörungen im Leitbahnverlauf |
| Welches ist der einzige Punkt der Dickdarm-Leitbahn, der Funktionsstörungen des Dickdarms (Obstipation, Diarrhö) reguliert? | Di 10 |
| Welches ist der am häufigsten verwendete Akupunkturpunkt? | Di 4 |
| Nennen Sie vier Wirkrichtungen von Di 4. | • analgetisch<br>• immunmodulierend<br>• psychovegetativ regulierend<br>• spannungsregulierend |
| Mit welchem Punkt wird Di 4 zur Immunmodulation kombiniert? | Di 11 |
| Welches pragmatische Therapiekonzept ist bei einem grippalen Infekt mit Schnupfen einzusetzen? | Di 4 + Lu 7 + Di 11 + Di 20 |
| Welcher der Punkte Di 4, Di 11, Di 15 und Di 20 gilt als Nahpunkt bei Schulterschmerzen? | Di 15 |
| Welche Wirkungen hat Di 20? | Lokale Wirkungen: Rhinitis, Sinusitis maxillaris, Trigeminusneuralgie, Fazialisparese. |
| Welcher Punkt der Dickdarm-Leitbahn liegt in Nähe des Epicondylus lateralis? | Di 11 |

### 2.1.3 Magen-Leitbahn

- Leitbahnverlauf
- Kopplungsverhältnisse
- Punkte: Ma 2, Ma 6 (myofaszialer Triggerpunkt), Ma 8, Ma 25, Ma 34, Ma 35, Ma 36, Ma 37, Ma 38, Ma 40, Ma 44

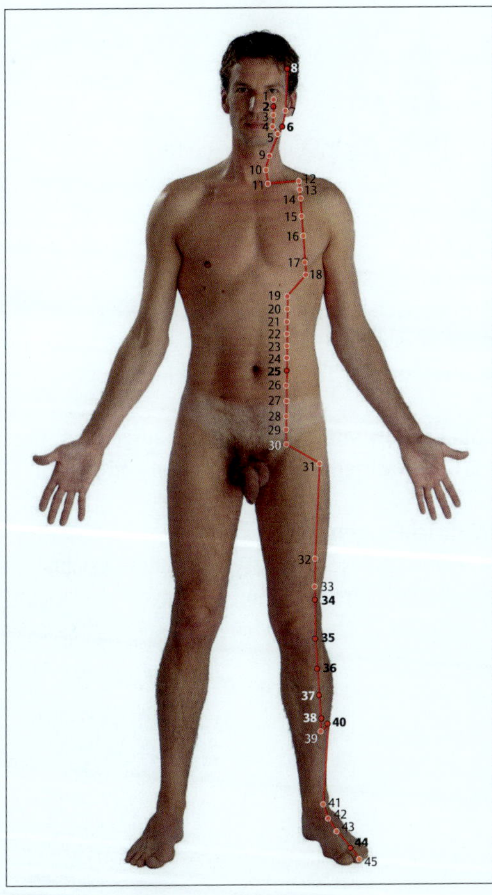


▸ **Abb. 2.15** Die Magen-Leitbahn.

## Leitbahnverlauf, Steuerungspunkte

- Beginn: Orbitarand unter Pupille
- Verlauf: Gesicht, Hals, Thorax, Abdomen, Außenseite von Oberschenkel, Knie, Unterschenkel zum Fußrücken
- Ende: Nagelfalzwinkel der 2. Zehe fibularwärts

**Steuerungspunkte der eigenen Leitbahn**

- Ma 25: ventraler Mu-Punkt Dickdarm
- Ma 36: Unterer einflussreicher Punkt Magen
- Ma 40: Luo-Punkt

**Steuerungspunkte der Magenfunktion, die auf einer anderen Leitbahn liegen**

- KG 12: (ventraler) Mu-Punkt Magen
- Bl 21: Rücken-Shu-Punkt Magen

## Kopplungsverhältnisse

- vordere Yang-Achse: Unten-oben-Kopplung: Magen – Dickdarm (Yang Ming)
- gekoppeltes Paar: Yang-Yin-Kopplung: Magen – Milz

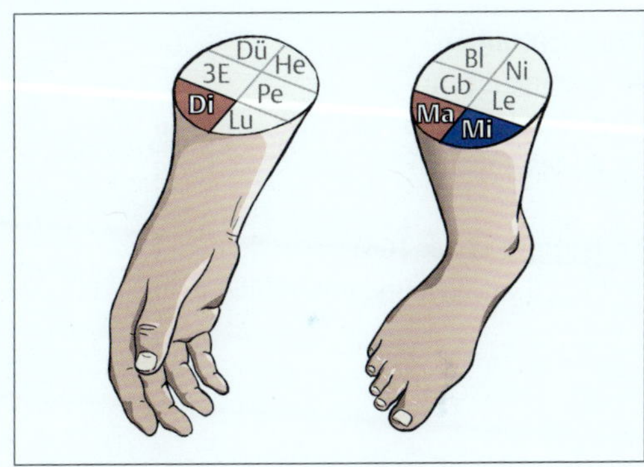


▸ **Abb. 2.16** Die Kopplungsverhältnisse der Magen-Leitbahn.

| Fragen | Antworten |
|---|---|
| Wo beginnt und wo endet die Magen-Leitbahn? | • Beginn: Orbitarand unter Pupille<br>• Ende: Nagelwinkel der 2. Zehe fibulawärts |
| Wie viele Punkte hat die Magen-Leitbahn? | 45 Punkte |
| Welches ist der Partner der Magen-Leitbahn für die Unten-oben gekoppelte Achse? | Dickdarm-Leitbahn |
| Wie heißt der Rücken-Shu-Punkt des Magens und welche Funktion hat er? | Bl 21: Regulation von Beschwerden der Magengegend: Völlegefühl oder Schmerz, Übelkeit, Erbrechen. |
| Welches ist die einzige Yang-Leitbahn, die ventral über Thorax und Abdomen läuft? | Magen-Leitbahn |

## Ma 2

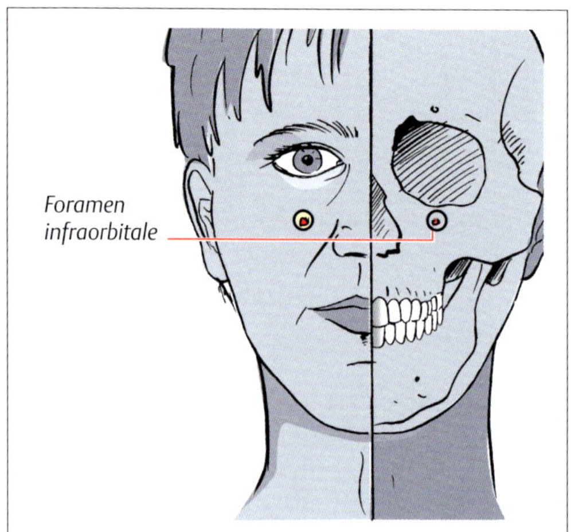


▶ **Abb. 2.17** Ma 2.

**Anatomische Leitstruktur** Foramen infraorbitale

**Lokalisation** über dem Foramen infraorbitale unter der Pupille beim Blick geradeaus

### Wirkrichtungen

- Erkrankungen:
  - von Nase und Nasennebenhöhlen
  - des Auges

### Bedeutung in der TCM

- klärt die Augen und unterstützt die Sehkraft

## Ma 6

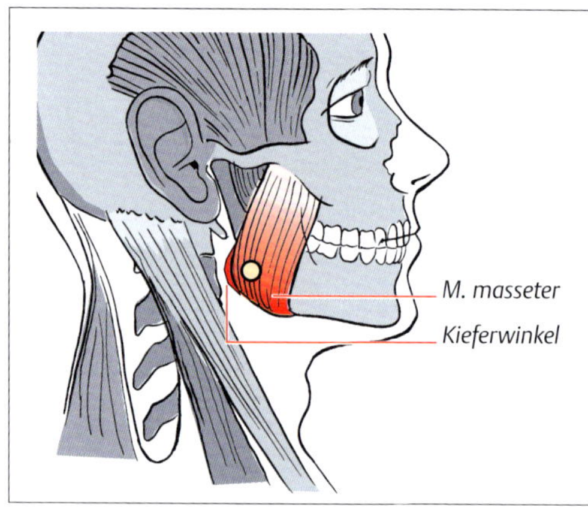


▶ **Abb. 2.18** Ma 6.

### Anatomische Leitstruktur

- M. masseter, Kieferwinkel
- myofaszialer Triggerpunkt im M. masseter

**Lokalisation** vom Kieferwinkel ausgehend liegt Ma 6 eine Mittelfingerbreite kranial und ventral

### Wirkrichtungen

- myofasziales Schmerzsyndrom des Gesichts
- schmerzhafte Funktionsstörungen des Kiefergelenks

## Ma 8

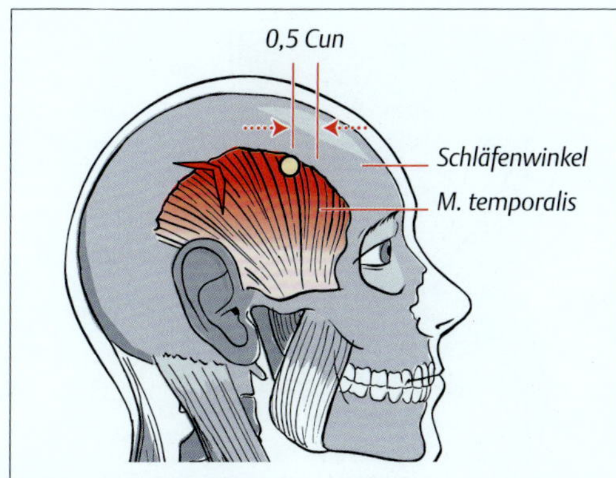


► **Abb. 2.19** Ma 8.

**Anatomische Leitstruktur** Schläfenwinkel, M. temporalis

**Lokalisation** 0,5 Cun haareinwärts des Schläfenwinkels, der durch die Stirnhaargrenze und die Schläfenhaargrenze gebildet wird, im Ansatz des M. temporalis

**Wirkrichtungen**

- Kopfschmerzen besonders frontal
- myofasziales Schmerzsyndrom des Gesichts

**Bedeutung in der TCM** klärt Hitze, beseitigt Nässe und Schleim im Kopf

## Ma 25

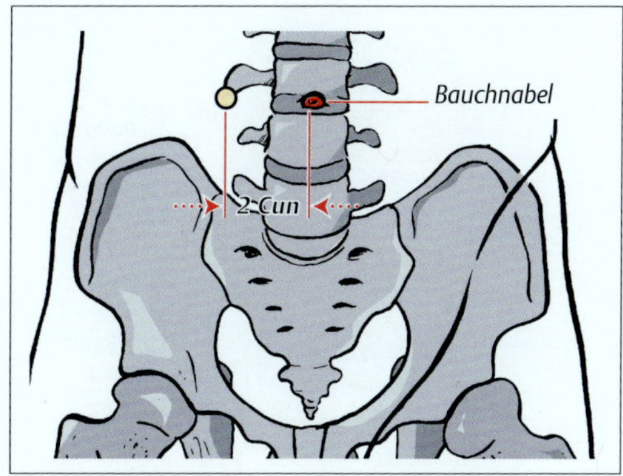


► **Abb. 2.20** Ma 25.

**Steuerungspunkt** (ventraler) Mu-Punkt des Dickdarms

**Anatomische Leitstruktur** Bauchnabel

**Lokalisation** 2 Cun lateral des Bauchnabels

**Wirkrichtungen** Funktionsstörungen des Darmtrakts

**Bedeutung in der TCM** eliminiert Hitze und Nässe aus dem Darm

## Ma 34

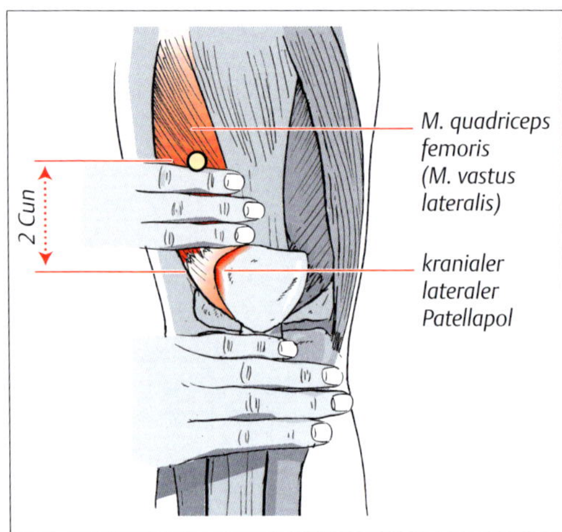


▶ **Abb. 2.21** Ma 34.

**Steuerungspunkt** Xi-Punkt

**Anatomische Leitstruktur** M. quadriceps femoris (M. vastus lateralis), kranialer lateraler Patellapol

**Lokalisation** bei leicht gebeugtem Knie 2 Cun oberhalb des lateralen Patellaoberrands

**Wirkrichtungen**

- schmerzhafte Funktionsstörungen im Bereich des Kniegelenks
- akute, schmerzhafte Funktionsstörungen des Magens

**Bedeutung in der TCM**

- senkt rebellierendes Magen-Qi ab
- befreit Leitbahnen, lindert Schmerzen

## Ma 35

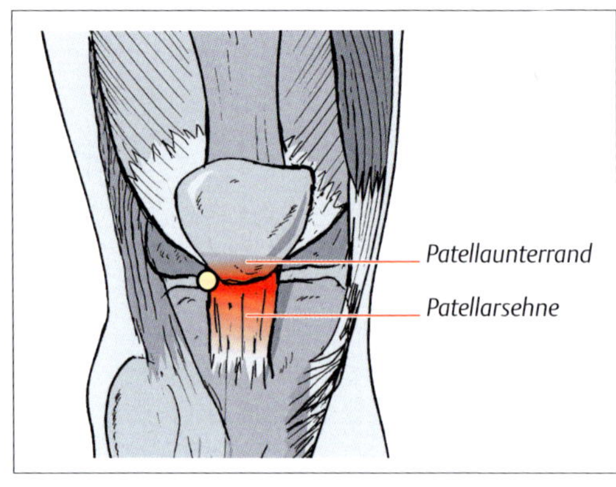


▶ **Abb. 2.22** Ma 35.

**Anatomische Leitstruktur** Patellaunterrand, Patellarsehne

**Lokalisation** bei leicht gebeugtem Knie unterhalb der Kniescheibe und lateral der Patellarsehne

**Wirkrichtungen** schmerzhafte Funktionsstörungen des Kniegelenks

## Ma 36

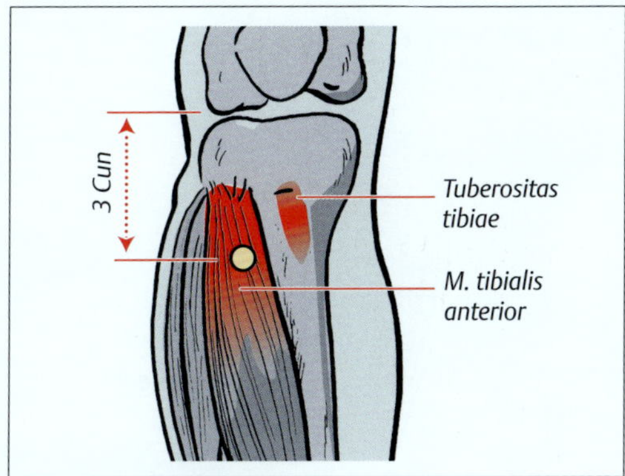


► **Abb. 2.23** Ma 36.

**Steuerungspunkt** Unterer einflussreicher Punkt des Magens

**Anatomische Leitstruktur** Tuberositas tibiae, M. tibialis anterior

**Lokalisation** bei leicht gebeugtem Knie 3 Cun unterhalb Ma 35, 1 Cun lateral der Tibiakante, am distalsten Ende der Tuberositas tibiae

**Wirkrichtungen**

- Funktionsstörungen des Magen-Darm-Trakts
- chronische Krankheitsbilder mit Müdigkeit und Leistungsschwäche (herausragender Punkt mit allgemeiner tonisierender Wirkung, z. B. Moxa)
- psychosomatische Erkrankungen
- schmerzhafte Funktionsstörungen von Knie und unterer Extremität

**Bedeutung in der TCM**

- reguliert die Funktionskreise Milz und Magen
- tonisiert/füllt auf: Gesamtkörper-Qi, Abwehrkraft Wei Qi

## Ma 37

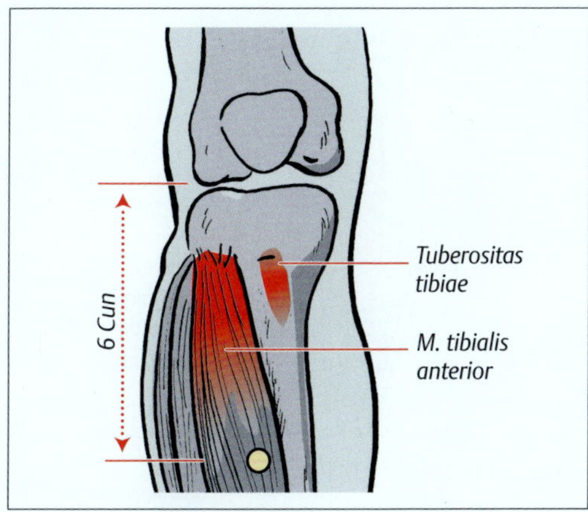


► **Abb. 2.24** Ma 37.

**Steuerungspunkt** Unterer einflussreicher Punkt des Dickdarms

**Anatomische Leitstruktur** Tuberositas tibiae, M. tibialis anterior

**Lokalisation** bei leicht gebeugtem Knie 6 Cun unter Ma 35, ein Cun lateral der Tibiakante

**Wirkrichtungen** Funktionsstörungen des Darmes (Obstipation, Diarrhö)

**Bedeutung in der TCM** reguliert Feuchtigkeit im Dickdarm

## Ma 38

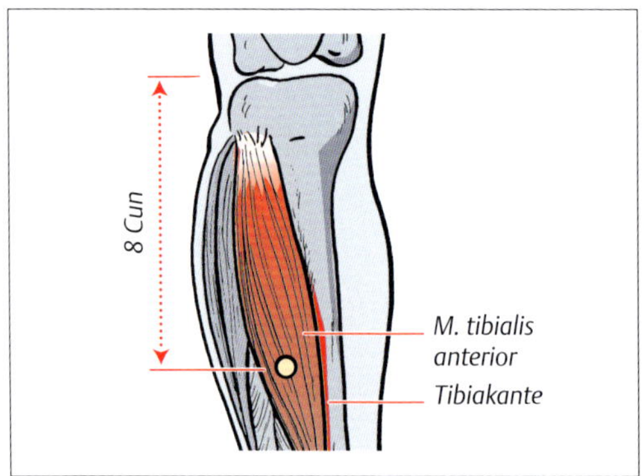


▶ **Abb. 2.25** Ma 38.

**Anatomische Leitstruktur** M. tibialis anterior, Tibiakante

**Lokalisation** Mitte der Verbindungslinie der Punkte Ma 35 und Ma 41, ein Cun lateral der Tibiakante

**Wirkrichtung** schmerzhafte Funktionsstörungen der Schulterregion

**Bedeutung in der TCM** vertreibt Wind-Nässe, lindert Schmerzen

## Ma 40

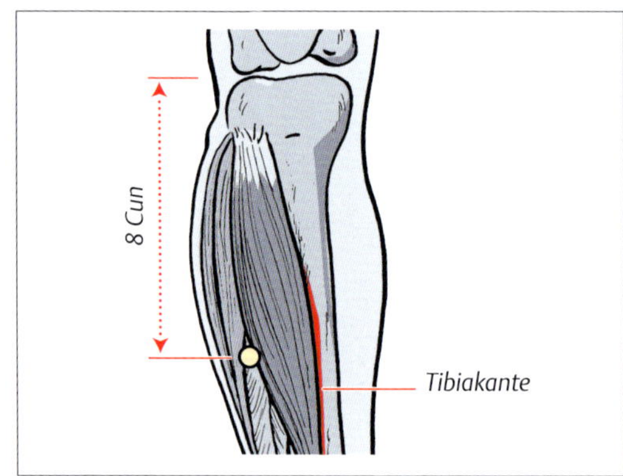


▶ **Abb. 2.26** Ma 40.

**Steuerungspunkt** Luo-Punkt

**Anatomische Leitstruktur** Tibiakante

**Lokalisation** zwei Cun lateral der Tibiakante, Mitte der Strecke zwischen Ma 35 und Ma 41

**Wirkrichtung** Erkrankungen, die mit vermehrter Schleimproduktion (im Sinne der TCM) einhergehen

**Bedeutung in der TCM** drainiert Nässe, transformiert Schleim

## Ma 44

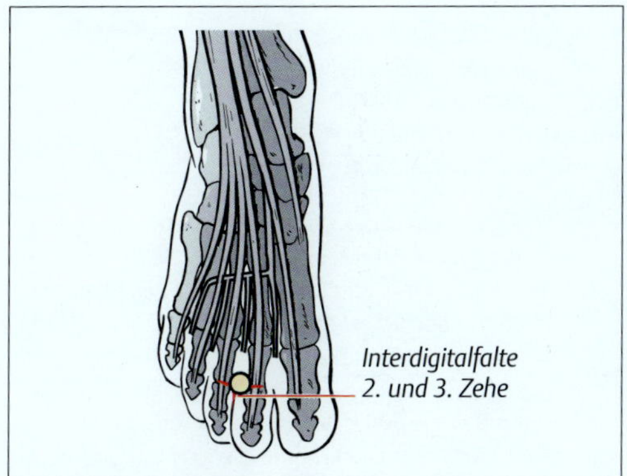


► **Abb. 2.27** Ma 44.

**Anatomische Leitstruktur** Interdigitalfalte, 2. und 3. Zehe

**Lokalisation** 0,5 Cun proximal des Endes der Interdigitalfalte zwischen der 2. und 3. Zehe

**Wirkrichtung** schmerzhafte Erkrankungen von Stirn und Gesicht, insbesondere bei brennenden, akuten Schmerzen

**Bedeutung in der TCM** klärt Hitze, leitet Hitze ab

**Wichtige Punktkombinationen**

- Ma 36 + Mi 6 (+ KG 6) + Bl 21 (Bl 20): Basiskombination zur Regulierung von chronischen Verdauungsbeschwerden insbesondere mit allgemeiner Müdigkeit
- Ma 36 + KG 12: Basiskombination zur Regulation von Magenfunktionsstörungen
- Ma 40 + Lu 7 + Bl 13: chronische Funktionsstörungen der Lunge mit Husten und Schleimbildung
- Ma 34, Ma 35, Ma 36: Punktkombination der Magen-Leitbahn zur Regulation von chronischer Gonarthrose lateral

| Fragen | Antworten |
|---|---|
| Welche Funktionsstörungen werden über die Magen-Leitbahn reguliert? | • schmerzhafte Funktionsstörungen im Leitbahnverlauf, insbesondere Knieschmerzen lateral<br>• gastrointestinale Funktionsstörungen<br>• energetische Schwächzustände<br>• Schulterschmerzen ventral |
| Welche drei Punkte der Magen-Leitbahn sind bei chronischer Gonarthrose indiziert und wo liegen sie? | • Ma 34: 2 Cun kranial des lateralen Patellapols<br>• Ma 35: kaudal der Patella, lateral der Patellarsehne<br>• Ma 36: 3 Cun kaudal Ma 35; 1 Cun lateral der Tibiakante, Unterrand der Tuberositas tibiae |
| Mit welchem Punkt der Milzleitbahn werden Punkte der Magen-Leitbahn bei chronischen Verdauungsbeschwerden kombiniert? Welche Begründung gibt es dafür? | Mi 6<br>Die Milz wandelt die durch den Magen bereits aufgeschlossene (transformierte) Nahrung weiter um: Sie ergänzt die Magenfunktion in der Verdauungsleistung. |
| Welche Wirkrichtungen hat Ma 36? | • Funktionsstörungen des Magens<br>• Verdauungsstörungen<br>• Funktionsstörungen des Knies<br>• psychovegetative Harmonisierung<br>• chronische Erschöpfungszustände |
| Welches ist der häufigste genadelte Punkt der Magen-Leitbahn? | Ma 36 |
| Welche Punkte der Magen-Leitbahn spielen beim myofaszialen Schmerzsyndrom des Gesichts als häufige Triggerpunkte eine Rolle? Welchen Muskeln sind diese Punkte zugeordnet? | • Ma 6: Triggerpunkt im M. masseter<br>• Ma 8: Triggerpunkt im M. temporalis |
| Welcher Punkt wirkt als Fernpunkt bei Schulterschmerzen (akut und chronisch)? | Ma 38 |
| Welcher Punkt liegt über dem Foramen infraorbitale und wird bei Sinusitis maxillaris genadelt? | Ma 2 |
| Welcher Punkt leitet Hitze bei heftigen akuten Schmerzen aus dem Gesicht ab, z. B. bei brennender Trigeminusneuralgie oder brennenden Zahnschmerzen? | Ma 44 |
| Welches pragmatische Therapiekonzept beeinflusst bei Funktionsstörungen des Dickdarms mit Durchfällen diese über die Wahl von vorderem Mu-Punkt, Unterer einflussreicher Punkt und Rücken-Shu-Punkt? | Ma 25 (ventraler Mu-Punkt Dickdarm)<br>+ Ma 37 (Unterer einflussreicher Punkt Dickdarm)<br>+ Bl 25 (Rücken-Shu-Punkt Dickdarm) |

### 2.1.4 Milz-Leitbahn

- Leitbahnverlauf
- Kopplunsgverhältnisse
- Punkte: Mi 3, Mi 4, Mi 6, Mi 9, Mi 10 (myofaszialer Triggerpunkt)

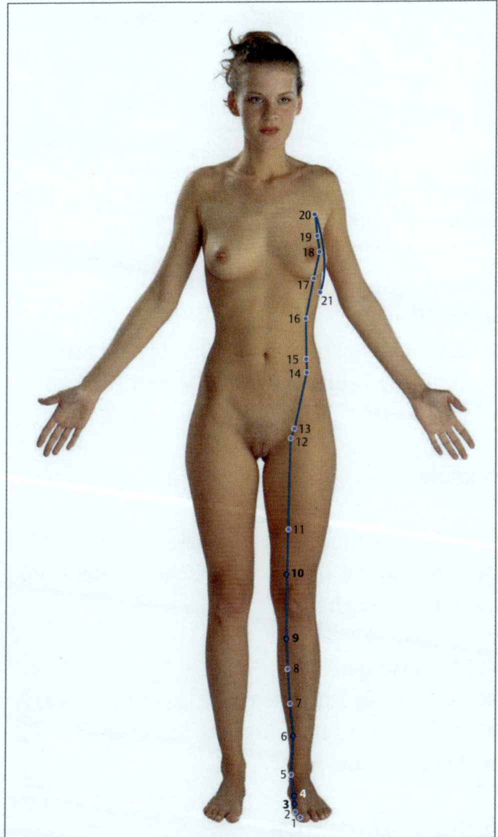


▸ **Abb. 2.28** Die Milz-Leitbahn.

## Leitbahnverlauf, Stuerungspunkte

- Beginn: Nagelfalzwinkel der Großzehe tibialwärts
- Verlauf: Innenseite von Fuß, Unterschenkel, Knie, Oberschenkel über das Abdomen zum Thorax
- Ende: mittlere Axillarlinie im 6. ICR

**Wichtige Steuerungspunkte der eigenen Leitbahn**

- Mi 3: Yuan-Punkt
- Mi 4: Luo-Punkt: Einschaltpunkt/Kardinalpunkt für die AußerordenlicheLeitbahn Chong Mai (= Durchdringungsgefäß)

**Wichtige Steuerungspunkte der Milzfunktion (Verdauungstätigkeit), die auf einer anderen Leitbahn liegen**

- Bl 20: Rücken-Shu-Punkt Milz
- Le 13: (ventraler) Mu-Punkt Milz

## Kopplungsverhältnisse

- vordere Yin-Achse: Unten-oben-Kopplung: Milz – Lunge (Tai Yin)
- gekoppeltes Paar: Yin-Yang-Kopplung: Milz – Magen

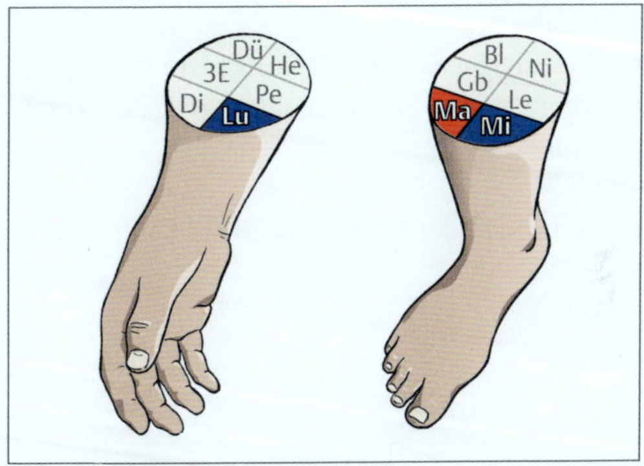


▸ **Abb. 2.29** Kopplungsverhältnisse der Milz-Leitbahn.

| Fragen | Antworten |
|---|---|
| Wo beginnt und wo endet die Milz-Leitbahn? | • Beginn: Nagelwinkel der Großzehe tibiawärts<br>• Ende: mittlere Axillarlinie im 6. ICR |
| Wie viele Punkte hat die Milz-Leitbahn? | 21 Punkte |
| Welches ist der Partner der Milz-Leitbahn für die unten-oben gekoppelte Achse? | Lungen-Leitbahn |
| Wie heißt der Rücken-Shu-Punkt der Milz und welche Funktion hat er? | Bl 20: Regulation von Verdauungsstörungen insbesondere mit weichen, voluminösen Stühlen. |

## Mi 3

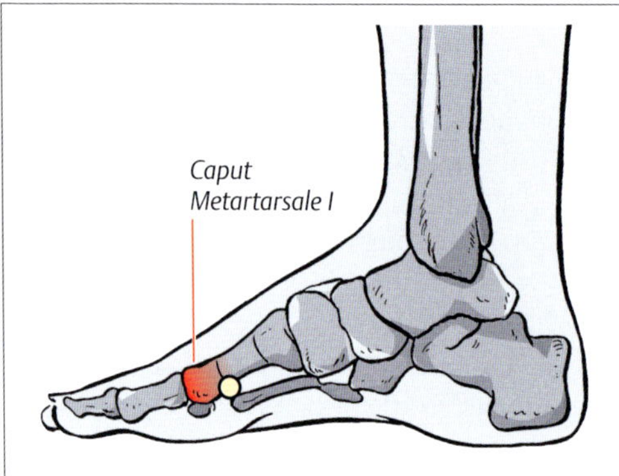


► **Abb. 2.30** Mi 3.

**Steuerungspunkt** Yuan-Punkt

**Anatomische Leitstruktur** Caput metatarsale I

**Lokalisation** fußinnenseitig proximal des Köpfchens des Metatarsale I am Übergang vom „roten" zum „weißen" Fleisch

**Wirkrichtungen**

- funktionelle Störungen des Magen-Darm-Trakts
- Feuchtigkeitserkrankungen, Schleimbildung
- schmerzhafte Funktionsstörungen der Großzehe

**Bedeutung in der TCM** tonisiert/füllt auf: Milz

## Mi 4

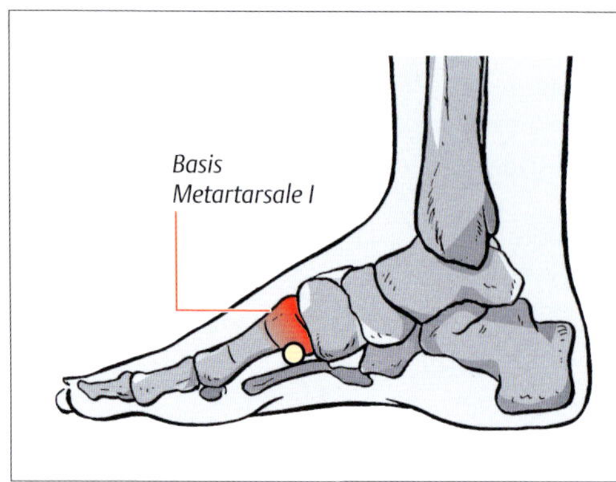


► **Abb. 2.31** Mi 4.

**Steuerungspunkt**

- Luo-Punkt
- Einschaltpunkt/Kardinalpunkt für die Außerordentliche Leitbahn für Chong Mai (Durchdringungsgefäß)

**Anatomische Leitstruktur** Basis des Metatarsale I

**Lokalisation** Mulde am Übergang Corpus – Basis des Metatarsale I, Grenze zwischen „rotem" und „weißem" Fleisch"

**Wirkrichtungen**

- funktionelle Störungen des Magen-Darm-Trakts
- funktionelle gynäkologische Störungen
- Metatarsalgie

**Bedeutung in der TCM**

- tonisiert/füllt auf: Milz und Magen
- reguliert die Außerordentliche Leitbahn Chong Mai und die Menstruation

## Mi 6

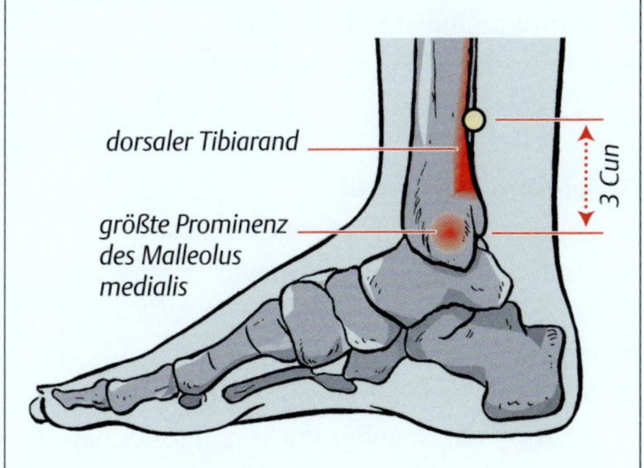


▶ **Abb. 2.32** Mi 6.

**Kreuzungspunkt der drei Fuß-Yin-Leitbahnen**

**Anatomische Leitstruktur**
Tibiarhinterrand, größte Prominenz des Malleolus medialis

**Lokalisation** Tibiahinterrand, 3 Cun proximal der größten Prominenz des Malleolus medialis

**Wirkrichtungen**

- gynäkologische Funktionsstörungen
- urogenitale Erkrankungen
- chronische Funktionsstörungen des Magen-Darm-Trakts
- psychosomatische Erkrankungen
- chronische Erschöpfungszustände

**Bedeutung in der TCM**

- tonisiert/füllt auf:
  - Milz
  - Blut und Yin
- reguliert
  - die Menstruation
  - den Qi- und Blut-Fluss, lindert Schmerzen im Unterbauch
- sediert/beruhigt den Geist (Shen)

## Mi 9

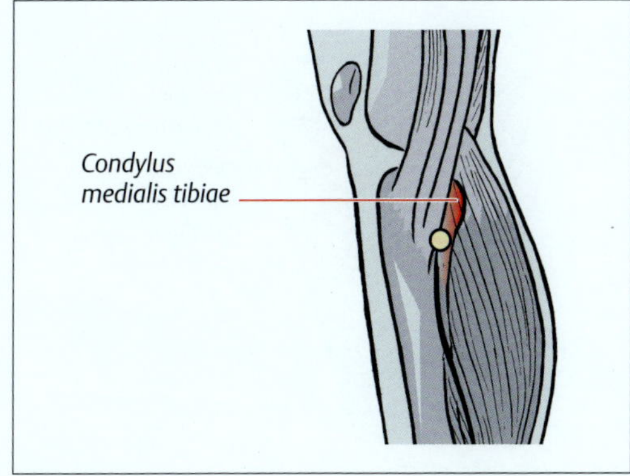


▶ **Abb. 2.33** Mi 9.

**Anatomische Leitstruktur** Condylus medialis tibiae

**Lokalisation** in der Mulde distal des Condylus medialis tibiae

**Wirkrichtungen**

- Hauptpunkt zur Beseitigung von Feuchtigkeit und Wasseransammlungen, insbesondere in der unteren Körperhälfte
- akute und chronische Verdauungsstörungen mit vermehrter Feuchtigkeit (Diarrhö)
- gynäkologische und urogenitale Funktionsstörungen mit vermehrter Feuchtigkeit
- schmerzhafte Funktionsstörungen im Bereich des Kniegelenks

**Bedeutung in der TCM** wandelt Feuchtigkeit um

## Mi 10

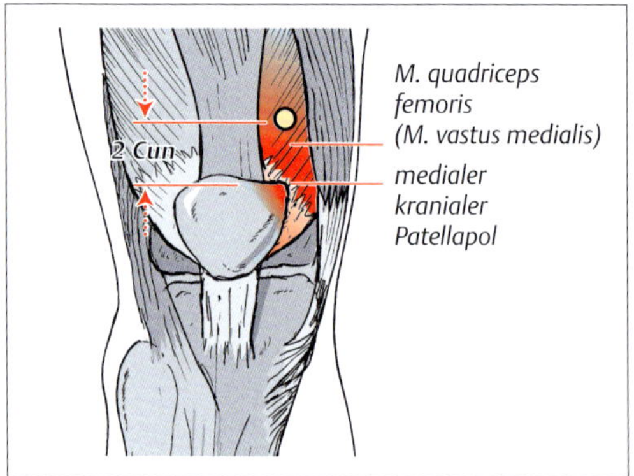


▸ **Abb. 2.34** Mi 10.

### Anatomische Leitstruktur

- medialer, kranialer Patellapol
- myofaszialer Triggerpunkt im M. vastus medialis des M. quadriceps femoris

**Lokalisation** bei gebeugtem Knie 2 Cun proximal des medialen kranialen Patellapols

### Wirkrichtungen

- gynäkologische Funktionsstörungen
- immunmodulierende Wirkung
- schmerzhafte Funktionsstörungen im Bereich des Kniegelenks

### Bedeutung in der TCM

- reguliert Blut und behebt Blut-Stase
- kühlt Blut und stillt Blutungen

### Wichtige Punktkombinationen

- Mi 6 + Ma 36 (+ KG 6) + Bl 20 (Bl 21): Basiskombination zur Regulierung von chronischen Verdauungsbeschwerden insbesondere mit allgemeiner Müdigkeit
- Mi 6 + Mi 9 + B 20: reguliert Funktionsstörungen mit Feuchtigkeitsansammlungen
- Mi 6 + KG 4: nährt Yin (beide Punkte sind Vereinigungspunkte der drei Fuß-Yin-Leitbahnen: Milz, Leber, Nieren) bei verschiedensten Yin-Leere-Mustern mit Kraftlosigkeit (Leere) und Hitze-Symptomen (fehlende Kühlung = fehlendes Yin)

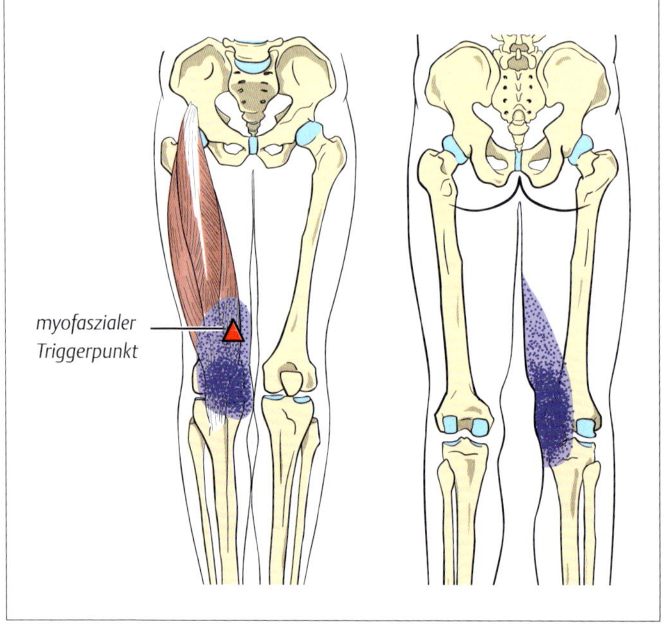


▸ **Abb. 2.35** Myofaszialer Triggerpunkt im M. vastus medialis des M. quadriceps femoris.

| Fragen | Antworten |
|---|---|
| Welche Funktionsstörungen werden über die Milz-Leitbahn reguliert? | • schmerzhafte Funktionsstörungen im Leitbahnverlauf – insbesondere Knieschmerzen medial<br>• gastrointestinale Funktionsstörungen<br>• gynäkologische Funktionsstörungen<br>• energetische Schwächezustände |
| Welche zwei Punkte der Milz-Leitbahn sind bei chronischer Gonarthrose indiziert und wo liegen sie? | • Mi 9: Übergang Tibiaschaft – Condylus medialis tibiae vor der Muskulatur des M. gastrocnemius.<br>• Mi 10: 2 Cun proximal des mediokranialen Patellapols im M. vastus medialis. |
| Welche Funktionsstörung (welcher klimatische Faktor) wird bei Gonarthrose über Mi 9 besonders effektiv therapiert? | Feuchtigkeitsstörungen, d. h. Funktionsstörungen mit Schwellungs- und Schweregefühl bei Kniegelenksergüssen oder subkutanen Verquellungen. |
| Welche zusätzliche Punktkombination empfiehlt sich bei Gonarthrose mit Ergussbildung, Schwellung, Feuchtigkeitseinlagerung? Mit welcher Begründung? | • Mi 3 (oder Mi 6) + Bl 20<br>• Begründung: Das Ziel der vermehrten Feuchtigkeitsumwandlung wird durch Stärkung der Milzfunktion durch Bl 20 (Rücken-Shu-Punkt der Milz) + Mi 3 (Yuan-Punkt der Milz) oder Mi 6 (Vereinigungspunkt der 3 Fuß-Yin-Leitbahnen), erreicht. |
| Welche Hauptwirkrichtungen hat Mi 6? | • Verdauungsstörungen<br>• gynäkologische Funktionsstörungen<br>• urogenitale Funktionsstörungen<br>• psychosomatische Funktionsstörungen<br>• chronische Erschöpfungszustände |
| Welches ist der häufigste genadelte Punkt der Milz-Leitbahn? Welches Erklärungsmodell steht zur Verfügung? | Mi 6: Vereinigungspunkt der drei Fuß-Yin-Leitbahnen Milz, Leber und Nieren und hat somit Einflüsse auf gynäkologische, urogenitale und gastrointestinale Funktionsstörungen. |

## 2.1.5 Konzeptionsgefäß = Ren Mai

- Leitbahnverlauf
- Besonderheiten gegenüber Hauptleitbahnen
- Punkte: KG 3, KG 4, KG 5, KG 6, KG 8, KG 12, KG 17, KG 24

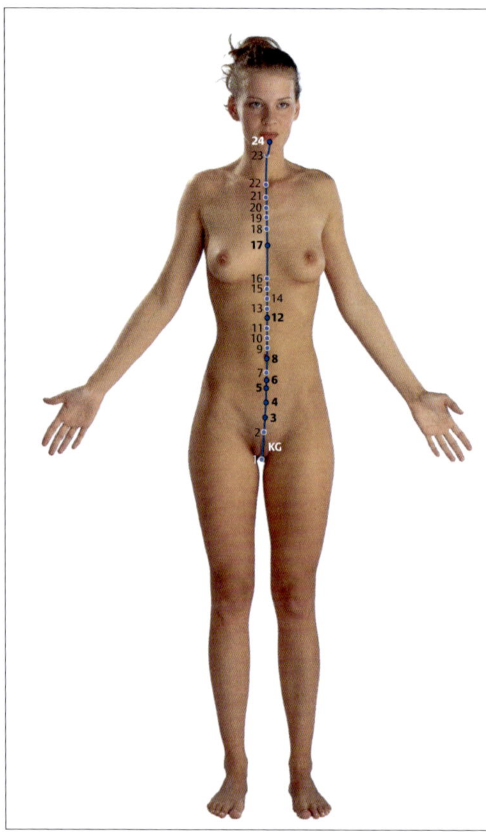


▸ **Abb. 2.36** Verlauf des Konzeptionsgefäßes.

### Leitbahnverlauf, Steuerungspunkte

- Beginn: zwischen After und hinterer Skrotum-Begrenzung bzw. hinterer Kommissur der großen Labien
- Verlauf: ventrale Medianlinie von Unterleib, Abdomen, Thorax, Hals und Unterkiefer
- Ende: tiefste Stelle Medianlinie Unterkiefer, in Mentolabialfalte

**Steuerungspunkte der eigenen Leitbahn**

- KG 3: (ventraler) Mu-Punkt der Blase
- KG 4: (ventraler) Mu-Punkt des Dünndarms
- KG 5: (ventraler) Mu-Punkt des 3-Erwärmers
- KG 12: (ventraler) Mu-Punkt des Magens (Meisterpunkt der Fu-Organe)
- KG 17: (ventraler) Mu-Punkt des Perikards (Meisterpunkt des Qi)

**Steuerungspunkt des KG, der auf einer anderen Leitbahn liegt** Lu 7: Einschaltpunkt des KG

### Besonderheiten gegenüber Hauptleitbahnen

- Das Konzeptionsgefäß verläuft in der Medianlinie des Körpers. Es ist nicht paarig angelegt.
- Das Konzeptionsgefäß gehört zu den 8 außerordentlichen Leitbahnen. Diese gelten als Energiereservoir: hier zirkuliert somit keine Energie im Sinne des Organuhrkonzepts.

| Fragen | Antworten |
|---|---|
| Wo verläuft das Konzeptionsgefäß? | In der Medianlinie ventral über Unterleib, Abdomen, Thorax, Hals und Unterkiefer. |
| Wie viele Punkte hat das Konzeptionsgefäß? | 24 Punkte |
| Welche Besonderheiten bestehen im Vergleich zu den Hauptleitbahnen? | Das Konzeptionsgefäß ist nicht paarig angelegt. Hier fließt keine Energie (Organuhrkonzept), sondern es liegt ruhend in einem Reservoir. |
| Welche Gruppe von Steuerungspunkten befindet sich bevorzugt auf dem Konzeptionsgefäß? | Gruppe der (ventralen) Mu-Punkte. |

## KG3

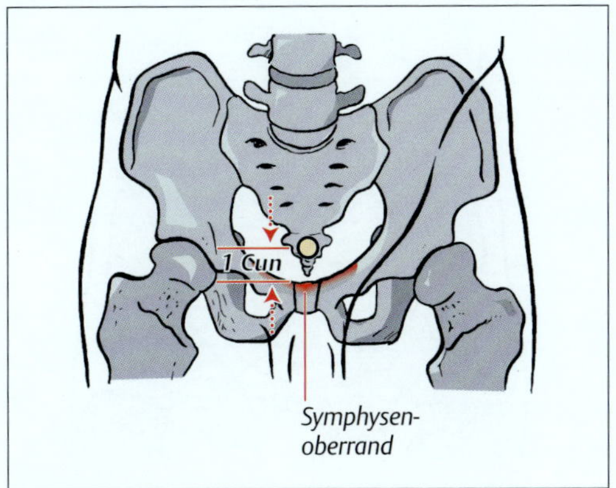


▸ **Abb. 2.37** KG 3.

**Steuerungspunkt** (ventraler) Mu-Punkt der Blase

**Anatomische Leitstruktur** Symphysenoberrand

**Lokalisation** 1 Cun kranial der Mitte des Symphysenoberrands

**Wirkrichtungnen**
- Funktionsstörungen
- der Blase
- der Genitalorgane und der Sexualfunktion

**Bedeutung in der TCM** tonisiert/füllt auf: Nieren und Blase

## KG4

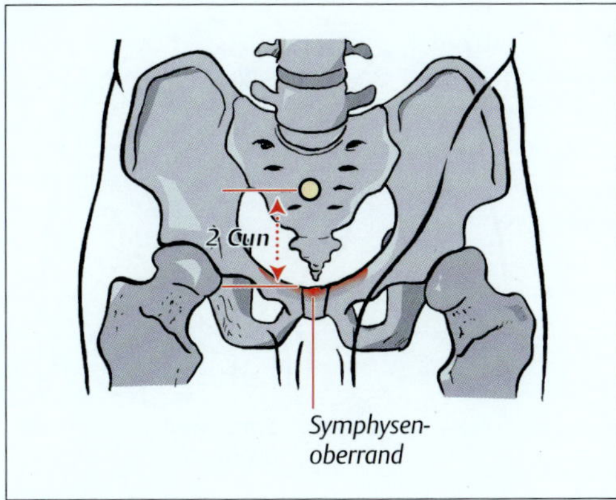


▸ **Abb. 2.38** KG 4.

**Steuerungspunkt** (ventraler) Mu-Punkt des Dünndarms

**Anatomische Leitstruktur** Symphysenoberrand

**Lokalisation** 2 Cun kranial der Mitte des Symphysenoberrands

**Wirkrichtungen**
- urogenitale Funktionsstörungen
- Störungen der Sexualfunktion
- chronische Krankheitsbilder mit allgemeiner Leistungsschwäche

**Bedeutung in der TCM**
- tonisiert/füllt auf:
- Nieren und Ursprungs-Qi
- Blut, Yin und Essenz (Jing)

## KG 5

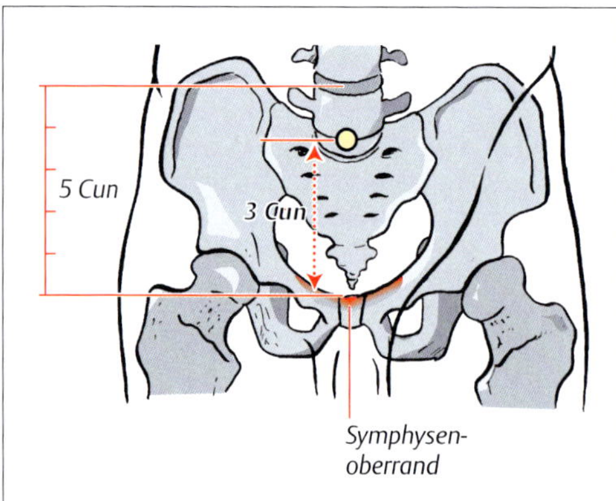


▶ **Abb. 2.39** KG 5.

**Steuerungspunkt** (ventraler) Mu-Punkt des 3-Erwärmers

**Anatomische Leitstruktur** Symphysenoberrand

**Lokalisation** 3 Cun kranial der Mitte des Symphysenoberrands

### Wirkrichtungen

- Störungen der Verdauungsfunktion
- urogenitale Funktionsstörungen

## KG 6

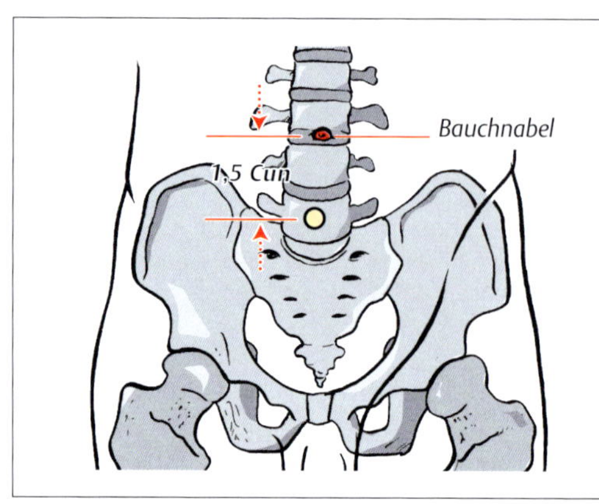


▶ **Abb. 2.40** KG 6.

**Anatomische Leitstruktur** Bauchnabel

**Lokalisation** 1,5 Cun unterhalb des Bauchnabels

### Wirkrichtungen

- chronische Krankheitsbilder mit allgemeiner Leistungsschwäche und Müdigkeit
- psychische und physische Erschöpfung
- gynäkologische Krankheitsbilder mit schmerzhaftem Spannungsgefühl im Unterleib
- Sexualstörungen/Impotenz
- Störungen der Darmfunktion

### Bedeutung in der TCM

- tonisiert/füllt auf: Qi und Yang (insbesondere bei Moxibustion)
- reguliert Qi und harmonisiert den Blut-Fluss

## KG 8

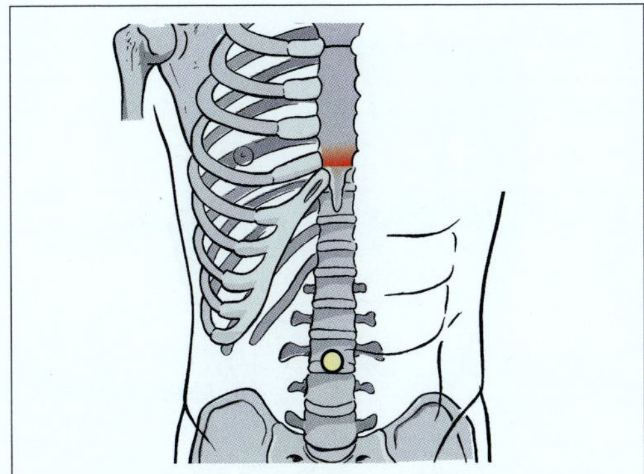

▶ **Abb. 2.41** KG 8.

**Beachte**
**Der Nabel wird nicht genadelt, Moxibustion ist möglich!**

**Anatomische Leitstruktur** Nabel

**Lokalisation** in der Mitte des Bauchnabels

**Wirkrichtungen**

- allgemeine Müdigkeit mit Kälte-Gefühl
- chronische Erschöpfungszustände

**Bedeutung in der TCM** tonisiert/füllt auf: Qi und Yang (bei Moxibustion)

## KG 12

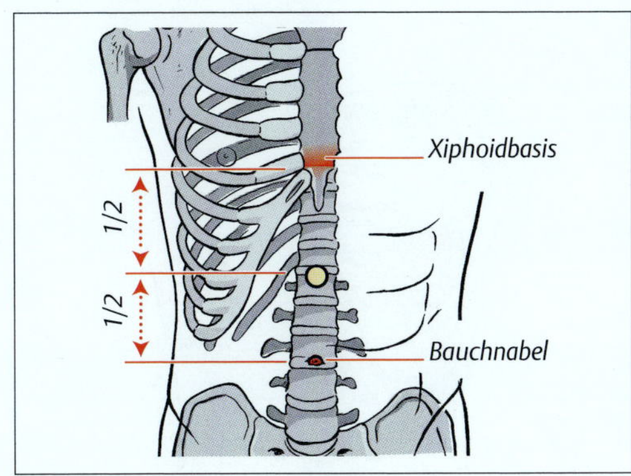


▶ **Abb. 2.42** KG 12.

**Steuerungspunkte**

- (ventraler) Mu-Punkt des Magens
- (ventraler) Mu-Punkt des mittleren Erwärmers (Milz, Magen, Leber)
- Meisterpunkt der Fu-Organe

**Anatomische Leitstruktur** Xiphoidbasis, Bauchnabel

**Lokalisation** in der Mitte der Verbindungslinie Xiphoidbasis – Bauchnabel

**Wirkrichtungen**

- Funktionsstörungen des Magens
- Verdauungsstörungen

**Bedeutung in der TCM**

- tonisiert/füllt auf: Magen- und Milz-Qi
- beseitigt Magen-Qi-Stagnation

## KG 17

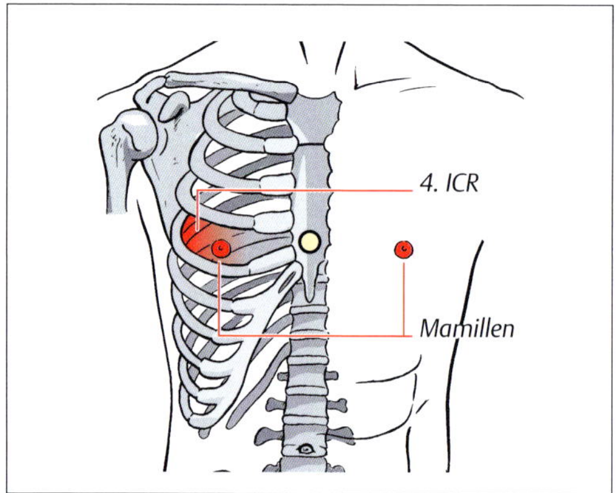


▶ **Abb. 2.43** KG 17.

### Steuerungspunkte

- (ventraler) Mu-Punkt des Perikards
- (ventraler) Mu-Punkt des oberen Erwärmers (Herz, Lunge)
- Meisterpunkt des Qi

**Anatomische Leitstruktur** Mamillen, 4. ICR

**Lokalisation** auf der Medianlinie in Höhe der Mamillen im 4. ICR

### Wirkrichtungen

- chronische Erkrankungen des Respirationstrakts mit allgemeiner Müdigkeit
- funktionelle Herzbeschwerden
- mangelhafte Milchproduktion
- Mastitis

### Bedeutung in der TCM

- reguliert Qi und befreit den Thorax
- senkt rebellierendes Lungen- und Magen-Qi ab
- stärkt das Qi, besonders das thorakale Atem-Qi

## KG 24

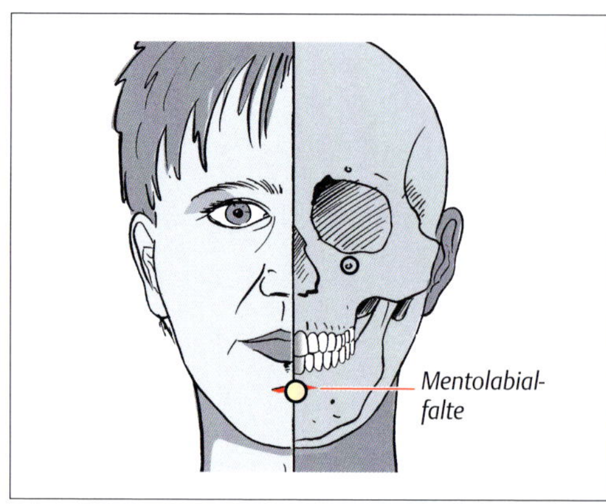


▶ **Abb. 2.44** KG 24.

**Anatomische Leitstruktur** Mentolabialfalte

**Lokalisation** tiefste Stelle der ventralen Medianlinie in der Mitte der Mentolabialfalte

### Wirkrichtungen

- Würgereiz und Hypersalivation bei endoskopischen Untersuchungen bzw. zahnärztlichen Eingriffen
- akute Zahnschmerzen
- Fazialisparese
- Gesichtsschmerz

**Bedeutung in der TCM** eliminiert äußeren und inneren Wind

### Wichtige Punktkombinationen

- KG 6 + Mi 6 + Ma 36: tonisiert/füllt auf: Qi bei Kraftlosigkeit/Leistungsschwäche
- KG 12 + Ma 36: Funktionsstörungen des Magens
- KG 17 + Pe 6: thorakales Beklemmungsgefühl und Dyspnoe
- KG 4 + Mi 6: Yin-Leere mit Kraftlosigkeit und Hitze-Zeichen (Rötungen, Hitze)

| Fragen | Antworten |
|---|---|
| Welche Gruppe von Steuerungspunkten liegt bevorzugt auf dem Konzeptionsgefäß? Nennen Sie mindestens vier Beispiele. | (Ventrale) Mu-Punkte:<br>• Blase: KG 3<br>• Dünndarm: KG 4<br>• 3-Erwärmer: KG 5<br>• Magen: KG 12<br>• Perikard: KG 17 |
| Mit welchem Steuerungspunkt werden die (ventralen) Shu-Punkte bevorzugt bei Funktionsstörungen der Fu-Organsysteme (Fu = Yang) kombiniert? Nennen Sie das häufigste Beispiel. | Mit dem Unterer einflussreicher Punkt.<br>Beispiel: Funktionsstörungen des Magens: KG 12: (ventraler) Mu-Punkt Magen + Ma 36: Unterer einflussreicher Punkt Magen. |
| Welche zwei Hauptwirkbereiche hat KG 6? | • energetische Erschöpfungszustände<br>Spannungsgefühl und Schmerz (Qi-Stagnation) im Unterleib bei urogenitalen und intestinalen Funktionsstörungen. |
| Welcher Punkt auf dem Konzeptionsgefäß wird nicht genadelt, sondern bei Bedarf lediglich gemoxt? | KG 8 über dem Nabel. |
| Wo liegt KG 17, welche Wirkbereiche hat er? | • Medianlinie im 4. ICR.<br>• Wirkbereiche:<br>  • Spannungszustände und Schmerzen im Thorax<br>  • Funktionsstörungen des Respirationstrakts<br>  • energetische Schwächezustände bei Funktionsstörungen des Respirationstrakts |
| Welches ist der (ventrale) Mu-Punkt des Magens und wo liegt er? | KG 12, zwischen Nabel und Xiphoidbasis. |
| Welche Punktkombination hilft bei thorakalem Verspannungsgefühl mit subjektivem Gefühl von Behinderung der Durchatmung? | Pe 6 + KG 17 |
| Welche Punktkombination wird bei energetischen Schwächezuständen eingesetzt, um durch Regulation der Verdauungsfunktion die nachgeburtliche Qi-Bildung zu optimieren? | Ma 36 + Mi 6 + KG 6 |

# 3 – C – Organsysteme des dorsalen Umlaufs: Leitbahnen und Lenkergefäß mit Akupunkturpunkten

Die Leitbahnen des dorsalen Umlaufs:

- Herz-Leitbahn
- Dünndarm-Leitbahn
- Blasen-Leitbahn
- Nieren-Leitbahn

3.1

## Die Leitbahnen des dorsalen Umlaufs

Der dorsale Umlauf beinhaltet die Leitbahnen der Organsysteme der Querschnitte im dorsalen Extremitätendrittel. Es sind die Leitbahnen von Herz, Dünndarm, Blase, Nieren. Die Reihenfolge entspricht der zeitlichen Abfolge in der Organuhr (s. S. 42).

| Fragen | Antworten |
|---|---|
| Nennen Sie die Organsysteme des dorsalen Umlaufs. | Herz, Dünndarm, Blase, Nieren. |
| Welche Leitbahn der Organsysteme/Funktionskreise des dorsalen Umlaufs ist die längste? Wie viele Punkte hat sie? | • Blasen-Leitbahn<br>• 67 Punkte |
| Wem entspricht die Reihenfolge der Leitbahnen Herz – Dünndarm – Blase – Nieren? | Der zeitlichen Abfolge gemäß der Organuhr. |

Theorie

### 3.1.1 Herz-Leitbahn

- Leitbahnverlauf
- Kopplungsverhältnisse
- Punkte: He 3, He 7, He 9

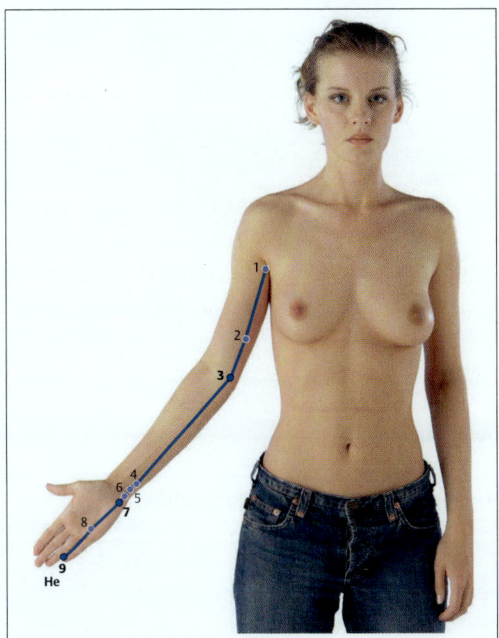


▸ **Abb. 3.1** Die Herz-Leitbahn.

## Leitbahnverlauf, Steuerungspunkte

- Beginn: Mitte der Achselhöhle
- Verlauf: Innenseite von Oberarm, Ellenbeuge und Unterarm im ulnaren Drittel
- Ende: Nagelfalzwinkel des Kleinfingers innen (radialwärts)

**Steuerungspunkte der eigenen Leitbahn**

He 7: Yuan-Punkt, Sedierungspunkt/Ableitungspunkt

He 9: Tonisierungspunkt/Auffüllungspunkt

**Steuerungspunkte der Herzfunktion, die auf einer anderen Leitbahn liegen**

- Bl 15: Rücken-Shu-Punkt Herz
- KG 14: (ventraler) Mu-Punkt Herz

## Kopplungsverhältnisse

- hintere Yin-Achse – Oben-unten-Kopplung: Herz – Nieren (Shao Yin)
- gekoppeltes Paar – Yin-Yang-Kopplung: Herz – Dünndarm

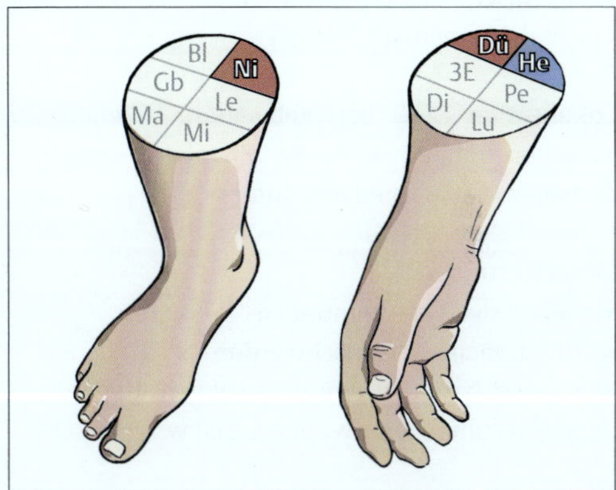


▸ **Abb. 3.2** Kopplungsverhältnisse der Herz-Leitbahn.

| Fragen | Antworten |
|---|---|
| Wo verläuft die Herz-Leitbahn, wo beginnt und wo endet sie? | • Verlauf: im hinteren Drittel der Innenseite des Armes<br>• Beginn: Achselhöhle<br>• Ende: Nagelfalzwinkel des Kleinfingers, radialseitig |
| Wie viele Punkte hat die Herz-Leitbahn? | 9 Punkte. |
| Welches ist der Partner der Herz-Leitbahn für die oben-unten gekoppelte Achse? | Nieren-Leitbahn. |
| Welche wichtigen Steuerungspunkte der Herzfunktion liegen nicht auf der eigenen Leitbahn? | • Bl 15: Rücken-Shu-Punkt<br>• KG 14: (ventraler) Mu-Punkt Herz |
| Welcher Yang-Partner ist im dorsalen Drittel der oberen Extremität an die Herz-Leitbahn gekoppelt? | Dünndarm-Leitbahn. |

## He 3

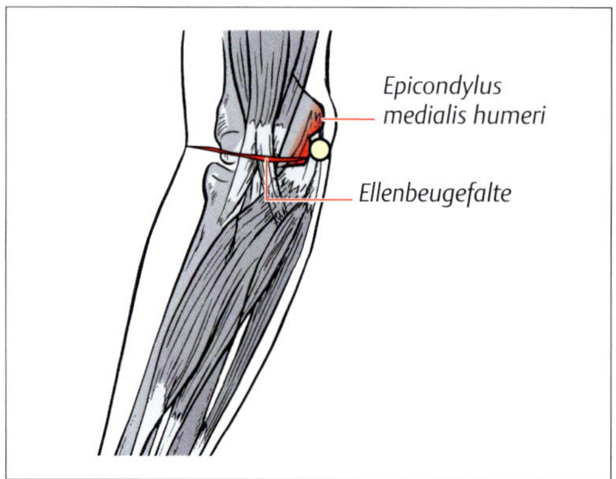


▸ **Abb. 3.3** He 3.

**Anatomische Leitstruktur** Ellenbeugefalte und Epicondylus medialis humeri

**Lokalisation** Lage bei gebeugtem Ellenbogen: zwischen ulnarem Ende der Ellenbeugefalte und dem Epicondylus medialis humeri

**Wirkrichtungen**

- depressive Verstimmungen
- funktionelle Herzbeschwerden
- schmerzhafte Funktionsstörungen des Ellenbogens ulnar, jedoch auch radial wirksam

**Bedeutung in der TCM** beruhigt den Geist (Shen)

## He 7

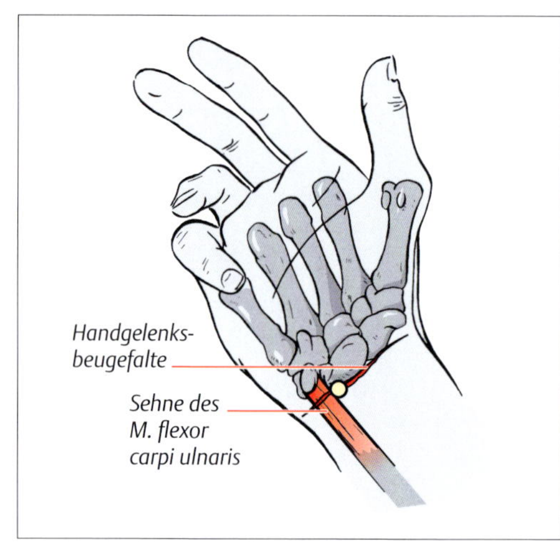


▸ **Abb. 3.4** He 7.

**Steuerungspunkte**

- Yuan-Punkt
- Ableitungspunkt/Sedierungspunkt

**Anatomische Leitstruktur** Beugefalte des Handgelenks, Sehne des M. flexor carpi ulnaris

**Lokalisation** Beugefalte des Handgelenks, radial der Sehne des M. flexor carpi ulnaris

**Wirkrichtungen**

- funktionelle Herzbeschwerden
- psychosomatische Erkrankungen
- Angstzustände, z. B. Prüfungsangst
- Affektionen im Handgelenkbereich

**Bedeutung in der TCM**

- harmonisiert den Geist (Shen)
- nährt Herz-Blut
- reguliert das Herz

## He 9

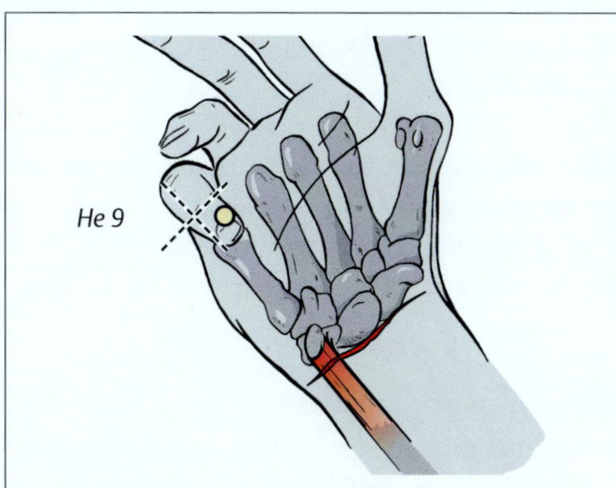


▸ **Abb. 3.5** He 9.

**Steuerungspunkte** Auffüllungspunkt/Tonisierungspunkt

**Anatomische Leitstruktur** Nagelfalzwinkel radial Kleinfinger

**Wirkrichtungen**

- funktionelle Herzbeschwerden
- Notfallpunkt bei Kollaps

**Bedeutung in der TCM**

- befreit die Sinnesöffnungen und stellt das Bewusstsein wieder her
- beruhigt den Geist (Shen)

**Wichtige Punktkombination** He 7 + KG 17 + Bl 15: reguliert thorakale Funktionsstörungen

| Fragen | Antworten |
|---|---|
| Welches ist der am häufigsten therapeutisch genutzte Punkt der Herz-Leitbahn? Welcher Steuerungspunktgruppe ist er zugeordnet? | • He 7<br>• Yuan-Punkt |
| Welche Wirkrichtungen hat He 7? | • funktionelle Herzbeschwerden<br>• psychosomatische Funktionsstörungen<br>• Angstzustände, z. B. Prüfungsangst<br>• Affektionen im Handgelenkbereich |
| Welche Wirkrichtungen hat He 9? | Funktionelle Herzbeschwerden, Kollaps. |

## 3.1.2 Dünndarm-Leitbahn

- Leitbahnverlauf
- Kopplungsverhältnisse
- Punkte: Dü 3, Dü 6, Dü 9, Dü 10, Dü 11, Dü 14 (myofaszialer Triggerpunkt), Dü 18, Dü 19

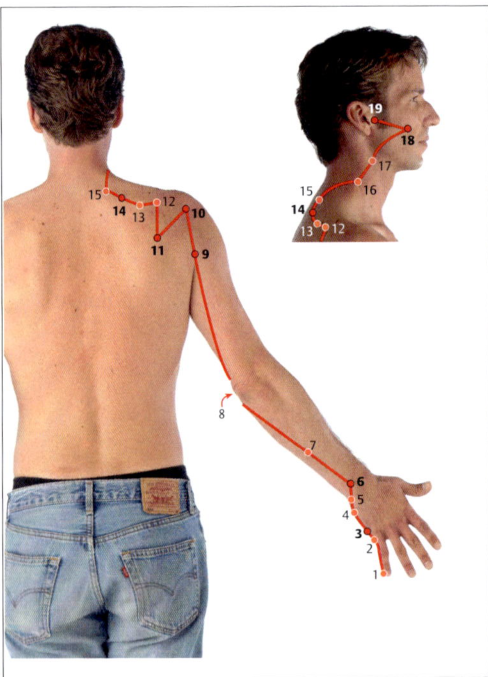


▸ Abb. 3.6 Die Dünndarm-Leitbahn.

### Leitbahnverlauf, Steuerungspunkte

- Beginn: ulnarer Nagelfalzwinkel des Kleinfingers
- Verlauf: Außenseite von Unterarm, Ellenbeuge und Oberarm im ulnaren Drittel zu Schulterblatt, seitlicher Halsregion und Wange
- Ende: vor dem Tragus

**Steuerungspunkte der eigenen Leitbahn** Dü 3: Einschaltpunkt/Kardinalpunkt für Lenkergefäß (LG), Tonisierungspunkt/Auffüllungspunkt
Dü 6: Xi-Punkt

**Steuerungspunkte der Dünndarmfunktion, die auf einer anderen Leitbahn liegen**

- KG 4: (ventraler) Mu-Punkt Dünndarm
- (Ma 39: Unterer einflussreicher Punkt Dünndarm)

### Kopplungsverhältnisse

- hintere Yang-Achse – Oben-unten-Kopplung: Dünndarm – Blase (Tai Yang)
- gekoppeltes Paar: Yang-Yin-Kopplung: Dünndarm – Herz

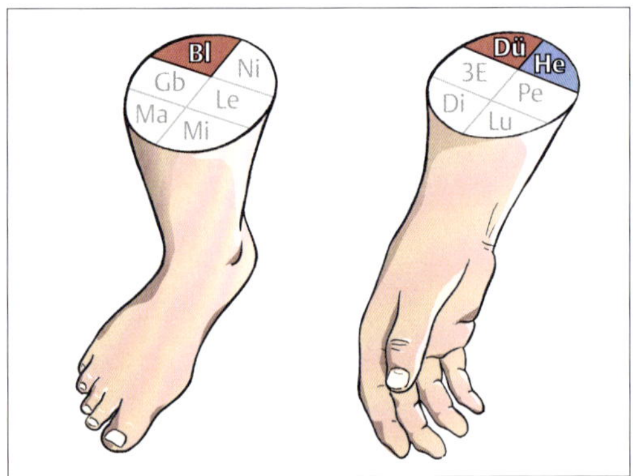


▸ Abb. 3.7 Kopplungsverhältnisse der Dünndarm-Leitbahn.

| Fragen | Antworten |
|---|---|
| Wo verläuft die Dünndarm-Leitbahn, wo beginnt und wo endet sie? | • Verlauf: im hinteren Drittel der Außenseite des Armes, über das Schulterblatt, lateralen Nacken und Wange<br>• Beginn: Nagelfalzwinkel des Kleinfingers, ulnarwärts<br>• Ende: Tragus |
| Wie viele Punkte hat die Dünndarm-Leitbahn? | 19 Punkte |
| Welches ist der Partner der Dünndarm-Leitbahn für die oben-unten gekoppelte Achse Tai Yang? | Blasen-Leitbahn |
| Welcher wichtige Steuerungspunkt der Dünndarmfunktion liegt nicht auf der eigenen Leitbahn? | KG 4: (ventraler) Mu-Punkt Dünndarm. |

## Dü 3

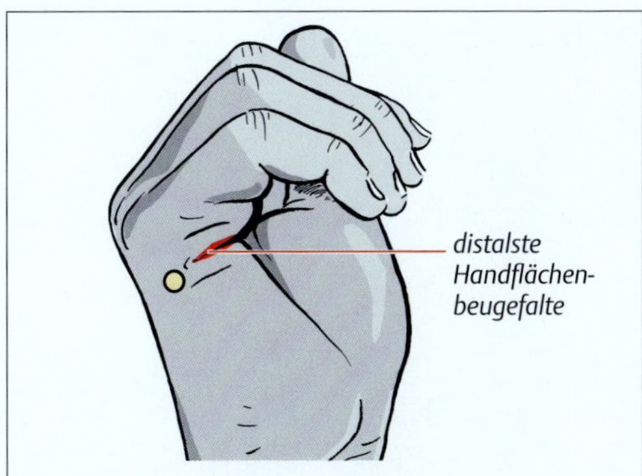


▶ **Abb. 3.8** Dü 3.

**Steuerungspunkte**
- Einschaltpunkt/Kardinalpunkt für Lenkergefäß (LG)
- Auffüllungspunkt/ Tonisierungspunkt

**Anatomische Leitstruktur** distalste Handflächenbeugefalte

**Lokalisation** ulnare Handkante, bei leichtem Faustschluss proximal dorsal einer Hautfalte am ulnaren Ende der distalsten Handflächenbeugefalte

**Wirkrichtungen**
- schmerzhafte Funktionsstörungen
  - der Nackenregion
  - der Schulterregion
  - der Lumbalregion und der gesamten Wirbelsäule
- Kopfschmerzen dorsal
- Schmerzen von Hand und Handgelenk

**Bedeutung in der TCM**
- befreit Leitbahnen und Netzgefäße und lindert Schmerz
- unterstützt Nacken, Hinterkopf und Rücken

## Dü 6

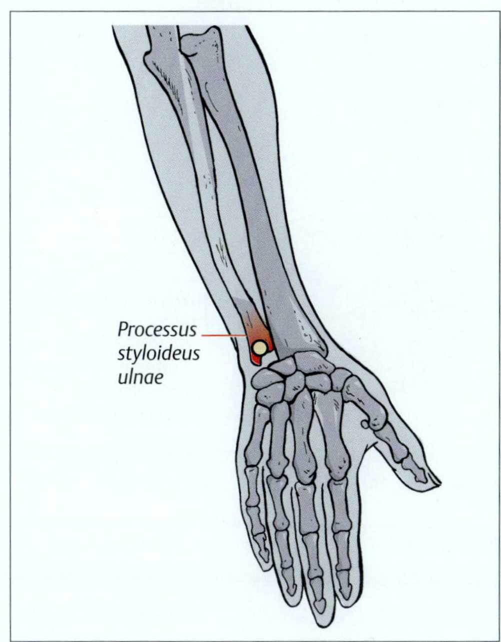


▶ **Abb. 3.9** Dü 6.

**Steuerungspunkt** Xi-Punkt

**Anatomische Leitstruktur** Processus styloideus ulnae

**Lokalisation** bei leichter Supination der Hand etwa 0,5 bis 0,7 Cun proximal und radial des Processus styloideus ulnae

**Wirkrichtung** schmerzhafte Funktionsstörungen der Schulter-Nacken-Region

## Dü 9

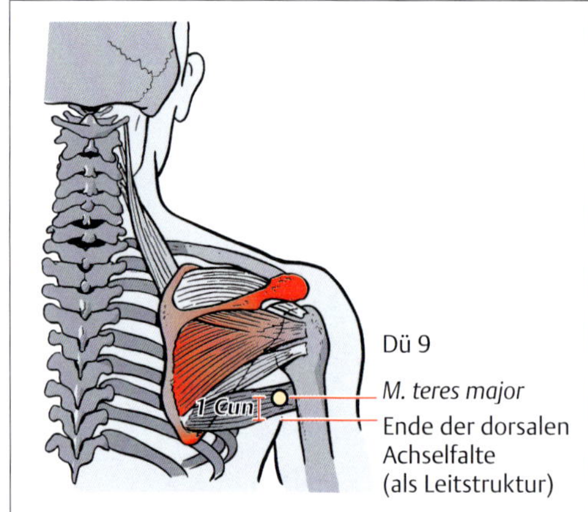


▸ **Abb. 3.10** Dü 9.

**Anatomische Leitstruktur** dorsale Achselfalte

**Lokalisation** 1 Cun kranial vom Ende der dorsalen Achselfalte

**Wirkrichtung** schmerzhafte Funktionsstörungen der Schulter-Arm-Region

## Dü 10

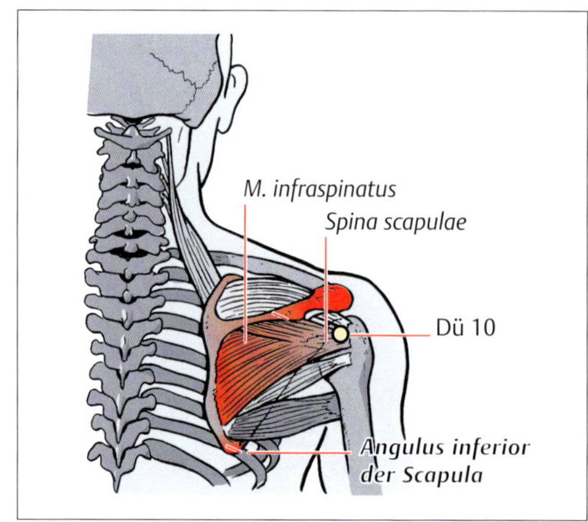


▸ **Abb. 3.11** Dü 10.

**Anatomische Leitstruktur** dorsale Achselfalte, Spina scapulae

**Lokalisation** unterhalb der Spina scapulae über dem dorsalen Ende der Achselfalte

**Wirkrichtung** schmerzhafte Funktionsstörungen der Schulter-Arm-Region

## Dü 11

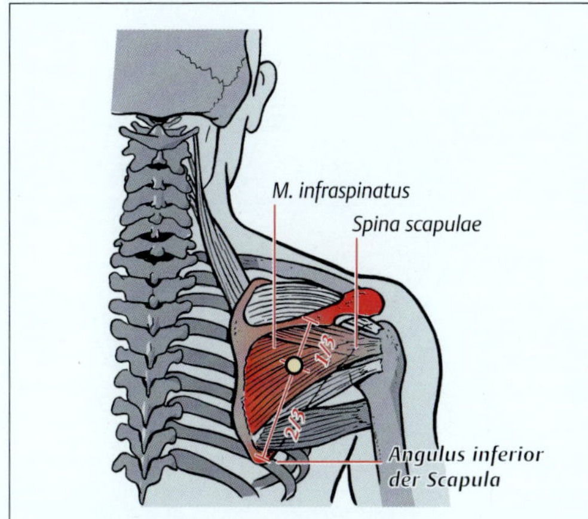


▶ Abb. 3.12 Dü 11.

**Anatomische Leitstruktur** M. infraspinatus, Spina scapulae, Angulus inferior der Skapula

**Lokalisation** in der Mitte des M. infraspinatus auf einer Verbindungslinie zwischen der Mitte der gut palpablen Spina scapulae und dem Angulus inferior der Skapula

**Wirkrichtung** schmerzhafte Funktionsstörungen der Schulter-Nacken-Region

## Dü 14

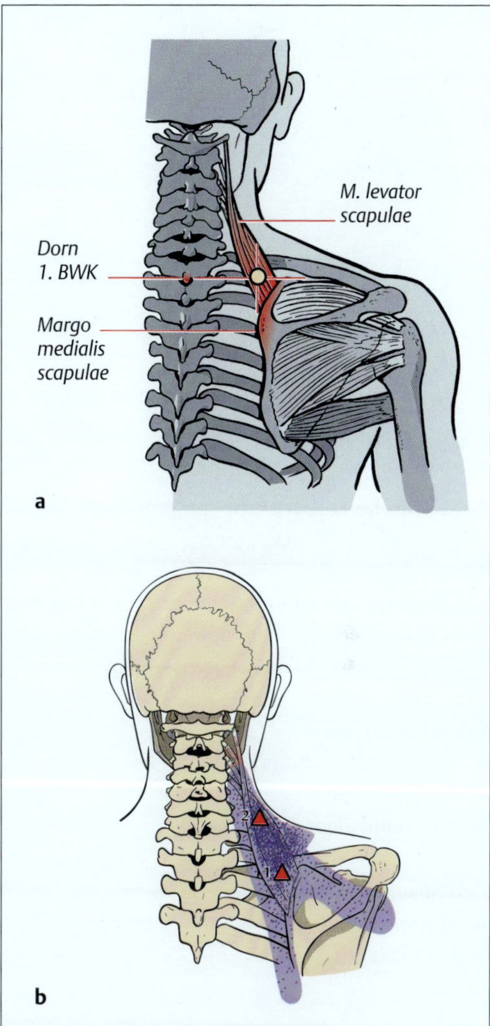


▶ Abb. 3.13 Dü 14 (a). M. levator scapulae mit myofaszialen Triggerpunkten (b). Der myofasziale Triggerpunkt 1 entspricht im Lokalisationsareal Dü 14.

**Anatomische Leitstruktur**

- M. levator scapulae, Dorn des 1. Brustwirbelkörpers, Margo medialis scapulae
- myofaszialer Triggerpunkt im M. levator scapulae

**Lokalisation** 3 Cun lateral des Dornfortsatzes des 1. Brustwirbels

**Wirkrichtung** schmerzhafte Funktionsstörungen der Schulter-Nacken-Region

## Dü 18

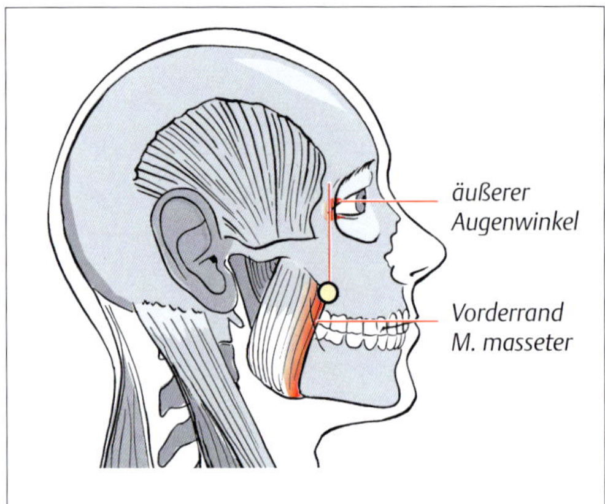


▶ **Abb. 3.14** Dü 18.

**Anatomische Leitstruktur** äußerer Augenwinkel, Vorderrand des M. masseter

**Lokalisation** am unteren Rand des Arcus zygomaticus senkrecht unterhalb des äußeren Augenwinkels, am Vorderrand des M. masseter

### Wirkrichtungen

- myofasziales Schmerzsyndrom des Gesichts
- Fazialisparese
- Trigeminusneuralgie

### Bedeutung in der TCM

- vertreibt Wind und lindert Schmerzen
- klärt Hitze

## Dü 19

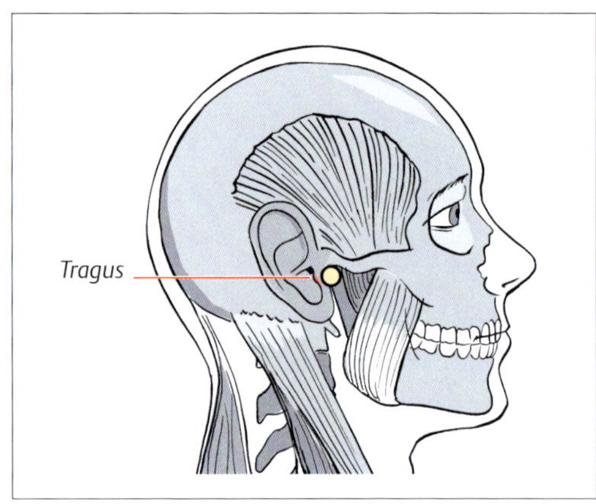


▶ **Abb. 3.15** Dü 19.

**Anatomische Leitstruktur** Tragus

**Lokalisation** in der Mulde vor dem Tragus, dorsal der Mandibula

### Wirkrichtungen

- Erkrankungen des Ohres
- Kiefergelenkdysfunktionen
- Trigeminusneuralgie

### Wichtige Punktkombination

- Dü 3 + Bl 60: reguliert Funktionsstörungen der Wirbelsäule insbesondere im HWS- und LWS-Bereich
- Dü 3 + Bl 62: reguliert Funktionsstörungen im ISG-Bereich insbesondere bei Beckenverwringung
- Dü 14 + Gb 21: Nacken- und Schulterschmerzen: Dry-Needling-Technik

| Fragen | Antworten |
|---|---|
| Welches ist der am häufigsten therapeutisch genutzte Punkt der Dünndarm-Leitbahn? Welche Steuerungspunktfunktion hat er? | Dü 3: Einschaltpunkt/Kardinalpunkt für Lenkergefäß LG. |
| Welche Wirkrichtungen hat Dü 3? | • schmerzhafte Funktionsstörungen<br>  • der Schulter-Nacken-Region<br>  • der Lumbalregion<br>• dorsale Kopfschmerzen |
| Müssen bei Nadelung von Einschaltpunkten immer auch Punkte der funktionsregulierten Leitbahn genadelt werden? | Nein, dies ist aber möglich. |
| Welches sind typische myofasziale Triggerpunkte auf der Dünndarm-Leitbahn? In welchen Muskeln liegen sie? | • Dü 9: M. teres major<br>• Dü 10: M. deltoideus bzw. M. infraspinatus<br>• Dü 11: M. infraspinatus<br>• Dü 14: M. levator scapulae |
| Welche Punktkombination hat sich in der Therapie von ISG-Funktionsstörungen/Beckenverwringungen in Kombination mit der manuellen Medizin bewährt? | Dü 3 + Bl 62 |

### 3.1.3 Blasen-Leitbahn

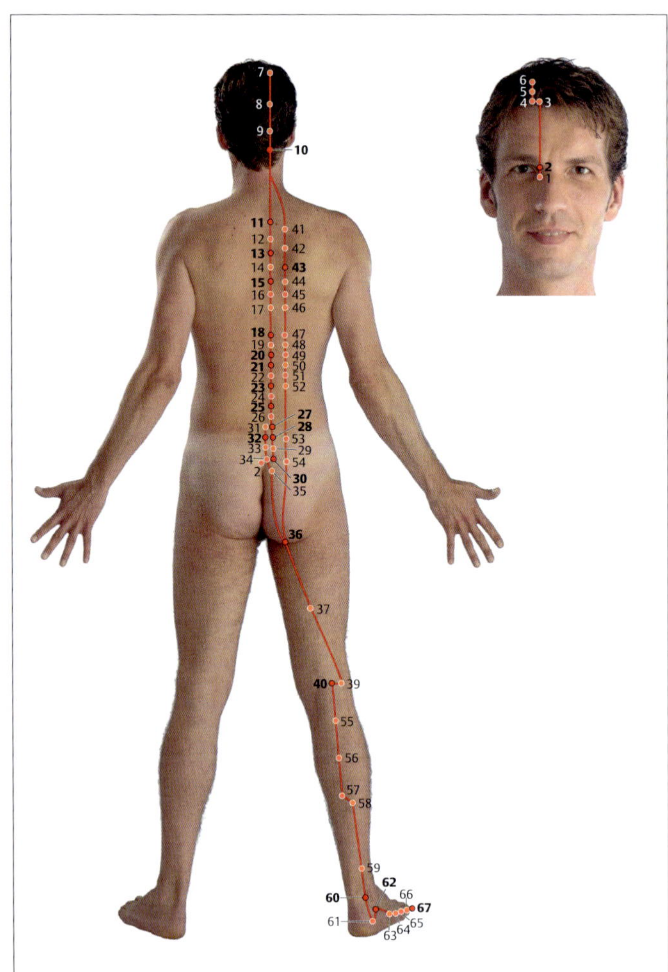


▶ **Abb. 3.16** Die Blasen-Leitbahn.

- Leitbahnverlauf
- Kopplungsverhältnis
- Punkte: Bl 2, Bl 10, Bl 11, Bl 13, Bl 15, Bl 18, Bl 20, Bl 21, Bl 23, Bl 25, Bl 27, Bl 28, Bl 30, Bl 32, Bl 40, Bl 43, Bl 60, Bl 62, Bl 67

## Leitbahnverlauf, Steuerungspunkte

- Beginn: medialer Augenwinkel
- Verlauf: Schädel, Nacken, Rücken, Gesäß, Mitte von dorsalem Ober- und Unterschenkel, Außenknöchel, laterale Fußkante
- Ende: Nagelfalzwinkel der Kleinzehe fibularwärts

**Steuerungspunkte der eigenen Leitbahn**

- Bl 11: Meisterpunkt für die Knochen
- Bl 13: Rücken-Shu-Punkt der Lunge
- Bl 14: Rücken-Shu-Punkt des Perikards
- Bl 15: Rücken-Shu-Punkt des Herzens
- Bl 18: Rücken-Shu-Punkt der Leber
- Bl 19: Rücken-Shu-Punkt der Gallenblase
- Bl 20: Rücken-Shu-Punkt der Milz
- Bl 21: Rücken-Shu-Punkt des Magens
- Bl 23: Rücken-Shu-Punkt der Nieren
- Bl 25: Rücken-Shu-Punkt des Dickdarms
- (Bl 27: Rücken-Shu-Punkt des Dünndarms)
- (Bl 28: Rücken-Shu-Punkt der Blase)
- Bl 40: Unterer einflussreicher Punkt der Blase

- Bl 62: Einschaltpunkt/Kardinalpunkt für die Außerordentliche Leitbahn Yang Qiao Mai
- Bl 67: Auffüllungspunkt/Tonisierungspunkt

**Steuerungspunkt der Blasenfunktion, der auf einer anderen Leitbahn liegt** KG 3: (ventraler) Mu-Punkt der Blase

## Kopplungsverhältnisse

- hintere Yang-Achse: Unten-oben-Kopplung: Blase – Dünndarm (Tai Yang)
- gekoppeltes Paar: Yang-Yin-Kopplung: Blase – Nieren

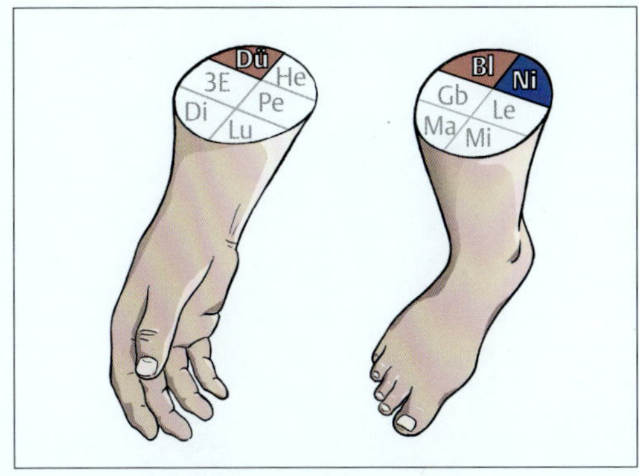


▶ **Abb. 3.17** Kopplungsverhältnisse der Blasen-Leitbahn.

Theorie

| Fragen | Antworten |
|---|---|
| Wo beginnt und wo endet die Blasen-Leitbahn? | • Beginn: medialer Augenwinkel<br>• Ende: Nagelfalzwinkel der Kleinzehe fibularwärts |
| Wie viele Punkte hat die Blasen-Leitbahn? | 67 Punkte |
| Welches ist der Partner der Blasen-Leitbahn für die unten-oben gekoppelte Achse Tai Yang? | Dünndarm-Leitbahn |
| Welche wichtigen Steuerungspunkte liegen auf der Blasen-Leitbahn? | Die Rücken-Shu-Punkte. |
| Welche Rücken-Shu-Punkte liegen zwischen den Schulterblättern im Thorakalbereich? | • Bl 13: Rücken-Shu-Punkt der Lunge<br>• Bl 14: Rücken-Shu-Punkt des Perikards<br>• Bl 15: Rücken-Shu-Punkt des Herzens |
| Welche Rücken-Shu-Punkte liegen im unteren BWS-Bereich mit segmental-reflektorischem Bezug zu den Abdominalorganen? | • Bl 18: Rücken-Shu-Punkt der Leber<br>• Bl 19: Rücken-Shu-Punkt der Gallenblase<br>• Bl 20: Rücken-Shu-Punkt der Milz<br>• Bl 21: Rücken-Shu-Punkt des Magens |
| Welche wichtige Rücken-Shu-Punkt liegt im LWS-Bereich mit segmental-reflektorischem Bezug zum Urogenitaltrakt? | Bl 23: Rücken-Shu-Punkt der Nieren. |

## Bl 2

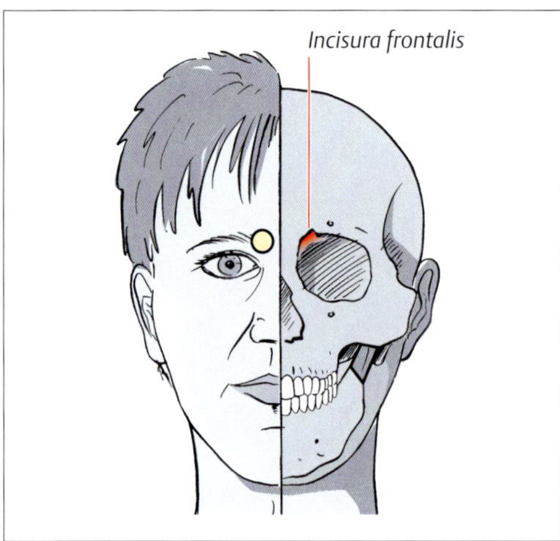


▸ **Abb. 3.18** Bl 2.

**Anatomische Leitstruktur** Incisura frontalis

**Lokalisation** am medialen Ende der Augenbraue über dem medialen Augenwinkel

**Wirkrichtungen**

- Funktionsstörungen der Augenregion
- Kopfschmerzen (frontal, retroorbital, dorsal)
- Affektionen im Stirnbereich (z. B. Sinusitis, Fazialisparese, Trigeminusneuralgie)

**Bedeutung in der TCM**

- eliminiert Wind
- klärt Hitze

## Bl 10

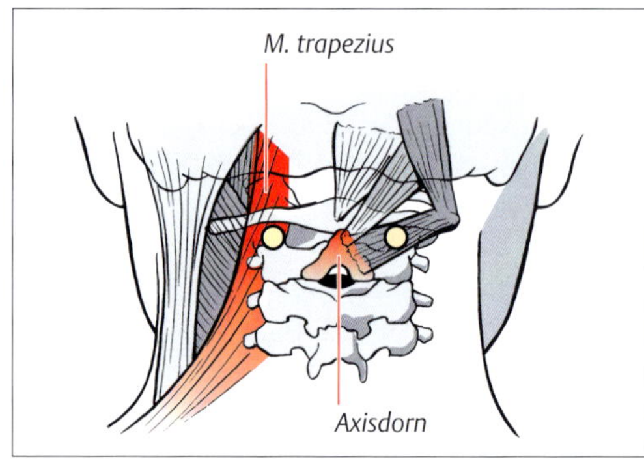


▸ **Abb. 3.19** Bl 10.

**Anatomische Leitstruktur** M. trapezius, Axisdorn

**Lokalisation** oberhalb des ersten tastbaren HWS-Dornfortsatzes im Muskelwulst des M. trapezius (wo dieser gerade abzufallen beginnt)

**Wirkrichtungen**

- schmerzhafte Funktionsstörungen
  - der Kopf-Nacken-Schulterregion
  - der Lumbalregion
- Schwindel

**Bedeutung in der TCM**

- eliminiert Wind
- befreit den Kopf und die Sinnesöffnungen

## Bl 11

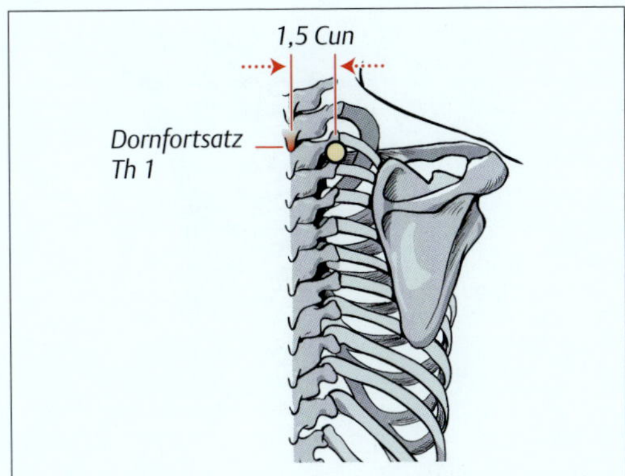


► **Abb. 3.20** Bl 11.

**Steuerungspunkt** Meisterpunkt für die Knochen

**Anatomische Leitstruktur** Dornfortsatz Th 1

**Lokalisation** 1,5 Cun lateral der Unterkante des Dornfortsatzes Th 1

**Wirkrichtung** schmerzhafte Funktionsstörungen der Kopf-Nacken-Schulter-Region

**Bedeutung in der TCM**

- macht die Leitbahn durchgängig
- lindert Schmerzen

## Bl 13

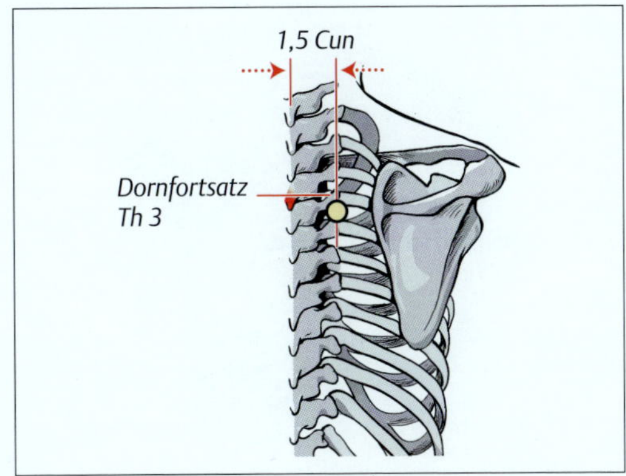


► **Abb. 3.21** Bl 13.

**Steuerungspunkt** Rücken-Shu-Punkt der Lunge

**Anatomische Leitstruktur** Dornfortsatz Th 3

**Lokalisation** 1,5 Cun lateral der Unterkante des Dornfortsatzes Th 3

**Wirkrichtungen**

- Funktionsstörungen der Lunge
- Neigung zu Infektionskrankheiten und Allergien
- Spannungsgefühl und Beklemmungen im Thorax
- lokale schmerzhafte muskuläre Störungen (Myogelosen, Triggerpunkte)

**Bedeutung in der TCM**

- verteilt und reguliert Lungen-Qi
- unterstützt die absenkende Funktion der Lungen

## Bl 15

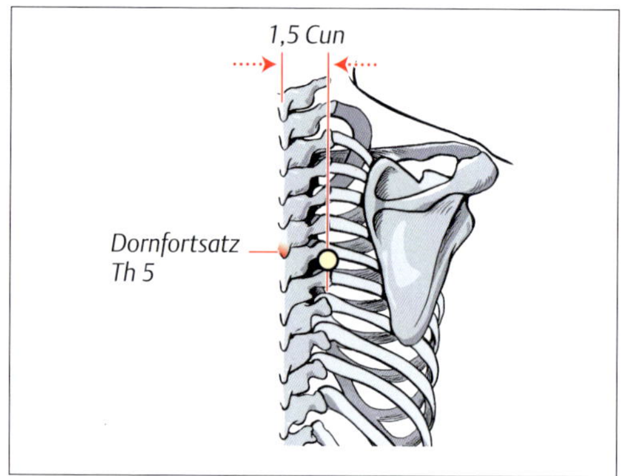


▸ **Abb. 3.22** Bl 15.

**Steuerungspunkt** Rücken-Shu-Punkt des Herzens

**Anatomische Leitstruktur** Dornfortsatz Th 5

**Lokalisation** 1,5 Cun lateral der Unterkante des Dornfortsatzes Th 5

### Wirkrichtungen

- funktionelle Herzbeschwerden
- psychosomatische Erkrankungen
- lokale schmerzhafte muskuläre Störungen (Myogelosen, Triggerpunkte)

### Bedeutung in der TCM

- tonisiert/füllt auf: Herz
- sediert/beruhigt: Geist (Shen)

## Bl 18

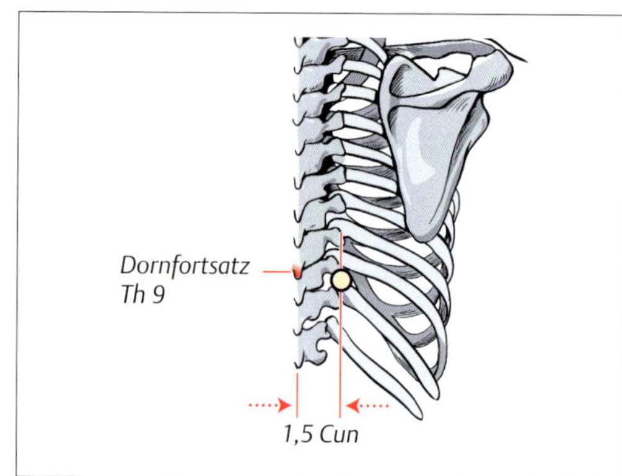


▸ **Abb. 3.23** Bl 18.

**Steuerungspunkt** Rücken-Shu-Punkt der Leber

**Anatomische Leitstruktur** Dornfortsatz Th 9

**Lokalisation** 1,5 Cun lateral der Unterkante des Dornfortsatzes Th 9

### Wirkrichtungen

- lokale schmerzhafte muskuläre Störungen (Myogelosen, Triggerpunkte)
- schmerzhafte Funktionsstörungen von Leber und Gallenblase
- schmerzhafte Funktionsstörungen der Thorax-, Epigastrium-, Nabel- und Unterleibsregion mit Spannungsgefühl

**Bedeutung in der TCM** reguliert Leber-Qi

## Bl 20

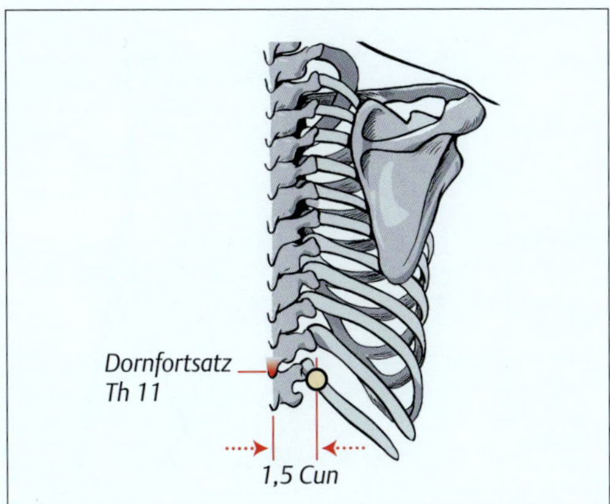


► **Abb. 3.24** Bl 20.

**Steuerungspunkt** Rücken-Shu-Punkt der Milz

**Anatomische Leitstruktur** Dornfortsatz Th 11

**Lokalisation** 1,5 Cun lateral der Unterkante des Dornfortsatzes Th 11

**Wirkrichtungen**

- Funktionsstörungen des Gastrointestinaltrakts
- chronische Krankheitsbilder mit Blässe und Müdigkeit
- lokale schmerzhafte muskuläre Störungen (Myogelosen, Triggerpunkte)

**Bedeutung in der TCM**

- tonisiert/füllt auf:
- Milz-Qi und -Yang
- Blut

## Bl 21

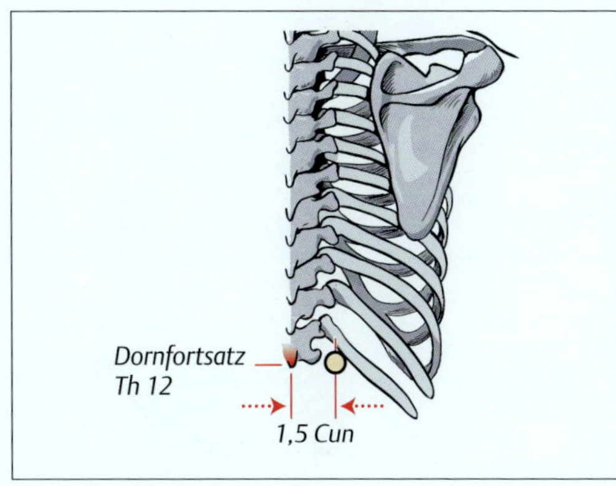


► **Abb. 3.25** Bl 21.

**Steuerungspunkt** Rücken-Shu-Punkt des Magens

**Anatomische Leitstruktur** Dornfortsatz Th 12

**Lokalisation** 1,5 Cun lateral der Unterkante des Dornfortsatzes Th 12

**Wirkrichtungen**

- Funktionsstörungen des Magens (akut und chronisch)
- chronische Krankheitsbilder mit Blässe und Müdigkeit
- lokale schmerzhafte muskuläre Störungen (Myogelosen, Triggerpunkte)

**Bedeutung in der TCM** reguliert Magen-Qi und führt es hinab

## Bl 23

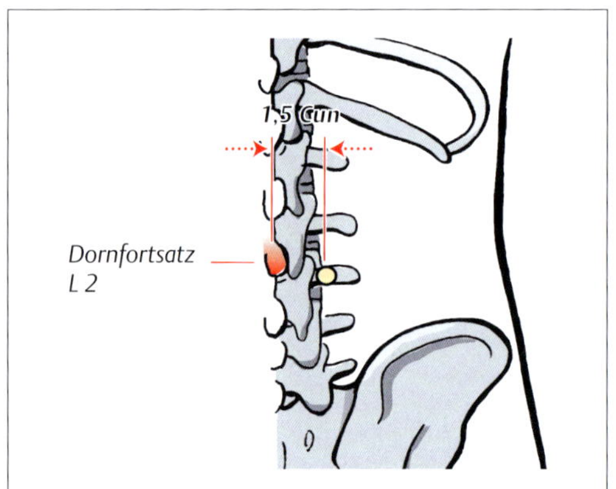


▸ **Abb. 3.26** Bl 23.

**Steuerungspunkt** Rücken-Shu-Punkt der Nieren

**Anatomische Leitstruktur** Dornfortsatz L2

**Lokalisation** 1,5 Cun lateral der Unterkante des Dornfortsatzes L2

### Wirkrichtungen

- allgemeine chronische Schwächezustände - insbesondere mit chronischer Lumbago
- chronische gynäkologische und urogenitale Funktionsstörungen
- chronische Störungen der Sexualfunktion
- chronische Funktionsstörungen des Respirationstrakts (insbesondere Asthma bronchiale)
- schmerzhafte Funktionsstörungen der Lumbalregion

### Bedeutung in der TCM

- tonisiert/füllt auf:
  - Nieren
  - Nieren-Yang und unterstützt Essenz (Jing)
- reguliert den Wasserhaushalt und fördert die Diurese
- stärkt LWS, Ohren, Augen und Uterus

## Bl 25

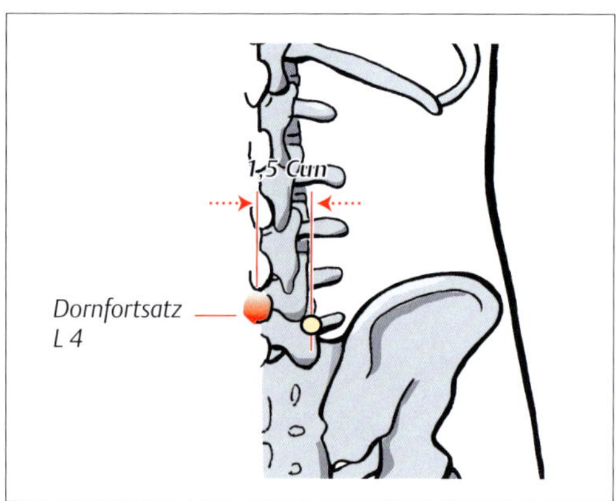


▸ **Abb. 3.27** Bl 25.

**Steuerungspunkt** Rücken-Shu-Punkt des Dickdarms

**Anatomische Leitstruktur** Dornfortsatz L4

**Lokalisation** 1,5 Cun lateral der Unterkante des Dornfortsatzes L4

### Wirkrichtungen

- Funktionsstörungen des Dickdarms
- schmerzhafte Funktionsstörungen der Lumbalregion

### Bedeutung in der TCM

- unterstützt und reguliert Funktionen der Därme
- löst Stagnation und lindert Schmerz

## Bl 27

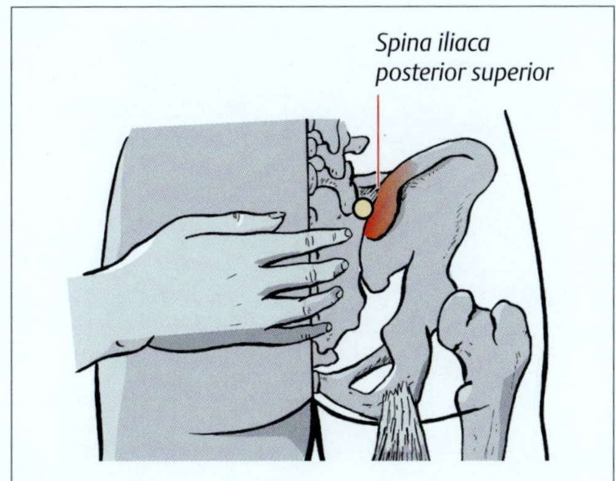


▶ **Abb. 3.28** Bl 27.

**Steuerungspunkt** Rücken-Shu-Punkt des Dünndarms

**Anatomische Leitstruktur** Spina iliaca posterior superior (SIPS)

**Lokalisation** in Höhe des 1. Foramen sacrale, 1,5 Cun lateral der dorsalen Medianlinie, in Höhe der oberen Begrenzung der Spina iliaca posterior superior (SIPS)

**Wirkrichtungen**
- schmerzhafte Funktionsstörungen
  - beim Wasserlassen
  - der Lumbalregion

**Bedeutung in der TCM** reguliert Därme und Blase

## Bl 28

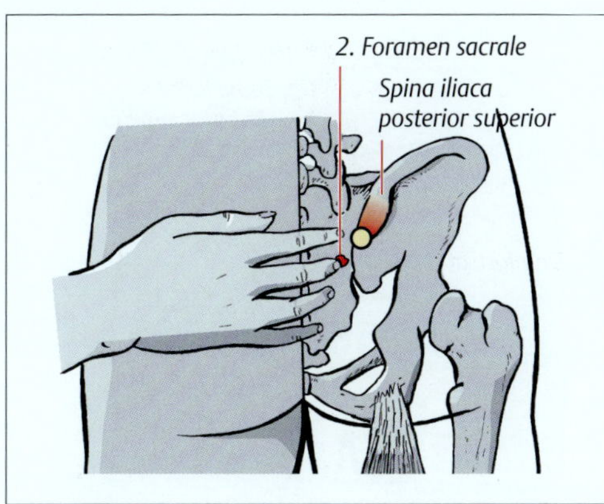


▶ **Abb. 3.29** Bl 28.

**Steuerungspunkt** Rücken-Shu-Punkt der Blase

**Anatomische Leitstruktur** Spina iliaca posterior superior

**Lokalisation** in Höhe des 2. Foramen sacrale, 1,5 Cun lateral der dorsalen Medianlinie, in Höhe der unteren Begrenzung der Spina iliaca posterior superior (SIPS)

**Wirkrichtungen**
- schmerzhafte Funktionsstörungen
  - beim Wasserlassen
  - der Lumbalregion

## Bl 30

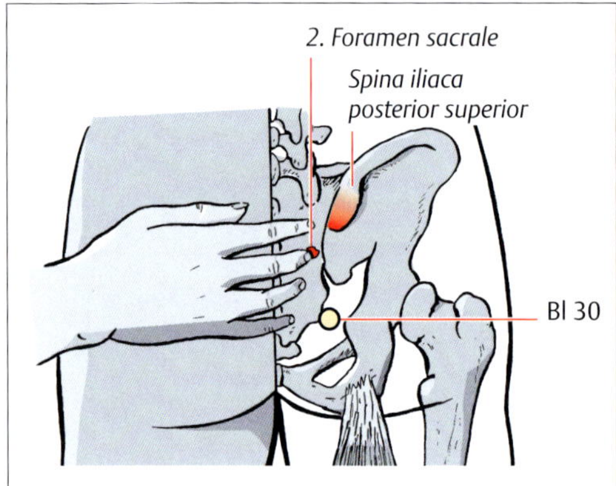


▶ **Abb. 3.30** Bl 30.

**Anatomische Leitstruktur** Spina iliaca posterior superior (SIPS)

**Lokalisation** 1,5 Cun lateral der Medianlinie, etwa 3 Cun kaudal der spina iliaca posterior superior (SIPS)

**Wirkrichtungen**

- urogenitale Funktionsstörungen
- schmerzhafte Funktionsstörungen der Lumbosakralregion

## Bl 32

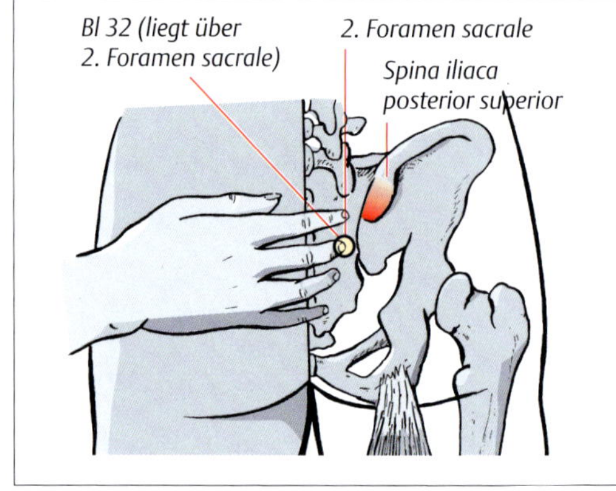


▶ **Abb. 3.31** Bl 32.

**Anatomische Leitstruktur** Spina iliaca posterior superior (SIPS)

**Lokalisation** zwischen medialer Begrenzung der Spina iliaca posterior superior (SIPS) und Medianlinie 1 Cun kaudal der SIPS über dem 2. Foramen sacrale (das nicht tastbar ist)

**Wirkrichtungen**

- gynäkologische Funktionsstörungen
- klimakterische Beschwerden
- schmerzhafte Funktionsstörungen der Lumbosakralregion

## Bl 40

**Steuerungspunkt** Unterer einflussreicher Punkt Blase

**Anatomische Leitstruktur** Kniekehlenfalte

**Lokalisation** in der Mitte der Kniekehlenfalte

**Wirkrichtungen**
- schmerzhafte Funktionsstörungen
- in der Knieregion dorsal
- der Lumbalregion mit und ohne Ausstrahlung in den Oberschenkel dorsal

**Bedeutung in der TCM**
- reguliert den Qi-Fluss im LWS Bereich und löst Stagnationen
- unterstützt die Blase
- kühlt Blut-Hitze

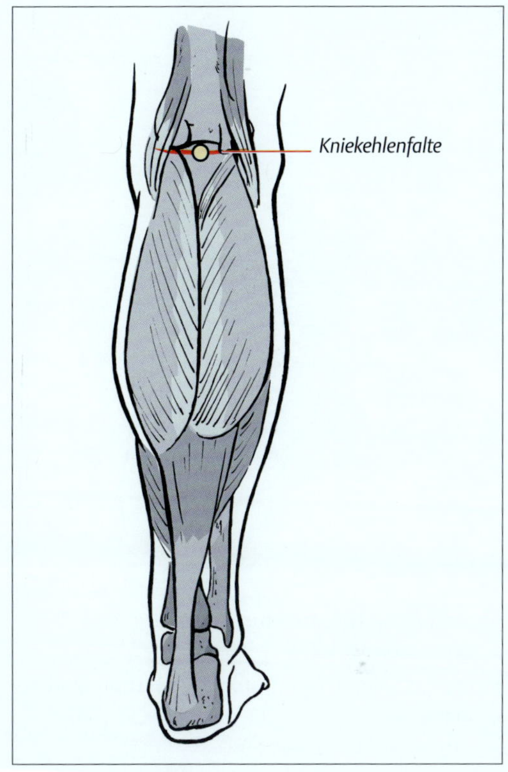


▸ **Abb. 3.32** Bl 40.

## Bl 43

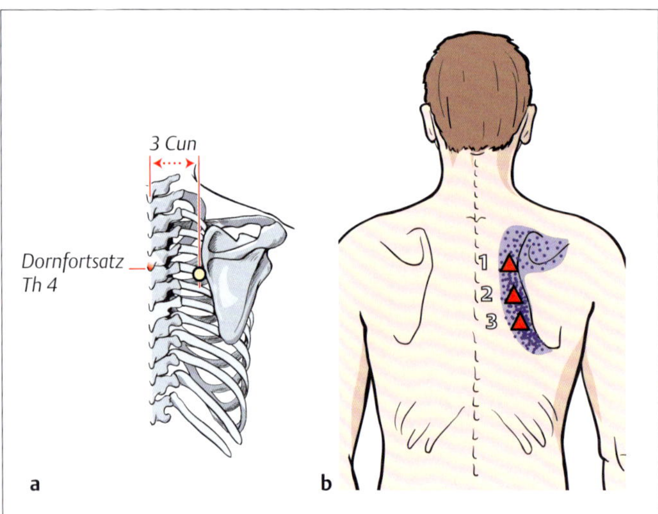


► **Abb. 3.33** Bl 43 (a). M. rhomboideus minor und major, myofasziale Triggerpunkte 1 bis 3 (b). Der myofasziale Triggerpunkt 2 entspricht im Lokalisationsareal Bl 43.

### Anatomische Leitstruktur

- Dornfortsatz Th 4
- myofaszialer Triggerpunkt im M. rhomboideus major

**Lokalisation** 3 Cun lateral der Unterkante des Dornfortsatzes Th 4

### Wirkrichtungen

- chronische Erkrankungen der Lunge
- chronische funktionelle kardiale Störungen
- chronische Krankheitsbilder mit ausgeprägter Erschöpfung und Anämie
- lokale schmerzhafte muskuläre Störungen (Myogelosen, Triggerpunkte)

### Bedeutung in der TCM

- tonisiert/füllt auf:
  - Lunge, Herz, Niere, Milz und Magen
  - Blut und Yin
- klärt Leere-Hitze
- unterstützt die Essenz (Jing)
- beruhigt und stützt den Geist (Shen)

## Bl 54

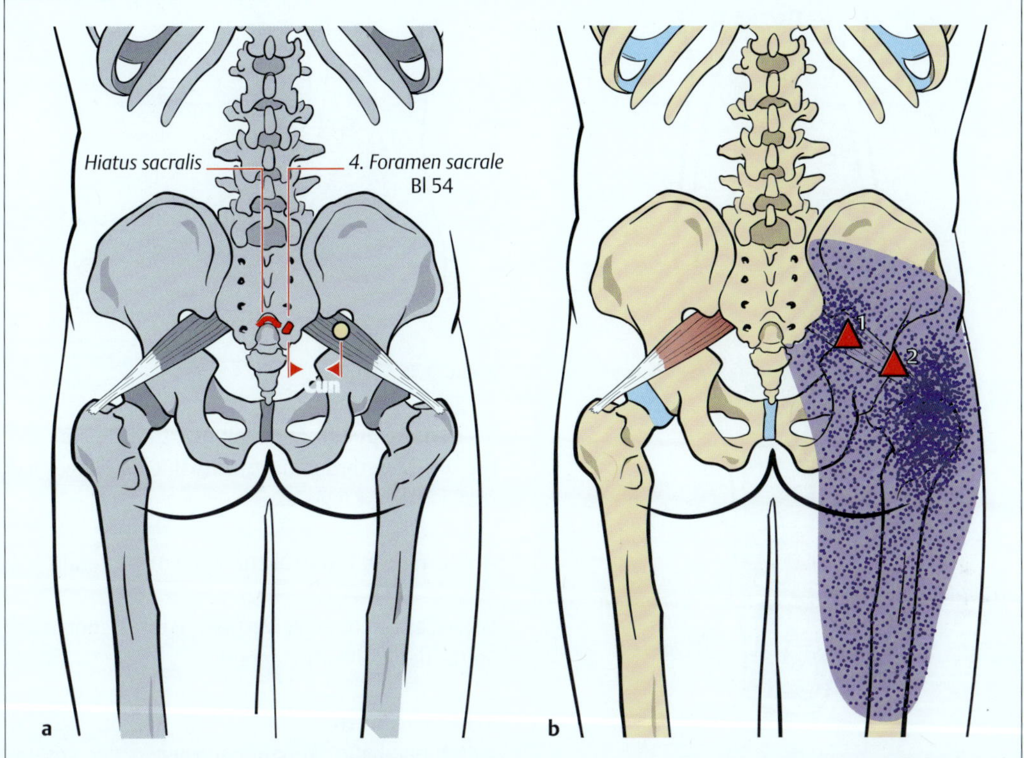


▶ **Abb. 3.34** Bl 54 (a). M. piriformis, myofasziale Triggerpunkte 1 und 2 (b). Der myofasziale Triggerpunkt 1 entspricht im Lokalisationsareal Bl 54.

### Anatomische Leitstruktur

- 4. Foramen sacrale
- myofaszialer Triggerpunkt im M. piriformis (bzw. M. glutaeus maximus)

**Lokalisation** 3 Cun lateral des Hiatus sacralis in Höhe des 4. Foramen sacrale

**Wirkrichtung** Schmerzen der Gesäßregion und des dorsalen Oberschenkels

**Bedeutung in der TCM** befreit die Leitbahn und lindert Schmerz

## Bl 60

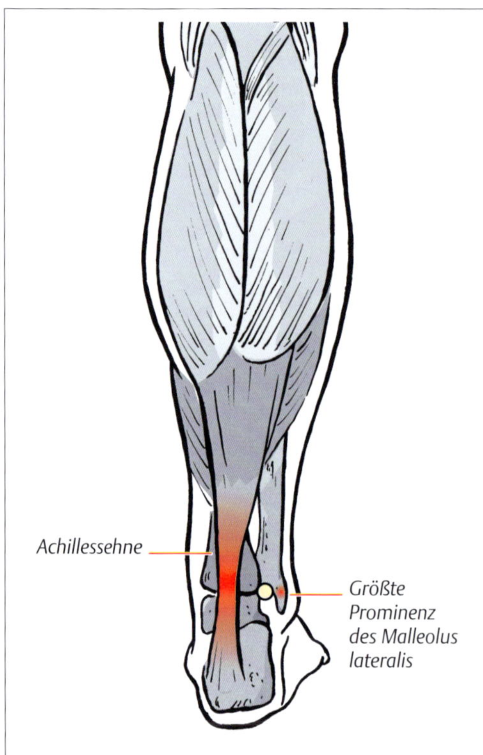


▶ **Abb. 3.35** Bl 60.

**Anatomische Leitstruktur** Malleolus lateralis und Achillessehne

**Lokalisation** in der Mitte der Verbindungslinie zwischen höchster Erhebung des Malleolus lateralis und der Achillessehne

### Wirkrichtungen

- schmerzhafte Funktionsstörungen
  - der Lenden-Becken-Hüft-Region
  - in Sprunggelenk und Fersenbereich
  - der Schulter-Nacken-Region
- Kopfschmerzen dorsal

### Bedeutung in der TCM

- unterstützt die Wirbelsäule
- behebt Blut-Stase

## Bl 62

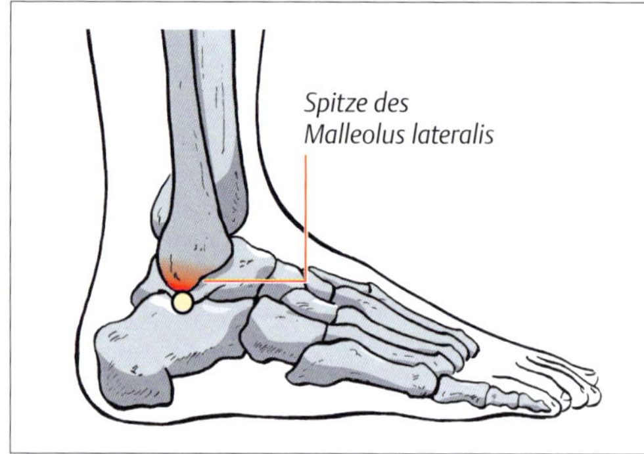


▶ **Abb. 3.36** Bl 62.

**Steuerungspunkt** Einschaltpunkt/Kardinalpunkt für die Außerordentliche Leitbahn für Yang Qiao Mai = Fersen-Yang-Gefäß

**Anatomische Leitstruktur** Malleolus lateralis

**Lokalisation** in einer Vertiefung direkt unter der Spitze des Malleolus lateralis

### Wirkrichtungen

- schmerzhafte Funktionsstörungen der gesamten Wirbelsäule
- Kopfschmerzen, besonders dorsal
- Schmerzen und Funktionsstörungen im Bereich des unteren Sprunggelenks

### Bedeutung in der TCM

- befreit die Leitbahn
- entspannt Sehnen und Muskeln
- reduziert Schmerz

## Bl 67

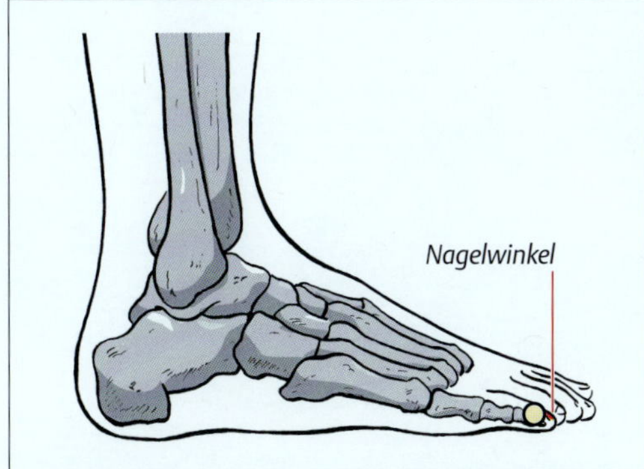


▶ **Abb. 3.37** Bl 67.

**Steuerungspunkt** Auffüllungspunkt/Tonisierungspunkt

**Anatomische Leitstruktur** Nagelwinkel

**Lokalisation** lateraler Nagelwinkel der 5. Zehe

### Wirkrichtungen

- Kindsdrehung bei Steißlage oder Seitenlage
- Kopfschmerzen

### Wichtige Punktkombinationen

- Bl 10 + Bl 60: reguliert Funktionsstörungen der Wirbelsäule insbesondere der HWS und LWS Region
- Bl 13 + KG 17 + Lu 7: öffnet den Thorax, befreit von thorakalem Beklemmungsgefühl und Atemnot
- Bl 15 + He 7: öffnet den Thorax, befreit von thorakalem Beklemmungsgefühl und Palpitationen
- Bl 20 + Mi 6 + Ma 36: Basiskombination zur Regulierung von Funktiosstörungen des Verdauungstrakts
- Bl 23 + Ni 3: Basiskombination zur Regulation chronischer Lumbago mit allgemeiner Leistungsschwäche/Müdigkeit
- Bl 60 + Dü 3: reguliert Funktionsstörungen der Wirbelsäule insbesondere der HWS- und LWS-Region
- Bl 62 + Dü 3: reguliert Funktionsstörungen der Iliosakralgelenks-Region (ISG-Region)

| Fragen | Antworten |
|---|---|
| Welcher Akupunkturpunkt reguliert Funktionsstörungen der Wirbelsäule insbesondere zervikal und lumbal durch „Einschaltung des Lenkergefäßes“? Welches Erklärungsmodell gibt es hierfür? | Dü 3: Einschaltpunkt/Kardinalpunkt für das Lenkergefäß (LG), das dorsal über die Dornfortsätze zieht; durch ihn werden Regulationsprozesse dieser Region aktiviert. |
| Welcher Lokalpunkt auf der Blasen-Leitbahn reguliert zervikale Funktionsstörungen? | Bl 10 |
| Mit welchem Fernpunkt der Blasen-Leitbahn wird Bl 10 zur Therapie von zervikalen Schmerzen und Funktionsstörungen effektiv kombiniert? | Bl 60 oder Bl 62. |
| Welches ist ein typischer myofaszialer Triggerpunkt auf der Blasen-Leitbahn zwischen den Schulterblättern? | Bl 43: myofaszialer Triggerpunkt im M. rhomboideus major. |
| Welche beiden wesentlichen Wirkrichtungen besitzen die Rücken-Shu-Punkte? | • Therapie von Störungen des entsprechenden Funktionskreises<br>• Therapie von lokalen Blockierungen oder Myogelosen |
| Welche Rücken-Shu-Punkte werden bei gastro-intestinalen Funktionsstörungen auf jeden Fall verwendet? Welche sind hierbei optional möglich? | • Bl 20: Rücken-Shu-Punkt der Milz oder<br>• Bl 21: Rücken-Shu-Punkt des Magens<br>• Optional:<br>• Bl 18: Rücken-Shu-Punkt der Leber<br>• Bl 19: Rücken-Shu-Punkt des Gallenblase<br>• Bl 23: Rücken Shu Punkt der Nieren |
| Welcher Rüchen-Shu Punkt ist insbesondere bei chronischer Lumbago mit Leistungsschwäche und Erschöpftheit indiziert? | Bl 23 |
| Für welche Körperregion gilt Bl 40 als Fernpunkt? | Lendenregion |
| Welche Punkte der Blasen-Leitbahn gelten als Nahpunkte bei Lumbago? Welche Lokalisationen sind diesen Punkten jeweils1,5 Cun lateral der Medianlinie zugeordnet? | • Bl 23: lateral DF (Dornfortsatz) 2. LWK<br>• Bl 25: lateral DF 4. LWK<br>• Bl 27: etwas kranial der SIPS<br>• Bl 28: etwas kaudal der SIPS |
| Welche Cun-Orientierung spielt für die Positionierung der Rücken-Shu-Punkte eine Rolle? | Orientierung am Körper-Cun als Körperproportionalitätsmaß. Der Abstand Medianlinie – Ansatz der Spina scapulae am Margo medialis der Skapula misst 3 Cun; 1,5 Cun liegt in der Mitte dieser Strecke. |
| Welche Punktkombinationen regulieren über Fernpunkte Funktionsstörungen der Wirbelsäule (insbesondere im HWS- und LWS-Bereich)? | Bl 60 + Dü 3 |

## 3.1.4 Nieren-Leitbahn

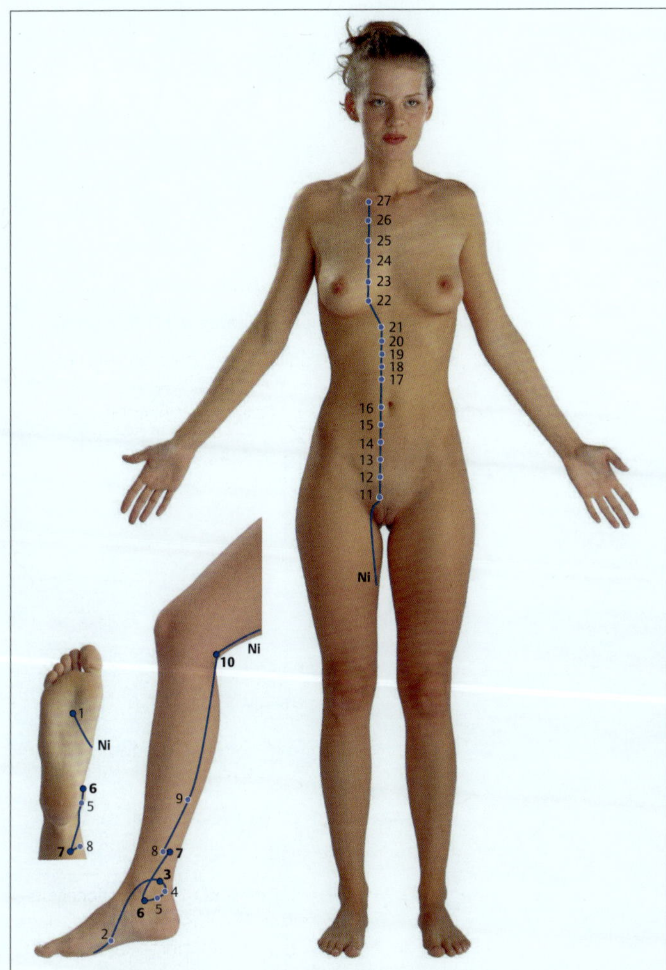


► **Abb. 3.38** Die Nieren-Leitbahn.

- Leitbahnverlauf
- Kopplungsverhältnisse
- Punkte: Ni 1, Ni 3, Ni 6, Ni 7, Ni 10

## Leitbahnverlauf, Steuerungspunkte

- Beginn: Fußsohle
- Verlauf: Knöchel, Innenseite von Unterschenkel, Knie, Oberschenkel über Leiste, Unterleib und Thorax unmittelbar lateral der Medianlinie
- Ende: 2 Cun lateral Medianlinie unter Klavikula

**Steuerungspunkte der eigenen Leitbahn**

- Ni 1: Ableitungspunkt/Sedierungspunkt
- Ni 3: Yuan-Punkt
- Ni 6: Einschaltpunkt für die Außerordentliche Leitbahn Yin Qiao Mai (Fersen-Yin-Gefäß)
- Ni 7: Auffüllungspunkt/Tonisierungspunkt

**Steuerungspunkte der Nierenfunktion, die auf einer anderen Leitbahn liegen**

- Bl 23: Rücken-Shu-Punkt der Nieren
- Gb 25: (ventraler) Mu-Punkt der Nieren

## Kopplungsverhältnisse

- hintere Yin-Achse: Unten-oben-Kopplung: Niere – Herz (Shao Yin)
- gekoppeltes Paar: Yin-Yang-Kopplung: Niere – Blase

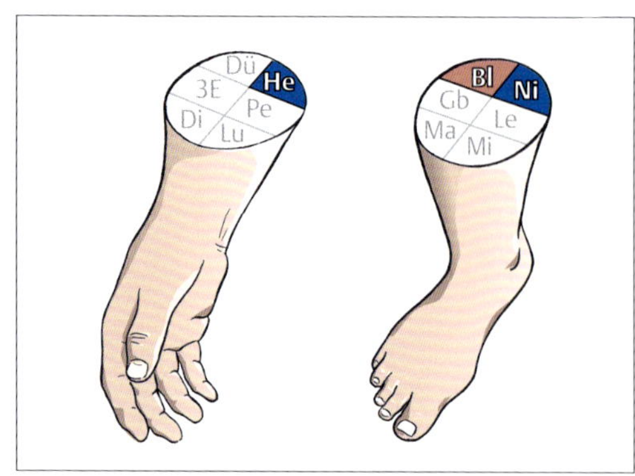


▸ **Abb. 3.39** Kopplungsverhältnisse der Nieren-Leitbahn.

| Fragen | Antworten |
|---|---|
| Wo beginnt und wo endet die Nieren-Leitbahn? | • Beginn: Fußsohle<br>• Ende: Brust : unter der Klavikula, 2 Cun lateral der Medianlinie |
| Wie viele Punkte hat die Nieren-Leitbahn? | 27 Punkte |
| Welches ist der Partner der Nieren-Leitbahn für die unten-oben gekoppelte Achse Shao Yin? | Herz-Leitbahn |
| Welcher wichtige Steuerungspunkt der Nieren-Leitbahn liegt nicht auf der eigenen Leitbahn? | Bl 23: Rücken-Shu-Punkt der Nieren. |
| Welches ist der Yuan-Punkt der Nieren-Leitbahn? | Ni 3 |

## Ni 1

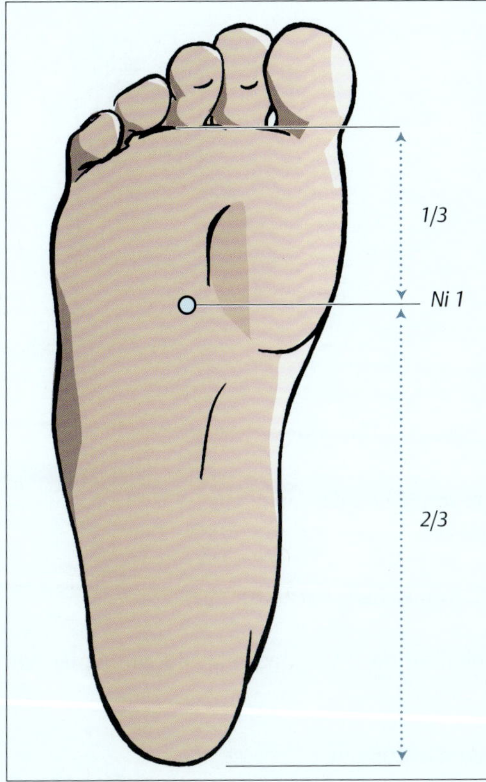


▸ **Abb. 3.40** Ni 1.

**Steuerungspunkt** Ableitungspunkt/Sedierungspunkt

**Anatomische Leitstruktur** Fußsohle

**Lokalisation** Mitte der Fußsohle zwischen zehenwärts gelegenem Drittel und übrigen zwei Dritteln des Fußes (Zehen nicht mitgerechnet)

**Wirkrichtungen**

- schmerzhafte Funktionsstörungen im Vorfuß
- Sonnenstich
- brennende Füße

## Ni 3

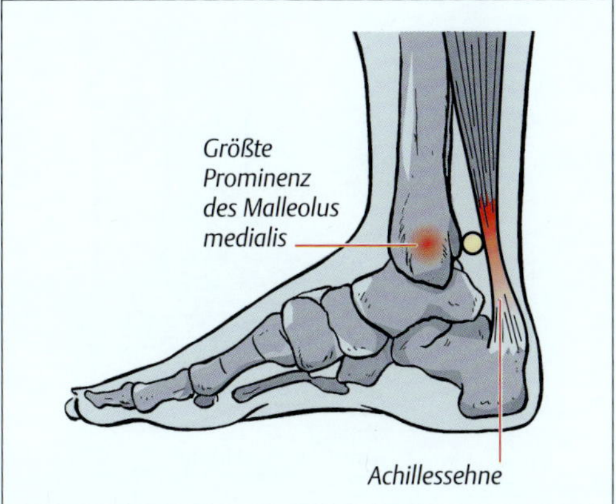


▸ **Abb. 3.41** Ni 3.

**Steuerungspunkt** Yuan-Punkt

**Anatomische Leitstruktur** Malleolus medialis, Achillessehne

**Lokalisation** in der Mitte der Verbindungslinie der größten Prominenz des Malleolus medialis und der Achillessehne

**Wirkrichtungen**

- chronische schmerzhafte Funktionsstörungen der Lumbalregion in Kombination mit energetischer Leere (Leistungsschwäche)
- allgemeine chronische Schwächezustände
- chronische gynäkologische und urogenitale Funktionsstörungen
- chronische Störungen der Sexualfunktion
- chronische Funktionsstörungen des Respirationstrakts (insbesondere Asthma bronchiale, Pharyngitis und Laryngitis)
- schmerzhafte Störungen in Sprunggelenkregion und Innenknöchelgegend

**Bedeutung in der TCM**

- tonisiert/füllt auf:
  - Funktionskreis Nieren
  - Nieren-Yin
  - Nieren-Yang
- unterstützt Essenz (Jing), Knochen und Mark

## Ni 6

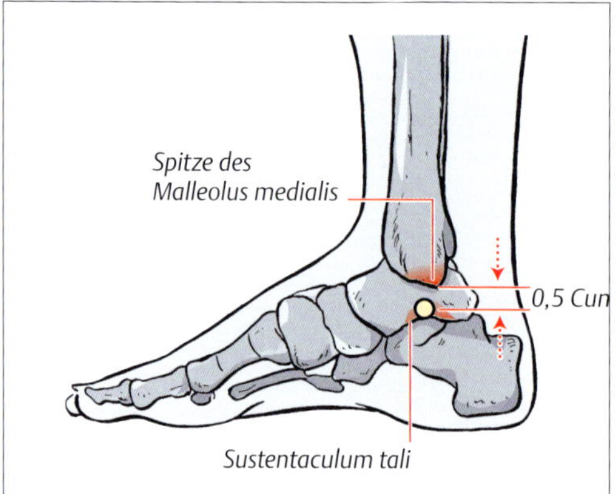


▸ **Abb. 3.42** Ni 6.

**Steuerungspunkt** Einschaltpunkt/Kardinalpunkt für Außerordentliche Leitbahn Yin Qiao Mai (Fersen-Yin-Gefäß)

**Anatomische Leitstruktur** Sustentaculum talare, Spitze des Malleolus medialis

**Lokalisation** 0,5 Cun kaudal der Spitze des Malleolus medialis über dem Sustentaculum talare

### Wirkrichtungen

- urogenitale und gynäkologische Krankheitsbilder
- Funktionsstörungen des oberen und unteren Sprunggelenks
- Achillodynie

### Bedeutung in der TCM

- tonisiert/füllt auf:
- Funktionskreis Nieren
- Nieren-Yin

## Ni 7

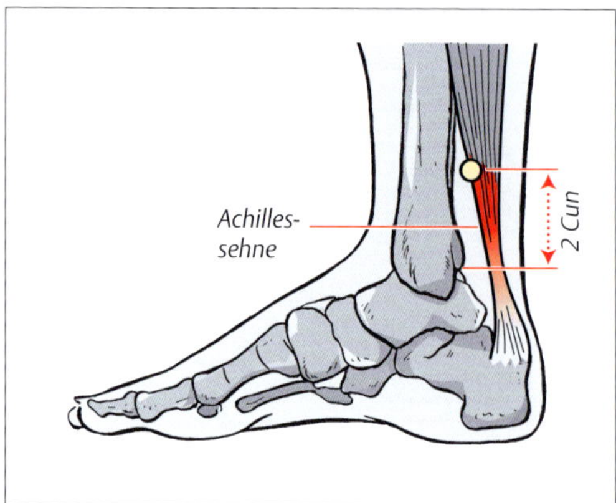


▸ **Abb. 3.43** Ni 7.

**Steuerungspunkt** Auffüllungspunkt/Tonisierungspunkt

**Anatomische Leitstruktur** Achillessehne

**Lokalisation** 2 Cun oberhalb Ni 3 am Vorderrand der Achillessehne

### Wirkrichtungen

- chronische gynäkologische und urogenitale Funktionsstörungen
- Ödeme der Beine
- Funktionsstörungen des oberen und unteren Sprunggelenks
- Achillodynie

### Bedeutung in der TCM

- tonisiert/füllt auf:
- Funktionskreis Nieren
- Nieren-Yin und Nieren-Yang

## Ni 10

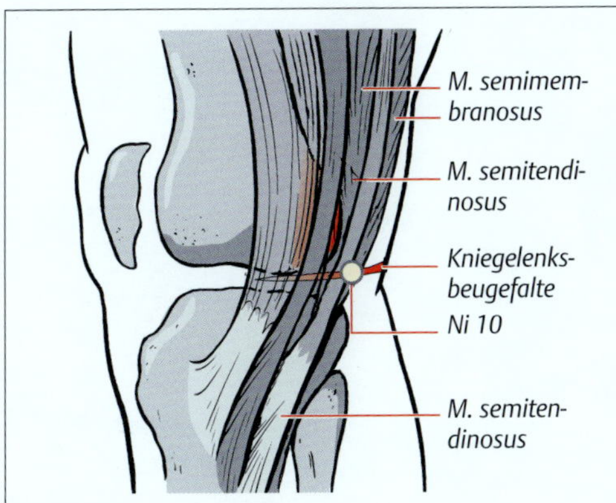


▸ **Abb. 3.44** Ni 10.

**Anatomische Leitstruktur** Kniegelenkbeugefalte

**Lokalisation** mediales Ende der Kniegelenkbeugefalte hinter der ersten deutlich tastbaren Sehne (Sehne des M. semitendinosus) zwischen dieser und dem hinteren Teil der Sehne des M. semimembranosus

**Wirkrichtung** schmerzhafte Funktionsstörungen der Knieregion besonders medial

**Wichtige Punktkombinationen**

- Ni 3 + Bl 23: Basiskombination zur Regulation chronischer Lumbago mit allgemeiner Leistungsschwäche/Müdigkeit
- Ni 3 + Bl 23 + Ni 6: füllt Nieren-Qi und Nieren-Yin auf bei chronischer Lumbago, Leistungsschwäche, Hektik und Hitze-Zeichen
- Ni 3 + Bl 23 + Ni 7: füllt Nieren-Qi und Nieren-Yang auf bei chronischer Lumbago mit Leistungsschwäche, Müdigkeit und Kälte-Zeichen

| Fragen | Antworten |
|---|---|
| Welcher Akupunkturpunkt reguliert Funktionsstörungen der Nieren als Yuan-Punkt der Nieren besonders effektiv? | Ni 3 |
| Wie unterscheiden sich die Wirkungen von Ni 3, Ni 6 und Ni 7? | • Ni 3 füllt Nieren-Qi auf.<br>• Ni 6 füllt Nieren-Qi und Nieren-Yin auf.<br>• Ni 7 füllt Nieren-Qi und insbesondere Nieren-Yang (weniger Nieren-Yin) auf. |
| Mit welchem Punkt der Blasen-Leitbahn wird Ni 3 zur Therapie von chronischer Lumbago mit allgemeiner Leistungsschwäche kombiniert? | Mit Bl 23 (Rücken-Shu-Punkt der Nieren). |
| Welcher Punkt der Nieren-Leitbahn ist bei Gonarthrose dorsal/medial besonders indiziert? | Ni 10 |

## 3.1.5 Lenkergefäß = Du Mai

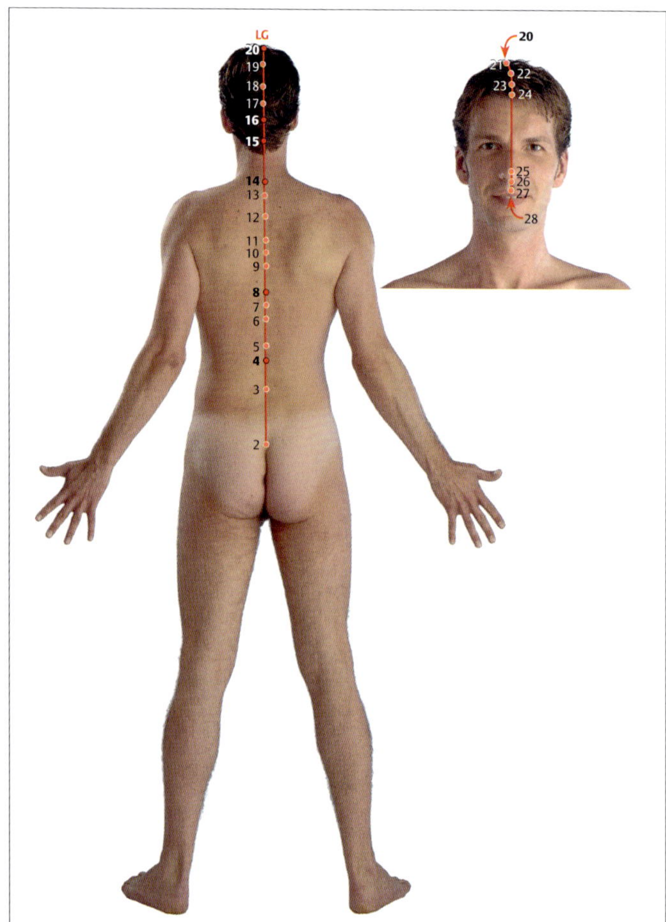


▸ **Abb. 3.45** Verlauf des Lenkergefäßes.

- Leitbahnverlauf
- Besonderheiten gegenüber Hauptleitbahnen
- Punkte: LG 4, LG 8, LG 14, LG 15, LG 16, LG 20

### Leitbahnverlauf, Steuerungspunkte

- Beginn: zwischen After und Steißbein
- Verlauf: dorsale Medianlinie über Dornfortsätze von LWS, BWS, HWS sowie über den Schädel
- Ende: Oberlippeninnenseite – Frenulum-Ansatz am Gaumen

**Steuerungspunkt des LG, der auf einer anderen Leitbahn liegt** Dü 3: Einschaltpunkt/Kardinalpunkt für das Lenkergefäß LG

### Besonderheiten gegenüber Hauptleitbahnen

- Das Lenkergefäß verläuft in der Medianlinie des Körpers. Es ist nicht paarig angelegt.
- Das Lenkergefäß gehört zu den 8 Außerordentlichen Leitbahnen. Diese gelten als Energiereservoir, hier zirkuliert somit keine Energie im Sinne des Organuhrkonzepts.

| Fragen | Antworten |
|---|---|
| Wo verläuft das Lenkergefäß? | In der dorsalen Medianlinie über die Dornfortsätze von LWS, BWS, HWS sowie über den Schädel. |
| Wie viele Punkte hat das Lenkergefäß? | 28 Punkte |
| Welche Besonderheiten bestehen im Vergleich zu den Hauptleitbahnen? | Das Lenkergefäß ist nicht paarig angelegt. Hier fließt keine Energie (Organuhrkonzept), sondern es liegt ruhend in einem Reservoir. |
| Welche Funktion hat Dü 3 für das Lenkergefäß? | Dü 3 ist der Einschaltpunkt/Kardinalpunkt des Lenkergefäßes, d. h. er reguliert Funktionsstörungen dieser Region insbesondere im HWS- und LWS-Bereich. |

## LG 4

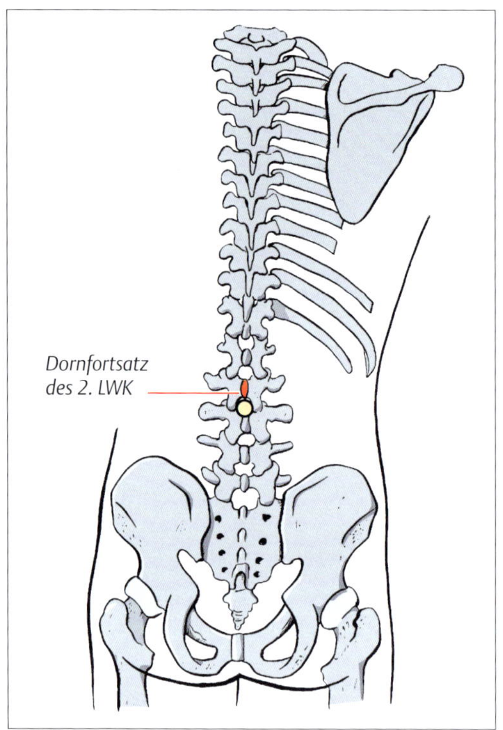


▸ **Abb. 3.46** LG 4.

**Anatomische Leitstruktur** Dornfortsatz des 2. LWK

**Lokalisation** unterhalb der Spitze von L2

**Wirkrichtungen**

- schmerzhafte Funktionsstörungen der Lumbalregion mit und ohne Ausstrahlung ins Bein
- allgemeine Müdigkeit und Leistungsschwäche
- chronische Funktionsstörungen der Urogenitalorgane
- Störungen der Sexualfunktion

**Bedeutung in der TCM**

- tonisiert/füllt auf:
- den Funktionskreis Nieren und das Ursprungs-Qi
- Blut, Yin und Essenz (Jing)

## LG 8

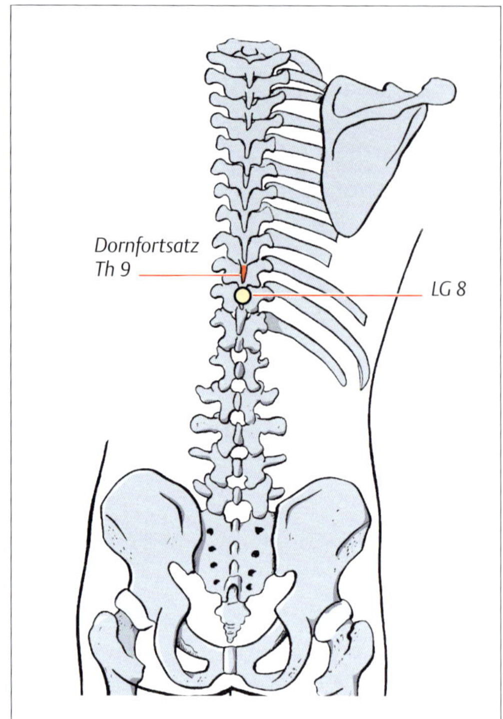


▸ **Abb. 3.47** LG 8.

**Anatomische Leitstruktur** Dornfortsatz Th 9

**Lokalisation** unterhalb des Dornfortsatzes Th 9

**Wirkrichtung** schmerzhafte Funktionsstörungen der unteren BWS-Region

## LG 14

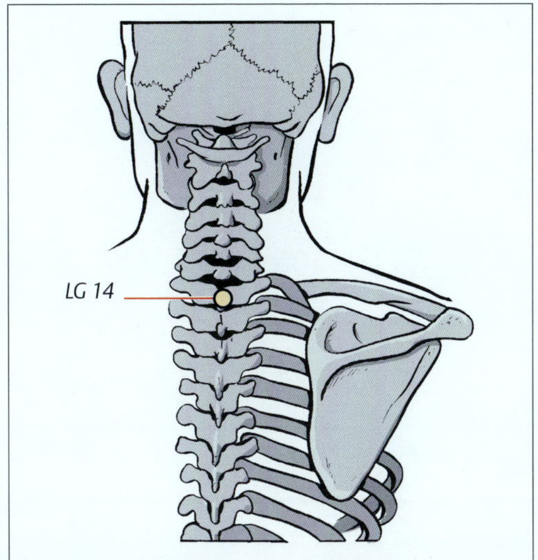


▶ **Abb. 3.48** LG 14.

**Anatomische Leitstruktur** Dornfortsatz des 7. Halswirbels

**Lokalisation** unterhalb des Dornfortsatzes des 7. Halswirbels

### Wirkrichtungen

- dorsale Kopfschmerzen
- allgemeine Müdigkeit und Leistungsschwäche
- Erkältungskrankheiten insbesondere mit hohem Fieber
- schmerzhafte Funktionsstörungen der Schulter-Nacken-Region

### Bedeutung in der TCM

- klärt Hitze
- tonisiert/füllt auf: Yang und Abwehr-Qi (Wei Qi)

## LG 15

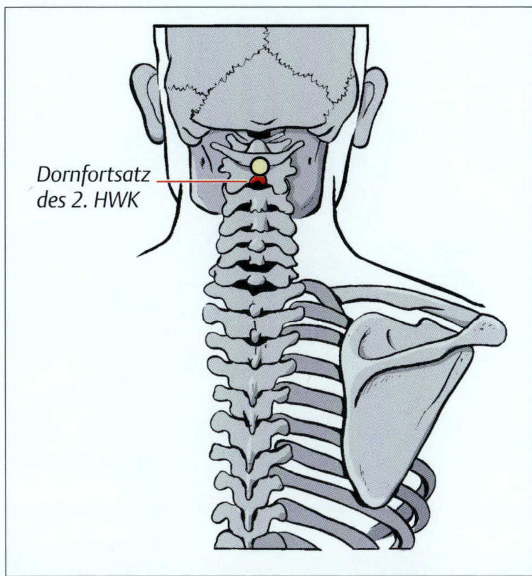


▶ **Abb. 3.49** LG 15.

**Anatomische Leitstruktur** Dornfortsatz des 2. Halswirbelkörpers

**Lokalisation** oberhalb des Dornfortsatzes des 2. Halswirbelkörpers

### Wirkrichtungen

- Kopfschmerzen dorsal
- Schwindelzustände

## LG 16

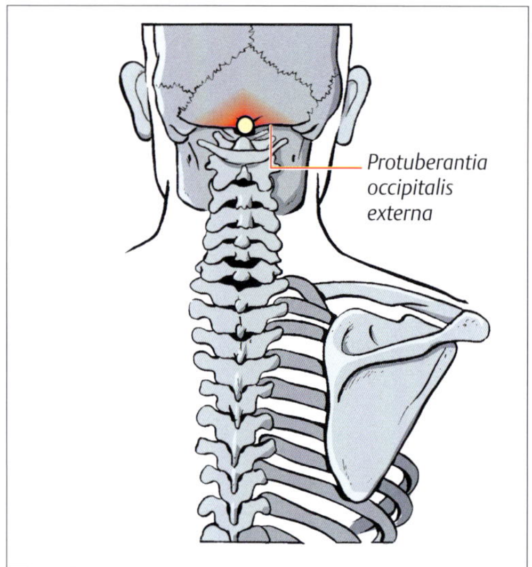


▸ **Abb. 3.50** LG 16.

**Anatomische Leitstruktur** Protuberantia occipitalis externa

**Lokalisation** unterhalb der Protuberantia occipitalis externa

**Wirkrichtungen**

- Kopfschmerzen dorsal
- Schwindelzustände

**Bedeutung in der TCM** vertreibt äußeren und inneren Wind

## LG 20

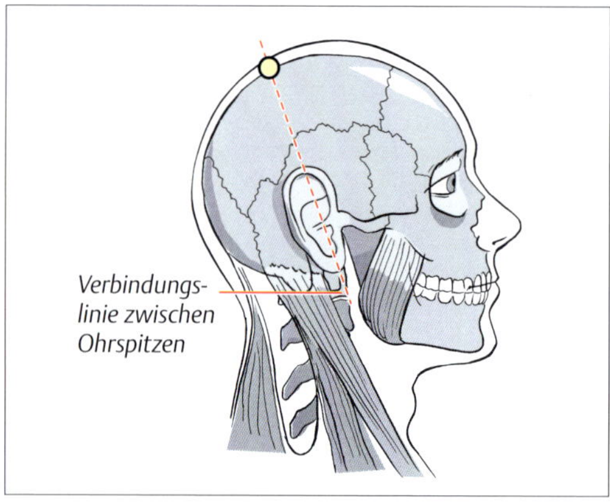


▸ **Abb. 3.51** LG 20.

**Anatomische Leitstruktur** Verbindungslinie zwischen beiden Ohrspitzen

**Lokalisation** auf der Mittellinie des Kopfes, 5 Cun haareinwärts der vorderen Haaransatzlinie auf einer Verbindungslinie zwischen beiden Ohrspitzen

**Wirkrichtungen**

- Unruhezustände
- Konzentrationsstörungen
- Schlafstörungen
- alle Formen von Kopfschmerzen
- Schwindelzustände

**Bedeutung in der TCM**

- besänftigt inneren Wind
- harmonisiert und sediert/beruhigt den Geist (Shen)

**Wichtige Punktkombinationen**

- LG 4 + Bl 23: tonisiert/stärkt/stützt den Rücken bei Lumbago mit energetischer Schwäche insbesondere auch bei Kälte-Gefühl (Nieren-Yang-Leere)
- LG 20 + Le 3: beruhigende, entspannende Wirkung bei innerer Unruhe und Schlafstörungen
- LG 14 + Di 11 + Di 4: reguliert Wei Qi (Abwehr-Qi) und beseitigt Hitze bei grippalem Infekt und allergischen Krankheitsbildern

| Fragen | Antworten |
|---|---|
| Welche Wirkrichtungen zeigt LG 4? | • schmerzhafte Funktionsstörungen der Lendenregion<br>• schmerzhafte Funktionsstörungen des Urogenitaltrakts<br>• energetische Erschöpfungszustände, insbesondere in Kombination mit Kälte |
| Welcher Punkt des Lenkergefäßes hat insbesondere in Kombination mit Le 3 eine beruhigende und spannungsreduzierende Wirkung? | LG 20 |
| Welche Punktkombination reguliert das Wei Qi (Abwehr-Qi) und beseitigt Hitze bei grippalem Infekt sowie bei allergischen Krankheitsbildern? | LG 14 + Di 11 + Di 4 |
| Wo liegt LG 8? Welche Wirkbereiche hat er? | • Kaudal des Dornfortsatzes Th 9.<br>• Schmerzhafte Funktionsstörungen der unteren BWS-Region. |
| Welche Reizart unterstützt die Yang zuführende Wirkung des Lenkergefäßes? An welchem Punkt des Lenkergefäßes wird sie häufig durchgeführt? | • Moxibustion<br>• LG 4 |

# 4 – D – Organsysteme des lateralen Umlaufs: Leitbahnen mit Akupunkturpunkten, Extrapunkte

Die Leitbahnen des lateralen Umlaufs:

- Perikard-Leitbahn
- Drei-Erwärmer-Leitbahn
- Gallenblasen-Leitbahn
- Leber-Leitbahn

## 4.1 Leitbahnen des lateralen Umlaufs

Der laterale Umlauf beinhaltet die Leitbahnen der Organsysteme der Querschnitte im mittleren Extremitätendrittel. Es sind die Leitbahnen von Perikard, Drei-Erwärmer, Gallenblase, Leber. Die Reihenfolge entspricht der zeitlichen Abfolge in der Organuhr (s. S. 42).

| Fragen | Antworten |
|---|---|
| Nennen Sie die Organsysteme des lateralen Umlaufs. | Perikard, Drei-Erwärmer, Gallenblase, Leber. |
| Welche Leitbahn der Organsysteme/Funktionskreise des lateralen Umlaufs ist die längste? Wie viele Punkte hat sie? | • Magen-Leitbahn<br>• 45 Punkte |
| Wem entspricht die Reihenfolge der Leitbahnen Perikard, Drei-Erwärmer, Gallenblase, Leber? | Der zeitlichen Abfolge gemäß der Organuhr. |

### 4.1.1 Perikard-Leitbahn

- Leitbahnverlauf
- Kopplungsverhältnisse
- Punkte: Pe 3, Pe 6, Pe 7, Pe 9

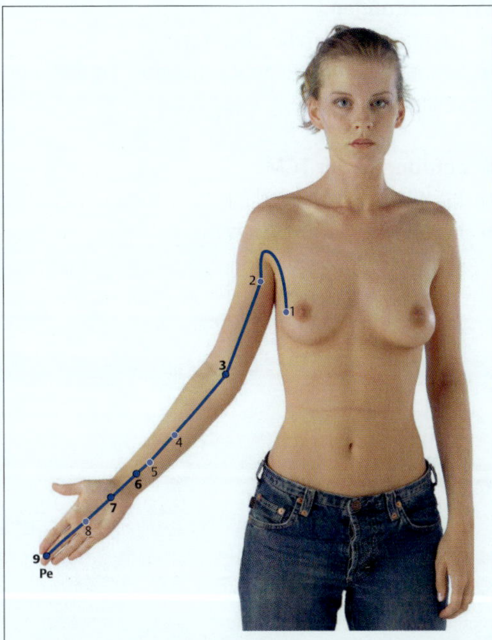


▸ Abb. 4.1 Die Perikard-Leitbahn.

## Leitbahnverlauf, Steuerungspunkte

- Beginn: 1 Cun lateral der Mamille
- Verlauf: Innenseite von Oberarm, Ellenbeuge und Unterarm im mittleren Drittel
- Ende: Nagelfalzwinkel des Mittelfingers innen (radialwärts) oder Mittelfingerkuppe (2 Angaben)

**Steuerungspunkte der eigenen Leitbahn**

- Pe 6: Luo-Punkt, Einschaltpunkt/Kardinalpunkt für die Außerordentliche Leitbahn Yin Wei Mai
- Pe 7: Yuan-Punkt, Ableitungspunkt/Sedierungspunkt
- Pe 9: Auffüllungspunkt/Tonisierungspunkt

**Steuerungspunkte der Perikardfunktion, die auf einer anderen Leitbahn liegen**

- Bl 14: Rücken-Shu-Punkt Perikard
- KG 17: (ventraler) Mu-Punkt Perikard

## Kopplungsverhältnisse

- mittlere Yin-Achse: Oben-unten-Kopplung: Perikard – Leber (Jue Yin)
- gekoppeltes Paar: Yin-Yang-Kopplung Perikard – 3-Erwärmer

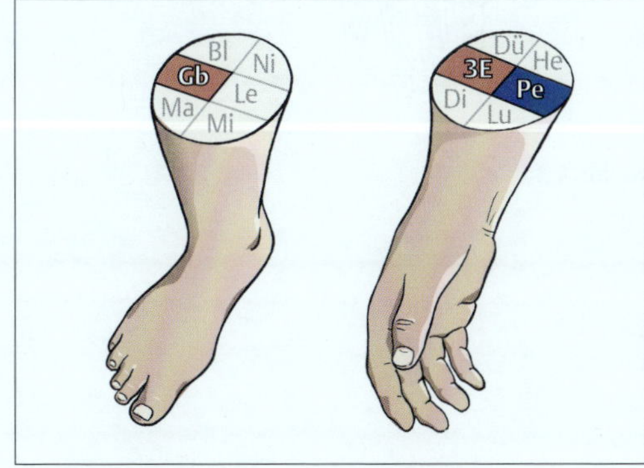


▸ Abb. 4.2 Kopplungsverhältnisse Perikard-Leitbahn.

| Fragen | Antworten |
|---|---|
| Wo verläuft die Perikard-Leitbahn, wo beginnt und wo endet sie? | • Verlauf: im mittleren Drittel der Innenseite des Armes<br>• Beginn: 1 Cun lateral Mamille<br>• Ende: Nagelfalzwinkel des Mittelfingers, radialseitig oder Mittelfingerkuppe (2 Angaben) |
| Wie viele Punkte hat die Perikard-Leitbahn? | 9 Punkte |
| Welches ist der Partner der Perikard-Leitbahn für die oben-unten gekoppelte Achse? | Leber-Leitbahn |
| Welche wichtigen Steuerungspunkte der Perikardfunktion liegen nicht auf der eigenen Leitbahn? | • Bl 14: Rücken-Shu-Punkt Perikard.<br>• KG 17: (ventraler) Mu-Punkt Perikard. |
| Welcher Yang-Partner ist im mittleren Drittel der oberen Extremität an die Perikard-Leitbahn gekoppelt? | 3-Erwärmer-Leitbahn |

## Pe 3

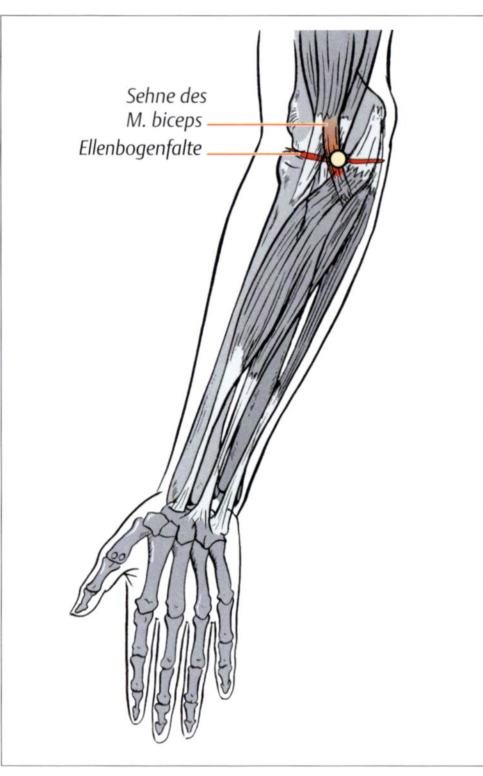


▸ Abb. 4.3 Pe 3.

**Anatomische Leitstruktur** Bizepssehne, Ellenbeugenfalte

**Lokalisation** ulnar der Bizepssehne in der Ellenbeugenfalte

### Wirkrichtungen

- funktionelle Herzbeschwerden
- Schmerzen der Ellenbogenregion (radial und ulnar)

### Bedeutung in der TCM

- klärt Hitze
- beruhigt den Geist (Shen)

## Pe 6

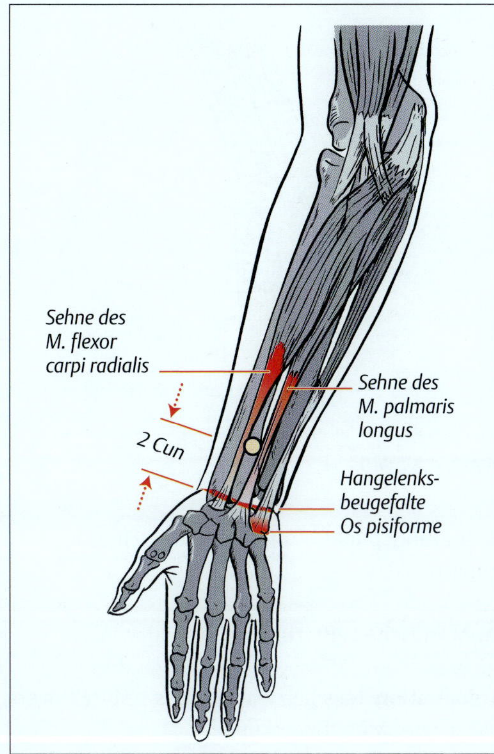


▸ **Abb. 4.4** Pe 6.

### Steuerungspunkte

- Luo-Punkt des Herzens
- Einschaltpunkt/Kardinalpunkt für die außerordentliche Leitbahn Yin Wei Mai

**Anatomische Leitstruktur** Sehnen des M. palmaris longus und des M. flexor carpi radialis

**Lokalisation** 2 Cun proximal der Handgelenkbeugefalte, proximal des Os pisiforme, zwischen den Sehnen des M. palmaris longus und des M. flexor carpi radialis

### Wirkrichtungen

- Übelkeit, Erbrechen, Singultus
- funktionelle Herzbeschwerden
- thorakales Beklemmungs- und Engegefühl
- psychosomatische Funktionsstörungen
- schmerzhafte Funktionsstörungen von Unterarm und Handgelenk, z.B. Karpaltunnelsyndrom

### Bedeutung in der TCM

- reguliert Herz-Qi und -Blut und sediert/beruhigt den Geist (Shen)
- führt rebellierendes Lungen- und Magen-Qi hinab

## Pe 7

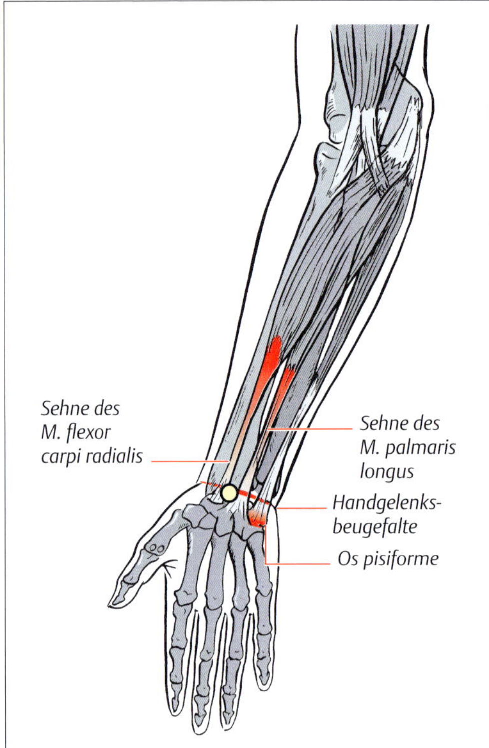


▶ **Abb. 4.5** Pe 7.

### Steuerungspunkte

- Yuan-Punkt
- Ableitungspunkt/ Sedierungspunkt

**Anatomische Leitstruktur** Handgelenkbeugefalte, Sehne des M. flexor carpi radialis, Sehne des M. palmaris longus

**Lokalisation** in der Mitte der Handgelenkbeugefalte, proximal des Os pisiforme, zwischen den Sehnen des M. palmaris longus und des M. flexor carpi radialis

### Wirkrichtungen

- funktionelle Herzerkrankungen
- Schmerzen der Handgelenkregion, z. B. Karpaltunnelsyndrom

## Pe 9

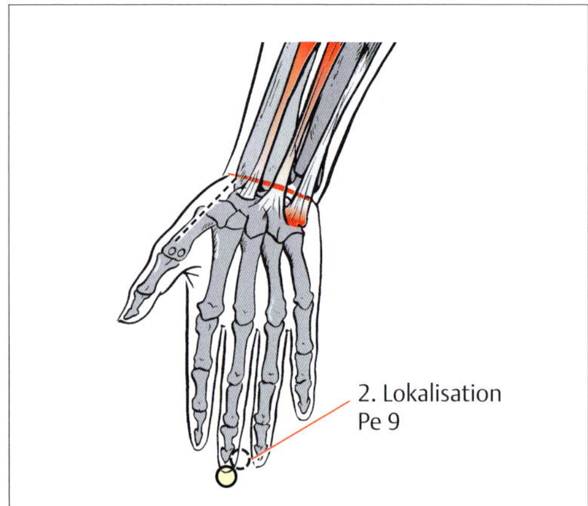


▶ **Abb. 4.6** Pe 9.

**Steuerungspunkt** Auffüllungspunkt/Tonisierungspunkt

**Anatomische Leitstruktur** Nagelfalzwinkel

**Lokalisation** Nagelfalzwinkel des Mittelfingers radial oder Mittelfingerkuppe

### Wirkrichtungen

- funktonelle Herzbeschwerden
- Notfallpunkt bei Kollaps

### Bedeutung in der TCM

- befreit die Sinnesöffnungen
- stellt das Bewusstsein wieder her

### Wichtige Punktkombinationen

- Pe 6 + Le 3: reguliert „heruntergeschluckten Zorn“ und Aggression
- Pe 6 + Ma 36 + KG 12: reguliert Übelkeit und Erbrechen

| Fragen | Antworten |
|---|---|
| Welches ist der am häufigsten therapeutisch genutzte Punkt der Perikard-Leitbahn? Welche unterschiedlichen Wirkrichtungen besitzt er? | • Pe 6<br>• Wirkrichtungen:<br>  • Übelkeit, Erbrechen<br>  • thorakales Beklemmungsgefühl<br>  • funktionelle Rhythmusstörungen |
| Welche Punktkombination reguliert Übelkeit und Erbrechen? | Pe 6 + Ma 36 + KG 12 |
| Welche Wirkrichtungen hat Pe 9? | • funktionelle Herzbeschwerden<br>• Kollaps |

### 4.1.2 Drei-Erwärmer-Leitbahn

- Leitbahnverlauf
- Kopplungsverhältnisse
- Punkte: 3E 3, 3E 5, 3E 14, 3E 17, 3E 21, 3E 23

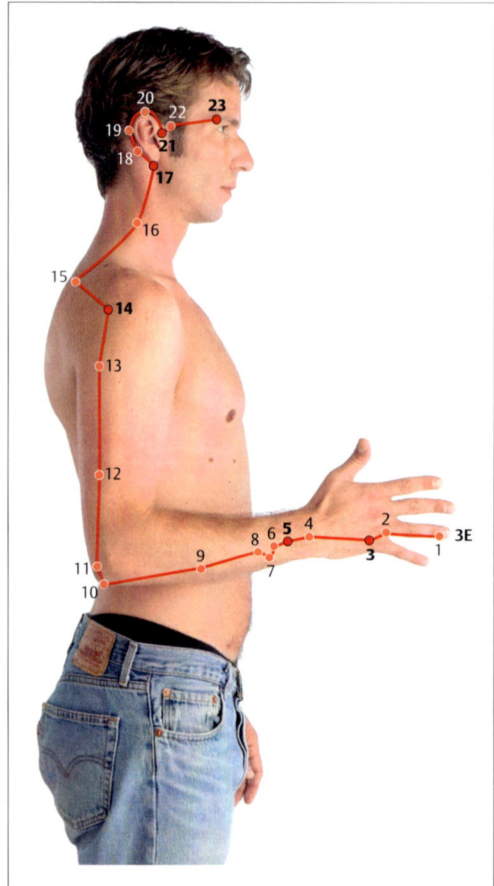


▸ **Abb. 4.7** Die 3-Erwärmer-Leitbahn.

## Leitbahnverlauf, Steuerungspunkte

- Beginn: Nagelfalzwinkel des Ringfingers ulnarwärts
- Verlauf: Handrücken, Mitte von Unterarmstreckerseite Ellenbogen, Oberarm, Schulter, lateraler Hals, bogenförmig um das Ohr zum Auge
- Ende: laterales Ende der Augenbraue

**Steuerungspunkte der eigenen Leitbahn**

- 3E 3: Auffüllungspunkt/Tonisierungspunkt/
- 3E 5: Einschaltpunkt für die Außerordentliche Leitbahn Yang Wei Mai (Bewahrer des Yang), Luo-Punkt

**Steuerungspunkt des 3-Erwärmers, der auf einer anderen Leitbahn liegt** KG 5: (ventraler) Mu-Punkt 3-Erwärmer

## Kopplungsverhältnisse

- mittlere Yang-Achse: Oben-unten-Kopplung 3-Erwärmer – Gallenblase (Shao Yang)
- gekoppeltes Paar: Yang-Yin-Kopplung: 3-Erwärmer – Perikard

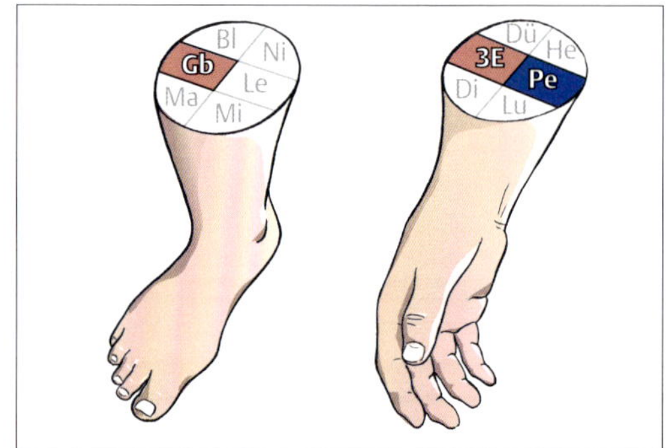


▸ **Abb. 4.8** Kopplungsverhältnisse der 3-Erwärmer-Leitbahn.

| Fragen | Antworten |
|---|---|
| Wo verläuft die 3-Erwärmer-Leitbahn, wo beginnt und wo endet sie? | • Verlauf: im mittleren Drittel der Streckerseite des Armes, über den lateralen Hals, hinter dem Ohr zur lateralen Augenbraue<br>• Beginn: Nagelfalzwinkel des Ringfingers ulnarwärts<br>• Ende: laterales Ende der Augenbraue |
| Wie viele Punkte hat die 3-Erwärmer-Leitbahn? | 23 Punkte |
| Welches ist der Partner der 3-Erwärmer-Leitbahn für die oben-unten gekoppelte Achse? Wie heißt diese Achse mit chinesischem Namen? | • Gallenblase<br>• Shao-Yang-Achse |
| Welcher Punkt der 3-Erwärmer-Leitbahn schaltet eine Außerordentliche Leitbahn ein? | 3E 5 |

## 3E3

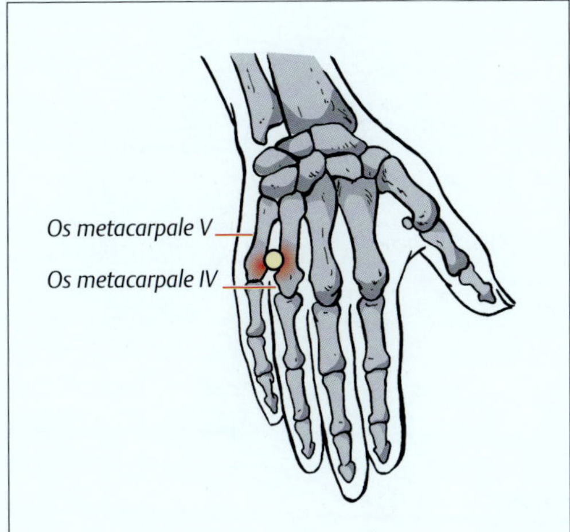


▶ **Abb. 4.9** 3E3.

**Steuerungspunkt** Auffüllungspunkt/Tonisierungspunkt

**Anatomische Leitstruktur** Os metacarpale IV und V

**Lokalisation** im Übergang von Kaput und Schaft zwischen Os metacarpale IV und V

**Wirkrichtungen**

- Ohrenerkrankungen
- laterale Kopfschmerzen, Migräne

**Bedeutung in der TCM**

- eliminiert Wind
- klärt Hitze

## 3E5

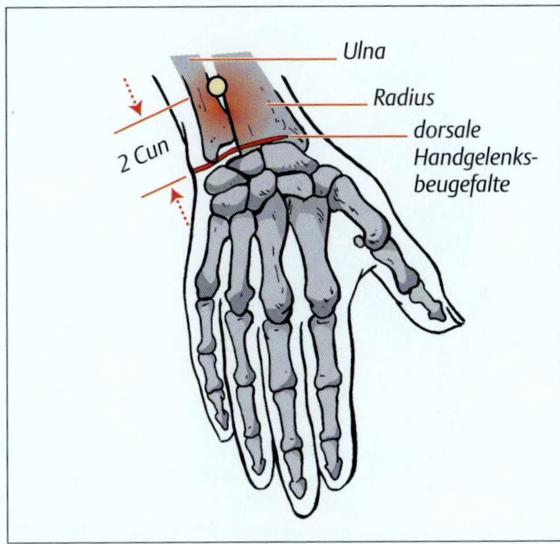


▶ **Abb. 4.10** 3E5.

**Steuerungspunkte**

- Luo-Punkt
- Einschaltpunkt/Kardinalpunkt für die außerordentliche Leitbahn Yang Wei Mai (= Bewahrer des Yang)

**Anatomische Leitstruktur** dorsale Handgelenkbeugefalte, Radius, Ulna

**Lokalisation** 2 Cun proximal der dorsalen Handgelenksbeugefalte zwischen Radius und Ulna

**Wirkrichtungen**

- Migräne, lateraler Kopfschmerz
- rheumatische Erkrankungen
- schmerzhafte Funktionsstörungen der Schulter-Arm-Region lateral

**Bedeutung in der TCM**

- eliminiert Wind
- klärt Hitze

## 3E 14

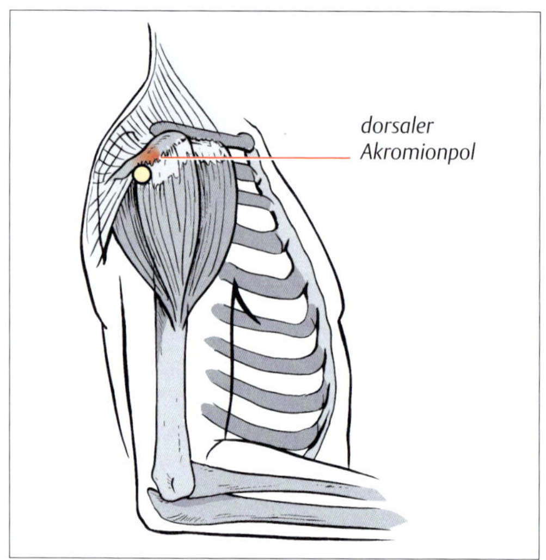


▸ **Abb. 4.11** 3E 14.

**Anatomische Leitstruktur** dorsaler Akromionpol

**Lokalisation** im „hinteren Schultergrübchen", das bei Abduktion des Armes um 90° etwas kaudal des dorsalen Akromionpols entsteht

**Wirkrichtungen** schmerzhafte Funktionsstörungen der Schulter

## 3E 17

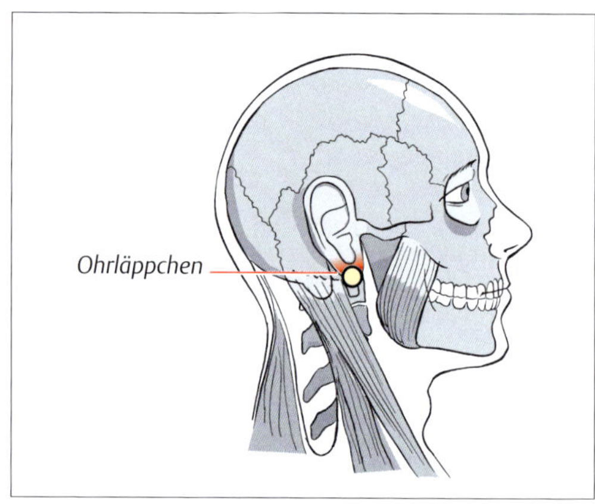


▸ **Abb. 4.12** 3E 17.

**Anatomische Leitstruktur** Ohrläppchen

**Lokalisation** hinter dem Ohrläppchen zwischen Unterkiefer und Processus mastoideus im Bereich des Atlasquerfortsatzes

**Wirkrichtungen**
- Funktionsstörungen des Ohres
- lateraler Kopfschmerz
- Schwindel durch Funktionsstörungen der Kopfgelenke
- Nackenschmerzen

**Bedeutung in der TCM**
- eliminiert Wind
- klärt Hitze

## 3E 21

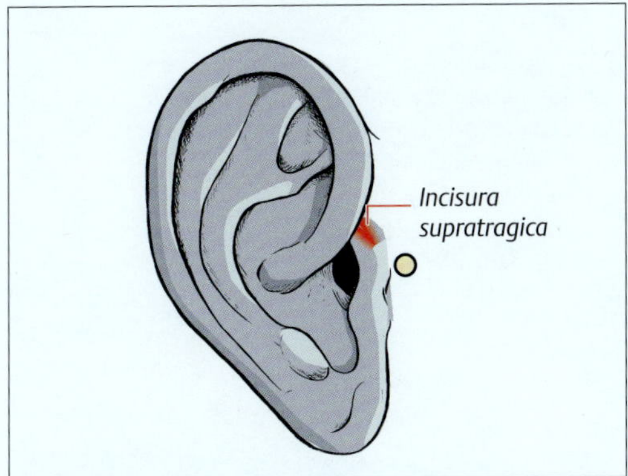


▶ Abb. 4.13 3E 21.

**Anatomische Leitstruktur** Incisura supratragica

**Lokalisation** in Höhe der Incisura supratragica oberhalb des Punktes Dü 19

**Wirkrichtungen**

Funktionsstörungen:

- des Ohres
- des Kiefergelenks

## 3E 23

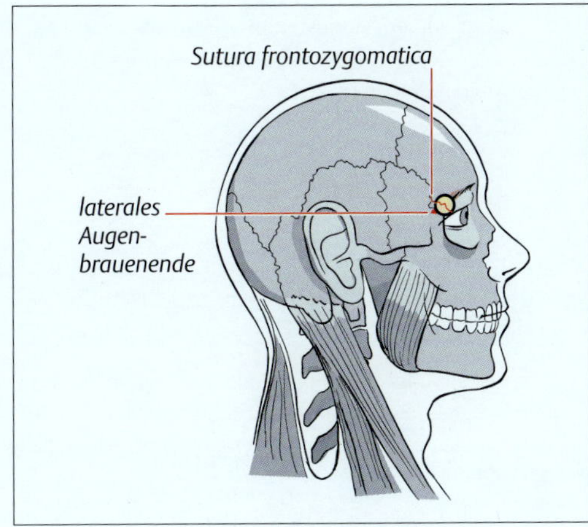


▶ Abb. 4.14 3E 23.

**Anatomische Leitstruktur** laterales Augenbrauenende, Sutura frontozygomatica

**Lokalisation** am lateralen Ende der Augenbraue in einer kleinen knöchernen Grube, der Sutura frontozygomatica

**Wirkrichtungen**

- laterale Kopfschmerzen, Migräne
- Funktionsstörungen des Auges

**Wichtige Punktkombinationen**

- 3E 5 + Gb 41: Migränetherapie (Fernpunkte der Shao-Yang-Achse des Schmerzortes)
- 3E 17 + 3E 5: zervikogener Schwindel, Tinnitus, Migräne (TCM: eliminiert Wind-Hitze)

| Fragen | Antworten |
|---|---|
| Welches ist der am häufigsten therapeutisch genutzte Punkt der 3-Erwärmer-Leitbahn? Welche unterschiedlichen Wirkrichtungen besitzt er? | • 3E 5<br>• Wirkrichtungen:<br>  • schmerzhafte Funktionsstörungen der lateralen Schulter-Arm-Region<br>  • Migräne, lateraler Kopfschmerz<br>  • Tinnitus<br>  • rheumatische Erkrankungen<br>  • grippaler Infekt |
| Welche Punktkombination der 3-Erwärmer-Leitbahn reguliert laterale Schulter-Arm-Schmerzen? | 3E 5 + 3E 14 |
| Welcher Punkt der 3-Erwärmer-Leitbahn liegt in Nähe des Atlas, hat einen lokalen Bezug zu den Kopfgelenken und besitzt Indikationen bei zervikogenem Schwindel und Kopfschmerzen? | 3E 17 |
| Welche zwei Punkte der 3-Erwärmer-Leitbahn besitzen lokale und funktionelle Bezüge zum Ohr? | • 3E 17: hinter Ohrläppchen zwischen Unterkiefer und Processus mastoideus.<br>• 3E 21: vor dem Ohr in Höhe der Incisura supratragica. |
| Welcher Punkt der 3-Erwärmer-Leitbahn ist der Endpunkt? Wo liegt er? Bei welchen Erkrankungen ist er indiziert? | 3E 23, am lateralen Ende der Augenbraue in der Knochennaht (zwischen Os frontale und Os zygomaticum).<br>Bei Migräne, lateralen Kopfschmerzen und Funktionsstörungen des Auges. |

## 4.1.3 Gallenblasen-Leitbahn

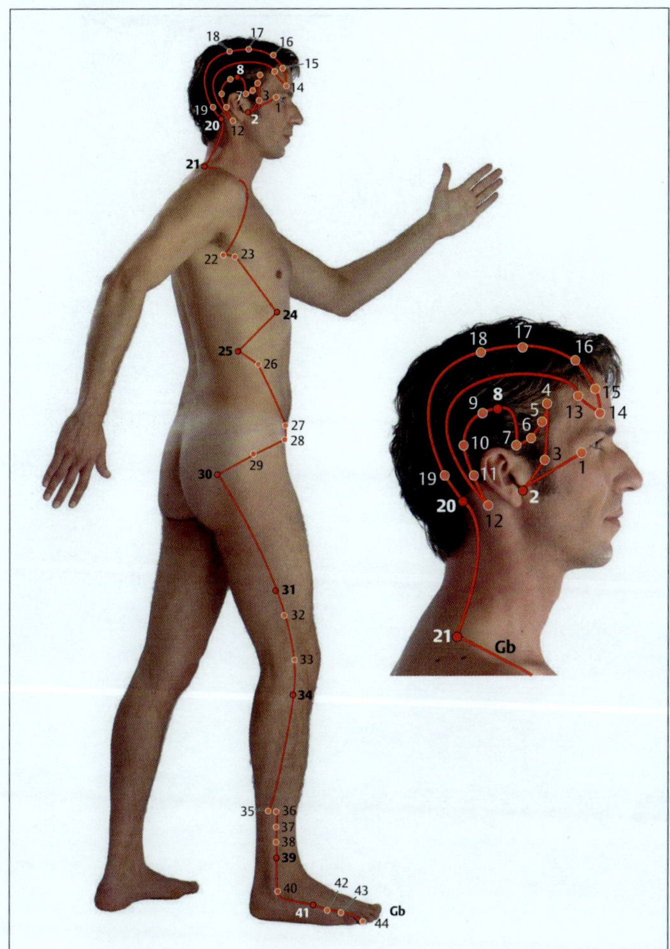


▶ **Abb. 4.15** Die Gallenblasen-Leitbahn.

- Leitbahnverlauf
- Kopplungsverhältnisse
- Punkte: Gb 2, Gb 8, Gb 20, Gb 21 (myofaszialer Triggerpunkt, M. trapezius, Pars descendens), Gb 24, Gb 25, Gb 30 (myofaszialer Triggerpunkt, M. piriformis), Gb 31, Gb 34, Gb 39, Gb 41

### Leitbahnverlauf, Steuerungspunkte

- Beginn: 0,5 Cun lateral des lateralen Augenwinkels
- Verlauf: Lateralseite des Gesichts, laterale Schädel-, Nacken-, Thorax- und Abdominalregion, Hüfte, laterales Bein, vor dem Außenknöchel
- Ende: Nagelfalzwinkel der 4. Zehe fibularwärts

**Steuerungspunkte der eigenen Leitbahn**

- Gb 24: (ventraler) Mu-Punkt Gallenblase
- Gb 25: (ventraler) Mu-Punkt Nieren
- Gb 34: Unterer einflussreicher Punkt Gallenblase, Meisterpunkt der Sehnen
- Gb 39: Meisterpunkt des Marks
- Gb 41: Einschaltpunkt/Kardinalpunkt für außerordentliche Leitbahn Dai Mai (Gürtelgefäß)

**Steuerungspunkt der Gallenblase, der auf einer anderen Leitbahn liegt**

Bl 19: Rücken-Shu-Punkt der Gallenblase

## Kopplungsverhältnisse

- mittlere Yang-Achse: Unten-oben-Kopplung: Gallenblase – 3-Erwärmer (Shao Yang)
- gekoppeltes Paar: Yang-Yin-Kopplung: Gallenblase – Leber

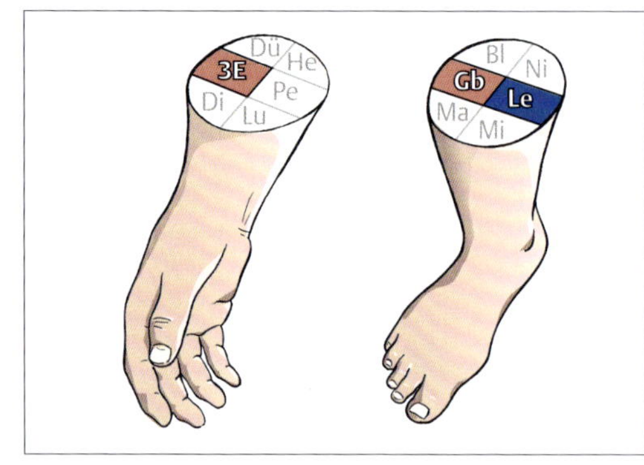


► **Abb. 4.16** Kopplungsverhältnisse der Gallenblasen-Leitbahn.

| Fragen | Antworten |
|---|---|
| Wo verläuft die Gallenblasen-Leitbahn? | In der seitlichen Region von Kopf, Thorax, Abdomen, Unterleib und Bein. |
| Welche Assoziationen entstehen beim Betrachten des Verlaufs der Gallenblasen-Leitbahn? | Dynamik, wechselnder Verlauf und Wind. |
| Welches ist der Partner der Gallenblasen-Leitbahn für die unten-oben gekoppelte Achse? Wie heißt diese Achse mit chinesischem Namen? | • 3-Erwärmer<br>• Shao-Yang-Achse |
| Welcher Punkt der Gallenblasen-Leitbahn schaltet eine Außerordentliche Leitbahn ein? | Gb 41 |
| Welche beiden (ventralen) Mu-Punkte liegen auf der Gallenblase? | • Gb 24: (ventraler) Mu-Punkt Gallenblase.<br>• Gb 25: (ventraler) Mu-Punkt Nieren. |
| Welche Steuerungspunktfunktionen hat Gb 34? | • Unterer einflussreicher Punkt Gallenblase<br>• Meisterpunkt der Sehnen |

## Gb 2

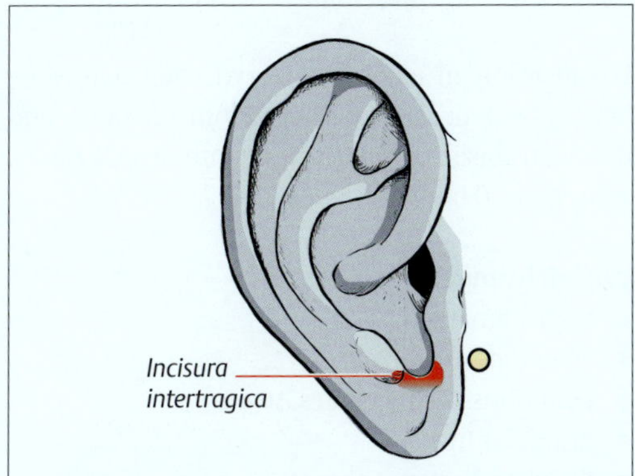


▸ Abb. 4.17 Gb 2.

**Anatomische Leitstruktur** Incisura intertragica

**Lokalisation** vor der Incisura intertragica, direkt unterhalb des Punktes Dü 19

### Wirkrichtungen

- Funktionsstörungen des Ohres
- schmerzhafte Funktionsstörungen des Kiefergelenks

## Gb 8

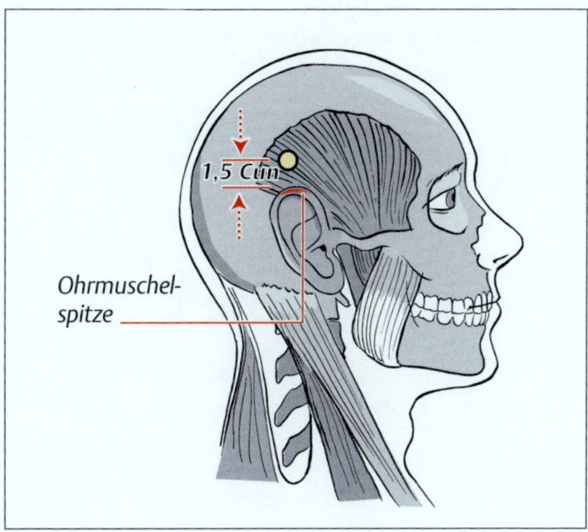


▸ Abb. 4.18 Gb 8.

**Anatomische Leitstruktur** Ohrmuschelspitze

**Lokalisation** 1, 5 Cun oberhalb des höchsten Punktes der Ohrmuschel

### Wirkrichtungen

- Funktionsstörungen des Ohres
- Halbseitenkopfschmerz, Migräne

## Gb 20

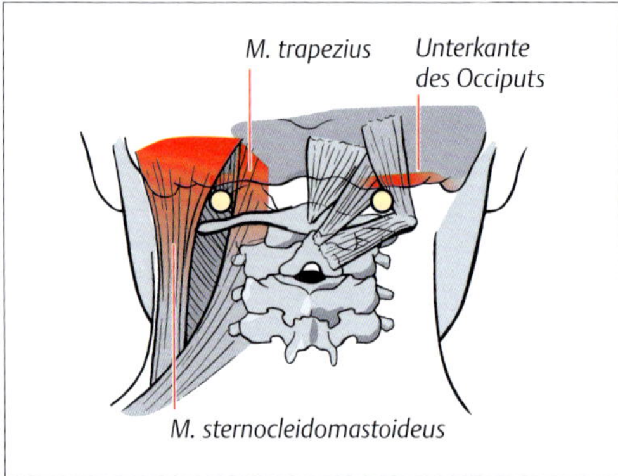


▸ **Abb. 4.19** Gb 20.

**Anatomische Leitstruktur** M. sternocleidomastoideus, M. trapezius, Unterkante des Okziputs

**Lokalisation** in einer Mulde zwischen den Muskelansätzen des M. sternocleidomastoideus und des M. trapezius an der Unterkante des Okziputs, zwischen C 0 und C 1

### Wirkrichtungen

- Kopfschmerzen
- Schwindelzustände
- Funktionsstörungen des Auges
- grippaler Infekt
- Schulter-Nacken-Schmerzen

### Bedeutung in der TCM

- eliminiert Wind und Hitze
- zügelt aufsteigendes Leber-Yang
- klärt den Geist (Shen) und öffnet die Sinne

## Gb 21

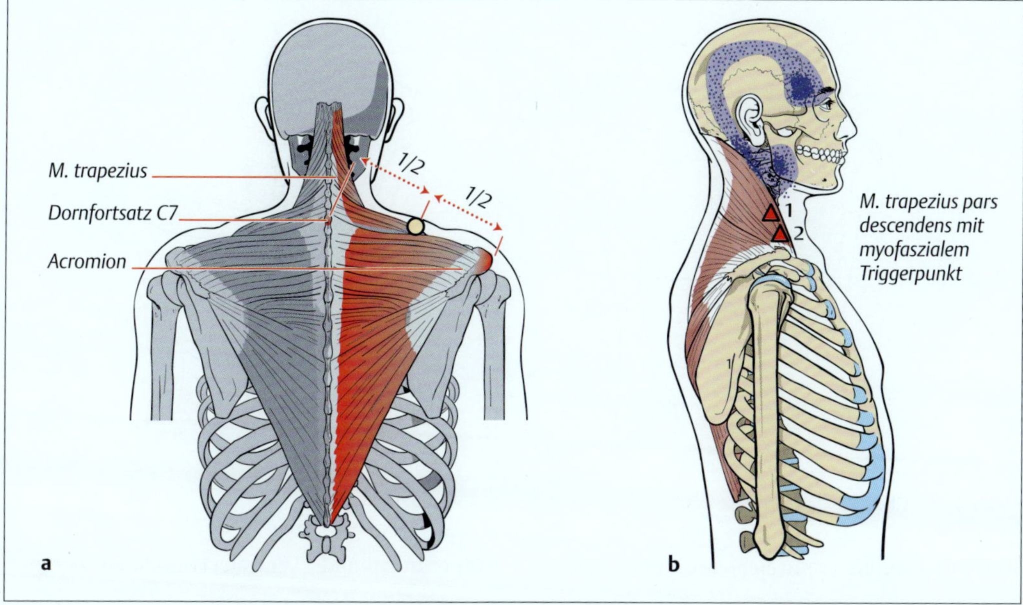


► **Abb. 4.20** Gb 21 (a). Myofaszialer Triggerpunkt im M. trapezius, pars descendens (b). Der myofasziale Triggerpunkt 1 entspricht im Lokalisationsareal Gb 21.

### Anatomische Leitstruktur

- M. trapezius, Akromion, Dornfortsatz C 7
- myofaszialer Triggerpunkt im M. trapezius, pars descendens

**Lokalisation** Mittelpunkt der Verbindungslinie Akromion – Dornfortsatz C 7

### Wirkrichtungen

- schmerzhafte Funktionsstörungen der Schulter-Nacken-Region
- Kopfschmerzen

## Gb 24

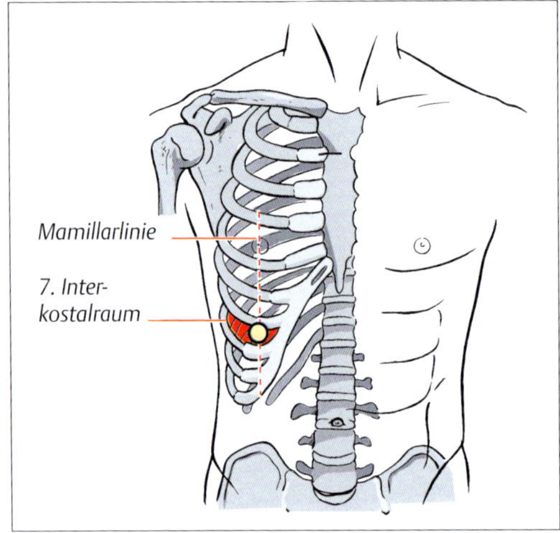


▸ **Abb. 4.21** Gb 24.

**Steuerungspunkt** (ventraler) Mu-Punkt Gallenblase

**Anatomische Leitstrukturen** 7. ICR, Mamille

**Lokalisation** im 7. ICR in der Mamillarlinie

**Wirkrichtungen**

- Erkrankungen der Gallenblase
- schmerzhaftes Spannungsgefühl der lateralen Abdominal- und Thorakalregion
- Bedeutung in der TCM
- reguliert das Leber-Qi

## Gb 25

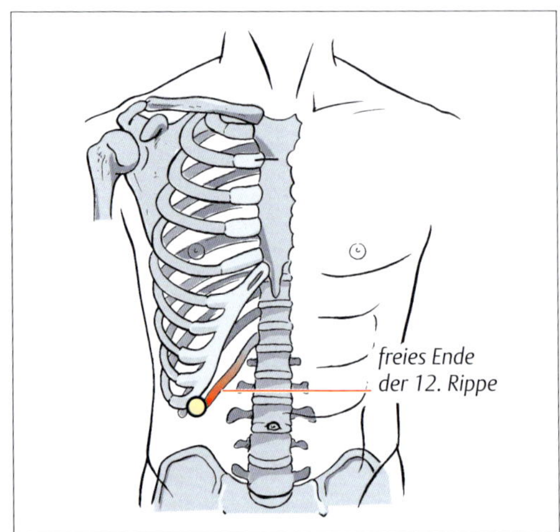


▸ **Abb. 4.22** Gb 25.

**Steuerungspunkt** (ventraler) Mu-Punkt Nieren

**Anatomische Leitstruktur** freies Ende der 12. Rippe

**Lokalisation** Taillengegend, am freien Ende der 12. Rippe

**Wirkrichtungen**

- Funktionsstörungen des Verdauungstrakts mit Durchfall
- schmerzhafte lokale Störungen

## Gb 30

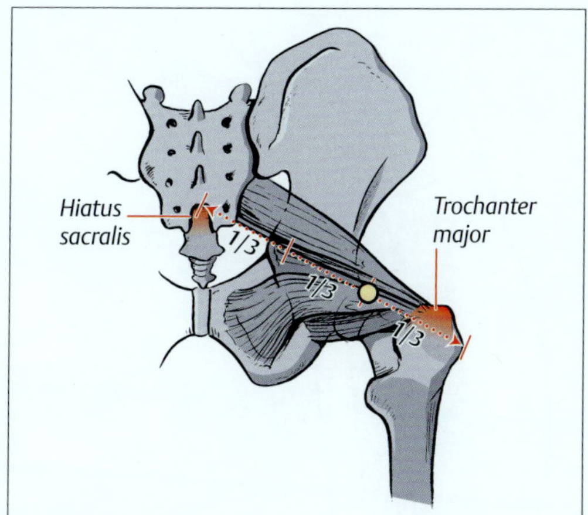


▶ **Abb. 4.23** Gb 30.

**Anatomische Leitstrukturen**

- Trochanter major, Hiatus sacralis
- myofaszialer Triggerpunkt im M. piriformis

**Lokalisation** laterale Seite der Hüfte auf der Verbindungslinie zwischen Trochanter major und dem Hiatus sacralis, zwischen äußerem und mittlerem Drittel

**Wirkrichtungen** schmerzhafte Funktionsstörungen der Lenden-Becken-Hüft-(LBH-)Region mit und ohne Ausstrahlung

## Gb 31

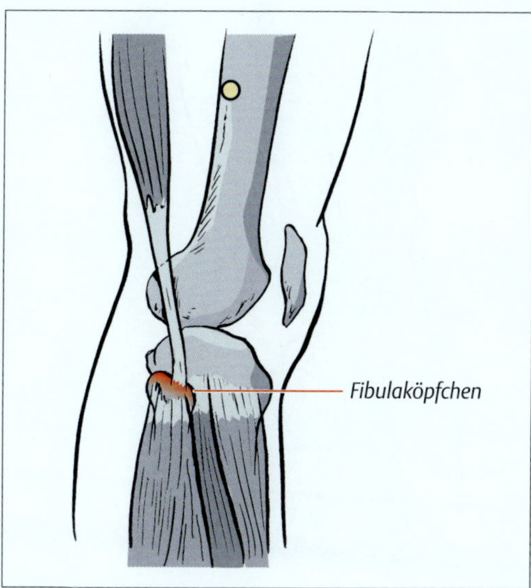


▶ **Abb. 4.24** Gb 31.

**Anatomische Leitstrukturen** Tractus iliotibialis

**Lokalisation** auf dem Tractus iliotibialis direkt unter der Mittelfingerkuppe bei angelegtem Arm und aufrechtem Stand

**Wirkrichtungen**

- schmerzhafte Funktionsstörungen der Lenden-Becken-Hüft-(LBH-)Region
- Lähmungen des Beines

## Gb 34

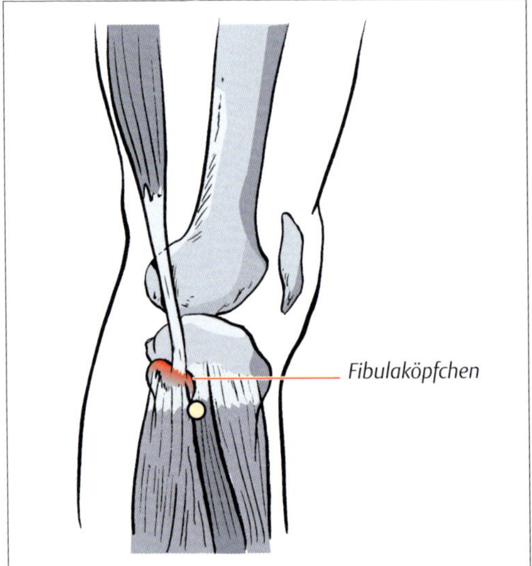


▶ **Abb. 4.25** Gb 34.

**Steuerungspunkte**

- Unterer einflussreicher Punkt Gallenblase
- Meisterpunkt der Sehnen

**Anatomische Leitstruktur** Fibulaköpfchen

**Lokalisation** in der Mulde vor und unter dem Fibulaköpfchen

**Wirkrichtungen**

- laterale Kopfschmerzen, Migräne
- Schmerzen und Spannungsgefühl in Thorax, Abdomen und Unterleib
- Schmerzen der Lenden-Becken-Hüft-Region mit Ausstrahlung ins Bein
- Funktionsstörungen der Beine mit Schmerzen oder Paresen

**Bedeutung in der TCM**

- unterstützt Sehnen und Gelenke
- reguliert Leber-Qi

## Gb 39

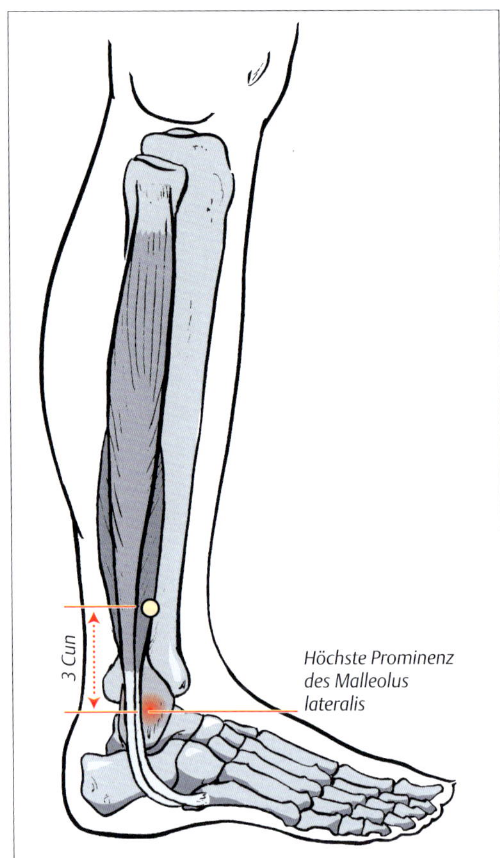


▶ **Abb. 4.26** Gb 39.

**Steuerungspunkt** Meisterpunkt des Marks

**Anatomische Leitstruktur** höchste Prominenz des Malleolus lateralis, Fibulavorderrand

**Lokalisation** 3 Cun über der höchsten Prominenz des Malleolus lateralis am vorderen Rand der Fibula

**Wirkrichtung**

- neurologische Funktionsstörungen (z. B. Restless Legs, periodische Beinbewegungen)
- schmerzhafte Funktionsstörungen:
  - der lateralen Beinregion
  - der HWS

**Bedeutung in der TCM**

- unterstützt die Essenz (Jing)
- nährt das Mark

## Gb 41

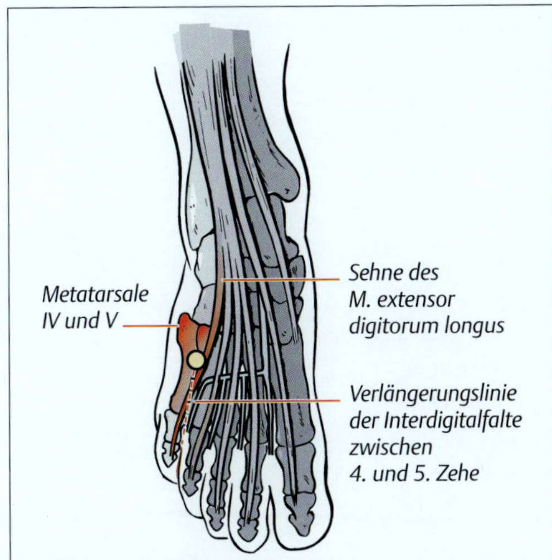


▸ **Abb. 4.27** Gb 41.

**Steuerungspunkt** Einschaltpunkt/Kardinalpunkt für die Außerordentliche Leitbahn Dai Mai (Gürtelgefäß

**Anatomische Leitstruktur** Metatarsale IV und V, Sehne des M. extensor digitorum longus

**Lokalisation** im Übergang Corpus – Basis Metatarsale IV und V lateral der Sehne des M. extensor digitorum longus, die zur Kleinzehe zieht, am Schnittpunkt dieser Sehne mit einer Verlängerungslinie der Interdigitalfalte zwischen 4. und 5. Zehe

### Wirkrichtungen

- laterale Kopfschmerzen, Migräne
- Lumboischialgie mit Ausstrahlung lateral bis zur Knöchelregion

### Bedeutung in der TCM

- reguliert den Leber-Qi-Fluss
- eliminiert Hitze-Nässe

### Wichtige Punktkombinationen

- Gb 41 + 3E 5: Migränetherapie (Fernpunkte der Shao-Yang-Achse des Schmerzortes)
- Gb 20 + Bl 60: schmerzhafte Funktionsstörungen im HWS-Bereich
- Gb 34 + Le 3 + LG 20: muskuläre Verspannungen/Dysbalancen bei emotionaler Spannungsgenese
- Gb 34 + Gb 24: reguliert schmerzhafte Verspannungen der lateralen Abdominalregion z. B. bei Postcholezystektomiesyndrom

| Fragen | Antworten |
|---|---|
| Welche Symptome zeigen Wind-Erkrankungen? | Wind-Erkrankungen zeigen die Symptome:<br>• plötzlich auftretend<br>• wandernd<br>• ziehend<br>von wechselndem Charakter |
| Welcher Punkt der Gallenblasen-Leitbahn im Kopfbereich weist mit seinem Punktnamen auf die Wirkung bei Wind-Erkrankungen hin? | Gb 20: Teich des Windes (Feng Chi). |
| Nennen Sie Beispiele von Wind-Erkrankungen. | • Kopfschmerzen wechselnder Symptomatik<br>• neurologische Funktionsstörungen<br>• Schwindel<br>• Allergien<br>• grippaler Infekt |
| Wo liegt Gb 20? Was bedeutet diese Lokalisation für die Wirkung dieses Punktes? | Im Bereich der oberen Kopfgelenke zwischen Okziput und Atlas in Nähe des Atlasquerfortsatzes.<br>Regulation von Funktionsstörungen im Bereich der oberen HWS, die mit Kopfschmerzen, Schwindel und gnathologischen (kiefergelenksbedingten) Störungen einhergehen. |
| Welcher Punkt der Gallenblasen-Leitbahn gilt als einer der häufigsten Triggerpunkte des M. trapezius, Pars descendens? Wo liegt er? | Gb 21: auf der Hälfte der Strecke zwischen Akromion und C7. |
| Es gibt nur drei (ventrale) Mu-Punkte, die auf der eigenen Leitbahn liegen. Um welche Punkte handelt es sich? Welcher davon liegt auf der Gallenblasen-Leitbahn? Welche Funktionen hat er? | • Lu 1, Gb 24, Le 14<br>• Gb 24<br>• Indikation: Funktionsstörungen der lateralen Abdominal- und Thorakalregion mit Spannungsgefühl und Blähungen. |
| Welcher Punkt der Gallenblasen-Leitbahn ist bei Funktionsstörungen der Lenden-Becken-Hüft-(LBH-)Region ein wichtiger myofaszialer Triggerpunkt? In welchem Muskel liegt er? | • Gb 30<br>• M. piriformis |
| Welche Steuerungspunktfunktion hat Gb 34? Welche Indikationen gibt es hierdurch? | • Meisterpunkt der Sehnen.<br>• Indikationen:<br>  • schmerzhafte Funktionsstörungen im Sehnen/Muskelbereich<br>  • muskuläre Dysbalancen<br>  • schmerzhafte Funktionsstörungen der lateralen Beinregion |
| Welche Steuerungspunktfunktion hat Gb 41? | Einschaltpunkt für Dai Mai (Außerordentliche Leitbahn). |
| Welcher Punkt der Gallenblasen-Leitbahn spielt bei Migräne als Fernpunkt der Shao-Yang-Achse eine wichtige Rolle? In Kombination mit welchem weiteren Fernpunkt wird er hierbei eingesetzt? | • Gb 41<br>• Gb 41 + 3E 5 |
| Welche Steuerungspunktfunktion hat Gb 39? Was bedeutet dies therapeutisch? | Meisterpunkt des Marks.<br>Therapeutisch kann er bei Funktionsstörungen des Marks (= Gehirnmark, Nervenmark, Knochenmark) eingesetzt werden, d. h. insbesondere bei neurologischen Krankheitsbildern mit Funktionsstörungen der Beine. |

### 4.1.4 Leber-Leitbahn

- Leitbahnverlauf
- Kopplungsverhältnisse
- Punkte: Le 2, Le 3, Le 8, Le 13, Le 14

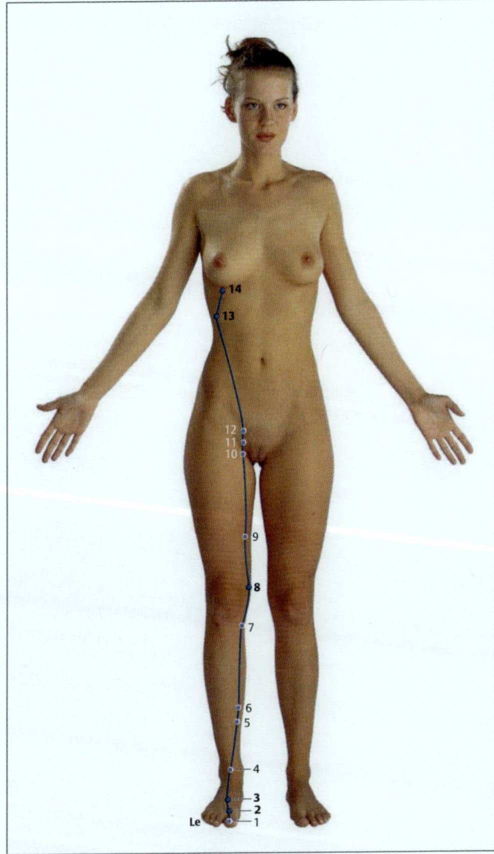


▶ Abb. 4.28 Die Leber-Leitbahn.

## Leitbahnverlauf, Steuerungspunkte

- Beginn: Nagelfalzwinkel der Großzehe fibularwärts
- Verlauf: zwischen Großzehe und zweiter Zehe zum Fußrücken, Unterschenkelinnenseite, Knieinnenseite, Oberschenkelinnenseite, Unterleib, Abdomen
- Ende: 6. ICR unterhalb Mamille in Mamillarlinie

**Steuerungspunkte der eigenen Leitbahn**

- Le 2: Ableitungspunkt/Sedierungspunkt
- Le 3: Yuan-Punkt
- Le 8: Auffüllungspunkt/Tonisierungspunkt
- Le 13: (ventraler) Mu-Punkt Milz, Meisterpunkt der Zang-Organe
- Le 14: (ventraler) Mu-Punkt Leber

**Steuerungspunkt der Leber, der auf einer anderen Leitbahn liegt** Bl 18: Rücken-Shu-Punkt der Leber

## Kopplungsverhältnisse

- mittlere Yin-Achse: Unten-oben-Kopplung: Leber – Perikard (Jue Yin)
- gekoppeltes Paar: Yin-Yang-Kopplung: Leber – Gallenblase

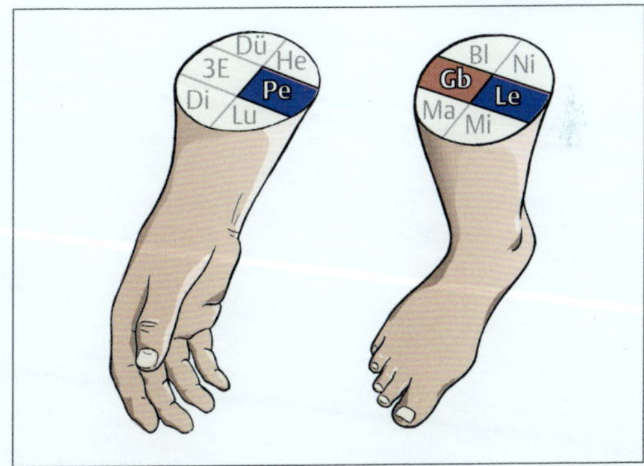


▶ Abb. 4.29 Kopplungsverhältnisse der Leber-Leitbahn.

| Fragen | Antworten |
|---|---|
| Wo verläuft die Leber-Leitbahn? | In der medialen Region von Unterschenkel, Knie und Oberschenkel zum Unterleib und zur Brust. |
| Wo beginnt die Leber-Leitbahn bzw. die Gallenblasen-Leitbahn? | Im Nagelfalzwinkel fibularwärts. |
| Welcher ist der Partner der Leber-Leitbahn für die unten-oben gekoppelte Achse? Wie heißt diese Achse mit chinesischem Namen? | • Perikard<br>• Jue-Yin-Achse |
| Welcher Punkt der Leber-Leitbahn ist der Yuan-Punkt oder Quellpunkt? | Le 3 |
| Welche beiden (ventralen) Mu-Punkte liegen auf der Leber-Leitbahn? | • Le 13: (ventraler) Mu-Punkt Milz.<br>• Le 14: (ventraler) Mu-Punkt Leber. |

## Le 2

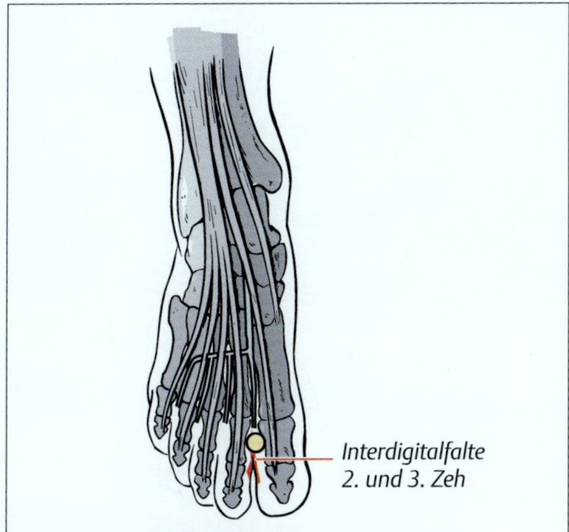


▶ **Abb. 4.30** Le 2.

**Steuerungspunkt** Ableitungspunkt/Sedierungspunkt

**Anatomische Leitstruktur** Interdigitalfalte zwischen der 1. und 2. Zehe

**Lokalisation** 0,5 Cun proximal des Endes der Interdigitalfalte zwischen der 1. und 2. Zehe

### Hauptindikationsbereiche

- laterale Kopfschmerzen, Migräne
- Funktionsstörungen des Auges

### Bedeutung in der TCM

- kühlt Hitze und leitet Feuer aus (bei akuten Fülle-Mustern)
- kühlt Blut-Hitze

## Le 3

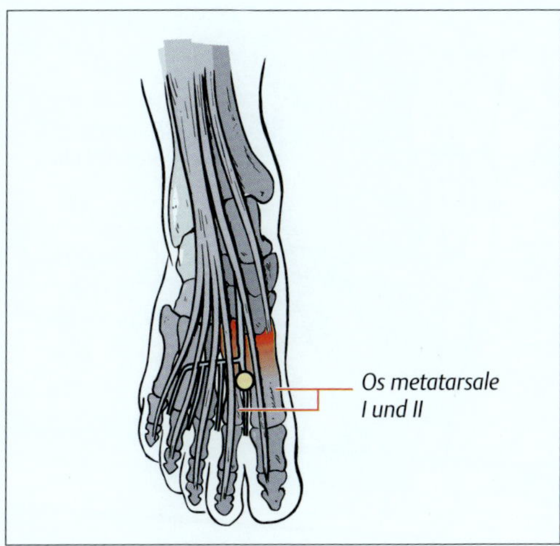


▶ **Abb. 4.31** Le 3.

**Steuerungspunkt** Yuan-Punkt

**Anatomische Leitstruktur** Os metatarsale I und II

**Lokalisation** im proximalen Winkel zwischen Os metatarsale I und II, wo Corpus und Basisbereiche beider Knochen sich nähern

### Hauptindikationsbereiche

- laterale Kopfschmerzen, Migräne
- Funktionsstörungen des Verdauungstrakts
- gynäkologische und urogenitale Erkrankungen
- psychosomatische Beschwerden mit Anspannung und Unruhe
- muskuläre Verspannungen, Muskelkrämpfe, spasmolytische Wirkung

### Bedeutung in der TCM

- reguliert Leber-Qi und Blut-Stagnation
- kühlt Hitze in Leber und Gallenblase
- beruhigt Shen

## Le 8

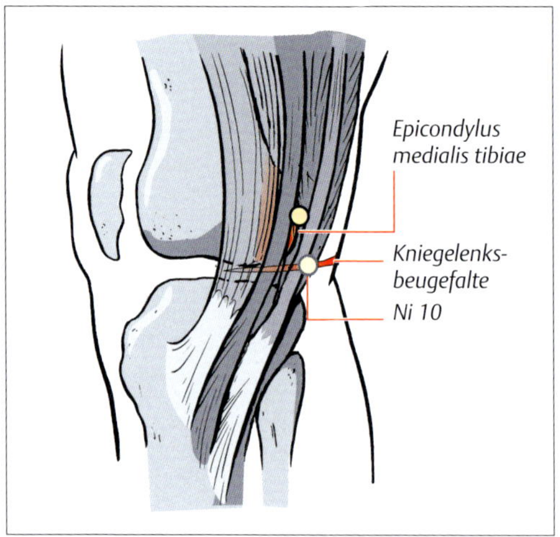


▸ **Abb. 4.32** Le 8.

**Steuerungspunkt** Auffüllungspunkt/Tonisierungspunkt

**Anatomische Leitstruktur** Kniegelenkbeugefalte, Epicondylus medialis tibiae

**Lokalisation** bei leicht gebeugtem Knie 1 Cun proximal des Endes der Kniegelenkbeugefalte zwischen den Sehnen des M. semitendinosus und M. semimembranosus

**Hauptindikationsbreiche**

- gynäkologische und urogenitale Erkrankungen
- schmerzhafte Funktionsstörungen von Leiste, Hüfte, Knie (innen), unterer Extremität (innen)

**Bedeutung in der TCM** bildet Blut (Xue)

## Le 13

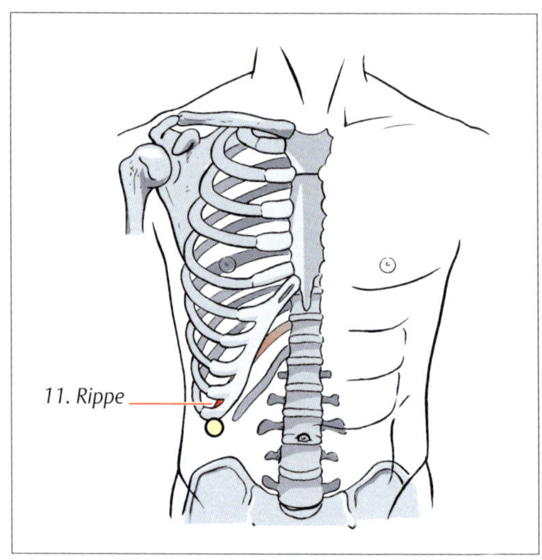


▸ **Abb. 4.33** Le 13.

**Steuerungspunkt** (ventraler) Mu-Punkt Milz, Meisterpunkt der Zang-Organe

**Anatomische Leitstruktur** 11. Rippe

**Lokalisation** am freien Ende der 11. Rippe, an der Lateralseite des Abdomens

**Hauptindikationsbereiche**

- schmerzhaftes Spannungsgefühl des lateralen Abdomens mit Blähungen
- Verdauungsstörungen mit weichen Stühlen oder Durchfall

**Bedeutung in der TCM** stärkt die Milz

## Le 14

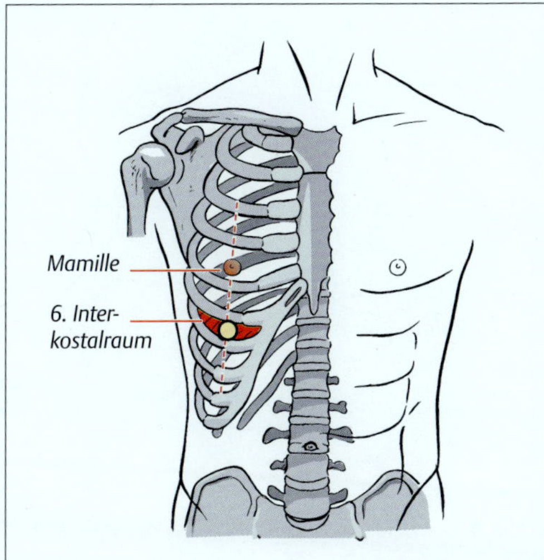


▸ **Abb. 4.34** Le 14.

**Steuerungspunkt** (ventraler) Mu-Punkt

**Anatomische Leitstruktur** 6. ICR, Mamille

**Lokalisation** 6. ICR unterhalb der Mamille

**Hauptindikationsbereiche** Aufstoßen, Übelkeit, Erbrechen mit Spannungsgefühl im Epigastrium

### 4.1.5 Extrapunkte

Lage und Funktion: Ex-KH 1, Ex-KH 3, Ex-KH 5, Ex-R 1, Ex-R 2, Ex-R 8, Ex-AH 7, Ex-AH 8, Ex-AH 9, Ex-BF 1, Ex-BF 5, Ex-BF 10, Ex-BF 11

## Ex-KH 1

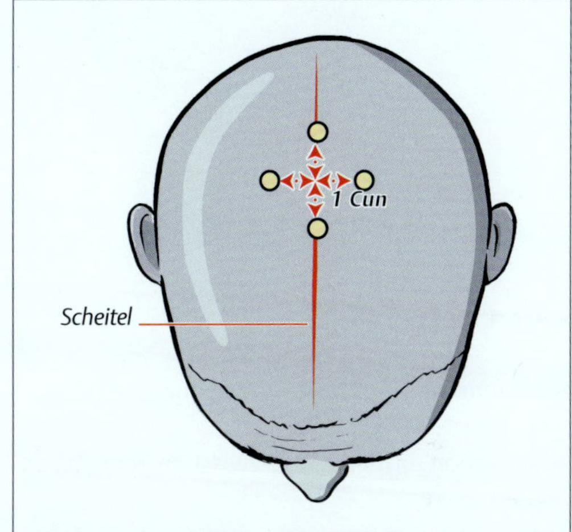


▸ **Abb. 4.35** Ex-KH 1.

**Anatomische Leitstruktur** Scheitel

**Lokalisation** Si Shen Cong setzt sich aus vier Punkten zusammen, die sich jeweils 1 Cun vor, hinter und neben LG 20 befinden

**Wirkrichtungen**

- Unruhezustände
- Kopfschmerzen jeglicher Lokalisation
- Schwindelzustände

## Ex-KH 3

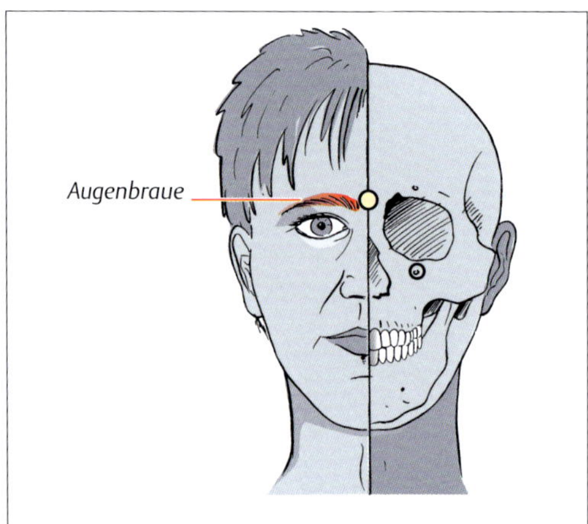


▶ **Abb. 4.36** Ex-KH 3.

**Anatomische Leitstruktur** Augenbrauen

**Lokalisation** in der Mitte zwischen den Augenbrauen

**Wirkrichtungen**

- Kopfschmerzen frontal und dorsal
- Erkrankungen der Augen, Nase und Nasennebenhöhlen

## Ex-KH 5

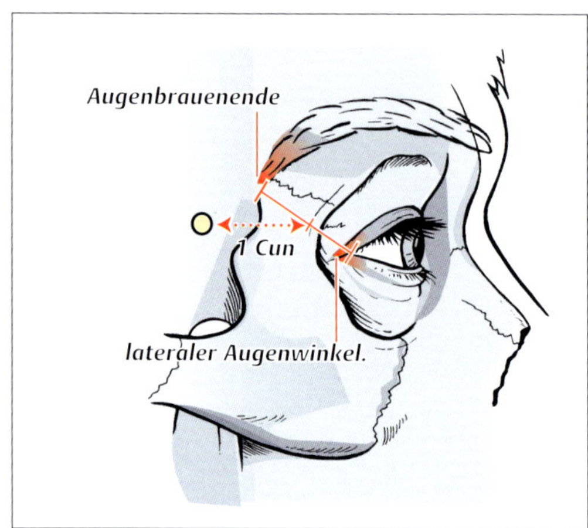


▶ **Abb. 4.37** Ex-KH 5.

**Anatomische Leitstruktur** Augenbrauenende, lateraler Augenwinkel

**Lokalisation** vom Mittelpunkt der Verbindungslinie Augenbrauenende – lateraler Augenwinkel etwa 1 Cun ohrwärts in einer Vertiefung

**Wirkrichtungen**

- Kopfschmerzen jeglicher Genese
- Funktionsstörungen der Augen

## Ex-R 1

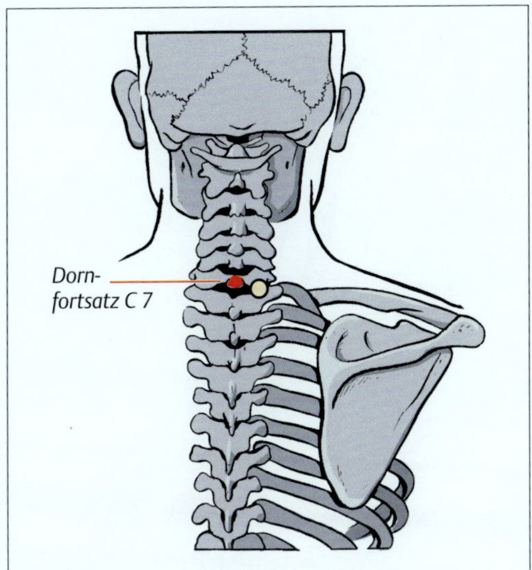


▶ **Abb. 4.38** Ex-R 1.

**Anatomische Leitstruktur** Dornfortsatz von C 7

**Lokalisation** 0,5 Cun lateral LG 14 (lateral der Spitze des Dornfortsatzes von C 7)

**Wirkrichtungen**

- Erkrankungen der Lunge
- schmerzhafte Funktionsstörungen der Schulter-Nacken-Region

## Ex-R 2

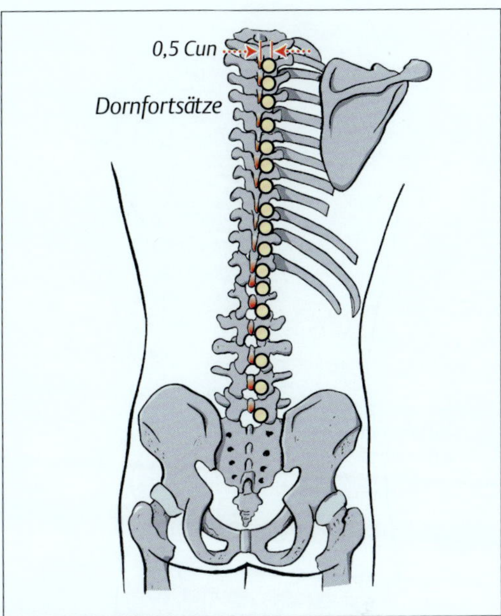


▶ **Abb. 4.39** Ex-R 2.

**Anatomische Leitstruktur** Spitze der Dornfortsätze

**Lokalisation** Es handelt sich um 17 Punkte auf jeder Seite der Wirbelsäule 0,5 Cun lateral der Spitze der Dornfortsätze von Th 1 bis L 5. Die Punkte liegen somit in gleicher Höhe wie die Punkte des inneren Astes des Blasenmeridians.

**Wirkrichtung** schmerzhafte Funktionsstörungen des Bewegungsapparats paravertebral

## Ex-R 8

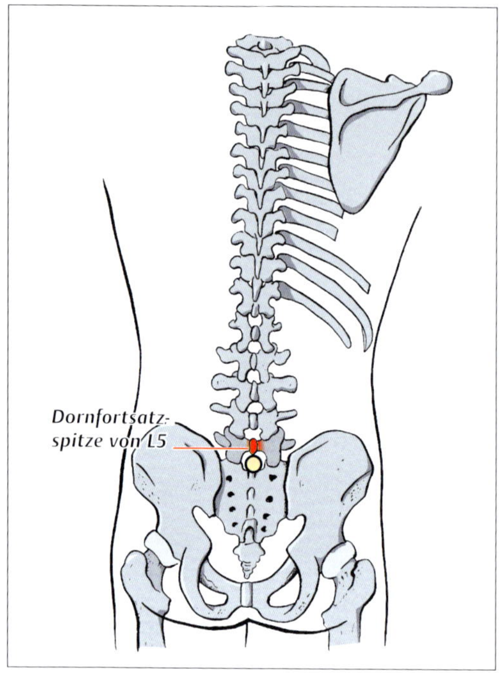


► Abb. 4.40 Ex-R 8.

**Anatomische Leitstruktur** Dornfortsatz L5

**Lokalisation** unterhalb der Dornfortsatzspitze von L5

**Wirkrichtungen** schmerzhafte Funktionsstörungen der Lumbosakralregion

## Ex-AH 7

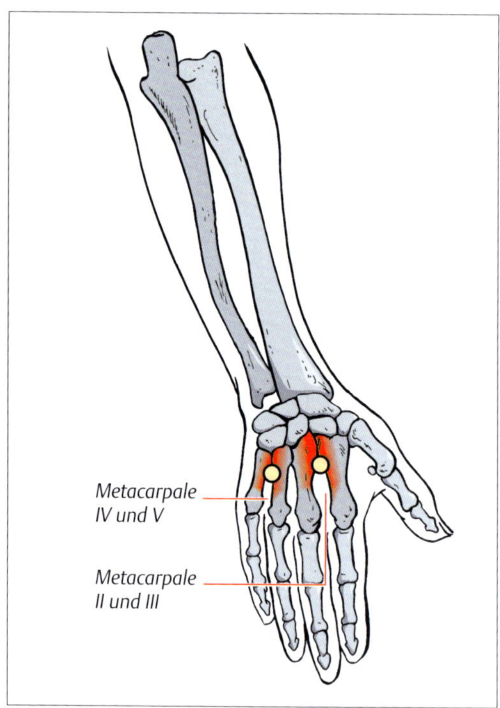


► Abb. 4.41 Ex-AH 7.

**Anatomische Leitstruktur** Metacarpale II und III, Metacarpale IV und V

**Lokalisation** zwei Punkte im Bereich der Annäherungstellen von Corpus und Basis von Metacarpale II und III und von Metacarpale IV und V

**Wirkrichtungen** akute schmerzhafte Funktionsstörungen der Lumbosakralregion

## Ex-AH 8

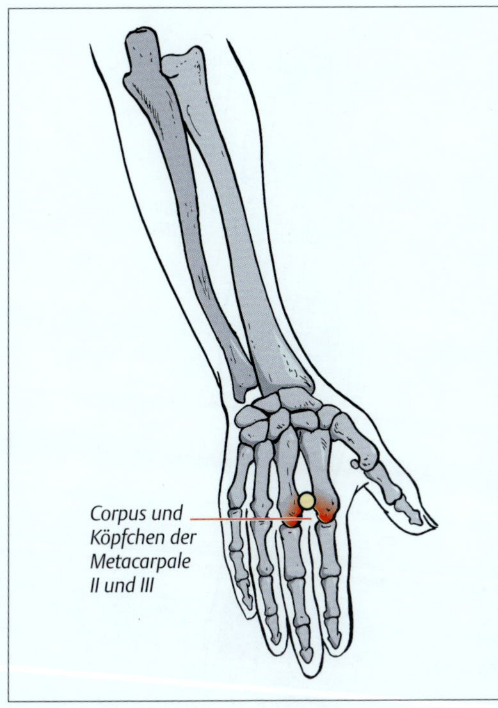


▶ **Abb. 4.42** Ex-AH 8.

**Anatomische Leitstruktur** Corpus und Köpfchen von Metacarpale II und III

**Lokalisation** Handrücken, im Annäherungsbereich zwischen Corpus und Köpfchen von Metacarpale II und III, etwa 0,5 Cun proximal der Metakarpophalangealgelenke II und III

**Wirkrichtungen** Schulter-Nacken-Schmerzen

## Ex-AH 9

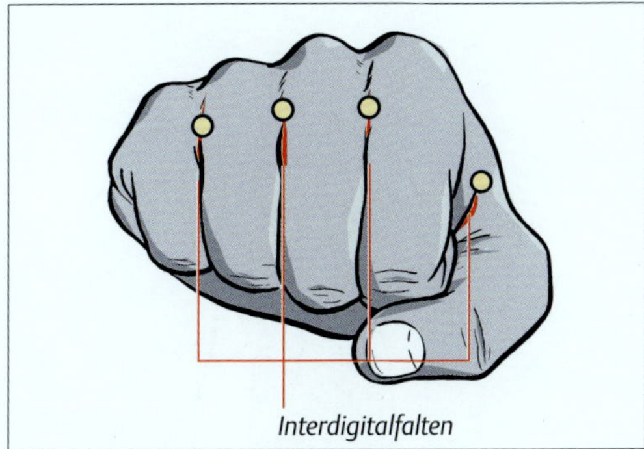


▶ **Abb. 4.43** Ex-AH 9.

**Anatomische Leitstruktur** Interdigitalfalten

**Lokalisation** vier Punkte auf jedem Handrücken: bei lockerer Fausthaltung finden sich diese Punkte proximal des Faltenendes zwischen den Fingern an der Grenze zwischem „rotem" und „weißem" Fleisch

**Wirkrichtungen**

- Funktionsstörungen der Finger und der Hand
- Schmerzen, Ödeme, Parästhesie

## Ex-BF 1

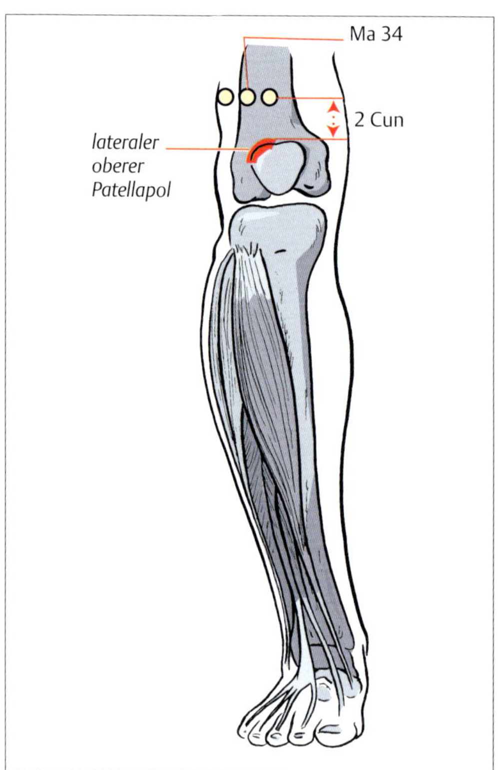


► **Abb. 4.44** Ex-BF 1.

**Anatomische Leitstruktur** lateraler oberer Patellapol

**Lokalisation** zwei Punkte jeweils 1,5 Cun medial und lateral Ma 34 im M. vastus lateralis

**Wirkrichtung** schmerzhafte Funktionsstörungen der Knieregion

Ex-BF 1 liegt in der Lokalisation von myofaszialen Triggerpunkten, die bei schmerzhaften Funktionsstörungen der Knieregion relevant sind.

## Ex-BF 5

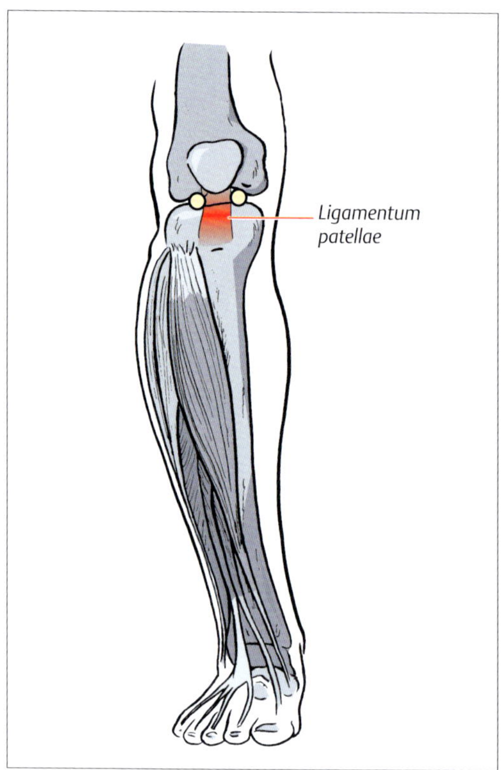


► **Abb. 4.45** Ex-BF 5.

**Anatomische Leitstruktur** Ligamentum patellae

**Lokalisation** zwei Punkte unterhalb der Patella rechts und links der Patellasehne

**Wirkrichtungen** Funktionsstörungen des Knies

**! Beachte**

**Vermeide Nadelung ins Kniegelenk!**

## Ex-BF 10

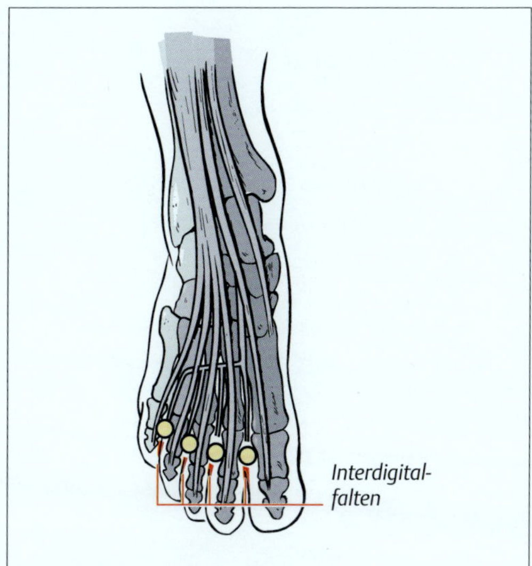


► **Abb. 4.46** Ex-BF 10.

**Anatomische Leitstruktur** Interdigitalfalten

**Lokalisation** vier Punkte auf dem Fußrücken proximal des Interdigitalfaltenendes am Übergang vom „roten" zum „weißen" Fleisch

**Wirkrichtungen** Funktionsstörungen der Zehen und des Fußes

## Ex-BF 11

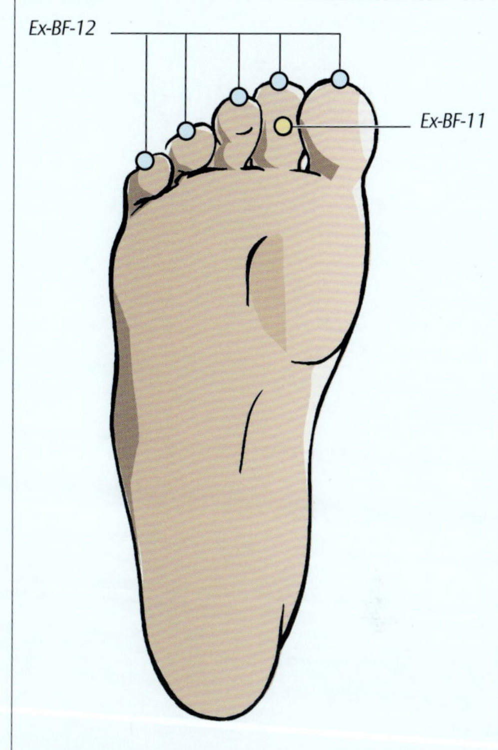


► **Abb. 4.47** Ex-BF 11.

**Anatomische Leitstruktur** distales Zehengelenk der 2. Zehe

**Lokalisation** fußsohlenseitig, Mitte des distalen Zehengelenkes der 2. Zehe

**Wirkrichtung** gynäkologische und geburtshilfliche Störungen

| Fragen | Antworten |
|---|---|
| Aus wie vielen Punkten besteht Ex-KH 1? In Beziehung zu welchem anderen Akupunkturpunkt liegen diese Punkte? | Ex-KH 1 besteht aus 4 Punkten. Diese liegen 1 Cun vor, hinter und seitlich von LG 20. |
| Bei welcher Indikation ist Ex-KH 5 (Tai Yang) ein wichtiger Akupressurpunkt? | Migräne |
| Was ist die Hauptindikation für Ex-KH 5 (Tai Yang)? | Kopfschmerzen jeglicher Genese. |
| Mit welchem weiteren dorsal gelegenen Punkt wird Ex-R 1 häufig bei Funktionsstörungen der Lunge wie Asthma bronchiale kombiniert? | Mit dem Rücken-Shu-Punkt der Lunge Bl 13. |
| Aus wie vielen Punkten besteht Ex-R 2? Wo liegen diese Punkte? Wie werden diese Punkte genadelt? Welche Leitstrukturen erreicht man bei tiefer Nadelung? | Ex-R 2 besteht aus 17 Punkten auf beiden Seiten der Wirbelsäule jeweils 0,5 Cun lateral der Dornfortsatzunterkante der 12 Brust- und der 5 Lendenwirbel.<br>Die Punkte werden in Bauchlage tief senkrecht genadelt.<br>Erreicht werden die Leitstrukturen der tiefen paravertebralen Muskulatur und der Facettengelenke. |
| In welcher anatomischen Region liegt Ex-R 8? | In der lumbosakralen Übergangsregion. |
| Aus wie vielen Punkten besteht Ex-AH 7? Welche Indikationen bestehen für diese Punkte? | • Aus zwei Punkten.<br>• Indikationen: akute schmerzhafte Funktionsstörungen der Lumbosakralregion. |
| Welcher Fernpunkt wirkt neben Dü 3 auf Schulter-Nacken-Schmerzen? Wo ist dieser Punkt lokalisiert? | • Ex-AH 8<br>• Lokalisation: Annäherungsstelle zwischen Corpus- und Köpfchen von Metacarpale II und III. |
| Aus wie vielen Punkten bestehen die Ba-Xie-Punkte (Ex-UE 9)? | Ba heißt 8, die Ba-Xie-Punkte setzen sich also aus 8 Punkten (an beiden Händen) zusammen. |
| Ex-BF 1 besteht aus zwei Punkten, die in Bezug zu einem dritten Punkt definiert sind. Beschreiben Sie die Lokalisation und nennen Sie die anatomische Leitstruktur mit Wirkbezügen. | Ex-BF 1 liegt jeweils 1,5 Cun lateral und medial von Ma 34. Er liegt im M. vastus lateralis am Ort von Triggerpunkten dieses Muskels, die bei Gonarthrose eine Rolle spielen. |
| In Beziehung zu welcher anatomischen Leitstruktur liegen die beiden Akupunkturpunkte Ex-BF 5? Welcher dieser Punkte ist ein Akupunkturpunkt der Magen-Leitbahn? Welche Indikationen gibt es für Ex-BF 5? | • Die beiden Ex-BF-5-Punkte liegen unter dem kaudalen Patellarpol rechts und links lateral der Patellarsehne in Höhe des Kniegelenkspalts.<br>• Der laterale Punkt entspricht Ma 35.<br>• Indikation: Gonarthrose. |
| Wie werden die 8 Punkte beider Füße, die funktionell und anatomisch den Ba-Xie-Punkten der Hände entsprechen, genannt? | Ba-Feng-Punkte (Ex-BF 10). |

# 5 – E – Ohrakupunktur

## 5.1 Mikrosystem, Somatotop

Der Begriff des Mikrosystems oder Somatotops leitet sich von Soma (griech.: Körper) und Topos (griech.: Ort) ab und bedeutet, dass sich der ganze Körper in einem Ort, nämlich dem Mikrosystem, projiziert. Über reagible Punkte dieser Mikrosysteme gelingt es, funktionsgestörte Körperareale des gesamten Körpers regulativ zu beeinflussen.

Die bekanntesten Mikrosysteme mit Funktionsbezügen zum gesamten Körper sind:

- Ohrakupunktur
- Schädelakupunktur
  - chinesisch
  - YNSA: neue Schädelakupunktur (Yamamoto)
- Handakupunktur (chinesisch)
- Mundakupunktur (Gleditsch)

Der Therapieerfolg ist bei der Somatotoptherapie eng korreliert mit der exakten Lokalisation des funktionsgestörten Maximalpunkts. Die *Very-Point-Technik nach Gleditsch* stellt eine manuelle Möglichkeit dar, innerhalb eines angegebenen Areals dessen Maximalpunkt als „Very Point“ exakt zu lokalisieren. Sie ist zur präzisen Punktlokalisation für alle Mikrosysteme geeignet.

(Zur Very-Point-Technik s. Ohrakupunktur, Punktlokalisationstechnik, Kap. 5.7)

| Fragen | Antworten |
|---|---|
| Was versteht man unter einem Somatotop oder Mikrosystem? | Der Begriff des Somatops leitet sich von den griechischen Begriffen Soma (Körper) und Topos (Ort) ab. Somatotope oder Mikrosysteme sind Repräsentationszonen des gesamten Körpers. |
| Welches sind die bekanntesten Somatotope oder Mikrosysteme? | • Ohrakupunktur<br>• Schädelakupunktur<br>  • chinesisch<br>  • YNSA: neue Schädelakupunktur (Yamamoto)<br>• Handakupunktur (chinesisch)<br>• Mundakupunktur (Gleditsch) |
| Wovon hängt der Therapiererfolg bei Nadelung eines Mikrosystems ab? | Von der exakten Lokalisation des funktionsgestörten Maximalpunkts. |
| Mit welcher Technik gelingt die exakte Punktlokalisation bei einem Mikrosystem besonders gut? | Mit der Very-Point-Technik nach Gleditsch. |

## 5.2 Geschichte, Schulen

Im Vergleich zur Körperakupunktur, die auf eine weit über 2000-jährige chinesische Tradition zurückgeht, handelt es sich bei der Ohrakupunktur um ein sehr junges Therapieverfahren. Die systematische Darstellung der Ohrakupunktur geht auf den französischen Arzt Dr. Paul Nogier zurück, der 1956 erstmalig verschiedene Projektionszonen im Bereich der Ohrmuschel beschrieb. In China findet sich erst 1959 der Begriff der Ohrakupunktur. Heute unterscheidet man im Wesentlichen drei verschiedene Schulen der Ohrakupunktur mit teilweise differenten Punktlokalisationen:

- Französisch-westliche Schule (Grundlagen: Nogier): Projektionszonen werden durch Funktionsbezüge mit Namen belegt.
- Chinesische Schule: Projektionspunkte werden (im Wesentlichen nach König und Wancura) als Maximalpunkte der Projektionszonen mit Nummern beziffert.
- Russische Schule (Grundlagen: Durinjan)

Im Folgenden werden Punkte entweder nach beiden Schulen aufgeführt, wobei die Bezeichnung der französisch-westlichen Schule an erster Stelle steht und die der chinesischen nach einem Schrägstrich mit Angabe der Nummer in Klammern folgt. Gibt es für einen Punkt keine Entsprechung in der anderen Schule, ist durch die zusätzliche Angabe der Nummer klar, dass es sich um die chinessiche Schule handelt bzw. bei Fehlen einer Nummer, dass der jeweilige Punkt auf die französisch-westliche Schule zurückgeht.

### 5.2.1 Französisch-westliche Schule

Im Ohr werden einzelne reflektorisch reagible Regionen als Projektionszonen von Körperregionen oder Organsystemen gesehen. Dabei gibt es zwischen den einzelnen Abschnitten fließende Übergänge. Die Wirbelsäule z.B. wird auf der gesamten Anthelix projiziert. Innerhalb der Projektionszonen gilt es den reagibelsten Maximalpunkt (*Punctum maximum* oder *Very Point* nach Gleditsch) aufzusuchen und zu nadeln.

### 5.2.2 Chinesische Schule

Im Ohr werden Projektionspunkte als Maximalpunkte der Projektionszonen differenziert, zwischen denen keine fließende Verbindung besteht. Die Wirbelsäulenabschnitte liegen zwar ebenso wie in der französisch-westlichen Schule auf der Anthelix, es werden jedoch vier Projektionspunkte als Maximalpunkte beschrieben. Auch hier ist das exakte Aufsuchen des Projektionspunkts Voraussetzung für den Therapieerfolg.

| Fragen | Antworten |
|---|---|
| Auf wen geht die systematische Darstellung der Ohrakupunktur zurück? | Auf den französischen Arzt Dr. Paul Nogier. |
| Welche drei verschiedenen Schulen der Ohrakupunktur gibt es mit teilweise divergierenden Lokalisationsangaben? | • französisch-westliche Schule<br>• chinesische Schule<br>• russische Schule |
| Welche wesentlichen Unterschiede bestehen zwischen der Ohrakupunktur der französisch-westlichen und der chinesischen Schule? | • französisch-westliche Schule: Differenzierung einzelner reflektorisch reagibler Regionen als Projektionszonen von Körperregionen oder Organsystemen mit fließenden Übergängen<br>• chinesische Schule: Differenzierung von Projektionspunkten ohne fließende Übergänge |

## 5.3 Wissenschaftliche Grundlagen, Innervation

Den Erklärungen bezüglich der Wirkungen der Ohrakupunktur liegt ein in sich geschlossenes Gedankenmodell zugrunde, dessen Kerngedanke das **Konzept des Somatotops** ist. Dieses Gedankenmodell ist für die therapeutische Praxis durchaus brauchbar, bedarf aber weiterhin einer kritischen Hinterfragung bezüglich wissenschaftlicher Bestätigung durch Studien.

Der Begriff des Somatotops setzt sich aus Soma (gr.: Körper) und Topos (gr.: Ort) zusammen und bedeutet, dass sich der ganze Körper in einem Ort, nämlich dem Ohr, projiziert. Gemäß dieser somatotopen Abbildung des Gesamtorganismus auf der Ohrmuschel gelingt es über reagible Ohrpunkte, funktionsgestörte Körperareale regulativ zu beeinflussen. Grundlage dieser funktionalen Zusammenhänge sind postulierte Modelle von:

- spezifischen Innervationsmustern des Ohres mit embryologisch determinierten Funktionsbezügen von Ohrarealen zu Körperarealen
- On-off-Phänomen der wirksamen Ohrareale
  - funktionsgestörte Körperareale führen zu aktivierten Ohrpunkten mit erhöhter Druckdolenz, veränderter Durchblutung, verändertem Hautwiderstand
  - Therapie erfolgt lediglich über aktivierte Ohrpunkte

Im Vergleich zu anderen Regionen des Körpers gibt es an der Ohrmuschel eine hohe nervale Innervationsdichte. Die Versorgung der Ohrmuschel erfolgt über vier verschiedene Nerven, die entwicklungsgeschichtlich postulierte Bezüge zu den drei Keimblättern der Embryonalzeit Mesoderm, Ektoderm und Entoderm haben. Dieses Gedankenkonstrukt ist die Grundlage des Erklärungs- und Lernmodells der Wirkbezüge von Ohrarealen auf bestimmte Körperareale, die im Rahmen der Punktkartographie der Ohrmuschel dargestellt werden.

▸ **Tab. 5.1** Innervation der Ohrmuschel in Beziehung zum embryologischen Gewebe.

| Innervation der Ohrmuschel | embryologisch postulierte Bezüge |
|---|---|
| N. auricularis magnus | Ektoderm (Entwicklung von Nervensystem, Haut, Sinnesepithel) |
| N. auriculotemporalis | Mesoderm (Entwicklung von Stütz- und Bewegungsapparat, Bindegewebe) |
| N. vagus – Ramus auricularis | Entoderm (Entwicklung der inneren Organe) |
| N. occipitals minor | Ektoderm |

| Fragen | Antworten |
|---|---|
| Auf welches Gedankenmodell werden die Wirkungen der Ohrakupunktur zurückgeführt? | Auf das Gedankenmodell des Somatotops. |
| Was ist gemeint, wenn man vom Ohr als Somatotop spricht? | Der Begriff des Somatops leitet sich von den griechischen Begriffen Soma (Körper) und Topos (Ort) ab und sieht das Ohr als Repräsentationszone des gesamten Körpers. |
| Was versteht man unter dem On-off-Modell der Ohrakupunktur? | Es wird postuliert, dass die Punkte im Ohr nur dann aktiviert und reagibel werden, wenn korrespondierende Körperareale funktionsgestört sind. |
| Worin liegt die Bedeutung des On-off-Modells der Ohrakupunktur? | Gemäß dieses Modells ist es möglich:<br>• über das Ohr Diagnostik zu betreiben<br>• durch Nadelung nur der aktivierten Punkte den Therapieeffekt zu optimieren |
| Was versteht man unter aktivierten Ohrpunkten? Wie nutzt man diese Veränderungen in der Praxis? | Diese Punkte zeigen eine im Verhältnis zur Umgebung veränderte Reagibilität gegenüber mechanischen und elektrischen Reizen.<br>In der Praxis zeigen die aktivierten Ohrpunkte:<br>• vermehrte Sensibilität<br>• erhöhte Blutungsbereitschaft<br>• erniedrigten elektrischen Hautwiderstand |
| Welche vier Nerven sind an der Ohrinnervation beteiligt? | • N. auricularis magnus<br>• N. auriculotemporalis<br>• N. vagus Ramus auricularis<br>• N. occipitals minor |
| Durch welches Gedankenmodell wird die Wirkbeziehung zwischen Ohr- und Körperarealen postuliert? | Durch das Modell gemeinsamer embryonaler Entwicklung entsprechender Regionen von Körper und Ohr aus den drei Keimblättern Entoderm, Mesoderm und Ektoderm. |

## 5.4 Anatomie

Bei aller Individualität von Ohrformen gibt es gewisse anatomische Basisstrukturen, die für die Lokalisation der Akupunkturpunkte relevant sind.

### Ohranatomie

- Lobulus
- Helix
  - Crus helicis (Helixwurzel)
  - Helix
  - Tuberculum Darwinii
- Anthelix
  - Crus anthelicis superius
  - Crus anthelicis inferius
- Tragus
- Antitragus
- Scapha
- Fossa triangularis
- Cavum conchae
  - Cavum conchae superius
  - Cavum conchae inferius
- Incisura supratragica
- Incisura intertragica

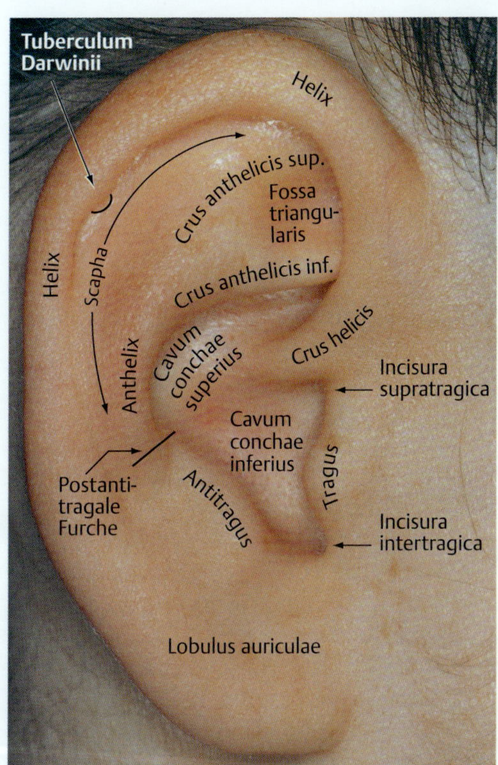


▸ **Abb. 5.1** Anatomie der Ohrmuschel.

## 5.5 Indikationen, Wirkrichtungen

Wie die Körperakupunktur wirkt Ohrakupunktur bei funktionellen Störungen. Die Indikationen sind somit denen der Körperakupunktur sehr ähnlich.

Es gibt allerdings einige Indikationen, bei denen der Ohrakupunktur gegenüber der Körperakupunktur der Vorrang zu geben ist.

Besonders geeignete Indikationen der Ohrakupunktur:

- akute schmerzhafte Funktionsstörungen des Bewegungsapparats
  - akute Lumbago, akute Lumboischialgie
  - akute Zervikobrachialgie
- akute Kopfschmerzen verschiedenster Genese
- akute Schmerzen traumatischer Genese
- Suchterkrankungen



| Fragen | Antworten |
|---|---|
| Welche anatomischen Strukturen der Ohrmuschel sind prominente Vorwölbungen? | • Helix mit Crus helicis, Helixkrempe und Tuberculum Darwinii<br>• Anthelix<br>  ◦ Crus anthelicis superius<br>  ◦ Crus anthelicis inferius<br>• Tragus<br>• Antitragus |
| Welche anatomischen Strukturen der Ohrmuschel sind Vertiefungen? | • Scapha<br>• Fossa triangularis<br>• Cavum conchae<br>  ◦ Cavum conchae superius<br>  ◦ Cavum conchae inferius |
| Welches sind besonders geeignete Indikationen für Ohrakupunktur? | • akute schmerzhafte Funktionsstörungen des Bewegungsapparats<br>• akute Kopfschmerzen verschiedenster Genese<br>• akute Schmerzen traumatischer Genese<br>• Suchterkrankungen |

## 5.6 Kontraindikationen, Nebenwirkungen

- relative Kontraindikationen
- lokale Kontraindikationen
- Nebenwirkungen, unerwünschte Wirkungen

Ähnlich wie in der Körperakupunktur gibt es keine absoluten Kontraindikationen.

In Abhängigkeit von Ausbildungsstand und ärztlicher Qualifikation ist bei der Therapie das Nutzen-Risiko-Verhältnis abzuwägen.

### 5.6.1 Relative Kontraindikationen

- Psychosen: Schizophrenien, endogene Depression
- ausgeprägte Schwächezustände des Patienten: Ohrakupunktur als Reiz- und Regulationstherapie erfordert zumindest ein Minimum an Regulationsfähigkeit
- während der Gravidität: Punkte des Ovars, des Uterus sowie der Genitalzone

### 5.6.2 Lokale Kontraindikationen

- Nadelung in Hautveränderungen (infizierte Hautareale, Naevi): Wähle Kontralateralnadelung!
- Nadelung in Punkte mit extremer Sensibilität: Verschlechterung des zu therapierenden Leidens durch Überreaktion

Keine Indikation für Ohrakupunkturtherapie besteht bei akut lebensbedrohlichen Erkrankungen. Die Gefahr der Zeitverzögerung ist (s. Kontraindikationen zur Körperakupunktur) zu groß.

### 5.6.3 Nebenwirkungen, unerwünschte Wirkungen

Ähnlich der Körperakupunktur kann die Ohrakupunktur überschießende Reaktionen auslösen, die vom Patienten in der Regel als unerwünscht empfunden werden.

- Erstverschlechterung (vorübergehende Verstärkung des zu behandelnden Leidens)
- vorübergehende stärkere Entspannung mit Müdigkeit und Beeinträchtigung der Reaktionsfähigkeit (Verkehrstauglichkeit)
- vorübergehende vegetative Reaktionen wie Übelkeit (bei Nadelung in der vagusinnervierten Zone um den Gehörgang), Schwitzen, Schwächegefühl oder Schlafstörungen
- vorübergehende nervale Irritation evtl. mit Schmerz an der Einstichstelle
- Infektionsgefahr ( insbesondere Gefahr bei Dauernadeln)

| Fragen | Antworten |
|---|---|
| In welche Zonen des Ohres sollte nicht genadelt werden? | In Zonen mit Hautveränderungen (infizierte Hautareale, Naevi). |
| Sollten sehr sensitive Ohrpunkte genadelt werden? | Nein, es könnte zur Verschlechterung des zu therapierenden Leidens durch Überreaktion kommen. |
| Welche relativen Kontraindikationen gelten für Ohrakupunktur? | • Psychosen: Schizophrenien, endogene Depression<br>• ausgeprägte Schwächezustände des Patienten<br>• während der Gravidität: Punkte des Ovars, des Uterus sowie der Genitalzone |
| Welche unerwünschten Reaktionen treten bei Ohrakupunktur auf? | • Erstverschlechterung<br>• vorübergehende stärkere Entspannung<br>• vorübergehende vegetative Reaktionen<br>• vorübergehende nervale Irritation<br>• Infektionsgefahr (Dauernadeln) |

## 5.7 Punktlokalisationstechniken

- Lokalisation der Ohrakupunkturpunkte
- Stichtechnik, Nadelmaterial
- Organisation der Behandlungen

Gemäß dem Modell des On-off-Prizips der Ohrakupunkturpunkte (s. wissenschaftliche Erklärungsmodelle der Ohrakupunktur, S. 171) werden zur Therapie reaktive Ohrpunkte genadelt. Die Punktangaben der verschiedenen Akupunkturschulen beziehen sich auf Punktareale mit den hier zu lokalisierenden Maximalpunkten i.S. des aktivierten Reaktionspunktes.

Die Very-Point-Technik nach Gleditsch stellt eine manuelle Möglichkeit dar, innerhalb eines angegebenen Areals diesen Maximalpunkt exakt zu finden. Als Very Point wird der maximale Irritationspunkt im reflektorisch funktionsgestörten Ohrareal bezeichnet. Zur Punktlokalisation wird die kurze flexible Ohrnadel tangential in einem Winkel von 30–45 ° mit feinschlägigem lockerem Klopfen über das postulierte Irritationsareal geführt. Die Hand des Therapeuten muss hierzu abgestützt sein, d. h., die Handkante wird aufgelegt.

### 5.7.1 Lokalisation der Ohrakupunkturpunkte

- manuell:
  - Akupunkturnadel: Nadelschaft, Nadelspitze (verlangt Erfahrung)
  - Hilfsgerät (z. B. Ohrstopfer)
- elektrisch: Punktsuchstift

Beim manuellen Aufsuchen des Ohrakupunkturpunkts besteht das „Ja-Signal“ bei korrekter Punktlokalisation in:

- vermehrter Sensibilität des Punktes
- schnellem, kurzem Lidschlag des Patienten
- punktueller minimaler Blutung

Beim Aufsuchen des Ohrakupunkturpunkts mit einem Punktsuchstift besteht das „Ja-Signal“ in

- Signalton,
- optischer Anzeige (Leuchten)

des Punktes als Ort des geringsten Hautwiderstands.

Die Punktlokalisationsmöglichkeit wird durch Störfaktoren (Störherde) beeinflusst. Störfaktoren machen die Akupunkturpunkte sowohl hyperreagibel als auch hyporeagibel.

### 5.7.2 Stichtechnik, Nadelmaterial

Die Ohrnadel wird oberflächlich im Ohrknorpel platziert. Das Knorpelgewebe des Ohres ist bradytrophes Gewebe, bei Nadelung in dieses Gewebe ist mit einer erhöhten Infektionsgefahr zu rechnen. Die Nadelung sollte deshalb knorpelschonend durchgeführt werden. Einige Akupunkturschulen lehnen eine Nadelung mit Dauernadeln wegen erhöhter Infektionsgefahr (Perichondritis) ab.

Das Nadelmaterial ist ähnlich wie bei der Körperakupunktur schulenabhängig (Stahl, Gold- und Silbernadeln). Zur Ohrakupunktur werden kurze Nadeln (meist 15 mm) eines geringen Nadeldurchmessers (meist 0,2 mm) gewählt.

Diskussionen über die Lokalisation des genadelten Ohres (homo- oder kontralateral zum Schmerzort, Bevorzugung des Ohres der dominanten Körperhälfte, Händigkeit des Patienten, möglicherweise mit Umerziehung zum Rechtshänder) werden in den einzelnen Akupunkturschulen different geführt.

Ein pragmatisch-effektives Konzept stellt die Nadelung der Seite der vermehrten Reagibilität dar. Vorsicht ist hier allerdings bei extremer Überempfindlichkeit eines Ohres geboten.

Durchschnittlich werden pro Ohr 5 Nadeln gesetzt, das zweite Ohr kann in die Therapie mit eingebunden werden.

### 5.7.3 Organisation der Behandlungen

Ähnlich wie bei der Körperakupunktur werden akute Krankheitsbilder mit kleinen Therapieintervallen (bis mehrmals täglich) bis zur deutlichen Beschwerdebesserung behandelt. Chronische Krankheitsbilder bedürfen meist einer Anzahl von 10 bis 15 Sitzungen, die ein- oder zweimal pro Woche erfolgen. Die Nadelverweildauer liegt durchschnittlich bei 25 Minuten.

| Fragen | Antworten |
|---|---|
| Mit welcher Technik gelingt die exakte Punktlokalisation bei der Ohrakupunktur besonders gut? | Mit der Very-Point-Technik nach Gleditsch. |
| Skizzieren Sie die Durchführung der Very-Point-Technik nach Gleditsch. | Die kurze flexible Ohrnadel wird tangential in einem Winkel von 30–45 ° mit feinschlägigem, lockerem Klopfen über das vermutete Irritationsareal geführt. Die Hand des Therapeuten muss abgestützt sein (Handkante wird aufgelegt). |
| Nennen Sie die üblichen Maße einer Ohrnadel. | • Länge: 15 mm<br>• Durchmesser: 0,2 mm |
| Welche zwei differenten Möglichkeiten gibt es beim Aufsuchen der Ohrakupunkturpunkte? | • mechanisch<br>• elektrisch |
| Nennen Sie drei Orientierungs-möglichkeiten beim mechanischen Aufsuchen des Ohrakupunkturpunkts mit der Akupunkturnadel oder mit einem Hilfsgerät (z. B. Kugelstopfer). | • vermehrte Sensibilität des Punktes<br>• Lidzeichen (schneller kurzer Lidschlag des Patienten)<br>• Blutung (punktuell, minimal) |
| Wie viele Sitzungen Ohrakupunktur werden bei akuten und bei chronischen Funktionsstörungen im Durchschnitt in welchen Intervallen geplant? | • akute Funktionsstörungen:<br>  • Therapieintervalle kurz (eventuell mehrmals täglich)<br>  • Therapie bis zur deutlichen Beschwerdebesserung<br>• chronische Funktionsstörungen:<br>  • Therapieintervalle länger (1–2-mal wöchentlich)<br>  • 10–15 Therapien |
| Welche Faktoren haben auf die Wahl der Seite des genadelten Ohres Einfluss? | • Akupunkturschule<br>• schmerzhafte Körperseite<br>• Händigkeit des Patienten (mit möglicher Umerziehung) |
| Welches pragmatisch-effektive Konzept besteht für die Wahl der Seite des zu nadelndes Ohres? | Genadelt wird das Ohr, das eine vermehrte Sensitivität zeigt (Vorsicht bei extremer Überempfindlichkeit eines Ohres). |

5.8
# Projektionszonen und Projektionspunkte

## 5.8.1 Stütz- und Bewegungssystem

- Wirbelsäule
- Wirbelsäule im Querschnitt
- untere Extremität
- obere Extremität
- innere Organe
- Lobulus
- Tragus
- Incisura intertragica, Incisura supratragica
- Antitragus
- postantitragale Furche
- Fossa triangularis
- Helix
- Shen Men (55)
- Vegetativum I (51)

Bei der Ohrakupunktur wird ein Maximalpunkt genadelt, in das sich die funktionsgestörte Region des Körpers projiziert. Während die französisch-westliche Schule diesen Maximalpunkt innerhalb von Projektionszonen bestimmter Körperregionen oder Organsystemen mit fließenden Übergängen differenziert, werden in der chinesischen Schule Projektionspunkte (ohne fließende Übergänge) beschrieben. Die folgenden Lokalisationsangaben stellen jeweils die Angaben der französisch-westlichen Schule denen der chinesischen Schule gegenüber.

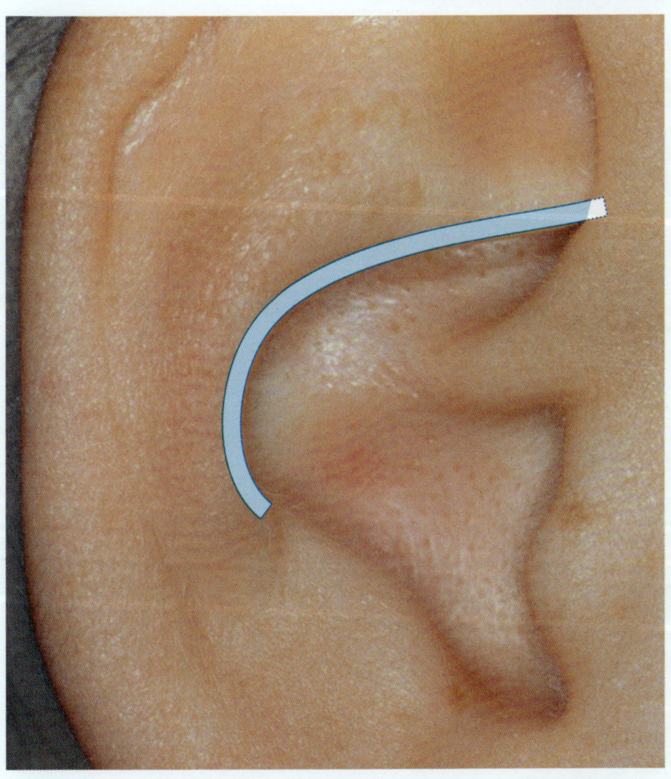

▶ **Abb. 5.2** Projektion der Wirbelsäule (französisch-westliche und chinesische Schule).

▶ **Tab. 5.2** Anthelix als Ort der Projektionszonen/Projektionspunkte des Stütz- und Bewegungssystems.

| Projektionsareal | Lokalisation auf dem Ohr (franz.-westl.) | Lokalisation auf dem Ohr (chin.) |
|---|---|---|
| Wirbelsäule gesamt | Anthelix, Crus anthelics inferius | Anthelix, Crus anthelics inferius |
| untere Extremität | Fossa triangularis | Crus anthelicis superius |
| obere Extremität | Scapha | Scapha |

## Projektionszonen/Projektionspunkte der Wirbelsäule

Anthelix und Crus anthelicis inferius werden sowohl nach französisch-westlicher (► Tab. 5.3) als auch nach chinesischer Schule (► Tab. 5.4) als Projektionsareale der Wirbelsäule gesehen.

Die Indikationen der Projektionspunkte ergeben sich aus der Namensgebung.

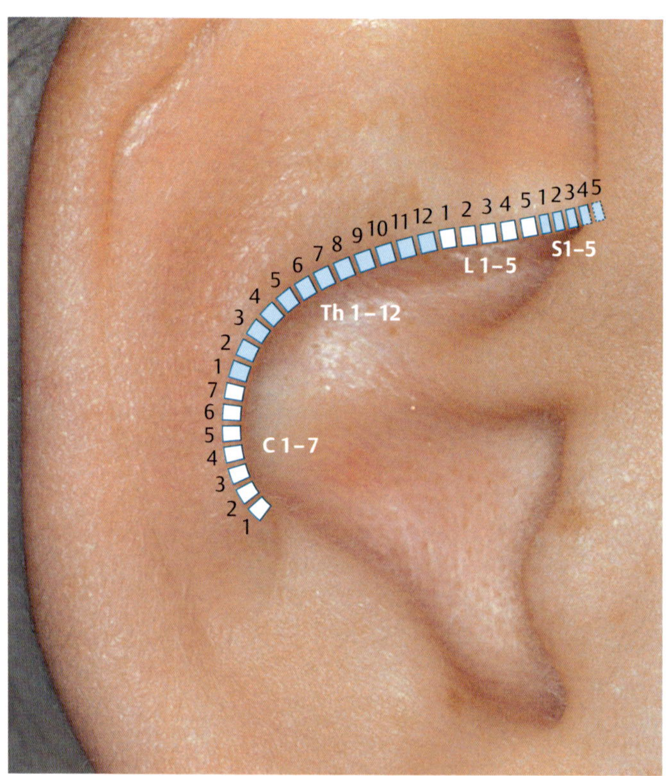


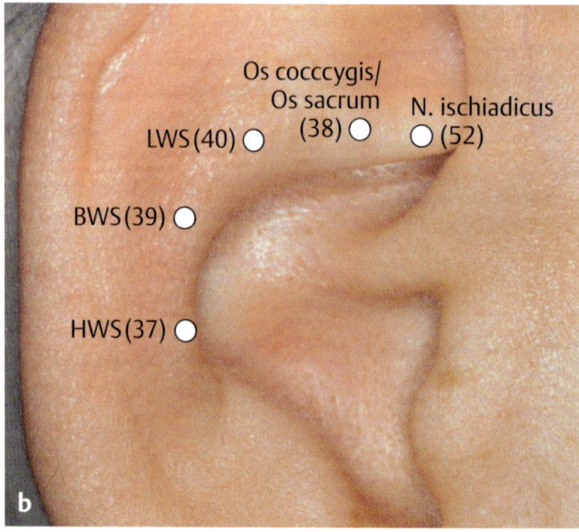


► Abb. 5.3 a, b Projektionszonen der Wirbelsäule (französisch-westliche Schule) (a). Projektionspunkte der Wirbelsäule (chinesische Schule) (b).

► **Tab. 5.3** Projektionszonen der Wirbelsäule: französisch-westliche Schule.

| Projektionszonen | Lokalisation auf dem Ohr |
|---|---|
| Übergang C 0/C 1 | Übergang Antitragus – Anthelix |
| Übergang C 7/Th 1 | Schnittpunkt der gedachten Verlängerung des Oberrands der Helixwurzel mit Anthelix |
| Übergang Th 12/L 1 | Schnittpunkt einer senkrechten Linie der Spitze der Fossa triangularis auf den Beginn des Crus anthelicis inferius |
| Übergang L 5/S 1 | etwa in Mitte des gesamten Crus anthelicis inferius (ca. die Hälfte wird von Helixkrempe verdeckt) |

► **Tab. 5.4** Projektionspunkte der Wirbelsäule: chinesische Schule.

| Projektionspunkte | Lokalisation auf dem Ohr |
|---|---|
| HWS (37) | im kaudalen Viertel der Anthelix |
| BWS (39) | in der Mitte der Anthelix |
| LWS (40) | im kranialen Drittel der Anthelix |
| Os coccygis/Os sacrum (38) | auf dem Crus anthelicis inferius etwa in Höhe der Aufgabelungsstelle von diesem mit dem Crus anthelicis superius. |
| N. ischiadicus (52) | etwa in der Mitte des Crus anthelicis inferius |

## Wirbelsäule im Querschnitt

Die französisch-westliche Schule beschreibt neben der Differenzierung einzelner Wirbelsäulenabschnitte in ihrer Vertikalausdehnung auf der Anthelix auch eine solche in der Horizontalebene (► **Abb. 5.4**, ► **Tab. 5.5**). In dieser Querschnittsebene werden neben den Strukturen des Bewegungsapparats alle Strukturen dargestellt, die von einem Spinalnerven innerviert werden und die zu den segmentalen Bezügen gehören. (s. S. 12)

Auf der Anthelix ergeben sich je nach Querschnittslokalisation im HWS-, BWS- und LWS-Bereich verschiedene Reliefs. Der Maximalwölbungsgrad dieser Querschnittsreliefs stellt die Projektionszone der Wirbelkörper dar, zur Scapha hin schließen sich die segmentalen Projektionszonen der paravertebralen Muskeln und Bänder an. Der zur Koncha hin abfallende Anthelixschenkel beinhaltet Projektionsareale der Bandscheiben, direkt am Konchaübergang liegt die Zone des paravertebralen sympathischen Systems gefolgt von der Zone der Steuerungspunkte der endokrinen Drüsen.

Als Steuerungspunkt der endokrinen Drüsen spielt in Höhe von Th 1/Th 2 die Zone des **Thymus** eine Rolle. Sie wird bei Störungen des Immunsystems in Kombination mit dem Allergiepunkt 78 eingesetzt.

**Behandlungsstrahl zur Segmenttherapie** Die über den gemeinsamen Spinalnerven regulatorisch miteinander verschalteten Anteile eines Bewegungssegments einschließlich der segmental zugehörigen Organparenchymanteile bilden sich auf dem Behandlungsstrahl ab. Dieser läuft durch den Nullpunkt über Anthelix und Scapha zum Helixrand (► **Abb. 5.5**).

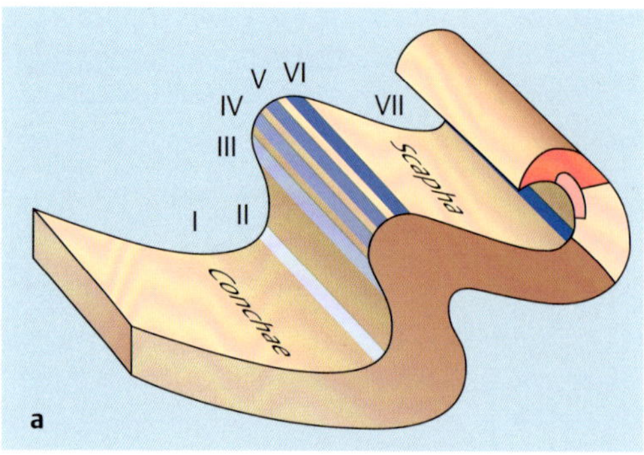


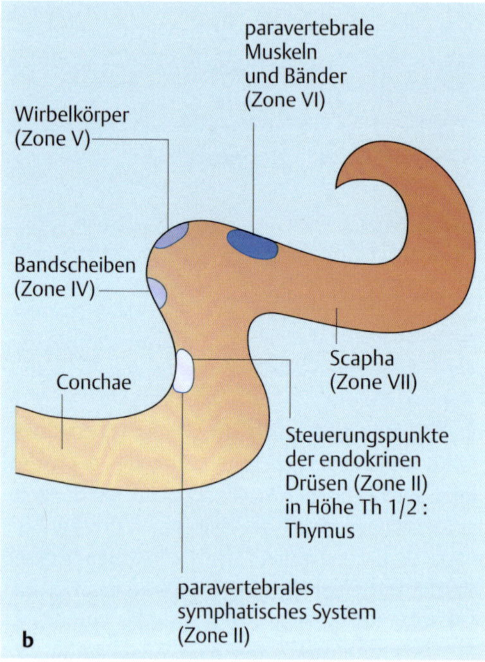


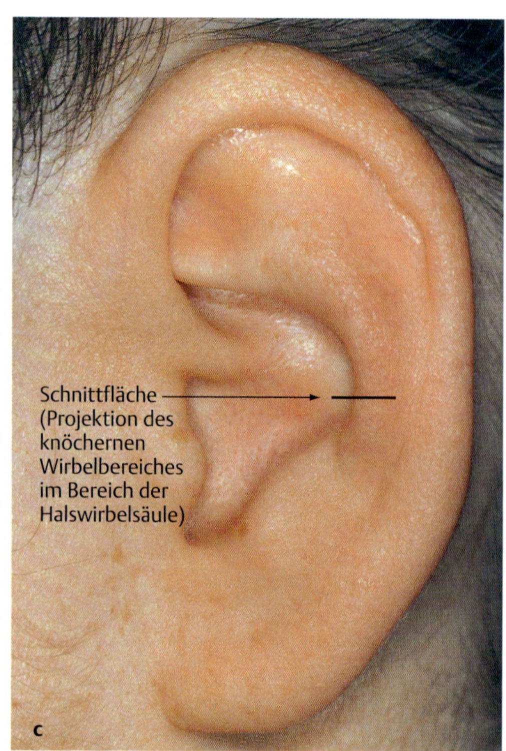


▸ **Abb. 5.4 a–c** Horizontalschnitt durch die Anthrelix im Bereich der HWS.

▸ **Tab. 5.5** Querschnitt der Anthelix: therapeutisch relevante Strukturen.

| Segmentale Projektionszonen | Anthelix: Querschnittszone |
|---|---|
| paravertebrale Muskeln und Bänder | Zone VI nach Nogier |
| Wirbelkörper | Zone V nach Nogier |
| Bandscheiben | Zone IV nach Nogier |
| Steuerungspunkte der endokrinen Drüsen insbesondere Thymus in Höhe Th 1/Th 2 | Zone III nach Nogier |
| Organparenchym | Zone I nach Nogier |

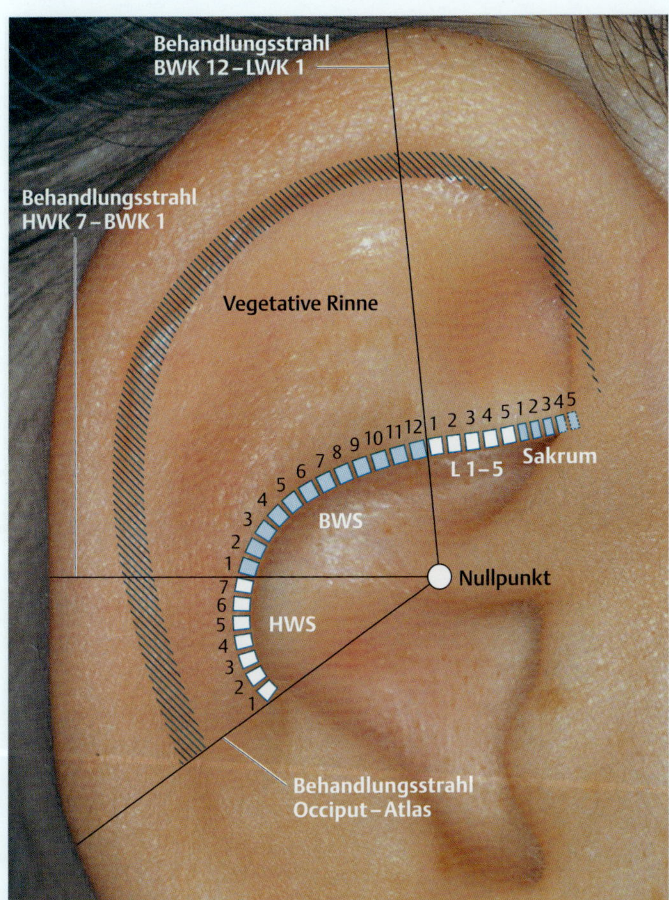


► **Abb. 5.5** Die Projektion des Behandlungsstrahls im Bereich C 0/1, C 7/Th 1, Th 12/L 1.

| Fragen | Antworten |
|---|---|
| Sowohl in der französisch-westlichen als auch in der chinesischen Schule werden die Projektionsareale der Wirbelsäule auf der Anthelix lokalisiert. Nennen Sie Unterschiede der Lokalisation zwischen beiden Schulen. | • französisch-westliche Schule:<br>  • Die Projektion beinhaltet fließend ineinander übergehende funktionell zusammenhängende Regionen.<br>  • Neben einer Vertikalorientierung ist innerhalb eines Wirbelsäulensegments auch eine Horizontalorientierung möglich mit Differenzierung der verschiedenen durch einen Spinalnerven innervierten Abschnitte des Bewegungsapparats.<br>• chinesische Schule:<br>  • Die Projektion beinhaltet einzelne Maximalpunkte ohne fließende Übergänge. |
| In der französisch-westlichen Schule werden bei einem Horizontalschnitt durch Nullpunkt, Koncha, Antitragus und Scapha verschiedene Anteile eines Bewegungssegments unterschieden. Nennen Sie diese Anteile von der Koncha zur Scapha. | • Koncha: Organparenchym<br>• unmittelbare Nähe der abfallenden Anthelix zur Koncha: paravertebrales sympathisches System<br>• Mitte der abfallenden Helix: nervale Steuerungspunkte der endokrinen Drüsen<br>• abfallender Anthelixschenkel direkt nahe dem höchsten Grad: Bandscheiben<br>• höchster Grad der Anthelix: Zone der Wirbelkörper<br>• Scapha: Zone der paravertebralen Muskeln und Bänder |
| Wo liegt auf der Anthelix gemäß französisch-westlicher Schule die Übergangszone C 0/C 1? | Am Übergang von Anthelix und Antitragus. |
| Wo liegen auf der Anthelix gemäß französisch-westlicher Schule die Übergangszonen C 7/Th 1, Th 12/L 1 und L 5/S 1? | • C 7/Th 1: Schnittpunkt der gedachten Verlängerung des Oberrands der Helixwurzel mit der Anthelix.<br>• Th 12/L 1: Schnittpunkt einer senkrechten Linie der Spitze der Fossa triangularis auf den Beginn des Crus anthelicis inferius.<br>• L 5/S 1: etwa in Mitte des gesamten Crus anthelicis inferius (ca. die Hälfte wird von Helixkrempe verdeckt). |
| Welche Anthelixregion ist bei akuter Lumbago/akuter Lumboischialgie bezüglich vermehrter Sensitivität zu untersuchen? Wo liegt diese Region? | • Die Region des N. ischiadicus (52).<br>• Etwa in der Mitte des Crus anthelicis inferius. |
| In Höhe welches Thorakalsegments kommt auf der Anthelix der Thymuspunkt gemäß französisch-westlicher Schule zu liegen? | In Höhe Th 1/Th 2 in der Mitte des aus der Koncha aufsteigenden Anthelixareals. |
| Nennen Sie Indikationen für den Thymuspunkt. In Kombination mit welchem weiteren Ohrpunkt wird er oft eingesetzt? | • Indikation: Störungen des Immunsystems.<br>• Kombination mit Allergiepunkt (78). |
| Was versteht man unter dem Behandlungsstrahl (französisch-westliche Schule)? | Eine gedachte Orientierungslinie vom Nullpunkt zum sensitiven Anthelixmaximalpunkt. |
| Welche Strukturen bilden sich auf einem Behandlungsstrahl ab? | Sämtliche durch einen Spinalnerv innervierte Strukturen eines Segments:<br>• paravertebrale Muskeln und Bänder<br>• Wirbelkörper<br>• Bandscheiben<br>• Steuerungspunkte der endokrinen Drüsen<br>• paravertebrales sympathisches System<br>• Organparenchym |

## Untere Extremität

Nach französisch-westlicher Schule (▶ **Abb. 5.6**, ▶ **Tab. 5.6**) liegen die Projektionszonen der unteren Extremität im Bereich der Fossa triangularis, nach chinesischer Schule (▶ **Abb. 5.7**, ▶ **Tab. 5.7**) werden diese im Bereich des Crus anthelicis superius beschrieben. Die Indikationen der Projektionspunkte zeigen sich in der Namensgebung.

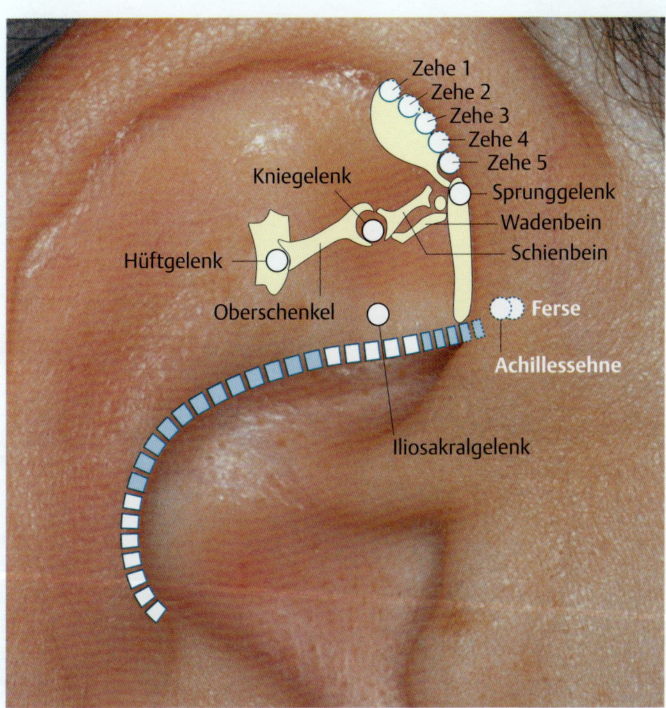


▶ **Abb. 5.6** Projektionszonen in der unteren Extremität in der Fossa triangularis (französisch-westliche Schule).

▶ **Tab. 5.6** Projektionszonen der unteren Extremität (französisch-westliche Schule).

| Projektionszonen | Lokalisation am Ohr |
|---|---|
| Kniegelenk | Mitte der Fossa triangularis |
| Hüftgelenk | etwas kranial der Vereinigungsstelle von Crus anthelicis superius und Crus anthelicis inferius auf dem Crus anthelicis superius |
| Sprunggelenk | etwas kranial der Verlängerung einer horizontalen Linie vom Kniegelenk zur Helixkrempe, unmittelbar vor der Helixkrempe |
| Zehen | 5. Zehe beginnt leicht kranial des Sprunggelenks, die übrigen vier Zehen folgen nach kranial bis fast zum Beginn des Crus anthelicis superius, teilweise liegen die Zehen unter der Helixkrempe |
| Ferse | unter der Helixkrempe auf dem Crus anthelicis inferius |

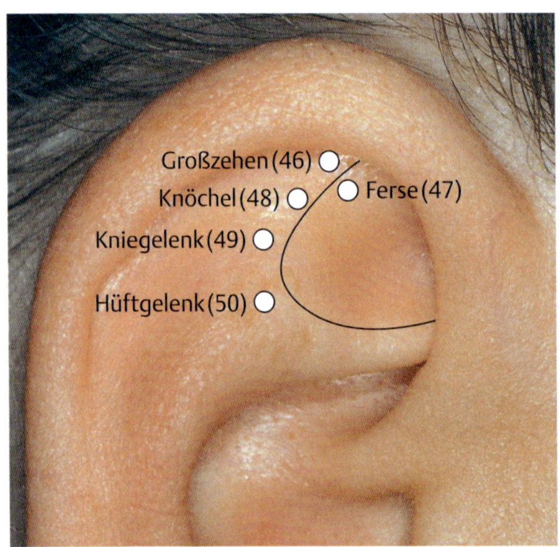


► Abb. 5.7 Punkte am Crus superius der Anthelix (chinesische Schule).

► Tab. 5.7 Projektionspunkte der unteren Extremität (chinesische Schule).

| Projektionszonen | Lokalisation am Ohr |
|---|---|
| Kniegelenk (49) | Mitte des Crus anthelicis superius |
| Hüftgelenk (50) | etwas kranial der Vereinigungsstelle von Crus anthelicis superius und Crus anthelicis inferius auf dem Crus anthelicis superius leicht in Richtung Scapha gelegen |
| Knöchel (48) | kranial der Maximalpunktzone des Kniegelenks zwischen diesem und der Helixkrempe |
| Großzehen (46) | im kranialen medialen Bereich des Crus anthelicis superius in Nähe der Helixkrempe |
| Ferse (47) | zwischen den Punkten Knöchel und Zehen in Richtung Fossa triangularius |

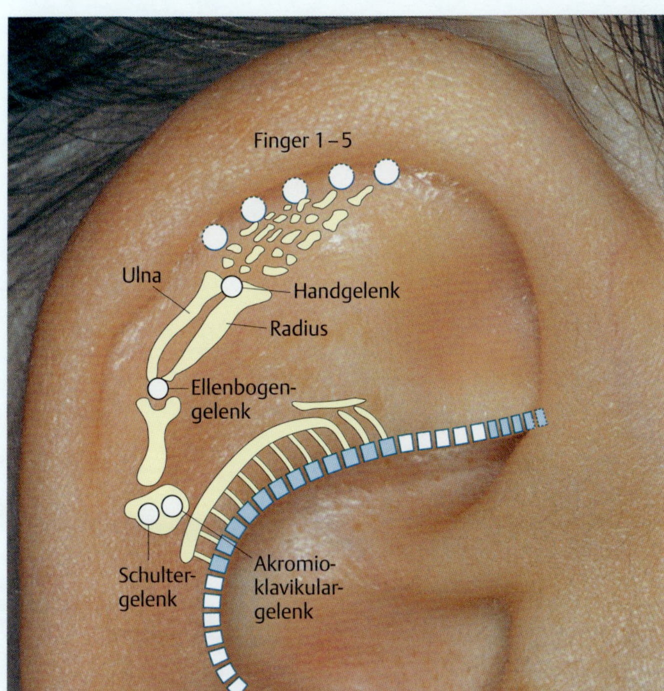


► **Abb. 5.8** Projektionszonen der oberen Extremität (französisch-westliche Schule).



## Obere Extremität

Sowohl nach französisch-westlicher (► **Tab. 5.8**) als auch nach chinesischer Schule (► **Tab. 5.9**) wird die Scapha als Projektionsareal der oberen Extremität gesehen. Die Indikationen der Projektionsareale ergeben sich aus der Namensgebung.

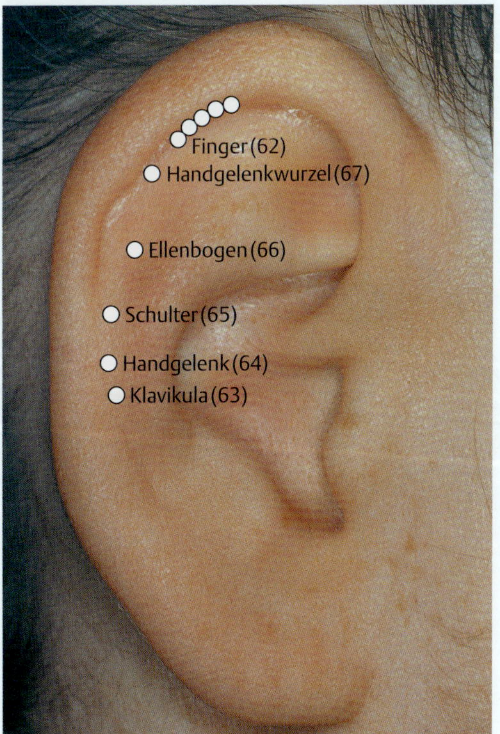


► **Abb. 5.9** Projektionspunkte der oberen Extremität (chinesische Schule).

► **Tab. 5.8** Projektionszonen der oberen Extremität (französisch-westliche Schule).

| Projektionszonen | Lokalisation am Ohr |
|---|---|
| Schultergelenk, Akromioklavikulargelenk | Scapha: in einer gedachten Verlängerungslinie der unteren Begrenzung des Crus anthelicis inferius |
| Ellenbogengelenk | Scapha: Teilt man das Scaphaareal kranial des Schultergelenks in drei gleiche Abschnitte, liegt diese Zone am Übergang des kaudalen Drittels zu den übrigen zwei Dritteln. |
| Handgelenk | Scapha: Teilt man das Scaphaareal kranial des Schultergelenks in drei gleiche Abschnitte, liegt diese Zone am Übergang des kranialen Drittels zu den übrigen zwei Dritteln. |
| Finger | Scapha: Teilt man das Scaphaareal kranial des Schultergelenks in drei gleiche Abschnitte, liegt diese Zone im kranialen Drittel unmittelbar in Nähe der Helixkrempe, teilweise darunter. Der Kleinfinger folgt direkt nach der Lokalisation des Handgelenks, der Daumen liegt nahe der Fossa triangularis. |

► **Tab. 5.9** Projektionspunkte der oberen Extremität (chinesische Schule).

| Projektionspunkte | Lokalisation am Ohr |
|---|---|
| Schultergelenk (64) | Scapha: in Höhe der gedachten Verlängerung des Unterrands der Helixwurzel. |
| Klavikula (63) | Scapha: kaudal des Schultergelenks in Höhe der Mitte der Incisura supratragica. |
| Schulter (65) | Scapha: in Höhe der gedachten Verlängerung des Oberrands der Helixwurzel. |
| Ellenbogen (66) | Scapha: in Höhe der gedachten Verlängerung des Oberrands der Crus anthelicis superior. |
| Handwurzel (67) | Scapha: leicht nasokranial des Tuberculum Darwinii in der Scapha. |
| Finger (62) | Scapha: Teilt man das Scaphaareal kranial der Schulter (65) in drei gleiche Abschnitte, liegen diese Punkte im kranialen Drittel unmittelbar in Nähe der Helixkrempe, teilweise darunter. Der Kleinfinger folgt direkt nach der Lokalisation der Handwurzel (67), der Daumen liegt nahe der Fossa triangularis. |

| Fragen | Antworten |
| --- | --- |
| Für die Projektionsareale der unteren Extremität werden in der französisch-westlichen Schule und in der chinesischen Schule differente Lokalisationen angegeben. Welche? | • französisch-westliche Schule: Fossa triangularis<br>• chinesische Schule: Crus anthelicis superius |
| Welche zwei unterschiedlichen Regionen werden für das Knie gemäß französisch-westlicher und chinesischer Schule angegeben? | • französisch-westliche Schule: Mitte der Fossa triangularis<br>• chinesische Schule: Mitte des Crus anthelicis superius |
| Wo liegen die Projektionsareale des Hüftgelenks in der französisch-westlichen und in der chinesischen Schule? | Beide Schulen projizieren das Hüftgelenk etwas kranial der Vereinigungsstelle von Crus anthelicis superius und Crus anthelicis inferius auf dem Crus anthelicis superius. In der chinesischen Schule wird das Areal überdies etwas in Richtung Scapha gelegt. |
| Wo liegen die Projektionsareale des Sprunggelenks/Knöchels in der französisch-westlichen und in der chinesischen Schule? | • französisch-westliche Schule: Sprunggelenk: etwas kranial der Verlängerung einer horizontalen Linie vom Kniegelenk zur Helixkrempe, unmittelbar vor der Helixkrempe<br>• chinesische Schule: Knöchel (48): kranial der Maximalpunktes des Kniegelenks (Mitte des Crus anthelicis superius) zwischen diesem und der Helixkrempe |
| In welcher Region des Ohres werden sowohl in der französisch-westlichen als auch in der chinesischen Schule die Projektionszonen der oberen Extremität lokalisiert? | In der Scapha. |
| In welche Regionen der Scapha werden gemäß französisch-westlicher Schule Schultergelenk, Ellenbogengelenk und Handgelenk projiziert? | • Schultergelenk: auf der gedachten Verlängerungslinie der unteren Begrenzung des Crus anthelicis inferius.<br>• Ellenbogengelenk: Teilt man das Scaphaareal kranial des Schultergelenks in drei gleiche Abschnitte, liegt das Ellenbogengelenk am Übergang des kaudalen Drittels zum mittleren Drittel.<br>• Handgelenk: am Übergang des mittleren Drittels zum kranialen Drittel. |
| Die leicht differenten Lokalisationen der oberen Extremität in der französisch-westlichen und chinesischen Schule bedingen die Notwendigkeit der exakten Punktlokalisation im konkreten Einzelfall. Sind die Lokalisationen gemäß chinesischer Schule auf der Scapha nach kranial oder nach kaudal verlagert? | Die chinesische Schule verlagert die Projektionen von Schultergelenk, Ellenbogengelenk und Handgelenk in der Scapha nach kaudal. |

## Innere Organe

Sowohl nach französisch-westlicher (▸ Abb. 5.10 a, ▸ Tab. 5.10) als auch nach chinesischer Schule (▸ Abb. 5.10 b, ▸ Tab. 5.11) sind die inneren Organe in den Projektionsarealen von Cavum conchae superius und inferius zu finden. In der chinesischen Schule kommen sämtlich Organe in diesen Regionen zu liegen, während in der französisch-westlichen Schule die Herz und Nierenareale auf die Anthelix bzw. unter die aufsteigende Helixkrempe positioniert werden. Die Indikationen der Projektionsareale ergeben sich aus der Namensgebung.

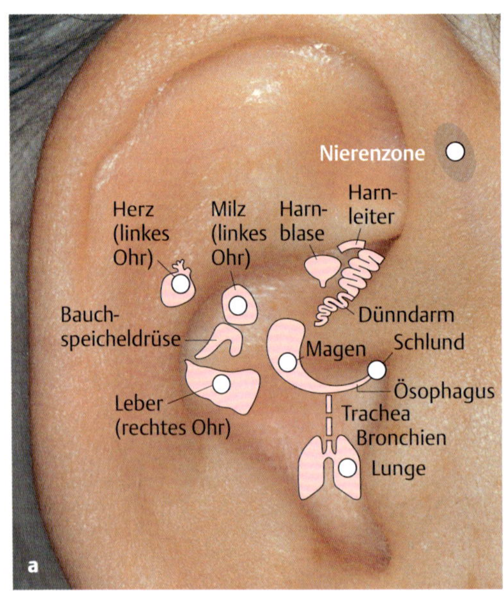


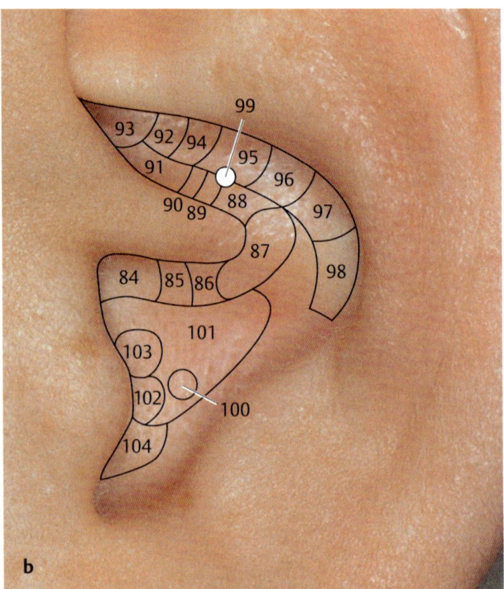


▸ Abb. 5.10 a,b Projektionszonen der inneren Organe (französisch-westliche Schule) (a). Projektionspunkte der inneren Organe (chinesische Schule) (b).

▸ Tab. 5.10 Projektionszonen der inneren Organe (französisch-westliche Schule).

| Projektionszone | Lokalisation am Ohr |
|---|---|
| Magen | halbmondförmig am Übergang der Helixwurzel in die Koncha |
| Punkt der Beklommenheit | zwischen Nullpunkt und Magenregion |
| Ösophagus, Schlund | unterhalb der Helixwurzel zwischen Magen und Incisura supratragica |
| Dünndarm, Dickdarm | oberhalb der Helixwurzel im oberen Anteil der Hemiconcha superior |
| Trachea, Bronchien, Lunge | mediokaudal in der Hemiconcha inferior unterhalb vom Ösophagus |
| Leber (im rechten Ohr) | lateraler Teil der Hemiconcha inferior in Nähe der Anthelix |
| Bauchspeicheldrüse | Hemiconcha superior, zwischen kranialer Hälfte von Magenzone und Anthelix |
| Milz (im linken Ohr) | Hemiconcha superior, kranial des Leberareals in Nähe der Anthelix |
| Harnblase, Harnleiter | Hemiconcha superior unter dem Crus anthelicis superius in Höhe der LWS |
| Nierenzone | verdeckt unter der Helix, in Höhe der Mitte der Fossa triangularis |
| Herz (im linken Ohr) | Anthelix, in Höhe der mittleren BWS |

► **Tab. 5.11** Projektionspunkte der inneren Organe (chinesische Schule).

| Projektionszone | Lokalisation am Ohr |
|---|---|
| Magen (87) | halbmondförmig am Übergang der Helixwurzel in die Koncha |
| Verzweigungspunkt (83) | zwischen Zwerchfell (82) und Magenregion |
| Duodenum (88) | Hemiconcha superior, im Anschluss an die Magenzone |
| Dünndarm (89) | Hemiconcha superior, im Anschluss an die Duodenumzone |
| Appendix (90) | Hemiconcha superior, im Anschluss an die Dünndarmzone |
| Kolon (91) | Hemiconcha superior, im Anschluss an die Appendixzone, im Bereich, wo die Hemiconcha superior unter die aufsteigende Helix tritt |
| Kardia (86) | Hemiconcha inferior, im Anschluss an die Magenzone, kaudal der Helixwurzel |
| Ösophagus (85) | Hemiconcha inferior, im Anschluss an die Kardiazone, kaudal der Helixwurzel |
| Mund/Schlund (84) | Hemiconcha inferior, im Anschluss an die Ösophaguszone, kaudal der Helixwurzel unmittelbar vor der Incisura supratragica |
| Leber (97) | Hemiconcha superior, zwischen kranialer Hälfte von Magenzone und Anthelix |
| Milz (98) | Hemiconcha inferior, zwischen kaudaler Hälfte von Magenzone und Anthelix |
| Pankreas/Gallenblase (96) | Hemiconcha superior, im Anschluss an die Leberzone (97) zwischen Duodenum (88) und Anthelix |
| Nieren (95) | Hemiconcha superior, im Anschluss an die Pankreaszone (96) zwischen Verdauungsschlauch und Anthelix |
| Ureter (94) | Hemiconcha superior, im Anschluss an die Nierenzone (95) zwischen Appendix (90) und Crus anthelicis inferius |
| Blase (92) | Hemiconcha superior, im Anschluss an die Ureterzone (94) zwischen Kolon (91) und Crus anthelicis inferius |
| Prostata (93) | Hemiconcha superior, im Anschluss an die Blasenzone (92) zwischen Kolon (91) und Crus anthelicis inferius im Bereich, wo die Hemiconcha superior unter die aufsteigende Helix tritt |
| Herz (100) | Mitte der Hemiconcha inferior, tiefste Stelle |
| Lunge (101) | Hemiconcha inferior, großflächiges Areal um die Projektionsfläche von Herz (100) |
| Bronchus (102) | vor dem Tragus, im kaudalen Anteil des Areals der Lunge (101) |
| Trachea (103) | vor dem Tragus, im kranialen Anteil des Areals der Lunge (101) |
| 3-Erwärmer (104) | kaudal des Lungenreals (101) in die Incisura intertragica reichend |

| Fragen | Antworten |
|---|---|
| In welche Region des Ohres werden sowohl in der französisch-westlichen als auch in der chinesischen Schule die Projektionsareale der meisten inneren Organe lokalisiert? | In die Koncha. |
| Welche zwei Organe werden in der französisch-westlichen Schule nicht in die Koncha projiziert? | Herzareal und Nierenareal. |
| Beschreiben Sie die Lokalisationen von Herz und Nieren in der französisch-westlichen und in der chinesischen Schule. | • französisch-westliche Schule:<br>  • Herz: Anthelix, in Höhe der mittleren BWS<br>  • Nieren: verdeckt unter der Helix, in Höhe der Mitte der Fossa triangularis<br>• chinesische Schule:<br>  • Herz (100): Mitte der Hemiconcha inferior, tiefste Stelle<br>  • Nieren (95): Hemiconcha superior, im Anschluss an die Pankreaszone (96) zwischen Verdauungsschlauch und Anthelix |
| In welche Region des Ohres werden sowohl in der französisch-westlichen als auch in der chinesischen Schule die Projektionsareale der Verdauungsorgane gelegt? | Die Verdauungsorgane liegen in einer bogenförmigen Anordnung um die aufsteigende Helixwurzel in der Koncha. |
| Nennen Sie die Lokalisationen von Schlund, Magen und Colon sowohl in der französisch-westlichen als auch in der chinesischen Schule. | • Magen: halbmondförmig am Übergang der Helixwurzel in die Koncha.<br>• Schlund: Hemiconcha inferior, kaudal der Helixwurzel unmittelbar vor der Incisura supratragica.<br>• Kolon: Hemiconcha superior, kranial der Helixwurzel nahe der Region, wo die Hemiconcha superior unter die aufsteigende Helix tritt. |
| Welche inneren Organe kommen in der Koncha lateral der Magenzone zwischen dieser und der Anthelix zu liegen? | Leber und Milz. |

## Lobulus

Sowohl nach französisch-westlicher als auch nach chinesischer Schule sind Regionen des Kopfes in den Projektionsarealen am Lobulus zu finden. Die Projektion der Augen wird bei beiden Schulen in die Mitte des Lobulus gelegt.

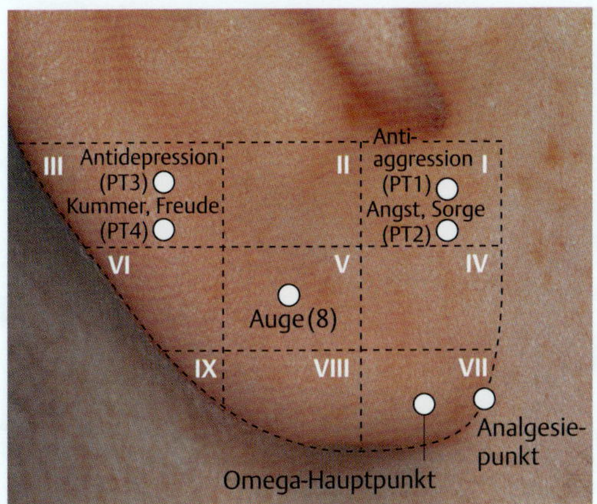


► Abb. 5.11 Projektionszonen am Lobulus (französisch-westliche Schule).

Zur besseren Orientierung empfiehlt es sich, das Ohr in 9 Quadranten zu teilen. Die senkrechten Linien verlaufen vor und hinter dem Antitragus, die Vertikallinien teilen die Höhe des Lobulus vor dem Antitragus in drei gleiche Abschnitte.

Die französisch-westliche Schule projiziert in das Ohrläppchen psychovegetativ regulierende Punkte, die chinesische Schule kennt diese Lokalisationen nicht.

**Projektionszonen am Lobulus (französisch-westliche Schule)** Auge, psychotrope Punkte PT 1, PT 2, PT 3, PT 4, Omega-Hauptpunkt, Analgesiepunkt (► **Abb. 5.11**, ► **Tab. 5.12**).

Die Indikationen der einzelnen Punkte werden nur für die Punkte Auge und Omega-Hauptpunkt genannt, sie ergeben sich ansonsten durch die Namensgebung.

**Projektionspunkte am Lobulus (chinesische Schule)** Auge, Maxilla, Mandibula (► **Abb. 5.12**, ► **Tab. 5.13**).

► **Tab. 5.12** Projektionszonen am Lobulus (französisch-westliche Schule).

| Projektionszone | Lokalisation am Ohr | Indikationen |
|---|---|---|
| Auge | genau in der Mitte des V. Quadranten | Augenerkrankungen, Kopfschmerzen mit Lokalisation hinter dem Auge |
| PT 1: Antiaggression | auf einer Senkrechten durch die vordere Begrenzung der Incisura intertragica, kaudal des Ohrknorpels, im weichen Ohrläppchen | Aggression, Zorn, Wut |
| PT 2: Angst, Sorge | auf einer Senkrechten durch die vordere Begrenzung der Incisura intertragica, kaudal von PT 1, an der Grenze vom I. zum IV. Quadranten | Angst, Sorge |
| PT 3: Antidepression | auf einer Horizontallinie durch den Antiaggressionspunkt im III. Quadranten<br>am Übergang des ventralen Drittels zu den übrigen zwei Dritteln | Depression |
| PT 4: Kummer, Freude | im III. Quadranten auf einer Senkrechten kaudal von PT 3 im Schnittpunkt mit einer Waagrechten durch PT 2 | Kummer, Freude |
| Omega-Hauptpunkt | auf einer Senkrechten durch die tiefste Stelle der Incisura intertragica, etwa in der Mitte der Strecke dieser Linie im VII. Quadranten | wichtiger psychotroper Punkt, tiefgreifende Wirkung, vegetativ harmonisierend |
| Analgesiepunkt | auf dem Schnittpunkt einer waagrechten Linie durch die Mitte des VII. Quadranten, mit der Lobuluskante | schwere Schmerzzustände besonders im Kopfbereich, oft zusammen mit Thalamus (26a) verwendet |

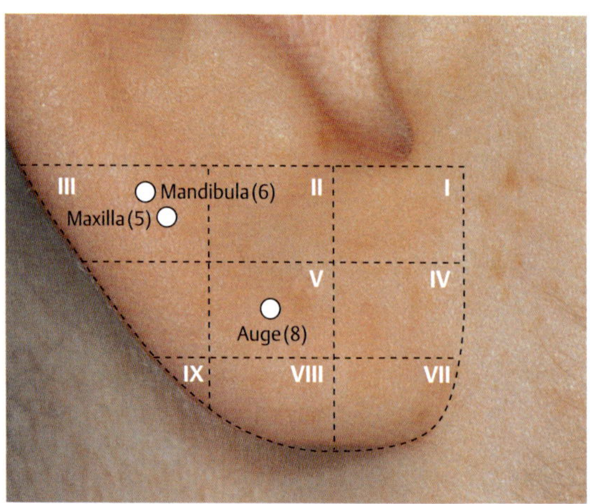


▸ **Abb. 5.12** Projektionspunkte am Lobulus (chinesische Schule).

▸ **Tab. 5.13** Projektionspunkte am Lobulus (chinesische Schule).

| Projektionspunkte | Lokalisation am Ohr | Indikationen |
|---|---|---|
| Auge (8) | genau in der Mitte des V. Quadranten | Augenerkrankungen, Kopfschmerzen mit Lokalisation hinter dem Auge |
| Maxilla (5) | auf einer Horizontallinie durch die Mitte des III. Quadranten am Übergang des nasalen Drittels zu den übrigen zwei Dritteln | Sinusitis maxillaris, Zahnschmerzen (Oberkiefer), myofasziales Schmerzsyndrom des Gesichts, Trigeminusneuralgie |
| Mandibula (6) | im oberen Drittel des III. Quadranten, kranial-lateral von Maxilla (5) | Zahnschmerzen (Unterkiefer), myofasziales Schmerzsyndrom des Gesichts, Trigeminusneuralgie |

| Fragen | Antworten |
|---|---|
| In welcher Schule spielen die psychotropen Punkte am Lobulus eine Rolle?<br>Um welche Punkte handelt es sich? | In der französisch-westlichen Schule.<br>Die psychotropen Punkte:<br>• PT 1: Antiaggression<br>• PT 2: Angst, Sorge<br>• PT 3: Antidepression<br>• PT 4: Kummer, Freude<br>• Omega-Hauptpunkt |
| Am Lobulus wird in der französisch-westlichen Schule der psychotrope Punkt PT 1 lokalisiert. Wie wird dieser Punkt mit Eigennamen bezeichnet und wo liegt er? | • PT 1: Antiaggression<br>• Lokalisation: auf einer Senkrechten durch die vordere Begrenzung der Incisura intertragica, kaudal des Ohrknorpels, im weichen Ohrläppchen. |
| Welcher psychotrope Punkt liegt kaudal von PT 1 an der Grenze des I. zum IV. Quadranten des Lobulus? | PT 2: Angst, Sorge. |
| Welches Areal am Lobulus wird sowohl in der französisch-westlichen als auch in der chinesischen Schule differenziert? Wo liegt es? Nennen Sie Indikationen. | Auge/Auge (8):<br>• Lokalisation: genau in der Mitte des Lobulus im V. Quadranten<br>• Indikationen: Augenerkrankungen, Kopfschmerzen mit Lokalisation hinter dem Auge |
| Welcher weitere psychotrope Punkt wird in der französisch-westlichen Schule neben PT 1 bis PT 4 unterschieden? Wo liegt er? Welche Indikationen hat er? | Omega-Hauptpunkt:<br>• Lokalisation: auf einer Senkrechten durch die tiefste Stelle der Incisura intertragica, etwa in der Mitte der Strecke dieser Linie im VII. Quadranten<br>• Indikationen: wichtiger psychotroper Punkt, tiefgreifende Wirkung, vegetativ harmonisierend |
| Welcher wichtige analgetisch wirkende Punkt wird in der französisch-westlichen Schule am Ohrläppchen lokalisiert?<br>Wo ist dieser Punkt lokalisiert? Wirkt er eher bei leichten oder bei schweren Schmerzen? Mit welchem Punkt wird er häufig kombiniert? | Analgesiepunkt:<br>• Lokalisation: auf dem Schnittpunkt einer waagrechten Linie durch die Mitte des VII. Quadranten, mit der Lobuluskante<br>• Indikationen: schwere Schmerzzustände besonders im Kopfbereich<br>• Kombination: oft zusammen mit Thalamus (26a) |

## Tragus

Sowohl nach französisch-westlicher als auch nach chinesischer Schule werden am absteigenden Tragusschenkel die Projektionsareale ACTH-Punkt (franz.-westl. Schule) bzw. Nebenniere (13) (chinesische Schule) lokalisiert. Gemäß chinesischer Schule ist in unmittelbarer Nähe die Lokalisation der inneren Nase zu finden.

## Incisura intertragica, Incisura supratragica

Sowohl in der französisch-westlichen als auch in der chinesischen Schule werden Projektionsareale zur Regulation hormoneller gynäkologischer Störungen in die Incisura intertragica gelegt. Der Gonadotropinpunkt der französisch-westlichen Schule entspricht Ovar (23) der chinesischen Schule.

Der Interferonpunkt spielt lediglich in der französisch-westlichen Schule eine Rolle.

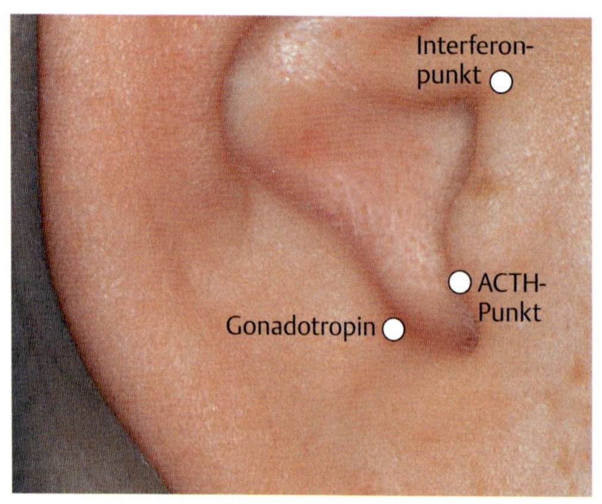


► **Abb. 5.13** Projektionszonen von Tragus, Incisura intertragica und Incisura supratragica (französisch-westliche Schule).

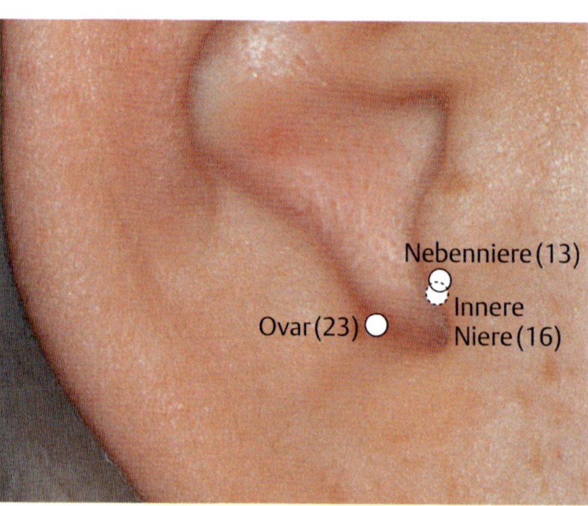


► **Abb. 5.14** Projektionspunkte von Tragus und Incisura intertragica (chinesische Schule).

► **Tab. 5.14** Projektionszonen von Tragus, Incisura intertragica und Incisura supratragica (französisch-westliche Schule).

| Projektionsareale | Lokalisation am Ohr | Indikationen |
|---|---|---|
| ACTH-Punkt | absteigender Tragusschenkel, Mitte oder unteres Drittel, etwas nach innen zur Koncha hin gelagert | rheumatische Erkrankungen und entzündliche Erkrankungen |
| Gonadotropin | Incisura intertragica – Übergang zum Antitragus, gelegentlich leicht zur Koncha hin gelegen | regelabhängige Funktionsstörungen, z. B. Migräne, klimakterische Beschwerden, Infertilität, Impotenz |
| Interferon | Incisura supratragica in Kerbe zwischen kranialem Tragusende und aufsteigender Helix | chronische Infektneigung, immunmodulierende Wirkung |

► **Tab. 5.15** Projektionspunkte von Tragus, Incisura intertragica und Incisura supratragica (chinesische Schule).

| Projektionspunkte | Lokalisation am Ohr | Indikationen |
|---|---|---|
| Nebenniere (13) | absteigender Tragusschenkel, Mitte oder unteres Drittel, etwas nach innen zur Koncha hin gelagert | rheumatische Erkrankungen, entzündliche Erkrankungen |
| Innere Nase (16) | absteigender Tragusschenkel, innenseidig, Übergang kraniales Drittel zum mittleren Drittel, kranial von ACTH | Erkrankungen der inneren Nase |
| Ovar (23) | Incisura intertragica – Übergang zum Antitragus, gelegentlich leicht zur Koncha hin gelegen | regelabhängige Funktionsstörungen, z. B. Migräne, klimakterische Beschwerden, Infertilität, Impotenz |

| Fragen | Antworten |
|---|---|
| Welche Projektionsareal befindet sich in der Mitte oder im unteren Drittel des absteigenden Tragusschenkels, etwas nach innen zur Koncha hin gelagert? Welche Indikationen hat es? | • ACTH-Punkt/Nebenniere (13).<br>• Indikationen: rheumatische Erkrankungen, entzündliche Erkrankungen. |
| Beschreiben Sie Lokalisation und Indikationen von Gonadotropin/Ovar (23). | • Lokalisation: Incisura intertragica: Übergang zum Antitragus, gelegentlich leicht zur Koncha hin gelegen.<br>• Indikationen: regelabhängige Funktionsstörungen, z. B. Migräne, klimakterische Beschwerden, Infertilität, Impotenz. |
| Beschreiben Sie Lokalisation und Indikationen des Interferonareals. | • Lokalisation: Incisura supratragica: in Kerbe zwischen kranialem Tragusende und aufsteigender Helix.<br>• Indikationen: chronische Infektneigung, immunmodulierende Wirkung. |

## Antitragus

Sowohl in der französisch-westlichen als auch in der chinesischen Schule werden Projektionsareale zur Regulation schmerzhafter Funktionsstörungen der Kopf- und Kopfgelenkregion in Bereiche des Antitragus gelegt. Die genannten Strukturen liegen auf einer Linie durch die Basis des Antitragus, die als sensorielle Linie bezeichnet wird.

Der erste Name in ▶ **Tab. 5.16** entspricht dem Namen der französisch-westlichen Schule, der zweite inkl. Ziffer der chinesischen Schule.

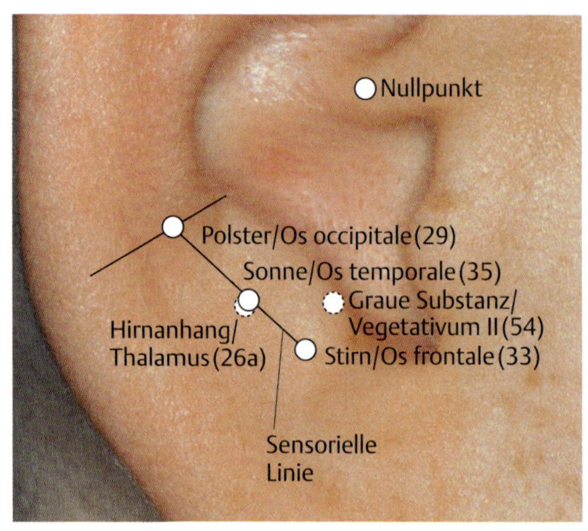


▶ **Abb. 5.15** Projektionen auf der sensoriellen Linie an der Basis des Antitragus (französisch-westliche und chinesische Schule).

▶ **Tab. 5.16** Projektionen auf der sensoriellen Linie an der Basis des Antitragus (französisch-westliche und chinesische Schule).

| Projektionsareale | Lokalisation am Ohr | Indikationen |
|---|---|---|
| Thalamus/Hirnanhang (26a) | Mitte der Basis des Antitragus innenseitig, am Übergang zur Koncha | starke Schmerzzustände, wird oft gemeinsam mit dem Analgesiepunkt eingesetzt, analgetische und sedierende Wirkung |
| Os temporale/Sonne (35) | gegenüber von Thalamus/Hirnanhang (26a) auf der Außenseite des Antitragus, in der Mitte der Basis des Antitragus | verschiedenste Kopfschmerzformen, besonders Migräne, Schwindel, Schlafstörungen |
| Os frontale/Stirn (33) | am nasalen Ende einer Linie, die die Basis des Antitragus bildet und durch Sonne (35) geht, im Schnittpunkt dieser Linie mit einer Senkrechten, die auf die Übergangsregion Antitragus – Incisura intertragica gefällt wird | Kopfschmerzen (frontal), Sinusitis, Schwindel, Schlafstörungen |
| Os occipitale/Polster (29) | auf der postantitragalen Furche im Schnittpunkt dieser mit einer Linie durch die Basis des Antitragus (Linie durch 33 und 35) | breites Wirkungsspektrum: verschiedenste Schmerzzustände, vegetative Dysfunktionen, Rekonvaleszenz, Schwindel |
| Vegetativum II/Graue Substanz (34) | Innenseite des Antitragus, ventral von Thalamus/Hirnanhang (26a) | verschiedenste Schmerzzustände, psychovegetative Dystonie, Schwindel |

| Fragen | Antworten |
|---|---|
| Os temporale/Sonne (35) wird genau gegenüber eines Projektionsareals in der Mitte der Basis der Antitragusinnenseite lokalisiert. Um welches Areal handelt es sich? Welche Indikationen gibt es für dieses Areal? | • Thalamus/Hirnanhang (26a)<br>• Indikationen: starke Schmerzzustände, wird oft gemeinsam mit dem Analgesiepunkt eingesetzt, analgetische und sedierende Wirkung. |
| Os temporale/Sonne (35) liegt in der Mitte zwischen zwei weiteren Arealen auf einer gedachten Linie, die durch die Basis des Antitragus geht. Um welche beiden Areale handelt es sich? Nennen Sie Indikationen hierfür sowie für Os temporale/Sonne (35). | • nasalwärts von Os temporale/Sonne (35) liegt: Os frontale/Stirn (33)<br>• anthelixwärts von Sonne liegt: Os occipitale/Polster (29)<br>• Indikationen:<br>  • Os temporale/Sonne (35): verschiedenste Kopfschmerzformen, besonders Migräne, Schwindel, Schlafstörungen<br>  • Stirn (33) bzw. Os frontale: Kopfschmerzen (frontal), Sinusitis, Schwindel, Schlafstörungen<br>  • Os occipitale/Polster (29): breites Wirkungsspektrum: verschiedenste Schmerzzustände, vegetative Dysfunktionen, Rekonvaleszenz, Schwindel |
| Nennen Sie Lokalisation und Wirkungen von Vegetativum II/Graue Substanz (34). | • Lokalisation: Innenseite des Antitragus, ventral von Thalamus/Hirnanhang (26a).<br>• Indikationen: verschiedenste Schmerzzustände, psychovegetative Dystonie, Schwindel. |

## Postantitragale Furche

Die postantitragale Furche beginnt am Übergang Anthelix/Antitragus (C0/C1) und stellt eine Orientierungslinie hinter dem Antitragus dar, die zum Helixrand verläuft. Die Projektionszonen der postantitragalen Furche spielen nur in der französisch-westlichen Schule eine Rolle. Sie gehen auf eine Beschreibung von Lange zurück, der als „Leitpunkt" dieser Linie Os occipitale/Polster (29) sieht und die Punkte der postantitragalen Furche demgemäß mit 29a bis 29c beziffert.

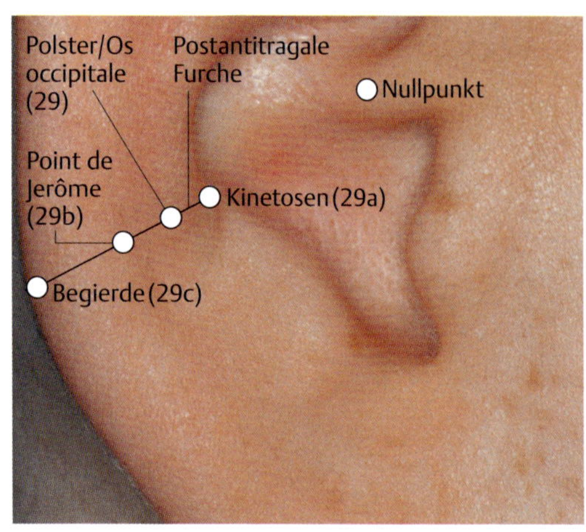


► **Abb. 5.16** Projektionszonen der postantitragalen Furche (französisch-westliche Schule).

► **Tab. 5.17** Projektionszonen der postantitragalen Furche (französisch-westliche Schule).

| Projektionszonen | Lokalisation am Ohr | Indikationen |
|---|---|---|
| Os occipitale/Polster (29) | auf der postantitragalen Furche im Schnittpunkt dieser mit einer Linie durch die Basis des Antitragus (Linie durch 33 und 35) | breites Wirkungsspektrum: verschiedenste Schmerzzustände, vegetative Dysfunktionen, Rekonvaleszenz, Schwindel |
| Kinetosen (29a) | auf der postantitragalen Furche genau zwischen dem Übergang Anthelix/Antitragus und Os occipitale (29) | Übelkeit, Reisekrankheit |
| Point Jérôme (29b) | auf der postantitragalen Furche am Schnittpunkt dieser Linie mit dem Übergang Scapha – Lobulus | vegetative Dystonie, Beruhigungspunkt, Schlafstörungen |
| Begierde (29c) | am distalsten Ende der postantitragalen Furche am Ohrrand (Stichrichtung: von lateral auf die Ohrkrempe zu) | Suchtbehandlung (Raucherentwöhnung, Adipositastherapie) |

## Fossa triangularis

Während sich in der französisch-westlichen Schule in der Fossa triangularis die Repräsentationszone der unteren Extremität befindet (s. S. 183 f.), liegt hier nach der chinesischen Schule der Uterus (58).

## Shen Men (55)

Auf dem Crus superius anthelicis befinden sich gemäß chinesischer Schule. Die Repräsentationspunkte der unteren Extremität. Hier wird ebenso der Punkt Shen Men (Tor der Götter, 55) lokalisiert. Er gehört zu den am meisten verwendeten Punkten der Ohrakupunktur.

## Vegetativum I (51)

Auf dem Crus inferius anthelicis befinden sich sowohl gemäß französisch-westlicher Schule als auch gemäß chinesischer Schule die Repräsentationsareale des kaudalen Wirbelsäulenbereichs. Die chinesische Schule lokalisiert hier überdies den Punkt Vegetativum I (51).

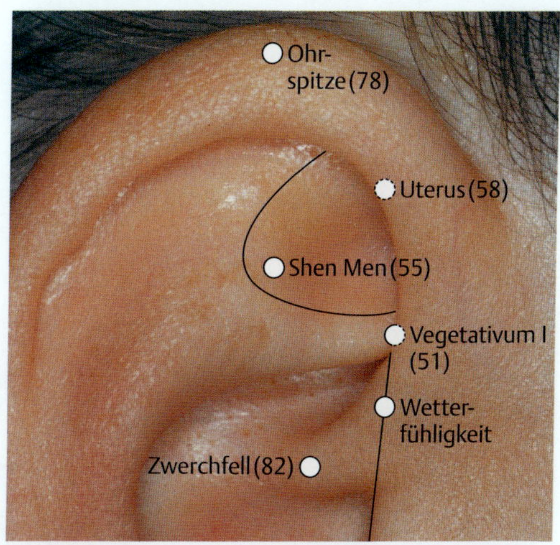


► **Abb. 5.17** Punkte der chinesischen Schule im Bereich der Fossa triangularis, Shen Men (55), Vegetativum I (51).

► **Tab. 5.18** Projektionspunkte der Fossa triangularis (chinesische Schule).

| Projektionspunkte | Lokalisation am Ohr | Indikationen |
|---|---|---|
| Uterus (58) | nasokraniale Region der Fossa triangularis, meist unter der Helixkrempe | Dysmenorrhö, Metrorrhagie, postpartale Schmerzen |

► **Tab. 5.19** Projektionspunkt am Crus superius anthelicis (chinesische Schule).

| Projektionspunkt | Lokalisation am Ohr | Indikationen |
|---|---|---|
| Shen Men (55) | etwas kranial der Teilungsstelle von Crus superius anthelicis und Crus inferius anthelicis, leicht in Richtung Fossa triangularis | verschiedenste Schmerzzustände: der Punkt besitzt ausgeprägte analgetische, antiphlogistische und psychisch regulierende Wirkungen |

► **Tab. 5.20** Projektionspunkt am Crus inferius anthelicis (chinesische Schule).

| Projektionspunkt | Lokalisation am Ohr | Indikationen |
|---|---|---|
| Vegetativum I (51) | Schnittpunkt von Crus anthelicis inferius mit Helixkrempe, meist etwas verdeckt durch die Helixkrempe | Spasmolyse, vegetativ ausgleichende Wirkung |

## Helix

Am Übergang der Helixwurzel zur aufsteigenden Helix befindet sich in einer mit einem Kugelstopfer gut tastbaren Kerbe der Nullpunkt der französisch-westlichen Schule, der in der chinesischen Schule der Lokalisation des Zwerchfellpunkts entspricht.

Der **Wetterpunkt** spielt nur in der französisch-westlichen Schule eine Rolle.

Die Ohrspitze ist die Lokalisation des Allergiepunkts (franz.-westliche Schule) bzw. des Punktes Ohrspitze (78) der chinesischen Schule.

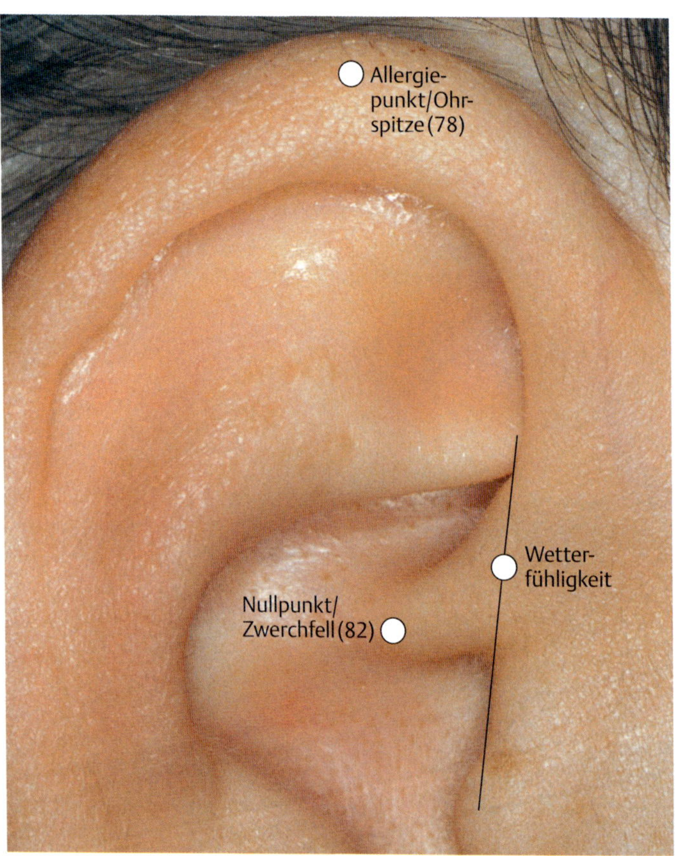


▶ **Abb. 5.18** Projektionen der Helix (französisch-westliche und chinesische Schule).

▶ **Tab. 5.21** Projektionsareale der Helix.

| Projektionsareale | Lokalisation am Ohr | Indikationen |
|---|---|---|
| Nullpunkt/Zwerchfell (82) | in deutlich tastbarer Kerbe am Übergang von Helixwurzel in aufsteigende Helix | Singultus, spasmolytische Wirkung, vegetative Dystonie. |
| Wetterfühligkeit (französisch-westliche Schule) | aufsteigende Helix, in Mitte einer gedachten Linie vom kranialen Bereich der Incisura supratragica mit dem Schnittpunkt der Linie aufsteigende Helix – Crus inferius anthelicis | Erkrankungen, die in Abhängigkeit zu Wetterwechsel stehen (z. B. Migräne, Dysmenorrhö, Schmerzen des Bewegungsapparats). |
| Allergiepunkt/Ohrspitze (78) | auf der Helixkrempe im Bereich der Ohrspitze (Umknicken des Ohres) | Funktionsstörungen, die einer immunmodulierenden Wirkung bedürfen. |

| Fragen | Antworten |
|---|---|
| Welcher Projektionszone spielt am distalen Ende der postantitragalen Furche für die Suchttherapie eine wichtige Rolle? Wo liegt diese Zone? | • Begierde (29c)<br>• Lokalisation: am distalsten Ende der postantitragalen Furche am Ohrrand (Stichrichtung: von lateral auf die Ohrkrempe zu). |
| Point Jérôme (29b) liegt auf der postantitragalen Furche in deren Schnittpunkt mit einer strukturellen Ohrvertiefung. Um welche Vertiefung handelt es sich? Welches sind die Indikationen für Point Jérôme (29b)? | • Strukturelle Ohrvertiefung: Scapha.<br>• Indikationen: vegetative Dystonie, Beruhigungspunkt, Schlafstörungen. |
| Welcher Projektionszone ist bei Übelkeit und Reisekrankheit indiziert? Wo liegt diese Zone? | • Kinetosen (29a).<br>• Lokalisation: auf der postantitragalen Furche genau zwischen dem Übergang Anthelix/Antitragus und Os occipitale (29). |
| Welcher Projektionspunkt ist bei Dysmenorrhö oder anderen schmerzhaften Funktionsstörungen des Uterus indiziert? Wo liegt er? | • Uterus (58).<br>• Lokalisation: nasokraniale Region der Fossa triangularis, meist unter der Helixkrempe. |
| Welcher Projektionspunkt der Ohrakupunktur gibt bereits durch seinen Namen eine wichtige regulierende Wirkung auf Shen (Geist, Bewusstsein) an? Wo liegt dieser Punkt und welche Indikationen hat er? | Shen Men (55):<br>• Lokalisation: etwas kranial der Teilungsstelle von Crus superius anthelicis und Crus inferius anthelicis, leicht in Richtung Fossa triangularis.<br>• Indikationen: Funktionsstörungen, die einer analgetischen, antiphlogistischen oder psychisch regulierenden Wirkung bedürfen. |

## 5.8.2 Kombination von Ohrakupunktur und Körperakupunktur

Ohr- und Körperakupunktur wirken über zwei differente Akupunktursysteme. Bevorzugung des einen oder anderen Systems und ebenso die Entscheidung für den kombinierten Einsatz sind stark schulenabhängig. Folgende Angaben dienen somit lediglich als Orientierung.

### Akute Krankheitsbilder

Bei akuten Krankheitsbildern des Bewegungsapparats, z. B. bei akuter Lumbago, erlaubt die Ohrakupunktur oft rasche Therapieerfolge, diese sind andererseits aber auch mit Körperakupunktur möglich. Bei hochakuten Krankheitsbildern arbeitet die Körperakupunktur bevorzugt mit dem Einsatz von Fernpunkten, hierdurch wird der Schmerzverschlechterung durch zusätzliche lokale Reizsetzung vorgebeugt. Ohrakupunktur ermöglicht insbesondere bei akuten Krankheitsbildern einen Therapieort zu wählen, der entfernt vom Schmerzort liegt.

Durch Kombination von Körperakupunktur mit Ohrakupunktur gelingt es bei akuten Erkrankungen schmerzhafte Lokalpunkte am Stamm oder an den Extremitäten zu vermeiden und durch Ohrpunkte dieser Regionen zu ersetzen.

### Chronische Krankheitsbilder

Schulenabhängig wird hier therapeutisch primär über Ohrakupunktur, Körperakupunktur oder die Kombination von beiden vorgegangen. Der alleinige Einsatz zunächst eines Systems ermöglicht bei Nichtansprechen des Patienten auf diese Therapieform nach einiger Zeit (meist nach 4–6 Therapien) einen Wechsel zu einem anderen System. Wird sofort mit einer Kombination der Therapieformen begonnen, entfällt diese Option.

### Suchttherapie

Für unterschiedlichste Suchttherapiekonzepte (Raucherentwöhnung, Übergewichtstherapie, Heroinentzug) werden effektive therapeutische Einsatzmöglichkeiten der Ohrakupunktur beschrieben. Auch hier bietet sich die Kombination mit Körperakupunktur an.

| Fragen | Antworten |
|---|---|
| Beschreiben Sie Lokalisation und Indikationen von Vegetativum I (51). | • Lokalisation: Schnittpunkt von Crus anthelicis inferius mit Helixkrempe, meist etwas verdeckt durch die Helixkrempe.<br>• Indikationen: Spasmolyse, vegetativ ausgleichende Wirkung. |
| Wie wird der Nullpunkt der französisch-westlichen Schule in der chinesischen Schule genannt? Wo ist der Nullpunkt lokalisiert und welche Indikationen hat er? | Zwerchfell (82):<br>• Lokalisation: in deutlich tastbarer Kerbe am Übergang von Helixwurzel in aufsteigende Helix.<br>• Indikationen: Singultus, spasmolytische Wirkung, vegetative Dystonie. |
| Welche Projektionszone wird gemäß französisch-westlicher Schule bei Funktionsstörungen in Zusammenhang mit Wetterwechsel eingesetzt? | Wetterfühligkeit |
| Welches Projektiosareal wird bei allergischen Krankheitsbildern (auch als einziges Areal) neben der Körperakupunktur) eingesetzt? Wo liegt dieses Areal? | • Allergiepunkt/Ohrspitze (78).<br>• Lokalisation: auf der Helixkrempe im Bereich der Ohrspitze (Umknicken des Ohres). |
| Welche Indikationen eignen sich besonders gut für den primären alleinigen Einsatz der Ohrakupunktur? | Akute schmerzhafte Funktionsstörungen des Bewegungsapparats, Suchterkrankungen. |
| Welche Option bietet die Therapie mit alleiniger Körper- oder Ohrakupunktur? | Bei Nichtansprechen des Patienten nach einiger Zeit (nach ca. 4–6 Therapien) besteht die Möglichkeit, auf ein anderes Therapiesystem zu wechseln. |

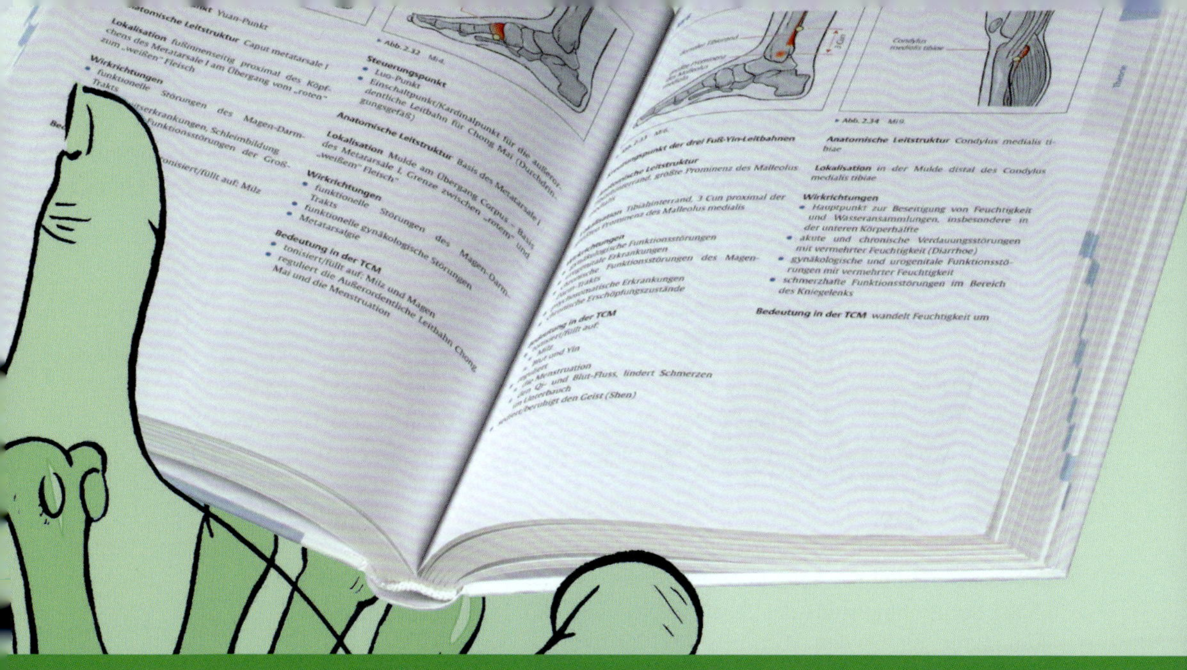

# Teil 2
# Praxis – Ausbildungsabschnitte F, G gemäß Curriculum BÄK

# 6 – F – Schmerzen des Bewegungsapparats und Kopfschmerzen

- Therapiekonzept Körperakupunktur gemäß TCM: Diagnose und Therapie in 4 Schritten
- Therapiekonzept Ohrakupunktur: Diagnose und Therapie in 4 Schritten
- Therapiebeispiele

**Ausbildungsabschnitte F, G gemäß Curriculum BÄK** Der Praxisteil des Repetitoriums wiederholt Inhalte des Prüfungsstoffs der Zusatzbezeichnung Akupunktur gemäß den Vorgaben des Curriculums der BÄK anhand von Fallbeispielen mit fallbezogenen Fragen. Die Fragen beziehen sich auf ein zuvor erstelltes strukturiertes Diagnose- und Therapiekonzept in 4 Schritten.

Um sowohl dem Lernenden als auch dem Fortgeschrittenen den Praxisbezug zu erleichtern, sind diese Konzepte getrennt für Bewegungsapparat/Kopfschmerzen und innere Erkrankungen/Gynäkologie jeweils für Körper- und Ohrakupunktur erstellt. Der komplexen Thematik innerer Erkrankungen sowie gynäkologischer Funktionsstörungen wird zur Vereinfachung ein pragmatisches Diagnose- und Therapiekonzept mit Orientierung an schulmedizinischen Diagnosen und deren Symptomen vorangestellt.

- Schmerzen Bewegungsapparat und Kopfschmerzen
  - Diagnose- und Therapiekonzept Körperakupunktur in 4 Schritten
  - Diagnose- und Therapiekonzept Ohrakupunktur in 4 Schritten
  - Therapiebeispiele
- Schmerzen und Funktionsstörungen innerer Organsysteme und Gynäkologie
  - Diagnose- und Therapiekonzept Körperakupunktur: pragmatisch
  - Diagnose- und Therapiekonzept Körperakupunktur in 4 Schritten
  - Diagnose- und Therapiekonzept Ohrakupunktur in 4 Schritten
  - Therapiebeispiele

## 6.1 Diagnose- und Therapiekonzept Körperakupunktur in 4 Schritten

### Therapiekonzept Körperakupunktur

Diagnose und Therapie in 4 Schritten:

- 1. Schritt: Fülle – Leere
- 2. Schritt: Schmerzort
- 3. Schritt: Pathogene klimatische Faktoren (äußere pathogene Faktoren)
- 4. Schritt: Pathogene psychische Faktoren (innere pathogene Faktoren)

Einem strukturierten Modulsystem folgend empfiehlt es sich, Diagnose und Therapie bei akuten und chronischen Schmerzen des Bewegungsapparats und bei Kopfschmerzen in 4 Schritte zu gliedern. Die Therapie erfolgt meist über Nah- und Fernpunkte. Nahpunkte liegen am Schmerzort, Fernpunkte in weiter entfernt liegenden Regionen der Extremitäten.

| Fragen | Antworten |
|---|---|
| In welcher Punktwahl besteht das Basistherapiekonzept bei Schmerzen des Bewegungsapparats und bei Kopfschmerzen? | In der Wahl von Nah- und Fernpunkten. |
| Welche 4 Diagnoseschritte führen bei Schmerzen des Bewegungsapparats und bei Kopfschmerzen zur Therapie? | • Fülle – Leere<br>• Schmerzort<br>• pathogener klimatischer Faktor<br>• pathogener psychischer Faktor |
| Was versteht man unter Nah- und Fernpunkten? | Nahpunkte liegen am Schmerzort, Fernpunkte in weiter entfernt liegenden Regionen der Extremitäten. |

### 6.1.1 1. Schritt: Fülle – Leere

**Fülle- und Leere-**Differenzierungen berücksichtigen bei Schmerzen des Bewegungsapparats und bei Kopfschmerzen **energetische Aspekte** der Schmerzintensität:

- Fülle-Schmerzen sind starke bis sehr starke Schmerzen.
- Leere-Schmerzen sind leichte bis mäßig starke Schmerzen.

Die Differenzierung in Fülle- und Leere-Schmerzen hat therapeutische Konsequenzen bezüglich Reizstärke, Reizort, Reizintervall und Reizdauer sowie für die Anzahl der geplanten Sitzungen.

#### Fülle-Schmerzen

**Definition** heftige Schmerzen

**Therapeutische Konsequenzen**

- Reizstärke:
  - Fernpunkte: bevorzugt ableitende (sedierende) stark stimulierende Nadeltechnik (wenn Patientenkondition es zulässt)
  - Nahpunkte: auffüllende (tonisierende) gering stimulierende Nadeltechnik

> **Cave**
> **Wird eine ableitende Nadelung bei allgemeiner Leere des Patienten (Patientenkondition: müde, leistungsgeschwächt) durchgeführt, sind ausgeprägte vegetative Reaktionen oder Schmerzverschlechterung durch schmerzinduzierte Spannungszunahme möglich.**

- Reizort:
  - bevorzugte Wahl von Fernpunkten
  - bei Wahl von Nahpunkten: keine ableitende Nadeltechnik (Gefahr der Schmerzverschlechterung)!
- Reizintervall: kurz, evtl. mehrmals täglich
- Reizdauer: kurz (1–10 Minuten) in Abhängigkeit von der Reizintensität
- Anzahl der geplanten Sitzungen
  - bis zur deutlichen Schmerzbesserung (meist 6–10 Sitzungen)
  - Kopfschmerzen verlangen meist eine Intervalltherapie (zwischen den Schmerzanfällen) von mindestens 15 Sitzungen, gelegentlich ist eine 2. Therapieserie von 15 Sitzungen erforderlich.

#### Leere-Schmerzen

**Definition** leichte bis mäßig starke Schmerzen

**Therapeutische Konsequenzen**

- Reizstärke: auffüllende (tonisierende), schwach stimulierende Nadeltechnik
- Reizort:
  - bevorzugte Wahl von Nahpunkten
  - Fernpunkte gemäß Leitbahn und Achsenkonzept (s. Schmerzort)
- Reizintervall: 1–2 Sitzungen pro Woche (auch alle 2 Wochen ist möglich)
- Reizdauer: 20–25 Minuten
- Anzahl der geplanten Sitzungen:
  - 10–15 (Linderung der Beschwerden sollte nach der 4. bis 6. Therapie eintreten)
  - Kopfschmerzen verlangen meist eine Intervalltherapie (zwischen den Schmerzanfällen) von mindestens 15 Sitzungen, gelegentlich ist eine 2. Therapieserie von 15 Sitzungen erforderlich.

| Fragen | Antworten |
|---|---|
| Was versteht man unter Fülle-Schmerzen? | Starke bis sehr starke Schmerzen. |
| Was versteht man unter Leere-Schmerzen? | Schmerzen mäßiger bis leichter Intensität. |
| Welche therapeutischen Konsequenzen ergeben sich aus der Differenzierung in Fülle- und Leere-Schmerz? | Es ergeben sich therapeutische Konsequenzen bezüglich:<br>• Reizstärke<br>• Reizort<br>• Reizintervall<br>• Reizdauer<br>• Anzahl der geplanten Sitzungen |
| Wie verhält sich das Verhältnis der Nadelung von Nah- zu Fernpunkten bei Fülle- und Leere-Schmerzen? | • Fülle-Schmerzen: bevorzugter Einsatz von Fernpunkten, Nahpunkte ergänzend möglich.<br>• Leere-Schmerzen: bevorzugter Einsatz von Nahpunkten, dazu Fernpunkte. |
| Welche Reizstärke ist bei Fülle- und Leere-Schmerzen zu wählen ohne Berücksichtigung der Patientenkondition? | • Fülle-Schmerzen: Fernpunkte werden stark (ableitend) stimuliert, Nahpunkte auffüllend (wenig intensiv) genadelt.<br>• Leere-Schmerzen: Nah- und Fernpunkte werden auffüllend (wenig intensiv) stimuliert. |
| Welchen Einfluss hat die Patientenkondition auf die Reizstärke? | Die Patientenkondition hat insbesondere bei Fülle-Schmerzen Bedeutung. Energetische Leere des Patienten bei Erschöpfung erfordert auch bei heftigen akuten Schmerzen an den Fernpunkten eine auffüllende Reizstärke, um vegetative Überreaktionen und Schmerzverschlechterung zu vermeiden. |
| Wie viele Sitzungen sind bei Fülle- oder Leere-Schmerzen des Bewegungsapparats im Durchschnitt notwendig? | • Fülle-Schmerzen des Bewegungsapparats: bis zur deutlichen Besserung meist 6–10 Sitzungen.<br>• Leere-Schmerzen des Bewegungsapparats: ca. 10–15 Sitzungen. |
| Wie viele Sitzungen sind bei Fülle- oder Leere-Kopfschmerzen im Durchschnitt notwendig? | Kopfschmerzen (Fülle oder Leere): mindestens 15 Sitzungen, oft 2. Serie mit 15 Sitzungen. |

### 6.1.2 2. Schritt: Schmerzort

Nah- und Fernpunkte bei:

- Kopfschmerzen
- Nackenschmerzen und Schmerzen der oberen BWS
- Schulterschmerzen
- Ellenbogenschmerzen
- Schmerzen der mittleren unteren BWS
- Lumbago
- Lumbagoischalgie
- Gonalgie

Der Schmerzort bestimmt die Wahl von Nah- und Fernpunkten. Schmerzen des Bewegungsapparats und Kopfschmerzen werden meist über eine Kombination von beiden therapiert.

**Nahpunkte** druckdolente Punkte am Schmerzort:

- klassische Akupunkturpunkte
- Ah-Shi-Punkte (druckdolente Punkte aber keine klassischen Akupunkturpunkte)
- Myofasziale Triggerpunkte

**Fernpunkte**

- distal gelegene Punkte der Leitbahn, die durch den Schmerzort zieht
- distal gelegene Punkte der Achsenkopplung, die durch den Schmerzort zieht bei Kopfschmerzen, HWS-Schmerzen, Schulterschmerzen, Tennisellenbogen, Lumbago

## Nah- und Fernpunkte bei Kopfschmerzen

Bei Kopfschmerzen liegen die Nahpunkte am Kopf, die Fernpunkte im Bereich von Hand und Fuß der betroffenen Achsenkopplung (▶ **Abb. 6.1**, ▶ **Tab. 6.1**).

Mögliche systemische Punkte bei allen Kopfschmerzformen: Di 4, Gb 20, LG 20

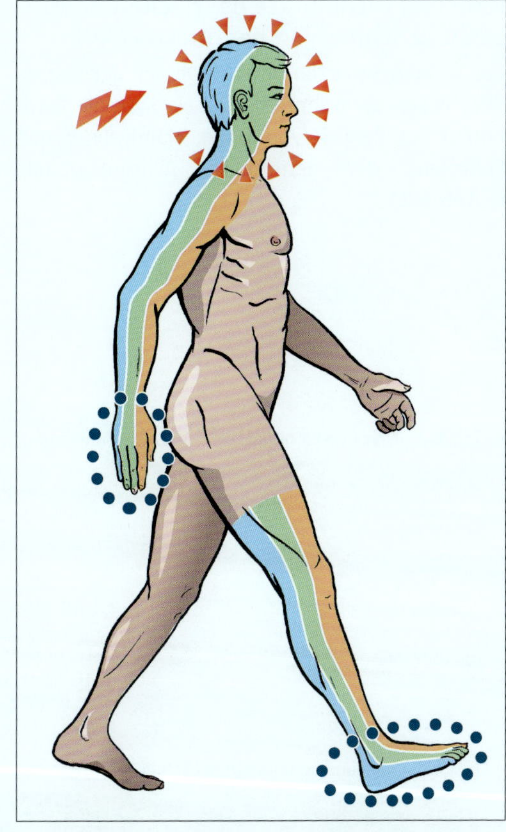

▶ **Abb. 6.1** Fern- und Nahpunkte Kopfschmerz.

▶ **Tab. 6.1** Nah- und Fernpunkte bei Kopfschmerzen.

| Schmerzlokalisation | okzipital | lateral | frontal | Scheitel |
|---|---|---|---|---|
| Achsenkopplung | Dü – Bl<br>Tai Yang | 3E – Gb<br>Shao Yang | Di – Ma<br>Yang Ming | Leber-Leitbahn |
| Fernpunkte | Dü 3, Bl 60, Bl 62 | 3E 5, Gb 41 | Di 4, Ma 36, Ma 44 | Le 3 |
| Nahpunkte | Bl 2, Bl 10, Gb 20, Gb 21, LG 14, LG 15, LG 16, Yin Tang (Ex-KH 3) | Gb 1, Gb 8, Gb 14, Gb 20, Gb 21, Ma 8, Bl 10, 3E 23, Tai Yang (Ex-KH 5) | Ma 8, Bl 2, Gb 14, Yin Tang (Ex-KH 5) | LG 20, Si Sheng Cong (Ex-KH 1) |

## Nah- und Fernpunkte bei Nackenschmerzen und Schmerzen der oberen BWS

Bei Nackenschmerzen und Schmerzen der oberen BWS liegen die Nahpunkte im Nacken, die Fernpunkte im Bereich von Hand, Handgelenk und Fußgelenk der betroffenen Achsenkopplung (▶ Tab. 6.2).

## Nah- und Fernpunkte bei Schulterschmerzen

Bei Schulterschmerzen liegen die Nahpunkte im Schulterbereich, die Fernpunkte im Bereich von Hand, Handgelenk und Knie der betroffenen Achsenkopplung (▶ Tab. 6.3).

Ma 38 stellt einen Fernpunkt der gesamten Schulter dar. Er ist insbesondere indiziert, wenn eine exakte Lokalisation des Schmerzes nicht möglich ist. Es empfiehlt sich, unter Bewegung der Schulter, Ma 38 bei starken Schmerzen möglichst intensiv zu stimulieren.

▶ **Tab. 6.2** Nah- und Fernpunkte bei Nackenschmerzen und Schmerzen der oberen BWS.

| Schmerzlokalisation | dorsal | lateral |
|---|---|---|
| Achsenkopplung | Dü – Bl<br>Tai Yang | 3E – Gb<br>Shao Yang |
| Fernpunkte | Dü 3, Dü 6, Bl 60, Bl 62 | 3E 5, Gb 39 |
| Nahpunkte | Bl 10–15, Bl 42, Bl 43, Gb 20, Gb 21, LG 14, LG 15, LG 16, Dü 14 | Bl 10, Bl 11, Bl 43, Gb 20, Gb 21, 3E 15, LG 14, Dü 11, Dü 14 |

▶ **Tab. 6.3** Nah- und Fernpunkte bei Schulterschmerzen.

| Schmerzlokalisation | dorsal | lateral | ventral |
|---|---|---|---|
| Achsenkopplung | Dü – Bl<br>Tai Yang | 3E – Gb<br>Shao Yang | Di – Ma (Yang Ming),<br>Lu – Mi (Tai Yin) |
| Fernpunkte | Dü 3, (Bl 40) | 3E 5, Gb 34 | Di 4, Ma 36, Lu 7, Mi 9 |
| Nahpunkte | Dü 9–14, Gb 20, Gb 21, 3E 14, 3E 15, LG 14, Bl 43 | 3E 12–15, Di 15, Gb 20, Gb 21 | Di 14–16, 3E 14, Lu 1, Lu 2 |

## Nah- und Fernpunkte bei Ellenbogenschmerzen

Bei Ellenbogenschmerzen liegen die Nahpunkte im Bereich des Ellenbogens, die Fernpunkte im Bereich von Hand, Handgelenk und Knie der betroffenen Achsenkopplung (▶ **Tab. 6.4**).

## Nah- und Fernpunkte bei Schmerzen der mittleren und unteren BWS

Bei Schmerzen der mittleren und unteren BWS liegen die Nahpunkte im mittleren und unteren BWS-Bereich, die Fernpunkte im Bereich von Handgelenk und Unterschenkel der betroffenen Achsenkopplung (▶ **Tab. 6.5**).

▶ **Tab. 6.4** Nah- und Fernpunkte bei Ellenbogenschmerzen.

| Schmerzlokalisation | ulnar | radial |
|---|---|---|
| Achsenkopplung | He – Ni<br>Shao Yin | 3E – Gb (Shao Yang)<br>Di – Ma (Yang Ming) |
| Fernpunkte | He 7, Ni 10 | 3E 5, Gb 34, Di 4, Ma 36 |
| Nahpunkte | He 3, Pe 3, Dü 8 | 3E 10, 3E 12, Di 10, Di 11 |

▶ **Tab. 6.5** Nah- und Fernpunkte bei Schmerzen der mittleren und unteren BWS.

| Schmerzlokalisation | dorsal | lateral |
|---|---|---|
| Achsenkopplung | Dü – Bl<br>Tai Yang | 3E – Gb<br>Shao Yang |
| Fernpunkte | Dü 3, Bl 57, Bl 58 | 3E 5, Pe 6, Gb 34, Gb 39 |
| Nahpunkte | Bl 17–21, Hua Tuo Jia Ji (Ex-R 2) thorakal, Bl 46–50 | Le 13, Le 14, Gb 24, Gb 26, Gb 27–29 |

## Nah- und Fernpunkte bei Lumbago

Bei Lumbago liegen die Nahpunkte in der Lumbalregion, die Fernpunkte im Bereich des Knies der Blasenleitbahn (▶ **Abb. 6.2**, ▶ **Tab. 6.6**). Dü 3 als Fernpunkt der Hand ist einerseits als Fernpunkt der Tai Yang Achse zugerechnet, gilt aber auch als Einschaltpunkt des Lenkergefäßes (LG).

## Nah- und Fernpunkte bei Lumboischialgie

Bei Lumboischialgie liegen die Nahpunkte im Lumbalbereich, der Fernpunkt im Bereich des Beines und Fußes. Der distalste Fernpunkt liegt etwas distaler als das Schmerzausstrahlungsende. Dü 3 als Fernpunkt der Hand ist einerseits als Fernpunkt der Tai Yang Achse zugerechnet, gilt aber auch als Einschaltpunkt des Lenkergefäßes (LG) (▶ **Abb. 6.3**, ▶ **Tab. 6.7**).

## Nah- und Fernpunkte bei Gonalgie

Bei Gonalgie liegen die Nahpunkte im Kniebereich, die Fernpunkte im Bereich von Fuß und Fußgelenk (▶ **Abb. 6.4**, ▶ **Tab. 6.8**).

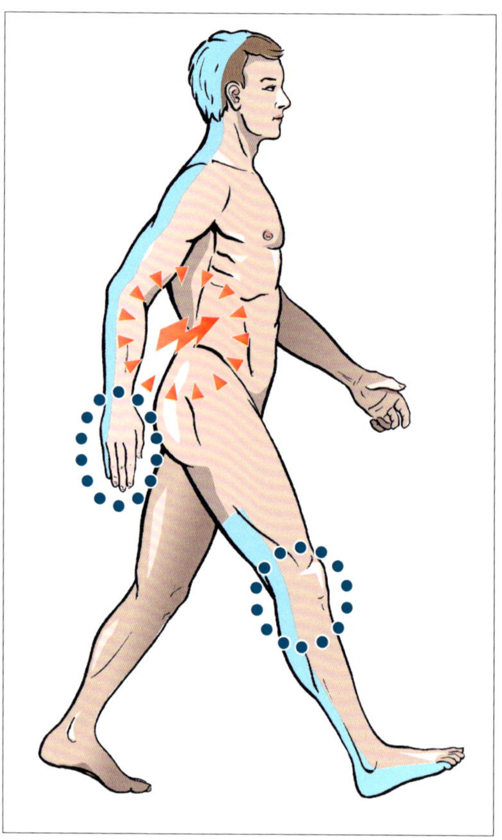

▶ **Abb. 6.2** Fern- und Nahpunkte Lumbago.

▶ **Tab. 6.6** Nah- und Fernpunkte bei Lumbago.

| Schmerzlokalisation | dorsal |
|---|---|
| Achsenkopplung | Dü – Bl<br>Tai Yang + LG |
| Fernpunkte | Dü 3, Bl 40, (Bl 60, Bl 62) |
| Nahpunkte | LG 3, LG 4, Shi Qi Zhui (Ex-R 8), Bl 23, Bl 25, Bl 27, Bl 28, Bl 31, Bl 32, Bl 36, Bl 52, Bl 54, Gb 30, Hua Tuo Jia Ji (Ex-R 2) lumbal, Yoa Yi (Ex-R 6) |

▶ **Tab. 6.7** Nah- und Fernpunkte bei Lumboischialgie/Lumbalgie (radikulär oder pseudoradikulär).

| Schmerzausstrahlung<br>Leitbahn: | dorsal – (S 1/2)<br>Blasenleitbahn | lateral – (L 5)<br>Gallenblasenleitbahn | frontal – (L 3/L 4)<br>Magenleitbahn |
|---|---|---|---|
| Fernpunkte | Bl 40, Bl 57, Bl 58, Bl 60, Bl 62 | Gb 31, Gb 34, Gb 39, Gb 40, Gb 41 | Ma 34, Ma 35, Ma 36, Ma 41 |
| Nahpunkte lumbal | Bl 23, Bl 25, Bl 52, Bl 27, Bl 28, Bl 31, Bl 32, Bl 54, LG 3, LG 4, Hua Tuo Jia Ji (Ex–R 2) lumbal, Yao Yi (Ex–R 6) | Bl 23, Bl 25, Bl 52, Bl 54, Bl 27, Bl 28, Gb 30, Hua Tuo Jia Ji (Ex–R 2) lumbal, Yao Yi (Ex–R 6) | Bl 23, Bl 25, Bl 52, Bl 54, Gb 30, Hua Tuo Jia Ji (Ex–R 2) lumbal, Bl 27, Bl 28, Yao Yi (Ex–R 6) |

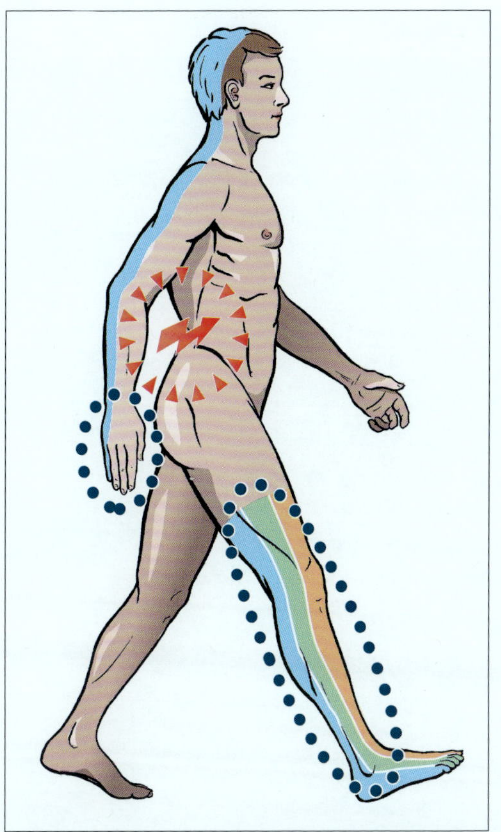

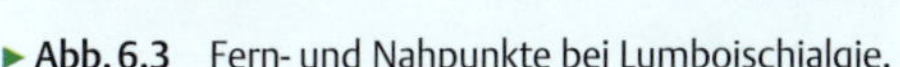

► **Abb. 6.3** Fern- und Nahpunkte bei Lumboischialgie.

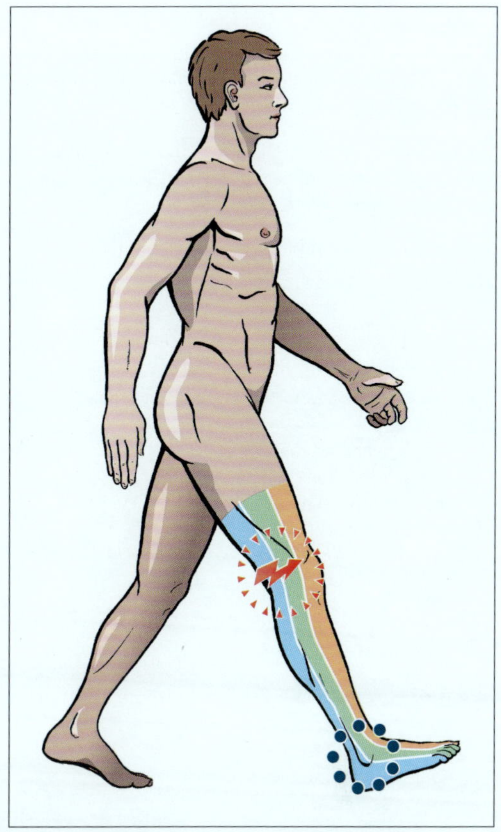

► **Abb. 6.4** Fern- und Nahpunkte bei Gonalgie.

► **Tab. 6.8** Nah- und Fernpunkte bei Gonalgie.

| Schmerzlokalisation | ventromedial | ventrolateral | dorsal |
|---|---|---|---|
| Leitbahn | Milz, Leber, Niere | Magen, Gallenblase | Blase |
| Fernpunkte | Mi 6, Le 3 | Ma 40, Ma 41, Gb 40, Gb 41 | Bl 60 |
| Nahpunkte | Mi 9, Mi 10, Le 8, Ni 10, Ex-BF 4, Ex-BF 2 | Ma 34, Ma 35, Ma 36, Gb 31, Gb 34, Ex-BF 1, Ex-BF 2 | Bl 39, Bl 40 |

| Fragen | Antworten |
|---|---|
| Welches Basiskonzept besteht für die Punktwahl bei Schmerzen des Bewegungsapparats und Kopfschmerzen? | Kombination von:<br>• Nahpunkten<br>• Fernpunkten |
| Liegen Nahpunkte immer auf der vom Schmerz hauptsächlich betroffenen Leitbahn? | Nein, sie liegen auch auf benachbarten Leitbahnen oder als Ah-Shi-Punkte auf keiner Leitbahn. |
| Welche Lokalisationsmöglichkeiten gibt es für Fernpunkte? | Lage der Fernpunkte:<br>• entfernt vom Schmerzort auf der Leitbahn, die durch den Schmerzort zieht<br>• entfernt vom Schmerzort auf dem 2. Teil der Achsenkopplung, die durch den Schmerzort zieht |
| Auf welcher Yang-Yang-Achsenkopplung liegen Fernpunkte bei<br>• ventralen Kopfschmerzen,<br>• dorsalen Schulterschmerzen,<br>• lateralen Kopfschmerzen? | • Yang Ming<br>• Tai Yang<br>• Shao Yang |
| Welche zwei Leitbahnen gehören zu den folgenden Achsenkopplungen?<br>• Yang Ming<br>• Shao Yang<br>• Tai Yang | • Yang Ming: Dickdarm – Magen<br>• Shao Yang: 3-Erwärmer – Gallenblase<br>• Tai Yang: Dünndarm – Blase |
| In welcher Region der Achse liegen die Fernpunkte bei<br>• Schulterschmerzen,<br>• Nackenschmerzen,<br>• Kopfschmerzen,<br>• Ellenbogenschmerzen,<br>• BWS-Schmerzen,<br>• Lumbago? | • Knieregion (bis Unterschenkelmitte)<br>• Fuß, Fußgelenke, Hand, Handgelenke<br>• Fuß, Fußgelenke, Hand, Handgelenke<br>• Knieregion<br>• Handgelenk, Unterschenkel<br>• Kniegelenk, Hand (gelegentlich Fuß) |

### 6.1.3 3. Schritt: Pathogene klimatische Faktoren (äußere pathogene Faktoren)

Die pathogenen klimatischen Faktoren, die bei Schmerzen des Bewegungsapparats und bei Kopfschmerzen eine Rolle spielen, sind Wind, Hitze, Feuchtigkeit und Kälte.

**Der pathogene klimatische Faktor**

- verschlechtert die Schmerzsymptomatik. Es gibt jedoch keinen im schulmedizinischen Sinne ursächlichen Zusammenhang.
- manifestiert sich als Schmerzmuster, das Ähnlichkeiten mit dem Erscheinungsbild/mit den Auswirkungen des klimatischen Faktors in der Natur hat.

**Trockenheit**

spielt im Rahmen der Schmerzentstehung keine Rolle; verbessert Schmerzen

**Wind**

- Schmerzmuster: oft sehr stark, ziehend, wechselnd, ausstrahlend, pulsierend, mit Spannungsgefühl, klopfend, pochend, einschießend, plötzlicher Beginn
- Schmerzlokalisation: häufig lateral, wechselnd, wandernd
- Therapie: Schröpfen, windausleitende/Oberfläche befreiende Punkte: Le 2, Le 3, Gb 34, Gb 20, Bl 12, LG 20, 3E 5, Di 4, meide Wind und Zugluft

**Hitze**

- Schmerzmuster: oft sehr stark, brennend, stechend
- Schmerzlokalisation: häufig oben, oberflächlich, gut lokalisierbar
- Therapie: Hitze ausleitende Punkte Di 4, Di 11, den letzten oder vorletzten Peripheriepunkt der Leitbahn bluten lassen, z. B. Ma 44 oder Di 1 bei Trigeminusneuralgie; meide Hitze

**Feuchtigkeit**

- Schmerzmuster: Schweregefühl, Schwellungsgefühl, schwach bis mäßig, erträglich, langwierig, lästig, klebrig
- Schmerzlokalisation: häufig unten, schlecht lokalisierbar, großflächig
- Therapie: Moxibustion, Feuchtigkeit entfernender Punkt: Mi 9, Schleim lösender Punkt: Ma 40; meist Milz stärken: Mi 3 oder Mi 6, Bl 20; meide Feuchtigkeit

**Kälte**

- Schmerzmuster: Kontraktionsgefühl, oft sehr stark, gleichbleibend, stechend, schneidend, bohrend
- Schmerzlokalisation: häufig dorsal, tief, gut lokalisierbar
- Therapie: Moxibustion, bei Lumbago oft Nieren stärken. Ni 3, Ni 7, Bl 23; meide Kälte!

| Fragen | Antworten |
|---|---|
| Welche pathogenen klimatischen Faktoren spielen bei Schmerzen des Bewegungsapparats und bei Kopfschmerzen eine Rolle? | Wind, Hitze, Feuchtigkeit und Kälte. |
| Was bedeutet die Diagnose eines pathogenen klimatischen Faktors? | • Der klimatische Faktor verschlechtert die Schmerzsymptomatik.<br>• Das Schmerzmuster gleicht einem Bild, das Ähnlichkeiten mit dem Erscheinungsbild/mit den Auswirkungen des klimatischen Faktors in der Natur hat. |
| Welche der folgenden Merkmale gehören nicht zum pathogenen klimatischen Faktor Wind?<br>• wechselnd<br>• wandernd<br>• ziehend<br>• brennend<br>• schwer | • brennend<br>• schwer |
| Welche der folgenden Punkte gehören zu Wind ausleitenden, Oberfläche befreienden Punkten?<br>• Le 3<br>• LG 20<br>• Mi 9<br>• Mi 6<br>• Gb 20<br>• Ma 44<br>• Di 4 | • Le 3<br>• Gb 20<br>• LG 20<br>• Di 4 |
| Welche Reizart dient dem Ausleiten von Wind? | Schröpfen |
| Welche Reizart ist bei Kälte-Krankheiten zu wählen? | Moxibustion |
| Welche Qualitäten und Schmerzintensitäten zeigen Feuchtigkeits-Schmerzmuster? | Schweregefühl, Schwellungsgefühl, lästig, klebrig, schwach bis mäßig, erträglich, langwierig. |
| Welche Qualitäten und Schmerzintensitäten zeigen Kälte-Schmerzmuster? | Kontraktionsgefühl, oft sehr stark, gleichbleibend, stechend, schneidend, bohrend. |
| Welche Lokalisation zeigen häufig:<br>• A: Wind-Schmerzmuster,<br>• B: Hitze-Schmerzmuster,<br>• C: Feuchtigkeits-Schmerzmuster,<br>• D: Kälte-Schmerzmuster? | • A: seitliche Körperareale<br>• B: Kopf, außen<br>• C: Beine, Füße, Unterleib<br>• D: hintere Körperareale, innen |
| Welche Punkte beseitigen Feuchtigkeit im Körper und Schleim? | • Feuchtigkeit: Mi 9, Mi 3, Mi 6, Bl 20 (stärkt Funktion der Milz, die Feuchtigkeit umwandelt)<br>• Schleim (chronisch eingedickte Feuchtigkeit): Ma 40 |
| Welche Punkte leiten bei akuten Hitze-Schmerzen (z. B. heftige Pollinosis mit starkem brennendem Augenjucken) Hitze aus? | Di 11, Di 4 |
| Welcher Punkt leitet speziell aus der Magen-Leitbahn (z. B. bei brennender Trigeminusneuralgie) Hitze aus? | Ma 44 |

► **Tab. 6.9** Pathogene psychische Faktoren (innere pathogene Faktoren).

| pathogener psychischer Faktor | betroffener Zang-Funktionskreis | Therapie |
|---|---|---|
| Zorn, Wut, Aggression, Autoaggression | Leber | (Bl 18) + Le 3 + LG 20 |
| Hektik | Herz, Perikard | Bl 14 + He 7 oder Bl 15 + Pe 6 (weniger Pe 7) |
| Sorge/Grübeln | Milz | Bl 20 + Mi 3 oder Mi 6 |
| Trauer | Lunge | Bl 13 + Lu 7 (weniger Lu 9) |
| Angst | Nieren | Bl 23 + Ni 3 |

### 6.1.4 4. Schritt: Pathogene psychische Faktoren (innere pathogene Faktoren)

Schmerzen des Bewegungsapparats können wesentlich durch psychische Faktoren beeinflusst werden. Als pathogene psychische Faktoren (► **Tab. 6.9**) spielen eine Rolle Zorn/Wut/Aggression (auch Autoaggression), Hektik, Sorge/Grübeln, Trauer und Angst. Sie schädigen den Bewegungsapparat insbesondere bei sehr exzessivem Einwirken (intensiv, lange Zeit). Therapeutisch gilt es, den assoziierten Zang-Funktionskreis durch Wahl von Quellpunkt (Yuan-Punkt) und Rücken-Shu-Punkt zu regulieren.

## 6.2 Diagnose- und Therapiekonzept Ohrakupunktur in 4 Schritten

Einem strukturierten Modulsystem folgend empfiehlt es sich, Diagnose und Therapie bei akuten und chronischen Schmerzen des Bewegungsapparats und bei Kopfschmerzen mit Ohrakupunktur in vier Schritten aufzubauen.

**Diagnose- und Therapiekonzept Ohrakupunktur in 4 Schritten:**

- 1. Schritt: Punkte des Bewegungsapparats
  - Maximalpunkt der Wirbelsäule auf der Anthelix
  - Segmenttherapie/Behandlungsstrahl (nur in französisch-westlicher Schule)
  - Maximalpunkte peripherer Gelenke
- 2. Schritt: Analgesiepunkte, entzündungshemmende Punkte
- 3. Schritt: Psychovegetative Punkte
- 4. Schritt: Maximalpunkte der Organsysteme/Funktionskreise

| Frage | Antwort |
|---|---|
| Welche vier Diagnoseschritte führen bei Schmerzen des Bewegungsapparats und bei Kopfschmerzen mit Ohrakupunktur zur Therapie? | • Punkte des Bewegungsapparats<br>• Analgesiepunkte, entzündungshemmende Punkte<br>• psychovegetative Punkte<br>• Maximalpunkte der Organsysteme/Funktionskreise |

## 6.2.1 1. Schritt: Punkte des Bewegungsapparats

### Maximalpunkt der Wirbelsäule auf der Anthelix

Der erste Schritt der Therapie, insbesondere von Schmerzen des Bewegungsapparats, besteht in der Lokalisation des maximal reagiblen Punktes des Projektionsareals der Wirbelsäule auf der Anthelix. Bei Kopfschmerzen gelingt es besonders bei Spannungskopfschmerzen bzw. dorsalen Kopfschmerzen in Zusammenhang mit Nackenverspannungen reagible Maximalpunkte der HWS zu lokalisieren.

### Segmenttherapie/Behandlungsstrahl (nur in französisch-westlicher Schule)

Gemäß französisch-westlicher Schule ist es möglich, vom maximal reagiblen Wirbelsäulenpunkt auf der Anthelix aus den Behandlungsstrahl zur errichten, um hierdurch weitere sensible (therapierelevante) Punkte des gestörten Bewegungssegments zu lokalisieren. Der Behandlungsstrahl stellt eine fiktive Verbindungslinie zwischen maximal reagiblem Anthelixpunkt und Nullpunkt dar, er läuft über die Scapha zum Helixrand. Insbesondere im Bereich der Scapha sowie der vegetativen Rinne finden sich wichtige muskulär-ligamentäre Zonen eines funktionsgestörten Bewegungssegments.

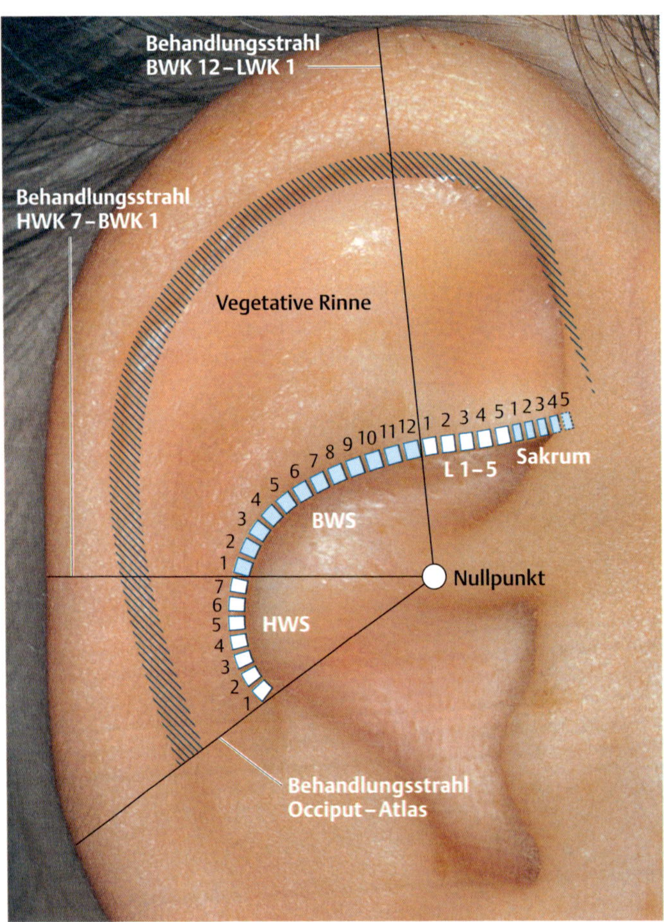


▸ **Abb. 6.5** Projektion der Wirbelsäule, Behandlungsstrahl bei C 0/1, C 7/Th 1, Th 12/L 1.

## Maximalpunkte peripherer Gelenke

Anschließend erfolgt die Lokalisation der Maximalpunkte peripherer Gelenke. Häufig liegen bei schmerzhaften Funktionsstörungen der Lenden-Becken-Hüft (LBH)-Region Funktionsstörungen der Kniegelenkregionen vor, HWS-Funktionsstörungen sind mit Schulter- oder Ellenbogenstörungen kombiniert.

| Fragen | Antworten |
|---|---|
| Welche Überlegungen spielen bei der Wahl von Punkten des Bewegungsapparats eine Rolle? | • Lokalisation des Maximalpunkts der Wirbelsäule auf der Anthelix.<br>• Errichten des Behandlungsstrahls zur Segmenttherapie (französisch-westliche Schule).<br>• Lokalisation der Maximalpunkte peripherer Gelenke. |
| Welche Punkte bilden sich bei der Segmenttherapie auf dem Behandlungsstrahl (französisch-westliche Schule) von der Anthelix in Richtung Scapha ab? | Paravertebrale Muskeln und Bänder. |
| Welche Orientierungsstrukturen spielen für das Konstrukt des Behandlungsstrahls eine Rolle? | Der Behandlungsstrahl wird zwischen dem maximal sensitiven Wirbelkörperpunkt der Anthelix (gelegentlich dem maximal sensitiven Punkt der vegetativen Rinne) und dem Nullpunkt errichtet und reicht über die Scapha zur Ohraußenseite. |

### 6.2.2 2. Schritt: Analgesiepunkte, entzündungshemmende Punkte

Neben der Nadelung von reagiblen Wirbelsäulenmaximalpunkten, weiteren Punkten des funktionsgestörten Bewegungssegments und Gelenkpunkten werden Punkte analgetisch wirksamer Projektionsareale genadelt (▶ Tab. 6.10). Diese besitzen häufig auch bei schmerzhaften Funktionsstörungen des Bewegungsapparats eine entzündungshemmende Wirkung. Insbesondere der ACTH-Punkt erweist sich bei Funktionsstörungen des Bewegungsapparats gehäuft sensitiv und unterstützt durch analgetisch-antiphlogistische Wirkung effektiv die Schmerztherapie.

▶ **Tab. 6.10** Analgesiepunkte, entzündungshemmende Punkte.

| Projektionsareale | Indikation/Wirkrichtung |
|---|---|
| Shen Men (55) | ausgeprägte analgetische, antiphlogistische und psychisch regulierende Wirkung |
| Analgesiepunkt | starke Schmerzzustände besonders im Kopfbereich |
| Thalamus/Hirnanhang (26a) | ausgeprägte analgetische und sedierende Wirkung bei starken Schmerzzuständen |
| Os temporale/Sonne (35) | verschiedenste Kopfschmerzformen, besonders Migräne oder laterale Kopfschmerzen |
| Os frontale/Stirn (33) | Indikationen: Stirnkopfschmerzen, Trigeminusneuralgie, myofasziales Schmerzsyndrom des Gesichts |
| Os occipitale/Polster (29) | Hinterhauptkopfschmerzen, Spannungskopfschmerz, breite analgetisch-vegetativ regulierende Wirkung |
| ACTH-Punkt/Nebenniere (13) | • Lokalisation: absteigender Tragusschenkel, Mitte oder unteres Drittel, etwas nach innen zur Koncha hin gelagert<br>• Indikationen:<br>  • rheumatische Erkrankungen<br>  • entzündliche Erkrankungen |

| Fragen | Antworten |
|---|---|
| Welches ist der wichtigste Analgesiepunkt mit zusätzlich breiter vegetativ regulierender Wirkung? | Shen Men (55) |
| Nennen Sie weitere Analgesiepunkte mit bevorzugter Wirkung auf die Kopfregion. | • Analgesiepunkt<br>• Os temporale/Sonne (35)<br>• Os frontale/Stirn (33)<br>• Os occipitale/Polster (29)<br>• Thalamus/Hirnanhang (26a) |
| Welche zwei Analgesiepunkte finden bevorzugt bei sehr starken Schmerzen Anwendung? | • Analgesiepunkt<br>• Thalamus/Hirnanhang (26a) |
| Welcher Punkt des abfallenden Tragus spielt in der Analgesie durch seine entzündungshemmende Wirkung insbesondere bei rheumatischen Erkrankungen eine Rolle? | ACTH-Punkt/Nebenniere (13) |

## 6.2.3 3. Schritt: Psychovegetative Punkte

Sind schmerzhafte Funktionsstörungen des Bewegungsapparats oder Kopfschmerzen durch psychische Ursachen bedingt oder verstärkt, werden ergänzend zum bisherigen Therapiekonzept psychovegetativ regulierende Punkte eingesetzt (▶ **Tab. 6.11**).

▶ **Tab. 6.11** Psychovegetative Punkte.

| Projektionsareale | Indikation/Wirkrichtung |
|---|---|
| Vegetativum I (51) | vegetativ ausgleichende Wirkung, Spasmolyse, Schlafstörungen |
| Herz (100) | breite psychovegetativ regulierende Wirkung, stimmungsaufhellend, Schlafstörungen |
| PT 1: Antiaggression | psychovegetative Funktionsstörungen mit Aggressionen (auch heruntergeschluckt) |
| PT 2: Angst, Sorge | psychovegetative Funktionsstörungen mit Ängsten und Sorge |
| PT 3: Antidepression | psychovegetative Funktionsstörungen mit Depression |
| PT 4: Kummer, Freude | psychovegetative Funktionsstörungen mit Kummer |
| Omega-Hauptpunkt | tiefgreifende Wirkung, vegetativ harmonisierend, unterstützend bei Psychotherapie, Schlafstörungen |
| Vegetativum II/Graue Substanz (34) | psychovegetative Funktionsstörungen insbesondere bei Kopfschmerzen und mit Schwindel, Schlafstörungen |
| Os occipitale/Polster (29) | psychovegetative Funktionsstörungen mit Schwindel, Rekonvaleszenz, Schlafstörungen |
| Point Jérôme (29b) | vegetative Dystonie, Beruhigungspunkt, Schlafstörungen |

| Fragen | Antworten |
|---|---|
| Welcher wichtige vegetativ ausgleichend sowie spasmolytisch wirkende Projektionspunkt befindet sich auf dem Schnittpunkt von Crus anthelicis inferius mit der Helixkrempe, meist etwas verdeckt unter der Helixkrempe liegend? | Vegetativum I (51) |
| Welche vier Projektionszonen mit psychovegetativ regulierender Funktion werden nur in der französisch-westlichen Schule differenziert? | • PT 1: Antiaggression<br>• PT 2: Angst, Sorge<br>• PT 3: Antidepression<br>• PT 4: Kummer, Freude |

► **Tab. 6.12** Relevante Organsysteme/Funktionskreise bei Funktionsstörungen des Bewegungsapparats oder Kopfschmerzen.

| Organsystem/Funktionskreis | Symptome | Projektionsareale |
|---|---|---|
| Leber | Spannungsregulationsstörung:<br>• emotional<br>• muskulär (Spannungskopfschmerz, Verspannungen im Bewegungsapparat)<br>• vaskulär (Migräne)<br>• intestinal | Leber/Leber (97) |
| Nieren | • energetische Leere: Leistungsschwäche<br>• Lumbago<br>• ausgeprägte Osteoporose<br>• Knieschmerzen<br>• urogenitale Funktionsstörungen<br>• sexuelle Störungen | Nieren/Nieren (95) |
| Magen | • Magenbeschwerden: Druck, Völlegefühl, Sodbrennen<br>• frontale Kopfschmerzen<br>• Migräne mit Übelkeit, Erbrechen<br>• schmerzhafte Funktionsstörungen der mittleren und unteren BWS | Magen/Magen (87)<br>Punkt der Beklommenheit/Verzweigungspunkt (83) |
| Herz | • Palpitationen<br>• Rhythmusstörungen<br>• thorakales Engegefühl<br>• Schmerzen zwischen den Schulterblättern | Herz/Herz (100) |
| Lunge | • Vorhaltung, Rundrücken in Zusammenhang mit Trauer und Trennungssituationen<br>• thorakales Engegefühl | Lunge/Lunge (101) |

### 6.2.4 4. Schritt: Maximalpunkte der Organsysteme/Funktionskreise

Störungen des Bewegungsapparats und Kopfschmerzen können zusammen mit Funktionsstörungen der inneren Organsysteme oder Funktionskreise auftreten (► Tab. 6.12).

## 6.3 Therapiebeispiele

**Ziele** Die Therapiebeispiele dienen dem Ziel der Repetition des für die Zusatzbezeichnung prüfungsrelevanten Akupunkturstoffs. Ziel ist es, diesen Stoff praxisnah (alle beschriebenen Fälle sind reale Fälle aus dem Praxisalltag) in kurzer Zeit effektiv zu wiederholen. Diesem Ziel verpflichtet spiegeln Anamnese und körperliche Untersuchung nicht den realen Umfang wider, sondern dienen in teilweise stichwortartiger Kurzfassung dem optimalen Repetitionszweck. Verzichtet wird in der Regel auf ausführliche TCM-Anamnese, Muskelfunktionstests, Begleitmedikation und Darstellung von Behandlungsalternativen sowie auf die Verlaufsschilderung.

### 6.3.1 Kopfschmerzen

#### Therapiebeispiel 1: 45-jähriger Lehrer mit frontalen Kopfschmerzen

**Anamnese** Herr G., 45 Jahre, Oberstudiendirektor an einem Gymnasium, leidet seit etwa 2 Jahren an Stirnkopfschmerzen mittelgradiger Schmerzintensität (NAS: 4–6). Häufig besteht ein frontales Schwere- oder Druckgefühl. Die Schmerzen sind relativ konstant hinter der Stirn lokalisiert, sie treten seit etwa 6 Monaten ein- bis zweimal pro Woche auf. Die Schmerzdauer liegt zwischen mehreren Stunden und einem halben Tag. Die Schmerzen werden durch Wärme oder Kälte (Klima, Nahrung, Getränke) nicht beeinflusst. Der berufliche Stress hat in letzter Zeit sehr zugenommen. Herr G. begleitet erstmalig eine Abiturklasse zum Zentralabitur, einige Schüler bereiten ihm besonders viel Kopfzerbrechen.

Herr G. leidet gehäuft unter Blähungen mit Neigung zu weichen Stühlen. Er gibt gelegentlich Appetitstörungen durch faden Mundgeschmack an, die mit flauem Druckgefühl der Oberbauchregion verbunden sind, kein Erbrechen, keine Licht- und Geräuschempfindlichkeit.

Herr G. ist häufig müde und erschöpft. Er beschreibt sich eher als „Kopfmensch", der zum Grübeln neigt.

**Untersuchung**

- Untersuchung Bewegungsapparat unauffällig
- Zunge: rosig, dünner, weißer Belag, etwas geschwollen, leichte seitliche Zahneindrücke
- Puls: etwas schwach

| Fragen zu Therapiebeispiel 1 (Körperakupunktur) | Antworten |
|---|---|
| Welche Achsenkopplung spielt bei frontalen Kopfschmerzen für die Wahl der Fernpunkte eine Rolle? | Achsenkopplung Yang Ming: Dickdarm – Magen. |
| In welcher Region der Yang-Ming- Achsenkopplung liegen die Fernpunkte bei frontalen Kopfschmerzen? | Im Hand- und Fußbereich, bei chronischen Schmerzen auch im Kniebereich. |
| Liegt bei Herrn G. ein Fülle- oder ein Leere-Kopfschmerz vor? | Bei Herrn G. liegt ein typischer Leere-Kopfschmerz vor: die Schmerzintensität ist mittelgradig (NAS: 4–6). |
| Für welchen Fernpunkt der Yang-Ming-Achse entscheiden Sie sich? Für Ma 44 oder für Ma 36? Begründen Sie dies und lokalisieren Sie sowohl Ma 36 als auch Ma 44. | Ma 36<br>Begründung:<br>• Ma 44 spielt als Fernpunkt bei starken frontalen Fülle-Kopfschmerzen eine Rolle. Ma 44 leitet insbesondere brennende, intensive Hitze-Schmerzen aus Kopf und Gesicht ab.<br>• Bei mäßig intensiven Schmerzen empfiehlt sich als Fernpunkt der Yang-Ming-Achse Ma 36.<br>Lokalisationen:<br>• Ma 36: 1 Cun lateral der untersten Begrenzung der Tuberositas tibiae im M. tibialis anterior<br>• Ma 44: zwischen der 2. und 3. Zehe etwas proximal der Interdigitalfalte |
| Welche Nahpunkte sollten bei Herrn G. bezüglich Druckdolenz palpiert werden? | Yin Tang (Ex-KH 3), Bl 2, Gb 14, 3E 23, Gb 1, Tai Yang (Ex-KH 5), Ma 2, Ma 8 |
| Welcher Punkt im Scheitelbereich kann unabhängig von der Schmerzlokalisation bei allen Kopfschmerzformen eingesetzt werden? Begründen Sie dies. | LG 20<br>Begründung: Bei LG 20 endet der innere Ast der Leber-Leitbahn, deren spannungsregulierende Funktion insbesondere bei Kopfschmerzen von großer Wichtigkeit ist. |

| Fragen zu Therapiebeispiel 1 (Körperakupunktur) | Antworten |
| --- | --- |
| Welcher pathogene klimatische Faktor spielt bei Herrn G. eine Rolle? Begründen Sie dies. | Feuchtigkeit<br>Begründung: Das Muster der frontalen Kopfschmerzen entspricht einem Muster, das so erscheint, als ob Feuchtigkeit kurz zuvor auf den Körper eingewirkt hätte: Es liegt ein Schwere- oder Druckgefühl mäßiger Intensität vor. |
| Zu welcher Therapie führt die Diagnose des pathogenen klimatischen Faktors Feuchtigkeit? | • Wahl von Punkten, die Feuchtigkeit beseitigen: Mi 9.<br>• Wahl von Punkten, die die Milztätigkeit aktivieren, um Feuchtigkeit umzuwandeln: Mi 3 oder Mi 6 und Bl 20. |
| Welcher pathogene psychische Faktor spielt bei Herrn G. eine Rolle? | Grübeln, Sorge. |
| Welche Organfunktionen werden durch diesen pathogenen psychischen Faktor gestört? | • Milz und Magen<br>• Herr G. leidet unter:<br>  ◦ Funktionsstörungen des Magens: Druckgefühl der Oberbauchregion, Appetitstörung, fader Mundgeschmack.<br>  ◦ Funktionsstörungen der Milz: Blähungen, weiche Stühle. |
| Welche Zungenveränderungen zeigen die Milzfunktionsstörung an? | • seitliche Zahneindrücke<br>• gedunsener Zungenkörper (Feuchtigkeitseinlagerungen) |
| Liegt eine Fülle- oder eine Leere-Funktionsstörung vor? Welche therapeutischen Konsequenzen hat dies? | Die Kopfschmerzen mittelgradiger Intensität sowie die leichten Symptome der Magenfunktionsstörung sprechen für eine Leere-Funktionsstörung.<br>Leere-Funktionsstörungen werden auffüllend behandelt:<br>• geringe Reizstärke<br>• De-Qi-Gefühl auslösen, Nadeln 25 Minuten ruhen lassen<br>• Intervalle: 1–2-mal pro Woche |
| Welches Therapiekonzept wählen Sie? | • Di 4: Fernpunkt der Dickdarm-Leitbahn des Yang Ming: Di – Ma.<br>• Ma 36: Fernpunkt der Magen-Leitbahn des Yang Ming: Di – Ma; Unterer einflussreicher Punkt Magen: gegen Übelkeit und Druckgefühl der Magenregion.<br>• Ma 8, Yin Tang, Gb 14: Lokalpunkte.<br>• Mi 6: reguliert Milzfunktion (Milz stärkend, um Feuchtigkeit zu eliminieren und somatische Auswirkungen des pathogenen psychischen Faktors Sorge zu reduzieren).<br>• Bl 20: Rücken-Shu-Punkt der Milz: reguliert Milzfunktion.<br>• LG 20: Spannungsregulation (Ende des inneren Astes der Leber-Leitbahn; Leber = Spannungsregulator).<br>Alle Punkte, außer Yin Tang, beidseits. |

**Basiskonzept Körperakupunktur – Frontale Kopfschmerzen**

Fernpunkte der Achse: Yang – Ming = Dickdarm – Magen: Di 4, Ma 36

Lokalpunkte: Ma 8, Gb 14, Ex-KH 3 (Yin Tang), LG 20

| Fragen zu Therapiebeispiel 1 (Ohrakupunktur) | Antworten |
|---|---|
| Welche zwei Analgesieareale des Lobulus sind bei frontalen Kopfschmerzen als sensitiv zu erwarten? | Analgesiepunkt, Os frontale/Stirn (33). |
| Welche weiteren Analgesieareale mit ausgepägter antiphlogistischer und psychisch regulierender Wirkung können in das Therapiekonzept integriert werden? | Shen Men (55), Thalamus/Hirnanhang (26a): eher bei akuten Schmerzen. |
| Bei sämtlichen Kopfschmerzformen sollten psychovegetativ regulierende Punkte bezüglich Zunahme der Sensitivität untersucht werden. Welche vier Projektionszonen des Lobulus spielen hier (nach französisch-westlicher Schule) eine besondere Rolle? | • PT 1: Antiaggression<br>• PT 2: Angst, Sorge<br>• PT 3: Antidepression<br>• PT 4: Kummer, Freude |
| Welche zwei psychovegetativ regulierenden Projektionszonen der postantitragalen Furche sind auf vermehrte Sensitivität hin zu untersuchen? | 1. Os occipitale/Polster (29)<br>2. Point Jérôme (29b) |
| Die frontalen Kopfschmerzen gehen bei Herrn G. mit Magenfunktionsstörungen einher. Welches Projektionsareal ist demgemäß indiziert?<br>Wo liegt dieses Areal? | Magen/Magen (87)<br>Lokalisation: halbmondförmig in der Koncha, die Helixwurzel umgebend. |

## Therapiebeispiel 2: 51-jähriger Geschäftsführer mit lateralen Kopfschmerzen

**Anamnese** Herr K., 51 Jahre, Geschäftsführer in einem metallverarbeitenden Betrieb, leidet seit etwa 5 Jahren an Kopfschmerzen. Diese treten meist in Zusammenhang mit Verspannungen der Schulter-Nacken-Region auf. Sie ziehen von der seitlichen Schulterpartie in den Kopf bis hinter die Augen. Es besteht häufig (jede Woche an ein bis zwei Tagen) ein Gefühl von dumpfer Anspannung, zusätzlich werden die Schmerzen etwa zweimal im Monat sehr stark und stechend (NAS: 8–9). Überwiegend werden die Schmerzen rechtsseitig empfunden, nur ganz selten links. Brechreiz und Sehstörungen werden nicht beschrieben.

Schmerzauslöser: Stress und Wetterwechsel, Wärme oder Kälte (Temperatur, Ernährung) verschlechtern nicht. Die allgemeine Leistungsfähigkeit wird als sehr gut angegeben. Sportliche Aktivitäten: Ski fahren, Mountainbike; Laufen ist zu langweilig.

Herr K. beschreibt sich als Mensch, der gelegentlich aufbrausen kann und sehr ungeduldig ist; an stressreichen Arbeitstagen leidet er fast regelmäßig unter Kopfschmerzen.

**Untersuchung**

- M. levator scapulae rechts: starke Verspannung und Druckschmerzhaftigkeit mit Schmerzausstrahlung in den Nacken bei Dü 14
- M trapezius, Pars descendens rechts: starke Verspannung und Druckschmerzhaftigkeit mit Schmerzausstrahlung in den seitlichen Kopf bei Gb 21
- Zunge und Puls: Normalbefund (Zunge: rosig, dünner, weißer Belag, Puls: kräftig)

| Fragen zu Therapiebeispiel 2 (Körperakupunktur) | Antworten |
|---|---|
| Welche Achsenkopplung spielt bei lateralen Kopfschmerzen für die Wahl der Fernpunkte eine Rolle?<br>In welcher Region dieser Yang-Yang- Kopplung liegen die Fernpunkte?<br>Benennen Sie diese Fernpunkte. | • Achsenkopplung Shao Yang: 3-Erwärmer – Gallenblase<br>• Hand- und Fußbereich<br>• 3E 5, Gb 41 |
| Liegt bei Herrn K. ein Fülle- oder ein Leere-Kopfschmerz vor? | Beides: Der mäßige Anspannungsdruck entspricht einem Leere-Kopfschmerz, der starke, stechende Schmerz einem Fülle-Kopfschmerz. |
| Welche Nahpunkte sollten bei lateralem Kopfschmerz bezüglich Druckdolenz palpiert werden? | Gb 14, 3E 23, Gb 1, Tai Yang (Ex-KH 5). |
| Wie werten Sie den Untersuchungsbefund bei Dü 14 und Gb 21 rechts?<br>Welche therapeutischen Konsequenzen hat dies? | • Es liegen myofasziale Triggerpunkte bei Dü 14 (M. levator scapulae) und bei Gb 21 (M. trapezius) vor.<br>• Therapie: Dry Needling lokal, evtl. vorher Fernpunkte Dü 3 oder 3E 5 |
| Sie möchten Gb 21 und Dü 14 mit Dry-Needling-Technik behandeln. Nennen Sie eine korrekte Nadeltechnik mit Stichrichtung und Stichtiefe für Gb 21. | Mehrmaliges intensives Nadeln an den Triggerpunkten möglichst unter Auslösung des Local-Twitch-Phänomens.<br>Lokalisation: Gb 21: Mittelpunkt einer Linie zwischen Dornfortsatz C 7 und Akromionaußenrand.<br>Bildung einer Haut-/Muskelfalte und Nadelung schräg nach ventral oder dorsal in den muskulären Bereich bei Vermeidung einer Pleuraperforation (ICR 1 oder 2). |
| Welcher Reizstärke entspricht die Dry-Needling-Technik?<br>Lässt die energetische Konstitution des Patienten diese Nadeltechnik zu? | Reizstärke: ableitend (= dispergierend = sedierend = stark)<br>Ja, es liegt bei Herrn K. keine Reduktion der Leistungsfähigkeit, d. h. keine energetische Leere, vor (Puls kräftig). |

| Fragen zu Therapiebeispiel 2 (Körperakupunktur) | Antworten |
|---|---|
| Wofür spricht eine ausgeprägte Zuckungsreaktion während des Dry Needlings eines myofaszialen Triggerpunkts? | Für eine aktive, ausgeprägte, funktionell-reflektorische Verspannung ohne fibrotischen Umbau (dieser ist nach längerem Bestehen des myofaszialen Triggerpunkts möglich). |
| Welche muskuläre Eigentherapietechnik sollte dem Patienten mit myofaszialen Triggerpunkten gezeigt werden? | Dehn- und Entspannungstechniken: PIR-Technik (postisometrische Relaxation) oder Stretchingtechnik. |
| Welcher pathogene klimatische Faktor wird diagnostiziert, wenn Stress und Zugluft die Symptome verschlechtern? | Wind |
| Nennen Sie Wind ausleitende Punkte, die bei Herrn K. indiziert sind. | LG 20, Gb 20, Gb 21, Le 3, Gb 8, 3E 5, Di 4 |
| Welcher pathogene psychische Faktor spielt eine Rolle? | Zorn, Aggression. |
| Welche Punkte helfen, die Auswirkungen von Zorn und Aggression auf Spannungsregulationsstörungen (z. B. der Muskulatur) zu regulieren? | Le 3, LG 20, Gb 34 |
| Welches Therapiekonzept wählen Sie? | • Gb 21 + Dü 14 homolateral: Dry Needling<br>• Di 4 beidseits: allgemeiner Fernpunkt gegen Kopfschmerzen<br>• 3E 5 homolateral: Fernpunkt der 3-Erwärmer-Leitbahn des Shao Yang: 3E – Gb<br>• Gb 41 homolateral: Fernpunkt der Gallenblasen-Leitbahn des Shao Yang: 3E – Gb<br>• Tai Yang, Gb 14, Gb 8 homolateral an hauptbetroffener Seite<br>• Le 3 beidseits: reguliert Leberfunktion (Leber sorgt für Spannungsregulation im gesamten Körper, auch Gefäße und Muskulatur)<br>• LG 20: Spannungsregulation (Ende des inneren Astes der Leber-Leitbahn; Leber = Spannungsregulator) |

**Basiskonzept Körperakupunktur – Laterale Kopfschmerzen**

Fernpunkte der Achse: Shao Yang = 3-Erwärmer – Gallenblase: 3E 5 – Gb 41

Lokalpunkte: Gb 8, Gb 20, Gb 21 (Triggerpunkt), Ex-KH 5 (Tai Yang), LG 20

## Therapiebeispiel 3: 27-jährige Chefsekretärin mit Migräne

**Anamnese** Frau O., 27 Jahre, Chefsekretärin, leidet seit der Jugend unter Migräne. Diese beginnt häufig mit Sehstörungen, steigert sich innerhalb von 1–2 Stunden zu einem nahezu unerträglichen, pulsierenden, klopfenden Schläfenschmerz, der ohne Medikation bis zu einem Tag dauert. Meist ist die rechte Seite betroffen. Fast regelmäßig ist die Migräne von starkem Erbrechen begleitet. Zwischen den Migräneanfällen bestehen leichtere, ziehende, seitlich lokalisierte Kopfschmerzen, die aber im Gegensatz zur Migräne erträglich sind.

Das Auftreten der Migräneanfälle ist in letzter Zeit eindeutig mit Stress und privaten Spannungen verbunden. Frau O. muss für einen Chef arbeiten, der selber sehr ehrgeizig ist und auch hohe Erwartungen an sie hat; Überstunden sind für ihn normal und werden gefordert. „Ich getraue mich da einfach nicht zu widersprechen." Am Wochenende ist Frau O. häufig überreizt und reagiert schon bei Kleinigkeiten explosiv, seit einiger Zeit leidet sie unter sporadischen Ohrgeräuschen mit hellem Fiepton sowie unter stressabhängigen Schwindelzuständen.

**Untersuchung**

- M trapezius, Pars descendens rechts und links: starke Verspannung und Druckschmerzhaftigkeit mit Schmerzausstrahlung in den seitlichen Kopf bis Gb 20 („Diese Schmerzen sind aber nicht vergleichbar mit den heftigen pulsierenden Migränekopfschmerzen.")
- Zunge: rosig, dünner, weißer Belag, Ränder gerötet
- Puls: kräftig, seitenförmig gespannt

| Fragen zu Therapiebeispiel 3 (Körperakupunktur) | Antworten |
|---|---|
| Welche Achsenkopplung spielt bei Migräne mit typischer lateraler Schmerzlokalisation für die Wahl der Fernpunkte eine Rolle?<br>In welcher Region dieser Yang-Yang- Kopplung liegen die Fernpunkte?<br>Nennen Sie diese Fernpunkte. | • Achsenkopplung Shao Yang: 3-Erwärmer – Gallenblase<br>• im Hand- und Fußbereich<br>• 3E 5, Gb 41 |
| Liegt bei Frau O. ein Fülle- oder ein Leere-Kopfschmerz vor? | Während der Migräneanfälle besteht ein Fülle-Kopfschmerz, die Kopfschmerzen sind extrem intensiv; dazwischen liegt ein Leere-Kopfschmerz vor. |
| Welche Reizstärke verlangt der Fülle-Kopfschmerz? | Ableiten (= dispergieren = sedieren = stark reizen). |
| Welche Punkte werden mit ableitender Reizstärke therapiert? | Fernpunkte: hier: 3E 5, Gb 41, Le 2.<br>(Gelegentlich wird nur am Punkt Ex-KH 5 (Tai Yang) ebenfalls eine ableitende Reizstärke beschrieben.) |
| Welche Nahpunkte sollten bei Migräne bezüglich Druckdolenz palpiert werden? | Gb 14, 3E 23, Gb 1, Tai Yang (Ex-KH 5), Gb 8, Gb 20, Ma 8 |
| Welche Überlegungen führen zur Wahl von Ma 8? | Ma 8 ist indiziert, weil die Migräneanfälle bei Frau O. kombiniert sind mit Übelkeit und Erbrechen. |
| Wie werten Sie den Untersuchungsbefund bei Gb 21?<br>Welche therapeutischen Konsequenzen hat dies? | Es liegt ein myofaszialer Triggerpunkt vor.<br>Therapie: Dry Needling lokal, eventuell vorher Fernpunkte: Dü 3 oder 3E 5 |
| Welche Therapieerfolge versprechen Sie sich bei effektiver Triggerpunkt-behandlung? | Relativ wenig Einfluss auf die intensiven Migräneanfälle, gute Einflüsse auf die zwischenzeitlichen Spannungsschmerzen. |
| Welcher pathogene psychische Faktor spielt eine Rolle? | Zorn, Aggression. |

| Fragen zu Therapiebeispiel 3 (Körperakupunktur) | Antworten |
|---|---|
| Liegt gemäß chinesischer Betrachtung eine Funktionsstörung des Leberfunktionskreises vor?<br>Wie wird diese Funktionsstörung gemäß TCM-Diagnostik bezeichnet? | • Ja, diese äußern sich neben den Migräneanfällen in sporadischen Ohrgeräuschen mit hellem Fiepton und in Schwindelzuständen.<br>• aufsteigendes Leber-Yang |
| Mit welchem Punkt und welcher Reizstärke gelingt es, den akuten Migräneschmerz zu lindern, d. h. aufsteigendes Leber-Yang nach unten zu führen? | • Le 2<br>• ableitende Reizstärke |
| Welches Therapiekonzept wählen Sie? | • Di 4 beidseits: allgemeiner Fernpunkt gegen Kopfschmerzen.<br>• 3E 5 homolateral: Fernpunkt der 3-Erwärmer-Leitbahn des Shao Yang: 3E – Gb.<br>• Gb 41 homolateral: Fernpunkt der Gallenblasen-Leitbahn des Shao Yang: 3E – Gb.<br>• Tai Yang, Ma 8, Gb 20 jeweils homolateral hauptbetroffene Seite rechts: Lokalpunkte.<br>• Le 3 beidseits: reguliert Leberfunktion (Leber sorgt für Spannungsregulation im gesamten Körper, auch Gefäße und Muskulatur).<br>• Le 2 homolateral, sedierend nadeln, eventuell bluten lassen im Migräneanfall: senkt aufsteigendes Leber-Yang.<br>• LG 20: Spannungsregulation (Ende des inneren Astes der Leber-Leitbahn; Leber = Spannungsregulator).<br>• Pe 6 beidseits: gegen Übelkeit und Erbrechen.<br>• Gb 21 homolateral: Dry Needling bis zur Detonisierung des myofazialenTriggerpunkts. |
| Welche Punkte wären bei mensesabhängiger Migräne ergänzend zu nadeln? | Mi 6, Ohrakupunktur: Ovar, Uterus. |

**Basiskonzept Körperakupunktur – Migräne**
Fernpunkte der Achse: Shao Yang = Gallenblase – 3-Erwärmer: Gb 41 – 3E 5
Betroffenes Zang-Organ: Leber; Le 3 (Intervall), Le 2 (Anfall)
Nahpunkte: Ex-KH 5 (Tai Yang), Gb 8, Gb 20, LG 20

| Fragen zu Therapiebeispiel 3 (Ohrakupunktur) | Antworten |
|---|---|
| Welcher Therapie empfiehlt sich bei einem akuten Migräneanfall? | • Analgesiepunkte<br>  • Thalamus/Hirnanhang (26a)<br>  • Analgesiepunkt<br>  • Shen Men (55)<br>  • Os temporale/Sonne (35)<br>• Maximalpunkte der Organsysteme/Funktionskreise<br>  • Magen (87)<br>  • Leber (97)<br>  • Punkt der Beklommenheit/Verzweigungspunkt (83) |
| Welche Therapiekonzepte spielen nur in der Intervalltherapie der Migräne eine Rolle? | • Therapie<br>• des Bewegungssegments/Behandlungsstrahls<br>• psychovegetativ regulierende Punkte |
| Wann empfiehlt sich bei lateralen Kopfschmerzen und Migräne die Untersuchung der HWS-Region der Anthelix bezüglich sensitiver Punkte? | Wenn Anamnese und körperliche Untersuchung Funktionsstörungen der HWS-Region zeigen. |
| Laterale Kopfschmerzen und Migräne zeigen häufig ein Manifestationsmaximum hinter dem gleichseitigen Auge. Zu welcher Punktwahl führt dies?<br>Wo liegt dieser Punkt? | Auge/Auge (8)<br>Lokalisation: in der Mitte des V. Quadranten |
| Welche zwei anatomischen Ohrregionen werden bei mensesabhängiger Migräne bezüglich Sensitivität untersucht?<br>Welche beiden Projektionsareale werden hier lokalisiert? | • Fossa-triangularis-Punkt: Uterus (58)<br>• Incisura-intertragica-Punkt: Gonadotropin/Ovar (23) |
| Welche Analgesieareale des Lobulus sind bei Migräne (im Anfall und im Intervall) indiziert? | • Analgesiepunkt<br>• Shen Men (55)<br>• Os temporale/Sonne (35) |
| Welches Areal des Lobulus ist im akuten Migräneanfall (bei sehr starken Schmerzen) indiziert? | Thalamus/Hirnanhang (26a) |
| Welche beiden psychovegetativ regulierenden Projektionsareale der postantitragalen Furche sind auf vermehrte Sensitivität hin zu untersuchen? | • Os occipitale/Polster (29)<br>• Point Jérôme (29b) |
| Laterale Kopfschmerzen und Migräne gehen gehäuft mit Spannungszuständen bei Zorn und Aggression einher. Welche Zone des Lobulus sollte hierbei auf vermehrte Sensitivität hin untersucht werden?<br>Beschreiben Sie die Lokalisation diese Projektionszone. | PT 1: Antiaggression<br>• Lokalisation: auf einer Senkrechten durch die vordere Begrenzung der Incisura intertragica, kaudal des Ohrknorpels, im weichen Ohrläppchen. |
| Welches funktionsgestörte Organareal mit Beziehung zum klimatischen Faktor Wind und zum psychischen pathogenen Faktor Zorn/Aggression liegt bei lateralen Kopfschmerzen und Migräne gehäuft vor?<br>Wo ist dieses Areal zu finden? | Leber (97)<br>• französisch-westliche Schule: Hemichoncha inferior direkt unter dem gedachten Schnittpunkt mit dem Crus helicis<br>• chinesische Schule: Hemiconcha superior, zwischen kranialer Hälfte der Magenzone und Anthelix |
| Migräne ist eine Funktionsstörung, die durch Wetterwechsel verstärkt oder ausgelöst werden kann. Welche Projektionszone ist hierbei zu berücksichtigen, wo liegt sie? | Wetterfühligkeit<br>• Lokalisation: aufsteigende Helix, in Mitte einer gedachten Linie vom kranialen Bereich der Incisura supratragica mit dem Schnittpunkt: aufsteigende Helix – Crus inferius anthelicis. |
| Migräne beinhaltet meist Erbrechen bei Magenfunktionsstörungen. Welches Projektionsareal ergibt sich?<br>Wo liegt dieses Areal? | Magen (87)<br>• Lokalisation: halbmondförmig am Übergang der Helixwurzel in die Koncha. |

## Therapiebeispiel 4: 31-jährige Hausfrau mit dorsalen Kopfschmerzen

**Anamnese** Frau S., 31 Jahre, Hausfrau mit drei Kindern (3 Jahre, 4 Jahre und 8 Jahre), leidet seit der Geburt des 2. Kindes vermehrt unter Kopfschmerzen. Diese beginnen zunächst paramedian in der Nackenregion und ziehen dann nach vorn bis zu den Augenbrauen. Die Intervalle zwischen den Schmerzen sind sehr unterschiedlich, eine Zunahme der Beschwerden besteht jedoch in Zusammenhang mit vermehrter körperlicher Belastung (Hausarbeit, einkaufen, Kinder tragen) und kaltem Wetter. „Manchmal bestehen die Schmerzen jeden Tag, dann wieder, wenn ich mehr Ruhe habe, nur alle zwei Wochen." Die Dauer der Schmerzen liegt zwischen einer Stunde und einem halben Tag. Die Schmerzen treten häufiger rechts als links auf, betreffen aber beide Seiten. Besserung der Schmerzen durch warmes Duschen, warme Bäder und Ruhe.

### Untersuchung

- Verspannung und geringe lokale Druckschmerzhaftigkeit der gesamten Nackenregion paravertebral von C3 bis Th3, insbesondere rechts
- Zunge und Puls: Normalbefund (Zunge: rosig, dünner, weißer Belag, Puls: kräftig)

| Fragen zu Therapiebeispiel 4 (Körperakupunktur) | Antworten |
|---|---|
| Welche Achsenkopplung spielt bei dorsalen Kopfschmerzen für die Wahl der Fernpunkte eine Rolle? | Achsenkopplung Tai Yang: Dünndarm – Blase. |
| In welcher Region des Tai Yang liegen die Fernpunkte bei dorsalen Kopfschmerzen? | Im Hand- und Fußbereich. |
| Nennen Sie Fernpunkte des Tai Yang, die bei Frau S. indiziert sind. | Dü 3, Bl 60, Bl 62 |
| Welche Lokalpunkte müssen bei dorsalen Kopfschmerzen bezüglich Druckdolenz palpiert werden? | Bl 10, Gb 20, LG 14, Bl 11, Bl 13, Gb 21, 3E 17 |
| An welchen Kriterien orientiert sich bei mehreren Möglichkeiten die Auswahl der tatsächlich verwendeten Nahpunkte? | Durch Palpation werden die druckdolentesten Punkte für die Therapie identifiziert und genadelt. |
| In Beziehung zu welcher anatomischen Struktur liegt 3E 17? | In Beziehung zum Atlasquerfortsatz. |
| Wo liegen Bl 10 und Gb 20 in Beziehung zum Atlas? Welche Muskeln werden in der Tiefe erreicht? | • Gb 20 liegt zwischen Okziput und Atlas.<br>• Bl 10 liegt zwischen Atlas und Axis, d. h. oberhalb des 1. tastbaren Dorns der HWS (Dorn des Axis).<br>• In der Tiefe werden die Mm. semispinales und der M. splenius capitis genadelt. |
| Welche Steuerungspunktfunktion hat Bl 11? | Meisterpunkt der Knochen. |
| Welcher pathogene klimatische Faktor spielt bei Frau K. eine Rolle? | Kälte |
| Welche Reizart ist bei Kälte indiziert? | Moxibustion |
| Welche Punkte der Nackenregion empfehlen sich für Moxibustion? | Bl 10, Gb 20, LG 14, Bl 11 |
| Welche Ernährungsempfehlungen können Sie bei Kälte induzierten Schmerzen geben? Nennen Sie jeweils ein konkretes Beispiel. | • energetisch kalte Ernährung möglichst reduzieren: wenig Joghurt, grüne Salate, Mineralwasser<br>• energetisch wärmende Ernährung bevorzugen: Ingwer, warme Hühnersuppe, Lamm, Fenchel |

| Fragen zu Therapiebeispiel 4 (Körperakupunktur) | Antworten |
|---|---|
| Welches Therapiekonzept wählen Sie? | • Di 4: allgemeiner Fernpunkt gegen Kopfschmerzen<br>• Dü 3: Fernpunkt der Dünndarm-Leitbahn des Tai Yang: Dü – Bl, öffnet das Lenkergefäß<br>• Bl 60 oder Bl 62: Fernpunkt der Blasen-Leitbahn des Tai Yang: Dü – Bl<br>• Bl 10, LG 14, Gb 20, Bl 11: Lokalpunkte<br>• LG 20: Spannungsregulation (Ende des inneren Astes der Leber-Leitbahn; Leber = Spannungsregulator)<br>alle Punkte beidseits (außer LG 14 und LG 20) |

**Basiskonzept Körperakupunktur – Dorsale Kopfschmerzen**

Fernpunkte der Achse: Tai Yang = Dünndarm – Blase: Dü 3 – Bl 60

Lokalpunkte: Bl 10, LG 14, Gb 20

| Fragen zu Therapiebeispiel 4 (Ohrakupunktur) | Antworten |
|---|---|
| Welcher Abschnitt der Anthelix ist bei Nackenschmerzen bezüglich Sensitivitätszunahme zu untersuchen? Wo liegt diese Region gemäß französisch-westlicher Schule? | • Die HWS-Region der Anthelix.<br>• Sie erstreckt sich gemäß französisch-westlicher Schule vom Übergang Antitragus – Anthelix (Übergang C 0/C 1) bis zum Schnittpunkt der gedachten Verlängerung des Oberrands der Helixwurzel mit der Anthelix (Übergang C 7/Th 1). |
| Bei Frau S. erweist sich ein Punkt der Anthelix im HWS-Bereich bei C 6/C 7 als sensitiv. Sie möchten eine Segmenttherapie mit weiteren Punkten des Behandlungsstrahls (französisch-westliche Schule) durchführen. Durch welchen Punkt wird dieser Behandlungsstrahl vom sensitiven Punkt der Anthelix aus errichtet? Welche Anteile des Bewegungssegments sind bei weiteren sensitiven Punkten in Richtung Scapha gestört? Welche Anteile eines Bewegungssegments werden über den Behandlungsstrahl therapiert? | • durch den Nullpunkt<br>• muskuläre Anteile des Bewegungssegments (meist: Myogelosen von M. trapezius und M. levator scapulae)<br>• Der Behandlungsstrahl umfasst sämtliche reflektorisch zusammenhängenden Anteile eines Bewegungssegments (Dermatom, Arthron, Muskulatur). |
| Welchen Strukturen sind gemäß französisch-westlicher Schule Regionen zuzurechnen, die sich in Richtung Koncha unmittelbar in Nähe des Anthelixscheitels (maximale Anthelixkrümmung) befinden? | Der Region der Bandscheiben. |
| Welche Analgesiezone des Lobulus ist bei dorsalen Kopfschmerzen als sensitiv zu erwarten? | • Analgesiepunkt |
| Dorsale Kopfschmerzen sind gehäuft mit Funktionsstörungen des Kiefergelenks kombiniert. Welche zwei Ohrpunkte sollten bezüglich Sensitivitätszunahme untersucht werden? Wo sind diese Punkte lokalisiert? | Maxilla (5)<br>• Lokalisation: auf einer Horizontallinie durch die Mitte des III. Quadranten am Übergang des nasalen Drittels zu den übrigen zwei Dritteln<br>Mandibula (6)<br>• Lokalisation: im oberen Drittel des III. Quadranten, kranial-lateral von Maxilla (5) |
| Welcher weitere Analgesiepunkt in Nähe der Vereinigungsstelle von Crus superius anthelicis und Crus inferius anthelicis mit ausgeprägter antiphlogistischer und psychisch regulierender Wirkung kann in das Therapiekonzept integriert werden? | Shen Men (55) |

## Therapiebeispiel 5: 74-jähriger pensionierter Pfarrer mit Trigeminusneuralgie

**Anamnese** Seit drei Jahren leidet Herr Z. an linksseitiger Trigeminusneuralgie. Zunächst leichter Verlauf, in letzter Zeit werden die Anfälle jedoch häufiger. Die Schmerzen steigern sich bis hin zu Unerträglichkeit: sie sind teilweise so intensiv, dass Herr Z. „schreiend durch die Wohnung rennt“. Die Schmerzen treten anfallsartig einschießend auf, bestehen einige Sekunden bis Minuten und haben brennenden Charakter. Sie sind im Unter- und Oberkiefer lokalisiert. Die Schmerzempfindungen sind temperaturunabhängig, allerdings wird warmes Wetter seit einiger Zeit nicht so gut vertragen (Gefühl von innerer Unruhe). Augentränen und Nasenlaufen treten nicht auf.

Zunächst erfolgte durch einen Neurologen eine Carbamazepin-Therapie ohne wesentlichen Erfolg, Anschließend Umstellung auf Oxcarbazin. Der Patient wird mit dem Wunsch nach weiterer Medikamentenreduktion überwiesen.

Herr Z. fühlt sich altersentsprechend leistungsfähig. Er ist als Rentner keinem besonderen Stress ausgesetzt. Er hat zwei Enkelkinder und ist nach eigenen Angaben ein zufriedener Großvater.

### Untersuchung

- Palpation der Nervenaustrittspunkte des Trigeminus links: unauffällig
- Beklopfen des Schmerzareals links: unauffällig
- Zunge: rosig, etwas dicker, gelber, trockener Belag im mittleren Zungenareal, stellenweise etwas bräunlich
- Puls: kräftig

| Fragen zu Therapiebeispiel 5 (Körperakupunktur) | Antworten |
|---|---|
| Welche Achsenkopplung spielt bei Trigeminusneuralgie für die Wahl der Fernpunkte eine Rolle? In welcher Region dieser Kopplung liegen die Fernpunkte? | Achsenkopplung: Yang Ming: Dickdarm – Magen<br>• Lokalisation: im Hand- und Fußbereich |
| Nennen Sie 2 Fernpunkte des Yang Ming, die bei Trigeminusneuralgie mit heftigen Schmerzattacken (Fülle-Schmerz) indiziert sind. | Di 4, Ma 44 |
| Welche Nahpunkte sollten bei Herrn Z. bezüglich Druckdolenz palpiert werden? | Yin Tang (= Ex-KH 3), Ma 2, Ma 3, Dü 18, Ma 4, Ma 6, Dü 19 |
| Welche Gesichtsseite wird bei Herrn Z. genadelt? Begründen Sie. | • Da mechanische Provokation der linken Gesichtsseite keine Schmerzen auslöste, ist eine Homolateralnadelung möglich. Es empfiehlt sich auffüllende Nadeltechnik, um Provokation zu vermeiden.<br>• Wird Schmerzprovokation durch mechanische Reizung ausgelöst, empfiehlt sich die Kontralateralnadelung. |
| Welche Nadelstichrichtung kann neben der senkrechten Nadelung bei Ma 4 und Ma 6 verwendet werden? | Ma 4 wird subkutan in Richtung auf Ma 6 hin genadelt und umgekehrt. |
| In welchem anatomischen Areal liegt Ma 2? | Im Austrittsareal des N. infraorbitalis (2. Ast des N. trigeminus). |
| Würden Sie LG 20 bei Herrn Z. nadeln? Begründen Sie Ihre Entscheidung. | Ja.<br>Die Hauptwirkung von LG 20 ist die Spannungsregulation, die bei starken Schmerzen sinnvoll ist (LG 20: Endpunkt des inneren Astes der Leber-Leitbahn). |
| Welchen pathogenen klimatischen Faktoren ähnelt das Schmerzmuster? | • Hitze: brennender Schmerzcharakter<br>• Wind: anfallsartiger, einschießender, neuralgischer Schmerz |
| Welche weiteren Zeichen eines Hitze-Musters bestehen? | Gelber Zungenbelag, innere Unruhe, Schlafstörungen bei warmen Temperaturen. |
| Ist Hitze mit Fülle oder Leere kombiniert? | Das intensive Schmerzmuster entspricht einem Fülle-Muster. |
| Welche therapeutischen Konsequenzen ergeben sich aus dem Fülle- Schmerzmuster, das mit Hitze einhergeht? | Therapieziel: Hitze ausleiten.<br>Möglichkeiten:<br>• Hitze ausleitende Punkte: Ma 44, Di 1, Di 11<br>• intensives Reizen (kurze Zeit, bis 1 Minute), periphere Punkte: Di 1 und Ma 44 bluten lassen |
| Ist anzunehmen, dass Herr Z. die intensive periphere Reiztechnik der Hitze-Ausleitung energetisch verträgt? | Ja, es liegen keine Zeichen allgemeiner Leere vor. |
| Welches Therapiekonzept wählen Sie? | • Di 4 beidseits: Fernpunkt der Dickdarm-Leitbahn des Yang Ming: Di – Ma; Hauptanalgesiepunkt des Kopfes<br>• Di 1 homolateral, sedierend nadeln, eventuell bluten lassen: Hitze ableitender Fernpunkt der Gesichtsregion<br>• Di 11 homolateral: Hitze-Ableitung<br>• Ma 2, Dü 18, Ma 4, Ma 6, jeweils homolateral: Lokalpunkte<br>• Ma 44 homolateral, sedierend nadeln, eventuell bluten lassen: leitet Hitze aus Magen-Leitbahn des Kopfes<br>• LG 20: Spannungsregulation (Ende des inneren Astes der Leber-Leitbahn; Leber = Spannungsregulator) |

**Basiskonzept Körperakupunktur – Trigeminusneuralgie**
Fernpunkte der Achse: Yang Ming = Dickdarm – Magen: Di 4 – Ma 44
Lokalpunkte: Ma 2 (2. Ast), Ma 6 (3. Ast), Ma 4, Dü 18 (je nach betroffenem Ast)

## 6.3.2 Schmerzen des Bewegungsapparates

### Therapiebeispiel 6: 67-jähriger Rentner mit Schulter-Arm-Schmerzen

**Anamnese** Seit drei Jahren leidet Herr H. an Schulter-Arm-Schmerzen rechts. Schmerzmaximum wird im Bereich der Schultergelenkregion sowie etwas tiefer im Bereich des M. deltoideus angegeben. Schmerzausstrahlung radialseitig an der Armstreckerseite bis zum Ellenbogen und, mit geringerer Intensität, zum Daumen sowie zum Ring- und Mittelfinger. Die Intensität des Schulterschmerzes wird als mäßig stark beschrieben (NAS: 6–7), die Intensität des Ausstrahlungsschmerzes ist gering (NAS: 3–4). Die Schmerzen besitzen eine ziehende Qualität, Schmerzverschlechterung erfolgt durch Arbeit im Garten oder durch schweres Tragen. Hitze oder Kälte beeinflussen den Schmerz nicht. Der Patient fühlt sich leistungsfähig und gesund.

**Untersuchung**

- keine Sensibilitätsstörungen, keine Kraftminderung des rechten Armes
- druckdolente Zone: Mitte der Fossa infraspinata rechts mit Provokation von Ausstrahlungsschmerz in den rechten Arm bis zum Daumen
- Zunge und Puls: Normalbefund (Zunge: rosig, dünner, weißer Belag, Puls: kräftig)

| Fragen zu Therapiebeispiel 6 (Körperakupunktur) | Antworten |
|---|---|
| Welche Achsenkopplung spielt bei Schulterschmerzen mit ventraler Schmerzausstrahlung für die Wahl der Fernpunkte eine Rolle? | Achsenkopplung: Yang Ming: Dickdarm – Magen |
| In welcher Region dieser Kopplung liegen die Fernpunkte bei Schulterschmerzen? | Im Hand- und Kniebereich. |
| Nennen Sie zwei Fernpunkte des Yang Ming, die bei Schulterschmerzen mit ventraler Ausstrahlung indiziert sind. | Di 4, Ma 36 |
| Welche Indikationen bestehen für Ma 38 bei Schulterschmerzen? | Ma 38 ist ein Fernpunkt bei Schulterschmerzen, die im Bereich der gesamten Schulter lokalisiert sind. |
| Empfiehlt sich bei Herrn H. eine stark stimulierende/sedierende Nadeltechnik bei Ma 36 oder Di 4? | Nein, es handelt sich nicht um akute Fülle-Schmerzen, die ableitend/sedierend behandelt werden müssten. |
| Welche Nahpunkte sollten bei Herrn H. palpiert werden? | Di 14, Di 15, Di 16, 3E 14 |
| Wann entscheiden Sie sich für diese Nahpunkte? | Wenn sie druckdolent sind und das Schmerzereignis nicht hochakut ist. |
| Zu welchen anatomischen Strukturen haben Di 14, Di 15 und Di 16 einen Bezug? | • Di 14: Sehne des M. deltoideus<br>• Di 15: ventraler Akromionpol<br>• Di 16: Akromionmitte, Sehne des M. supraspinatus |
| Spielen pathogene klimatische oder pathogene psychische Faktoren eine Rolle? | Nein. |
| Wie werten Sie den Untersuchungsbefund in Zusammenhang mit der Schmerzanamnese? | Die Untersuchung ergab einen myofaszialen Triggerpunkt im M. infraspinatus. Das Ausstrahlungsschmerzmuster des Triggerpunkts entspricht dem angegebenen Schmerzmuster. Der Triggerpunkt kann als ursächlich verantwortlich für das Schmerzgeschehen gesehen werden. |

| Fragen zu Therapiebeispiel 6 (Körperakupunktur) | Antworten |
|---|---|
| Sie bauen Gb 34 in das Therapiekonzept ein. Begründen Sie Ihre Entscheidung. | Das Schmerzausstrahlungsgebiet reicht bis in die 3-Erwärmer-Leitbahn: so ist auch eine Therapie über Fernpunkte der 3-Erwärmer – Gallenblasenkopplung möglich (3E 5, Gb 34).<br>Gb 34, der Meisterpunkt der Sehnen, ist indiziert bei muskulären Verspannungen (Muster von Sehnenfunktionsstörung). |
| Nadeln Sie Gb 34 homolateral oder an beiden Seiten? Begründen Sie Ihre Entscheidung. | Beides ist möglich.<br>Begründung:<br>• homolateral: Fernpunkt der Achsenkopplung; Therapie erfolgt meist über schmerzende Seite<br>• beidseitig: als Steuerungspunkt (Meisterpunkt der Sehnen) wirkt Gb 34 übergeordnet seitenunabhängig |
| Auf welcher Achsenkopplung würden die Fernpunkte bei dorsalen Schulterschmerzen liegen? Nennen Sie die Fernpunkte. | • Tai Yang: Dü – Bl<br>• Fernpunkte: Dü 3, Bl 40, Bl 60 |
| Wann würden Sie sich bei dorsalen Schulterschmerzen für Bl 40, wann für Bl 60 entscheiden? | • Bl 40: Schmerzen über dorsalem Schulterblatt<br>• Bl 60: Schmerzen der Nacken-Schulter-Region |
| Welches Therapiekonzept wählen Sie? | • Di 4 homolateral: Fernpunkt der Dickdarm-Leitbahn des Yang Ming: Di – Ma<br>• Ma 36 homolateral: Fernpunkt der Magen-Leitbahn des Yang Ming: Di – Ma<br>• Di 11 homolateral: Punkt im Ausstrahlungsschmerz der Leitbahn<br>• Di 14, Di 15, Di 16, 3E 14, Dü 11 homolateral: Lokalpunkte |

**Basiskonzept Körperakupunktur – Schulterschmerzen mit radialer Ausstrahlung (Extensorenseite des Arms)**

Fernpunkte der Achse: Yang Ming = Dickdarm – Magen: Di 4 – Ma 36
Lokalpunkte: Di 15, Di 16, 3E 14

| Fragen zu Therapiebeispiel 6 (Ohrakupunktur) | Antworten |
|---|---|
| Welche Region der Anthelix lässt bei Schulterschmerzen eine Sensitivitätszunahme erwarten? Begründen Sie. | • kaudale HWS-Region, obere BWS-Region<br>• Schmerzhafte Funktionsstörungen der Schulter sind gehäuft durch Funktionsstörungen der mittleren und unteren Zervikalregion sowie der HWS-Region bedingt. |
| In welche Region des Ohres wird sowohl in der französisch-westlichen als auch in der chinesischen Schule die Projektionszone der Schulter lokalisiert? | In die Scapha. |
| Welche Region der Scapha wird bei Schulterschmerzen bezüglich erhöhter Sensitivität untersucht? | Lokalisation des Schultergelenks in französisch-westlicher Schule: Schnittpunkt einer gedachten Verlängerung der unteren Begrenzung des Crus anthelicis inferius mit der Scapha (etwas kranial der chinesischen Lokalisation). Von hier aus sollte die Punktsuche nach kaudal erfolgen, wo sich die chinesischen Punktlokalisationen für<br>• Schulter (65),<br>• Schultergelenk (64),<br>• Klavikula (63)<br>befinden. |
| Welches Projektionsareal in der Mitte oder im unteren Drittel des absteigenden Tragusschenkels (oft etwas nach innen zur Koncha hin gelagert) ist bei schmerzhaften Funktionsstörungen des Bewegungsapparats mit möglicherweise entzündlicher Begleitkomponente indiziert? | ACTH-Punkt/Nebenniere (13). |
| Welcher weitere Analgesiepunkt mit ausgepägter antiphlogistischer und psychisch regulierender Wirkung kann in das Therapiekonzept integriert werden? | Shen Men (55). |
| Nennen Sie drei psychovegetativ regulierende Projektionsareale, die bezüglich Sensitivitätszunahme zu untersuchen sind.<br>• zwei liegen auf der postantitragalen Furche<br>• einer liegt im Schnittpunkt von Crus anthelicis inferius mit der Helixkrempe | • Os occipitale/Polster (29)<br>• Point Jérôme (29b )<br>• Vegetativum I (51) |

Praxis

## Therapiebeispiel 7: 50-jährige Hausfrau mit Tennisellenbogen links

**Anamnese** Frau H., eine 50-jährige Hausfrau, leidet seit etwa 6 Monaten unter zunehmenden Schmerzen im Bereich des Epicondylus radialis rechts. Die Schmerzen strahlen leicht bis zum Ende des proximalen radialen Drittels des Unterarmes aus. Insbesondere bestehen die Schmerzen bei verschiedensten Tätigkeiten der Hausarbeit. Gardinenaufhängen und Tragen schwerer Einkaufstaschen ist nicht mehr möglich. Frau H. spielt kein Tennis. Die Schmerzintensität steigert sich bei mechanischer Belastung des Armes auf 5 bis 6 auf der numerischen Analogskala, meist liegt sie bei 2 bis 3. Die Schmerzen werden als relativ konstant lokalisiert und ziehend angegeben, Hitze oder Kälte beeinflussen sie nicht. Die Patientin bezeichnet sich als voll leistungsfähig, sie wünscht Schmerzminderung, um ihre Hausarbeit wieder ohne Hilfen machen zu können.

### Untersuchung

- druckdolente Areale im Bereich von Di 10
- Zunge und Puls: Normalbefund (Zunge: rosig, dünner, weißer Belag, Puls: kräftig)

| Fragen zu Therapiebeispiel 7 (Körperakupunktur) | Antworten |
|---|---|
| Welche Achsenkopplungen spielen bei Epicondylitis radialis für die Wahl der Fernpunkte eine Rolle? | • Yang Ming: Dickdarm – Magen<br>• Shao Yang: 3-Erwärmer – Gallenblase |
| In welcher Region der Kopplung liegen die Fernpunkte bei Epicondylitis radialis? | Im Hand- und Kniebereich. |
| Nennen Sie jeweils zwei Fernpunkte des Yang Ming und des Shao Yang, die bei Epicondylitis radialis indiziert sind. | • Yang Ming: Di 4, Ma 36<br>• Shao Yang: 3E 5, Gb 34 |
| Welche Lokalpunkte sollten bei Epicondylitis radialis bezüglich Druckdolenz palpiert werden? | Di 10, (Di 8, Di 9,) Di 11, 3E 10 ( 3E 9), Ah-Shi-Punkte (lokale druckdolente Punkte). |
| Spielen pathogene klimatische oder pathogene psychische Faktoren eine Rolle? | Nein. |
| Welchen Zungen- und Pulsbefund erwarten Sie bei Schmerzen im Bereich des Epicondylus radialis ohne Funktionsstörung innerer Organe? | Normal, ohne pathologische Veränderungen. |
| Welche zwei differenten Begründungen gibt es für die Wahl von Gb 34? | • Das Schmerzausstrahlungsgebiet reicht bis in die 3-Erwärmer-Leitbahn. So ist auch eine Therapie über Fernpunkte der 3-Erwärmer – Gallenblasenkopplung möglich (3E 5, Gb 34).<br>• Gb 34 (Meisterpunkt der Sehnen) ist indiziert bei muskulären Verspannungen (Muster von Sehnenfunktionsstörung). |
| Auf welcher Yin-Yin-Kopplung würden die Fernpunkte bei Epicondylitis ulnaris liegen? Nennen Sie die Fernpunkte. | • Shao Yin: Herz – Niere<br>• He 7, Ni 10 |
| Wann sind bei Epicondylitis radialis Lokalpunkte im Bereich des Epicondylus ulnaris und Fernpunkte der Yin-Yin-Kopplung Herz – Niere indiziert? | Wenn neben radialen Schmerz- und Verspannungszonen auch solche der Ulnarregion bestehen.<br>Die Hand- und Fingerflexoren reagieren bei Tennisellenbogen häufig primär als tonische Muskeln mit Verspannung. |

| Fragen zu Therapiebeispiel 7 (Körperakupunktur) | Antworten |
|---|---|
| Welches Therapiekonzept wählen Sie? | • Di 4 homolateral: Fernpunkt der Dickdarm-Leitbahn des Yang Ming: Di – Ma<br>• 3E 5 homolateral: Fernpunkt der 3-Erwärmer-Leitbahn des Shao Yang: 3E – Gb<br>• Ma 36 homolateral: Fernpunkt der Dickdarm-Leitbahn des Yang Ming: Di – Ma<br>• Gb 34 homolateral: Fernpunkt der Gallenblasen-Leitbahn des Shao Yang: 3E – Gb<br>• Di 11 homolateral: Punkt im Ausstrahlungsschmerz der Leitbahn<br>• Di 10 homolateral: Punkt im Ausstrahlungsschmerz der Leitbahn |
| Di 11 wurde als Lokalpunkt zur Detonisierung der schmerzhaft verspannten Ellenbogenregion gewählt. Welche weiteren Funktionen hat Di 11? | • Immunmodulation<br>• Ausleitung von Hitze<br>• fiebersenkend |
| In Beziehung zu welchen Leitstrukturen wird Di 11 lokalisiert? | In Beziehung zum radialen Ende der Ellenbogenfalte und des Epicondylus radialis. Di 11 liegt zwischen diesen Markierungsstrukturen. |
| Welche Lokalisationsmöglichkeiten und Leitstrukturen stehen beim Aufsuchen von Ma 36 zur Verfügung? | Orientierung an:<br>• knöcherner Leitstruktur: Ma 36 liegt am unteren Ende der Tuberositas tibiae<br>• Cun-Orientierung (Finger-Cun): Ma 36 liegt 3 Cun kaudal von Ma 35<br>• palpatorische Gewebeunterschiede durch Dellenbildung im M. tibialis anterior („Hängenbleiben" des Fingers) |

**Basiskonzept Körperakupunkt – Epicondylitis radialis**

Fernpunkte der Achse: Yang Ming = Dickdarm – Magen und Shao Yang = 3-Erwärmer – Gallenblase: Di 4, Ma 36, 3E 5 – Gb 34

Lokalpunkte: Di 10, Di 11

| Fragen zu Therapiebeispiel 7 (Ohrakupunktur) | Antworten |
|---|---|
| Welche Region der Anthelix sollte bei Epicondylitis radialis auf Sensitivität überprüft werden? | Bereich der unteren HWS. |
| In welche Region des Ohres wird in der französisch-westlichen Schule das Ellenbogengelenk projiziert? | In die Scapha auf Höhe des Crus inferius anthelicis. |
| Nennen Sie weitere schmerz- und/oder entzündungshemmende Projektionsareale am Ohr. | • ACTH-Punkt/Nebenniere (13)<br>• Shen Men (55)<br>• Thalamus/Hirnanhang (26a), besonders bei starken Schmerzen |

## Therapiebeispiel 8: 46-jähriger Lehrer mit Nackenschmerzen

**Anamnese** Herr T., 46-jähriger Lehrer an einer Gesamtschule, leidet seit etwa 3 Jahren unter Nackenschmerzen. Die Schmerzen beginnen beidseits im HWS-Bereich und ziehen dann seitlich zu beiden Schultern. Sehr selten (bis 2-mal pro Monat) strahlen sie nach vorn zu den medialen Augenbrauen hin. Die Schmerzqualität wird als ziehend und wechselnd beschrieben, die Schmerzintensität beträgt auf der numerischen Analogskala (NAS) 5 bis 7. Die Schmerzen werden bei Kälte und Wind schlechter, bei warmem Wetter sind sie deutlich geringer.

Herr T. fühlt sich kräftig und leistungsfähig, er arbeitet insgesamt gerne als Lehrer (obwohl er manchmal auch richtig verärgert und frustriert ist). Zum Ausgleich zur schulischen Belastung joggt Herr T. häufig oder schwimmt.

**Untersuchung**

- Druckschmerzhaftigkeit der Nackenregion ohne auffällige Triggerpunkte, keine Bewegungseinschränkung
- Zunge und Puls: Normalbefund (Zunge: rosig, dünner, weißer Belag, Puls: kräftig)

| Fragen zu Therapiebeispiel 8 (Körperakupunktur) | Antworten |
|---|---|
| Welche Yang-Yang-Kopplung spielt bei Nackenschmerzen für die Wahl der Fernpunkte eine Rolle? | Tai Yang: Dünndarm – Blase. |
| In welcher Region der Tai-Yang-Kopplung liegen die Fernpunkte bei Nackenschmerzen? | Im Hand- und Fußbereich. |
| Nennen Sie Fernpunkte auf der Tai-Yang-Kopplung, die bei Herrn T. indiziert sind. | Dü 3, Bl 60 |
| Welche Lokalpunkte sollten bei chronischen Nackenschmerzen bezüglich Druckdolenz palpiert werden? | Punkte um LG 14 (Punkte der „Spinne" nach Bischko): LG 14, Bl 10, Gb 20, Gb 21, Bl 11, Bl 13, Gb 21, 3E 17, Dü 14. |
| In Beziehung zu welcher anatomischen Struktur liegt LG 14? | In Beziehung zum Dornfortsatz C 7: LG 14 liegt unter dem Dornfortsatz C 7. |
| Wie können Sie den Dornfortsatz von C 7 sicher identifizieren? | C 7 ist meist der bei HWS-Anteflexion prominenteste Dornfortsatz. Führt man aus der Anteflexion die Retroflexion durch, erfolgt nur beim Dornfortsatze C 6 eine Ventralisationsbewegung. Der Dornfortsatz von C 7 gleitet nicht nach ventral. |
| Gb 20 hat bereits im Namen einen wichtigen Hinweis auf seine Wirkung. Nennen Sie Namen und Wirkhinweis. | Gb 20 (= Feng Chi = Teich des Windes).<br>Indikation bei Wind-Erkrankungen des Kopfes. |
| Was versteht man unter „Wind-Erkrankungen des Kopfes"? | Funktionsstörungen des Kopfes (meist schmerzhaft), die<br>• durch Wind/Zugluft verschlechtert werden,<br>• Windqualität zeigen: plötzliches Auftreten, wandernder, wechselnder und ausstrahlender Charakter,<br>• von neurologischen Krankheitsbildern begleitet sind. |
| Liegt bei Herrn T. eine Winderkrankung des Kopfes vor? | Ja, denn<br>• Schmerzverschlechterung: Wind und<br>• Schmerzqualität: wandernd, wechselnd. |
| Welche Reizart ist bei Wind-Erkrankungen indiziert? | Schröpftherapie |

| Fragen zu Therapiebeispiel 8 (Körperakupunktur) | Antworten |
|---|---|
| Bei Herrn T. verschlechtern sowohl Wind als auch Kälte das Schmerzgeschehen. Welche Art des Schröpfens empfiehlt sich hierbei besonders? Beschreiben Sie die Wirkweise dieses Schröpfens. | Feuerschröpfen.<br>Wirkweise: brennende Tupfer/Watte erzeugen durch Hitze einen Unterdruck, der das Gewebe ansaugt. |
| Wann würden Sie in Ihr Therapiekonzept Le 3 beidseits einbauen? | Wenn der Zusammenhang von Schmerz/Anspannung mit beruflicher Stresssituation gegeben ist. |
| Welches Therapiekonzept wählen Sie? | • Di 4: allgemeiner Fernpunkt gegen Kopfschmerzen<br>• Dü 3: Fernpunkt der Dünndarm-Leitbahn des Tai Yang: Dü – Bl<br>• Bl 60: Fernpunkt der Blasen-Leitbahn des Tai Yang: Dü – Bl<br>• LG 14, Bl 10, Bl 11, Gb 20, Gb 21, Bl 13, Dü 14: Lokalpunkte<br>• LG 20: Spannungsregulation (Ende des inneren Astes der Leber-Leitbahn; Leber = Spannungsregulator)<br>Alle Punkte beidseits (außer LG 14 und LG 20). |

## Basiskonzept Körperakupunktur – Nackenschmerzen

Fernpunkte der Achse: Tai Yang = Dünndarm – Blase: Dü 3 – Bl 60
Lokalpunkte: Bl 10, LG 14, Gb 20

| Fragen zu Therapiebeispiel 8 (Ohrakupunktur) | Antworten |
|---|---|
| Welcher Abschnitt der Anthelix ist bei Nackenschmerzen bezüglich Sensivitätszunahme zu untersuchen? Beschreiben Sie die genau Lokalisation dieses Wirbelsäulenabschnittes gemäß französisch-westlicher Schule. | Die HWS-Region der Anthelix.<br>• Lokalisation gemäß französisch-westlicher Schule: vom Übergang Antitragus – Anthelix (Übergang C 0/C 1) bis zum Schnittpunkt der gedachten Verlängerung des Oberrands der Helixwurzel mit der Anthelix (Übergang C 7/Th 1). |
| Bei Herrn T. erweist sich ein Punkt in unmittelbarer Nähe eines sensitiven Anthelixpunkts bei C 7/Th 1 in Richtung Koncha hin als sensitiv. Welchen Anteilen des Bewegungssegments entspricht dieser Punkt (französisch-westliche Schule)? | Das Areal der zur Koncha hin abfallenden Anthelix direkt nahe dem höchsten Anthelixgrad entspricht der Zone der Bandscheiben. |
| Welche zwei analgetisch wirkende Projektionsareale des Lobulus sind bei Nackenkopfschmerzen als sensitiv zu erwarten? | • Analgesiepunkt<br>• Os occipitale/Polster (29) |
| Welcher weitere Analgesiepunkt mit ausgepägter antiphlogistischer und psychisch regulierender Wirkung kann in das Therapiekonzept integriert werden? | Shen Men (55) |

## Therapiebeispiel 9: 47-jährige Hausfrau mit chronischer Lumbago

**Anamnese** Frau N., 47 Jahre, Hausfrau, Mutter von zwei Kindern (17 Jahre, 14 Jahre), leidet seit 3 Jahren an rezidivierender Lumbago.

Die Schmerzen sind von mäßiger Intensität (NAS: 3–5) und dumpf-ziehender Schmerzqualität. Sie treten insbesondere nach Überbelastung bei Haus- und Gartenarbeit auf. Die Schmerzen strahlen nicht in die Beine aus, es werden keine Sensibilitätsstörungen oder Gangstörungen angegeben. Schmerzverschlechterung durch vermehrte Belastung, wie schweres Tragen und längeres Gehen. Ruhe, insbesondere Liegen bessert. Bisherige Therapie: konservativ mit Medikamenten und Spritzen. Wärme oder Kälte beeinflussen die Schmerzen nicht. Die Patientin fühlt sich leistungsfähig, ihre Hausarbeit erledigt sie ohne Probleme, lediglich die Schmerzen setzen ihr ab und zu Grenzen.

### Untersuchung

- druckdolente Zonen beidseits paravertebral der LWS-Region: LWK 1– 5
- Kibler-Falte LWS: beidseits gleichermaßen verquollen, schlecht verschieblich; neurologische Untersuchungen (einschließlich Lasègue) unauffällig
- Zunge und Puls: Normalbefund (Zunge: rosig, dünner, weißer Belag, Puls: kräftig)

| Fragen zu Therapiebeispiel 9 (Körperakupunktur) | Antworten |
|---|---|
| Welche Yang-Yang-Kopplung spielt bei Lumbago für die Wahl der Fernpunkte eine Rolle? | Tai Yang: Dünndarm – Blase |
| In welcher Region der Tai-Yang-Kopplung liegen die Fernpunkte bei Lumbago? | In Hand-, Kniebereich, (evtl. Fußbereich). |
| Nennen Sie Fernpunkte auf der Tai-Yang- Kopplung, die bei Frau N. indiziert sind. | Dü 3, Bl 40, (möglich auch: Bl 60, Bl 62) |
| Welche Lokalpunkte sollten bei chronischer Lumbago bezüglich Druckdolenz palpiert werden? | Bl 23, Bl 25, Bl 27, Bl 28, LG 3, LG 4, Bl 52, Bl 31, Bl 32, Bl 54 |
| An welchen Kriterien orientiert sich bei mehreren Möglichkeiten die Auswahl der tatsächlich verwendeten Nahpunkte? | Durch Palpation werden die druckdolentesten Punkte für die Therapie identifiziert. |
| In Beziehung zu welcher anatomischen Struktur liegen LG 4, Bl 23 und Bl 52? | In Beziehung zur Spitze des Dornfortsatzes von LWK 2.<br>LG 4, Bl 23 und Bl 52 liegen auf einer Horizontallinie, die unter der Spitze des Dornfortsatzes von LWK 2 verläuft. |
| In welchem Abstand zur Medianlinie liegen LG 4, Bl 23 und Bl 52? | LG 4 liegt auf der Medianlinie, Bl 23 liegt 1,5 Cun und Bl 52 liegt 3 Cun lateral der Medianlinie. |
| Welche Cun-Orientierung hilft bei der Abstandslokalisation von<br>• Bl 23 (1,5 Cun lateral Medianlinie) und<br>• Bl 52 (3 Cun lateral Medianlinie)? | Die Körper-Proportional-Cun-Maßeinheit: Der Abstand zwischen dem medialen Rand der Skapula am Ansatz der Spina scapulae und der Medianlinie misst 3 Cun.<br>Voraussetzungen:<br>• Arme liegen lateral des Thorax<br>• Fehlen von Thoraxdeformitäten |
| In Beziehung zu welcher anatomischen Leitstruktur liegen Bl 27 und Bl 28? | Sie liegen in Beziehung zur Spina iliaca posterior superior (SIPS):<br>• Bl 27: medial über dem kranialen Pol der SIPS<br>• Bl 28: medial unter dem kaudalen Pol der SIPS |
| Welche anatomische Leitstruktur dient zum Aufsuchen der Punkte der Lumbalregion? | Beckenkamm: er liegt in Höhe des Wirbelkörpers von LWK 4. Der Dornfortsatz von LWK 4 ist etwa 0,5 Cun (= 1 cm) tiefer. |
| Welcher Akupunkturpunkt liegt etwas kaudal der Beckenkammhöhe (4. LWK) 1,5 Cun lateral der Medianlinie? | Bl 25 |
| Welche zwei wichtigen Funktionsbezüge hat Bl 25? | • Als Lokal- oder Nahpunkt der Lenden-Region reguliert er Leitbahnobstruktionen (= schmerzhafte Spannungsregulationsstörungen) lokal.<br>• Als Rücken-Shu-Punkt des Dickdarms reguliert er Funktionsstörungen des Dickdarms (Obstipation und Diarrhö). |
| Welches Therapiekonzept wählen Sie? | • Dü 3: Fernpunkt der Dünndarm-Leitbahn des Tai Yang: Dü – Bl, Einschaltpunkt/Kardinalpunkt für Lenkergefäß (LG) oder Du Mai<br>• Bl 40: Fernpunkt der Blasen-Leitbahn des Tai Yang: Dü – Bl<br>• LG 4, Bl 23, Bl 25, je nach Druckdolenz: Bl 27, Bl 28, Bl 52, Bl 31 oder Bl 32, Bl 54 als Lokalpunkte<br>• optional: LG 20: Spannungsregulation (Ende des inneren Astes der Leber-Leitbahn; Leber = Spannungsregulator)<br>• alle Punkte beidseits (außer LG 20) |

**Basiskonzept Körperakupunktur – Chronische Lumbago**
Fernpunkte der Achse: Tai-Yang = Dünndarm – Blase: Dü 3 – Bl 40
Lokalpunkte: Bl 23, Bl 25, Bl 27, Bl 28, Bl 32, Bl 54

| Fragen zu Therapiebeispiel 9 (Ohrakupunktur) | Antworten |
|---|---|
| Bei akuter Lumbago kann bei exakter Punktlokalisation die Nadelung eines Projektionsareals genügen. Um welches Areal handelt es sich? | LWS-Zone/ N. ischiadicus (52) |
| Welche weiteren Projektionsareale sind bei akuter Lumbago neben dem Areal LWS/N. ischiadicus (52) indiziert? | • Thalamus/Hirnanhang (26a)<br>• Analgesiepunkt<br>• Shen Men (55)<br>• Os occipitale/Polster (29)<br>• Point Jérôme (29b) |
| Nennen Sie die Lokalisation des Projektionsareals/N. ischiadicus (52). | Etwa in der Mitte des Crus anthelicis inferius. |
| Welche Therapiemöglichkeiten ergeben sich bei chronischer Lumbago? | • Punkte des Bewegungsapparats<br>  ◦ Maximalpunkt der Wirbelsäule auf der Anthelix im Projektionsareal: LWS/N. ischiadicus (52)<br>  ◦ Segmenttherapie/Behandlungsstrahl: Suche nach weiteren Maximalpunkten (z. B. Knie)<br>• Analgesiepunkte und entzündungshemmende Punkte<br>  ◦ Analgesiepunkt<br>  ◦ Shen Men (55)<br>  ◦ ACTH-Punkt/Nebenniere (13)<br>• psychovegetative Punkte<br>  ◦ Vegetativum I (51)<br>  ◦ Vegetativum II/Graue Substanz (34)<br>  ◦ Os occipitale/Polster (29)<br>  ◦ Point Jérôme (29b)<br>  ◦ PT 1: Antiaggression<br>  ◦ PT 2: Angst, Sorge<br>  ◦ PT 3: Antidepression<br>  ◦ PT 4: Kummer, Freude<br>• Maximalpunkte der Organsysteme/Funktionskreise<br>  ◦ Nieren (95)<br>  ◦ Leber (97) |
| Wie viele Nadeln sollte pro Ohr nicht überschritten werden? | 5–6 Nadeln |
| Welche Therapieintervalle ergeben sich bei akuter Lumbago? | Die Intervalle sollten kurz sein: tägliche oder zweitägige Intervalle. |
| Wie viele Sitzungen mit welchen Intervallen erfordert die chronische Lumbago? | 10–15 Sitzungen, 1–2-mal wöchentlich. |

## Therapiebeispiel 10: 57-jährige Floristin mit chronischer Koxalgie bei Koxarthrose

**Anamnese** Frau P., 57 Jahre, Floristin, Mutter von drei erwachsenen Kindern, leidet seit ca. 2 Jahren an rezidivierenden Schmerzen der Leistengegend rechts sowie an Schmerzen der rechten Gesäßgegend, die von der Gesäßmitte zur Gegend des Hüftkopfs ziehen. Klinische und radiologische Untersuchungen ergaben die Diagnose einer Koxarthrose.

Die Schmerzen sind meist von mittlerer Intensität (NAS: 4–6), jedoch stark belastungsabhängig. In der Herbst- und Winterzeit, bei vermehrter Arbeitsbelastung durch Beerdigungen und durch die Adventszeit (insbesondere Bücken und Kränzebinden), sind sie so stark, dass sich Frau P. im Betrieb hinsetzen muss, um dann weiter zu arbeiten.

Die Schmerzen strahlen nicht in die Beine aus, es werden keine Sensibilitätsstörungen oder Gangstörungen angegeben. Wärme oder Kälte beeinflussen die Schmerzen nicht. Die Patientin fühlt sich leistungsfähig, ihre Hausarbeit erledigt sie neben ihrer Arbeit als Floristin ohne Probleme. Längeres Einkaufen und das Tragen schwerer Taschen vermeidet sie allerdings seit einiger Zeit, da sie fürchtet, dass dadurch die Schmerzen zu stark werden könnten.

**Untersuchung**

- Hüftinnenrotation in Rückenlage rechts deutlich gegenüber links eingeschränkt, endgradig fester Widerstand; Extension der Hüfte rechts etwas reduziert gegenüber links
- schmerzhafte Druckdolenzen über Trochanter major rechts sowie in der Gesäßregion 4 Querfinger kranial-medial des Trochanter major (im 45°-Winkel palpiert)
- Zunge und Puls: Normalbefund (Zunge: rosig, dünner, weißer Belag, Puls: kräftig)

| Fragen zu Therapiebeispiel 10 (Körperakupunktur) | Antworten |
|---|---|
| Welche Leitbahn spielt bei lateralen Schmerzen der Lenden-Becken-Hüft-Region für die Wahl der Fernpunkte eine Rolle? | Gallenblasen-Leitbahn. |
| Welchen Fernpunkt wählen Sie bei schmerzhaften Funktionsstörungen durch Koxarthrose? | Gb 34 |
| Welche Begründungen gibt es für den Einsatz von Gb 34 bei schmerzhaften Funktionsstörungen durch Koxarthrose? | • Gb 34 ist der Meisterpunkt der Sehnen: er reguliert somit Spannungsregulationsstörungen der Muskulatur (Sehnen gelten als Funktionskontinuum der Muskulatur).<br>• Gb 34 liegt im distalen Verlauf der lateralen Gallenblasen-Leitbahn, die durch den Schmerzort (Hüfte) zieht. |
| Durch welchen Fernpunkt lassen sich schmerzhafte Funktionsstörungen der Leistengegend regulieren? | Le 3 |
| Bei Frau P. wurde eine Koxarthrose diagnostiziert. Diese Diagnose beinhaltet degenerative Veränderungen. Sind durch Akupunktur dennoch Erfolge zu erwarten? | Ja, die degenerativen anatomischen Veränderungen werden nicht beeinflusst. Therapieerfolge sind bedingt durch:<br>• Regulation muskulärer Dysbalancen (z. B. der Gesäßregion)<br>• Aktivierung körpereigener Schmerzkontrollsysteme<br>• Vermeidung der Entwicklung des Schmerzgedächtnisses |
| Welche Lokalpunkte sollten bei Koxarthrose bezüglich Druckdolenz palpiert werden? | Gb 30, Gb 31, Gb 29, Bl 54 |
| In Beziehung zu welcher anatomischen Struktur liegt Gb 30? | Gb 30 liegt in Beziehung zum M. piriformis. |

| Fragen zu Therapiebeispiel 10 (Körperakupunktur) | Antworten |
|---|---|
| Wie ist Gb 30 zu lokalisieren? | Lokalisationsmöglichkeiten:<br>• Verbindungslinie zwischen Trochanter major und Hiatus sacralis, zwischen äußerem und medialem Drittel.<br>• Verbindungslinie zwischen Trochanter major und SIPS etwa 2 Querfinger kaudal der Stelle zwischen äußerem und medialem Drittel.<br>• vom Trochanter major aus im 45°-Winkel 3–4 Querfinger vom prominentesten Areal aus nach kranial-medial. |
| Welches ist die optimale Patientenlagerung zum Aufsuchen von Gb 30? | Seitlagerung: das untere Bein ist gestreckt, das obere in Hüftgelenk und Knie flektiert. |
| Welche Zielstruktur sollte mit Gb 30 erreicht werden? Wie tief liegt diese Struktur? | • Zielstruktur: M. piriformis<br>• Stichtiefe: 6–8 cm |
| Mit welcher Reizart wird Gb 30 insbesondere bei starken Schmerzen oder Lähmungen therapiert? | Elektrostimulation (elektrische Reizsetzung an Gb 30 z. B. zwischen Gb 30 und Gb 31 oder zwischen Gb 30 und Bl 25 homolateral). |
| Welche zwei unterschiedlichen Frequenzbereiche werden im Rahmen der elektrischen Stimulation häufig zur Aktivierung körpereigener Schmerzkontrollsysteme eingesetzt? | • 2–4 Hz: Schmerzhemmung durch Endorphinausschüttung infolge Aktivierung hemmender deszendierender Bahnen, die vom Hypothalamus über das PAG des Mittelhirns ausgehen.<br>• 100 Hz: Gate-Control-Prinzip mit Aktivierung der segmentalen Gegenirritation auf Rückenmarkebene. |
| Zwischen welchen beiden anatomischen Leitstrukturen ist Gb 29 zu lokalisieren? | Zwischen SIAS und prominentester Stelle des Trochanter major. |
| Hüfterkrankungen führen zu Adduktorenverspannungen. Welche Akupunkturpunkte werden zur Entspannung eingesetzt? | Mi 9, Mi 10, Mi 11, Mi 12, Le 8, Ma 31, Ma 32 |
| Welches Therapiekonzept wählen Sie? | • Gb 30 (Lokalpunkt im M. piriformis)<br>• je nach Druckdolenz : Bl 54, Gb 27, Gb 28, Gb 29, Ah-Shi-Punkte als Lokalpunkt<br>• Mi 9, Mi 10, Mi 11, Mi 12, Le 8 oder Ma 31, Ma 32 bei Adduktorenverspannung<br>• Gb 34: Meisterpunkt der Sehnen, Fernpunkt der Gallenblasen-Leitbahn<br>• Le 3: reguliert Leberfunktion (Leber sorgt für Spannungsregulation im gesamten Körper (auch Gefäße und Muskulatur), Fernpunkt der Leistengegend<br>• LG 20: Spannungsregulation (Ende des inneren Astes der Leber-Leitbahn; Leber = Spannungsregulator)<br>• (Di 4: allgemeiner Fernpunkt gegen Spannung und Schmerzen – beidseits)<br>alle Punkte (außer Di 4 und LG 20) auf der schmerzhaften Seite |

**Basiskonzept Körperakupuktur – Chronische Koxalgie**

Fernpunkte der Gallenblasen- und Leber-Leitbahn: Gb 34, Le 3
Lokalpunkte: Gb 30, Bl 54

| Fragen zu Therapiebeispiel 10 (Ohrakupunktur) | Antworten |
|---|---|
| Welche Projektionspunkte (chin. Schule) des Bewegungsapparats sind bei Koxartrose bezüglich Sensitivitätszunahme zu untersuchen? Beschreiben Sie jeweils die entsprechenden Lokalisationen. | • Hüftgelenk (50): etwas kranial der Vereinigungsstelle von Crus anthelicis superius und Crus anthelicis inferius auf dem Crus anthelicis superius, manchmal auch leicht in Richtung Scapha gelegen.<br>• LWS (40): im kranialen Drittel der Anthelix.<br>• Os coccygis/Os sacrum (38): auf dem Crus anthelicis inferius etwa in Höhe der Aufgabelungsstelle von diesem mit dem Crus anthelicis superius.<br>• N. ischiadicus (52): etwa in der Mitte des Crus anthelicis inferius. |
| Welche Analgesieareale sind bei Koxarthrose einzusetzen? | • Analgesiepunkt<br>• Shen Men (55)<br>• Os occipitale/Polster (29)<br>• ACTH-Punkt/Nebenniere (13) |
| Welches Projektionsareal, das bei Schmerzen des Bewegungsapparats analgetisch wirkt, hat überdies entzündungshemmende Wirkung?<br>Wo liegt dieses Areal? | ACTH-Punkt/Nebenniere (13).<br>• Lokalisation: absteigender Tragusschenkel, Mitte oder unteres Drittel, etwas nach innen zur Koncha hin gelagert. |
| Welche psychovegetativen Areale sollten bei Koxarthrose bezüglich Sensitivitätszunahme untersucht werden? | • Vegetativum I (51)<br>• Vegetativum II/Graue Substanz (34)<br>• Os occipitale/Polster (29)<br>• Point Jérôme (29b)<br>• PT 1: Antiaggression |
| Welche Organsysteme/Funktionskreise sind bei Koxarthrose gehäuft funktionsgestört? | • Nieren (95)<br>• Leber (97) |

## Therapiebeispiel 11: 67-jährige Hausfrau mit chronischer Lumboischialgie lateral links

**Anamnese** Frau K., 67 Jahre, Hausfrau, leidet seit ca. 2 Jahren an Lumbagobeschwerden wechselnder, aber im Schnitt mäßiger Intensität. Vor etwa 4 Wochen verschlechterten sich diese akut stark, die Schmerzen strahlen seit dieser Zeit in die laterale Beinregion links aus. Die Intensität der ausstrahlenden Beinschmerzen wechselt belastungsabhängig zwischen 2 und 3 und 7 und 8; die lumbale Schmerzsensation beidseits sowie medial wird mit 5 bis 6 angegeben. Die Ausstrahlungsschmerzen haben ziehenden, eher dumpfen Charakter und strahlen meist bis zur lateralen Knöchelregion aus, gelegentlich zeigt sich die Schmerzhaftigkeit nur im lateralen Wadenbereich. Kribbeln und Taubheitsgefühl werden nicht beschrieben, ebenso wenig subjektive Kraftlosigkeit beim Treppensteigen oder schnelleren Gehen.

Schmerzverschlechterung durch schnelles Laufen und längeres Sitzen, Hitze oder Kälte beeinflussen den Schmerz nicht. Die bisherige Therapie erfolgte konservativ mit Medikamenten und lokalen Infiltrationen. Die Patientin fühlt sich altersentsprechend leistungsfähig.

### Untersuchung

- Größe: 157 cm, 63 kg
- druckdolente Verspannungen der gesamten LWS paravertebral
- Kibler-Falte LWS: beidseits verquollen, schlecht verschieblich
- keine sensomotorischen Defizite, Lasègue links ab 60 ° positiv
- Bauchlage fällt sehr schwer und führt zu Schmerzzunahme
- Zunge und Puls: Normalbefund (Zunge: rosig, dünner, weißer Belag, Puls: kräftig)

| Fragen zu Therapiebeispiel 11 (Körperakupunktur) | Antworten |
|---|---|
| Welche Leitbahn spielt bei lateraler Lumboischialgie für die Wahl der Fernpunkte eine Rolle? | Gallenblasen-Leitbahn. |
| Ist bei Frau K. Dü 3 als Fernpunkt indiziert? Wenn ja, begründen Sie dies. | • Ja, Lumbagobeschwerden (auch medial) bestehen weiterhin und stellen den Ort der Schmerzursache dar. Dü 3 schaltet das Lenkergefäß ein und reguliert Funktionsstörungen in dieser Region. |
| Ist Blase 40 als Fernpunkt bei Lumbago indiziert? | Ja, er wirkt allerdings eher auf die medial lokalisierten Lumbagobeschwerden. Er sollte entsprechend der lateralen Schmerzausstrahlung mit Gb 34 im lateralen Kniebereich kombiniert werden. |
| Welche Lokalpunkte sollten bei lateraler Lumboischialgie mit lumbalen Schmerzen bezüglich Druckdolenz lumbal palpiert werden? | Bl 23, Bl 25, Bl 27, Bl 28, LG 3, LG 4, Bl 52, Bl 31, Bl 32, Bl 54 |
| In Beziehung zu welcher anatomischen Struktur liegen Bl 27 und Bl 28? | Bl 27 liegt mediokranial, Bl 28 mediokaudal der SIPS. |
| In Beziehung zu welcher anatomischen Struktur liegt Bl 32? | In Beziehung zum 2. Foramen sacrale. |
| Welche Akupunkturpunkt liegt etwas kaudal der Beckenkammhöhe (4. LWK) 1,5 Cun lateral der Medianlinie? | Bl 25 |
| Die Schmerzausstrahlung erfolgt mit ziehendem, wechselndem Charakter in die laterale Beinregion. Welche Assoziationskomplexe, die zu therapeutischen Überlegungen führen, sehen Sie? | • Das Schmerzmuster ähnelt dem klimatischen Faktor Wind. Die Schmerzausstrahlung liegt in der lateralen Beinregion. Die Gallenblasen-Leitbahn wird assoziativ (Zuordnungsdenken der Wandlungsphasen) dem Wind zugerechnet.<br>• Therapie: Nadelung der Punkte der lateralen Gesäß- und Beinregion im Verlauf der Gallenblasen-Leitbahn |
| Die Schmerzausstrahlung endet im lateralen Knöchelbereich. Welcher distalste Fernpunkt der Gallenblasen-Leitbahn sollte demgemäß genadelt werden? | Der distalste Therapieort liegt etwas distal des Schmerzausstrahlungsendes, d. h., es kommen in Abhängigkeit von der Druckdolenz Gb 40 oder Gb 41 in Frage. |
| Werden bei Frau K. noch weitere Punkte der Gallenblasen-Leitbahn proximal Gb 40/Gb 41 genadelt? | Ja, in Abhängigkeit von der Druckdolenz kommen insbesondere in Frage: Gb 39, Gb 37, Gb 34, Gb 31 und Gb 30. |
| Auf welcher Leitbahn werden bei anteriorer Schmerzausstrahlung (L 3/L 4) die Punkte lokalisiert? Nennen Sie Beispiele. | Auf der Magen-Leitbahn: Ma 34, Ma 35, Ma 36, Ex-BF 1. |
| Auf welcher Leitbahn werden bei dorsaler Schmerzausstrahlung (S 1/S 2) die Punkte lokalisiert? Nennen Sie Beispiele. | Auf der Blasen-Leitbahn: Bl 36, Bl 40, Bl 57, Bl 58, Bl 60, Bl 62. |
| Welches Therapiekonzept wählen Sie? | • Dü 3: Fernpunkt zum Einschalten des Lenkergefäß (LG) oder Du Mai bei medialer Schmerzlokalisation der Lumbalgegend.<br>• Bl 40: Fernpunkt der Blasen-Leitbahn bei Lumbago.<br>• LG 4, Bl 23, Bl 25, Bl 27, Bl 28, Bl 52, Bl 31 oder Bl 32, Bl 54 Lokalpunkte, je nach Druckdolenz werden 3–5 Punkte genadelt.<br>• LG 20: Spannungsregulation (Ende des inneren Astes der Leber-Leitbahn; Leber = Spannungsregulator).<br>• Gb 41 links: distalster Punkt der Schmerzausstrahlung.<br>• Gb 39, Gb 34, Gb 30, Gb 31 links Punkte der Schmerzausstrahlung. |

**Basiskonzept Körperakupunktur – Chronische Lumboischialgie lateral**
Fernpunkte der Leitbahn der Schmerzausstrahlung: Gallenblasen-Leitbahn: Gb 41, Gb 34
Lokalpunkte: Gb 30, Bl 54

| Fragen zu Therapiebeispiel 11 (Ohrakupunktur) | Antworten |
|---|---|
| Bei akuter Lumboischialgie kann bei exakter Punktlokalisation die Nadelung eines Projektionsareals genügen. Um welches Areal handelt es sich? | LWS Zone/ N. ischiadicus (52). |
| Nennen Sie die Lokalisation der LWS-Zone/N. ischiadicus (52). | Etwa in der Mitte des Crus anthelicis inferius. |
| Welche psychovegetativen Areale werden bei chronischer Lumboischialgie bezüglich Sensitivitätszunahme untersucht? | Psychovegetative Punkte:<br>• Vegetativum I (51)<br>• Vegetativum II/Graue Substanz (34)<br>• Os occipitale/Polster (29)<br>• Point Jérôme (29b)<br>• PT 1: Antiaggression<br>• PT 2: Angst, Sorge<br>• PT 3: Antidepression<br>• PT 4: Kummer, Freude |
| Nennen Sie die Lokalisation von Vegetativum II/Graue Substanz (34). | Innenseite des Antitragus, ventral von Thalamus/Hirnanhang (26a). |
| Bei chronischer Lumboischialgie werden auf dem Behandlungsstrahl zur Segmentherapie weitere sensitive Punkte genadelt. Welches Gelenk ist häufig betroffen, welche zwei verschiedenen Lokalisationsangaben gibt es gemäß französisch-westlicher und chinesischer Schule? | Kniegelenk<br>Lokalisation Knie:<br>• französisch-westliche Schule: Mitte der Fossa triangularis<br>• chinesische Schule: Mitte des Crus anthelicis superius |
| Welche Therapieintervalle sind bei Frau K. zu wählen? Wie viele Sitzungen sind insgesamt zu planen? | 1–2-mal wöchentlich, 10–15 Sitzungen. |
| Die lateralen ausstrahlenden Schmerzen sind stark wetterabhängig: an welche Projektionszone denken Sie, wo liegt diese? | Wetterfühligkeit<br>• Lokalisation: aufsteigende Helix, in Mitte einer gedachten Linie vom kranialen Bereich der Incisura supratragica mit dem Schnittpunkt aufsteigende Helix – Crus inferius anthelicis. |

## Therapiebeispiel 12: 54-jährige Leiterin eines Brautmodengeschäfts mit chronischer Gonalgie medial bei Gonarthrose

**Anamnese** Frau F.-S., Leiterin eines Brautmodengeschäfts, leidet seit ca. 5 Jahren an Gonalgiebeschwerden beidseits. Klinische und radiologische Untersuchungen ergaben die Diagnose einer Gonarthrose. Die Patientin ist normalgewichtig.

Die Schmerzen sind von mittelgradiger Intensität (NAS: 5–7), insbesondere sind sie ventromedial, ganz selten auch lateral lokalisiert. Die ventromedialen Schmerzen haben eher einen dumpfen, drückenden Charakter, die lateralen Beschwerden werden als ausstrahlend und ziehend empfunden. Die Schmerzen bessern sich bei leichter Bewegung, längeres Sitzen oder Stehen verschlechtert, ebenso langes Laufen. Kälte oder Wärme haben keinen Einfluss, die Patientin fühlt sich altersentsprechend leistungsfähig.

**Untersuchung**

- Druckdolenz ventromedial im Bereich des Pes anserinus superficialis beidseits; keine Ergussbildung der Kniegelenke.
- Zunge und Puls: Normalbefund (Zunge: rosig, dünner, weißer Belag, Puls: kräftig)

| Fragen zu Therapiebeispiel 12 (Körperakupunktur) | Antworten |
|---|---|
| Welche Leitbahnen spielen bei ventromedialen Knieschmerzen für die Wahl der Fernpunkte eine Rolle? | Milz-, Leber- und Nieren-Leitbahn. |
| Welchen Fernpunkt wirkt auf alle drei Leitbahnen und wird demgemäß bei ventromedialen Knieschmerzen eingesetzt? | Mi 6 |
| Welcher pathogene klimatische Faktor verursacht die Empfindungen eines dumpfen, drückenden Schmerzes? | Feuchtigkeit |
| Welcher Punkt leitet Feuchtigkeit aus? | Mi 9 |
| Welche Lokalpunkte sollten bei chronischer Gonalgie bezüglich Druckdolenz ventromedial, lateral und dorsal palpiert werden? | • ventromedial: Le 8, Ni 10, Mi 9, Mi 10, Ex-BF 4<br>• lateral: Ma 34, Ex-BF 1, Ma 35, Ma 36, Gb 34<br>• dorsal: Bl 40, Bl 39, Ni 10 |
| Welche anatomischen Leitstrukturen helfen beim Aufsuchen von Ma 36? | Kniescheibe, untere Begrenzung Tuberositas tibiae. |
| Nennen Sie zwei Lokalisationsmöglichkeiten von Ma 36. | • Ma 36 liegt 3 Cun (4 Querfinger) kaudal von Ma 35. Ma 35 liegt direkt kaudal der Patella, lateral der Sehne des M. quadrizeps femoris.<br>• Ma 36 liegt 1 Cun lateral der Tibiakante in Höhe der kaudalsten Begrenzung der Tuberositas tibiae. |
| In welchem Muskel liegt Ma 36? | M. tibialis anterior |
| Beschrieben Sie die Lokalisation von Mi 9. | Lateral der Wadenmuskulatur (Gastrocnemiusmuskulatur) am Übergang von Tibiaschaft und Condylus medialis tibiae. |
| Wo liegt der Punkt Ex-BF 5? | Ex-BF 5 besteht aus zwei Akupunkturpunkten. Einer entspricht Ma 35 und liegt lateral des Ligamentum patellae über dem Kniegelenkspalt unter der Patella, der mediale Punkt von Ex-BF 5 liegt medial des Ligamentum patellae. |
| Welches Therapiekonzept wählen Sie? | • Mi 10, Ex-BF 5, Mi 9, (Le 8, Ni 10): Lokalpunkte medial, je nach Druckdolenz<br>• Ma 34, Ma 36, Gb 34: Lokalpunkte lateral, Gb 34: Meisterpunkt der Sehnen<br>• Le 3: reguliert Leberfunktion (Leber sorgt für Spannungsregulation im gesamten Körper, auch Gefäße und Muskulatur)<br>• LG 20: Spannungsregulation (Ende des inneren Astes der Leber-Leitbahn; Leber = Spannungsregulator)<br>• Mi 6: Vereinigungspunkt der drei Fuß-Yin, Fernpunkt für Kniegelenkschmerzen medial (Di 4: allgemeiner Fernpunkt gegen Spannung und Schmerzen, beidseits)<br>• alle Punkte auf der schmerzhaften Seite (außer LG) |

**Basiskonzept Körperakupunktur – Chronische Gonarthrose ventromedial**

Fernpunkte der Milz- und Leber-Leitbahn: Mi 6, Le 3

Lokalpunkte: Mi 9, Mi 10, Ex-BF 5, Ma 36

## Therapiebeispiel 13: 43-jähriger Arzt mit chronischer Achillodynie rechts

**Anamnese** Herr G. leidet seit 5 Wochen unter Achillodynie rechts. Die Schmerzen sind von mäßig starker Intensität, stören aber beim Laufen und insbesondere Tanzen. Herr G. nimmt seit etwa 6 Monaten mit seiner Lebenspartnerin an einem Tanzkurs teil, der letzte Tanztermin wurde schmerzbedingt nicht wahrgenommen. Beide haben sich für den Tanzunterricht entschieden, um bei der beruflichen Überlastung von Herrn G. eine Möglichkeit zu haben, Freizeit gemeinsam zu verbringen. Herr G. berichtet, dass er eher ungern tanzt, dabei falle es ihm nicht so schwer, den Takt zu halten, eigentlich würde er sich jedoch lieber zu Hause von der anstrengenden Arbeit mit Fernsehen und Lesen erholen.

Der Patient ist normalgewichtig, Kälte oder Wärme haben keinen Einfluss auf die Schmerzen. Herr G. fühlt sich altersentsprechend leistungsfähig. Gelegentlich ist er in letzter Zeit jedoch nervös und gereizt, seit etwa 2 Monaten bestehen leichte Palpitationen, die Herr G. zuvor nicht kannte.

**Untersuchung**

- Druckdolenzen beidseits der rechten Achillessehne, leichte Rötung
- Zunge: rosig, dünner, weißer Belag; Zungenspitze deutlich roter als übrige Zunge
- Puls: kräftig

| Fragen zu Therapiebeispiel 13 (Körperakupunktur) | Antworten |
|---|---|
| Welche Leitbahnen spielen bei Achillodynie beidseits eine Rolle? | Nieren-, Milz- und Blasen-Leitbahn. |
| Welche Fernpunkte können Sie bei rechtsseitiger Achillodynie wählen? | Kontralaterale Punkte seitlich der Achillessehne. |
| Welche Nahpunkte kommen seitlich der Achillessehne in Frage? | Ni 3, Ni 5, Ni 7, Mi 6, Bl 60, weitere Ah-Shi-Punkte lateral der Achillessehne. |
| Auf welchen Funktionskreis weist das Auftreten von Palpitationen hin? | Herz-Funktionskreis |
| Welches Punktkonzept reguliert den Herz-Funktionskreis? Nennen Sie sowohl Steuerungspunktzuordnung als auch Punktbezeichnung. | • Yuan-Punkt: Quellpunkt des Herzens: He 7<br>• Rücken-Shu-Punkt des Herzens: Bl 15 |
| Beschreiben Sie die Lokalisation von Ni 3. | Zwischen höchster Erhebung des Malleolus medialis und Vorderrand der Achillessehne. |
| Liegen Ni 3 und Bl 60 auf gleicher Höhe? | Nein, beide liegen zwar zwischen der höchsten Erhebung des Malleolus (medialis oder lateralis) und dem Vorderrand der Achillessehne. Die beiden Malleoli befinden sich aber nicht auf gleicher Höhe, der Innenknöchel liegt höher als der Außenknöchel. |
| Welches Therapiekonzept wählen Sie? | • He 7 : Yuan-Punkt Herz zur Regulation des Herz-Funktionskreises, beidseits<br>• Bl 15: Rücken-Shu-Punkt Herz zur Regulation des Herz-Funktionskreises, beidseits<br>• Ni 3: Lokalpunkt + Nieren-Yuan-Punkt zur Regulation des Nierenfunktionskreises, beidseits<br>• Ni 6, Ni 7: Lokalpunkte rechts<br>• Bl 60: Lokalpunkt rechts<br>• Mi 6: Lokalpunkt rechts<br>• Ah-Shi-Punkte unmittelbar neben Achillessehne rechts: Lokalpunkte<br>• Le 3: reguliert Leberfunktion (Leber sorgt für Spannungsregulation im gesamten Körper (auch Gefäße und Muskulatur) beidseits<br>• LG 20: Spannungsregulation (Ende des inneren Astes der Leber-Leitbahn; Leber = Spannungsregulator)<br>• (Di 4: allgemeiner Fernpunkt gegen Spannung und Schmerzen, beidseits) |

**Basiskonzept Körperakupunktur – Chronische Achillodynie**

Betroffene Leitbahnen: Niere, Blase: Ni 3, Ni 7, Bl 60, außerdem Mi 6

Fernpunkte der Achse He – Ni: He 7

| Fragen zu Therapiebeispiel 13 (Ohrakupunktur) | Antworten |
|---|---|
| Welche Zonen des Bewegungsapparats sind bei Achillodynie bezüglich Sensitivitätszunahme zu untersuchen?<br>Beschreiben Sie jeweils die entsprechenden Lokalisationen. | Fersen- und Knöchelregion<br>• Lokalisation: Mitte der Fossa triangularis unter dem Rand der Krempe der aufsteigenden Helix. |
| Welcher Punkt nach chinesischer Nomenklatur liegt in dieser Region der Fossa triangularis? | Uterus (58) |
| Herr G. klagt über Palpitationen. Welche Projektionsareale sollten demgemäß bezüglich vermehrter Reagibilität untersucht werden? | • Herz (100) in der Mitte der Concha inferior<br>• Vegetativum I (51)<br>• Point Jérôme (29b) |

# 7 – G –Schmerzen und Funktionsstörungen innerer Organsysteme und der Gynäkologie

Gleich dem Diagnose- und Therapiekonzept von Schmerzen des Bewegungsapparates und von Kopfschmerzen wird der Prüfungsstoff der Zusatzbezeichnung Akupunktur gemäß den Vorgaben des Curriculums der BÄK anhand von Fallbeispielen mit fallbezogenen Fragen dargestellt. Die Fragen beziehen sich auf ein zuvor erstelltes strukturiertes Diagnose- und Therapiekonzept in vier Schritten. Die Erörterungen erfolgen jeweils getrennt für Körper- und Ohrakupunktur.

Der komplexen Thematik innerer Erkrankungen sowie gynäkologischer Funktionsstörungen gemäß wird zur Vereinfachung ein pragmatisches Diagnose- und Therapiekonzept der Körperakupunktur mit Orientierung an schulmedizinischen Diagnosen und deren Symptomen vorangestellt.



## 7.1 Diagnose- und Therapiekonzept Körperakupunktur: pragmatisch

Bei allen Erkrankungen werden Punktkombinationen genannt, wobei die mit „+" angegebenen Kombinationen Standardkombinationen sind, die übrigen Punkte müssen nicht in einer festen Kombination eingesetzt werden.

Pro Sitzung werden maximal 10–14 Nadeln (Summe beider Seiten) gesetzt.

### 7.1.1 Funktionsstörungen Respirationstrakt

**Schulmedizinische Diagnosen:** grippaler Infekt, chronische Infektneigung, Asthma bronchiale, akute und chronische Bronchitis, Sinusitis mit bronchiopulmonalen Symptomen.

**Therapiekonzept:** ▶ Tab. 7.1

**! Beachte**

**Asthma bronchiale stellt ein Krankheitsbild dar, das meist nur ergänzend mit Akupunktur behandelt wird. Basis bleibt die medikamentöse Therapie.**

▶ **Tab. 7.1** Therapiekonzept Funktionsstörungen Respirationstrakt.

| Basiskonzept | Lu 7 + Bl 13 |
|---|---|
| Symptome | zusätzliche Punktkombinationen: symptombezogen |
| Fieber, grippaler Infekt | Di 4, Di 11, 3E 5, LG 14, Di 20 |
| akute Pharyngitis mit heftigem Brennen | Lu 11 |
| Rhinitis, Sinusitis | Yin Tang, Di 20, Di 4, Di 11 |
| thorakales Beklemmungsgefühl; Gefühl, nicht durchatmen zu können | KG 17, Lu 1, KG 22, Ni 27, Bl 13, Pe 6 |
| Reizhusten | Le 3, LG 20 |
| viel schleimiger Auswurf (akut) | Lu 5, Ma 40, Lu 11 |
| viel schleimiger Auswurf (chronisch) | Lu 5, Lu 9, Ma 40, Mi 3 oder Mi 6, Bl 20, Ma 36 |
| Verschlechterung/Zusammenhang mit Trauer | Lu 7, Bl 13, KG 17 |
| allgemeine Leistungsschwäche, hektische Unruhe, rote belaglose Zunge | Mi 6, KG 4 |

**Beachte**
**Lu 9 gilt zwar als Yuan-Punkt der Lunge, wird aber im Basistherapiekonzept meist durch Lu 7 ersetzt. Lu 7 reguliert als Einschaltpunkt des Konzeptionsgefäßes (KG) Funktionsstörungen der ventralen Thoraxregion.**

**Erklärung der Punkte:**

- Lu 1: (ventraler) Mu-Punkt = Alarmpunkt Lunge reguliert Lungenfunktion, insbesondere bei akuten Störungen
- Lu 5: Ableitungspunkt/Sedierungspunkt reguliert schleimigen Auswurf, gemäß tradiertem Konzept der Antiken Punkte;
- Lu 7: Einschaltpunkt/Kardinalpunkt für die Außerordentliche Leitbahn des Konzeptionsgefäßes oder Lenkergefäßes reguliert Lungenfunktion, insbesondere Husten, wirkt bei psychosomatischen Lungenfunktionsstörungen mit Trauer
- Lu 9: Yuan-Punkt = Quellpunkt Lunge reguliert Lungenfunktionen
- Lu 11: Ting Punkt = distalster Punkt der Lungen-Leitbahn beseitigt Hitze bei stark brennenden Halsschmerzen
- Pe 6: Lou-Punkt = Passagepunkt Perikard; Einschaltpunkt/Kardinalpunkt für die Außerordentliche Leitbahn Yin Wei Mai beseitigt Stagnation im Thorax, verbessert Gefühl des Durchatmens
- Di 4: Yuan-Punkt = Quellpunkt Dickdarm eliminiert Spannung, Schmerz, Wind, Hitze und Kälte
- Di 11: Auffüllungspunkt/Tonisierungspunkt Dickdarm eliminiert Hitze bei Fieber
- Ma 36: Unterer einflussreicher Punkt (UEP) Magen unterstützt Milzfunktion in Feuchtigkeits- und Schleimtransformation
- Ma 40: Luo-Punkt = Passagepunkt Magen beseitigt Schleim
- Mi 3: Yuan-Punkt = Quellpunkt Milz reguliert Milzfunktion, um Feuchtigkeit/Schleim zu beseitigen
- Mi 6: Gruppen-Luo-Punkt der drei Fuß-Yin-Leitbahnen (Milz, Leber, Nieren) reguliert Milzfunktion, um Feuchtigkeit/Schleim zu beseitigen
- Ni 27: reguliert thorakales Beklemmungsgefühl
- Bl 13: Rücken-Shu-Punkt Lunge reguliert Lungenfunktion
- Bl 20: Rücken-Shu-Punkt Milz reguliert Milz, transformiert Feuchtigkeit/Schleim
- 3 E 5: Luo-Punkt = Passagepunkt 3-Erwärmer; Einschaltpunkt/Kardinalpunkt für die Außerordentliche Leitbahn Yang Wei Mai beseitigt Wind, Kälte und Hitze bei grippalen Infekt
- KG 4: (ventraler) Mu-Punkt = Alarmpunkt Dünndarm; Vereinigungspunkt der inneren Verbindungen der drei Fuß-Yin-Leitbahnen (Leber, Milz, Niere) stärkt Yin, wirkt bei energetischer Leere kühlend
- KG 17: (ventraler) Mu-Punkt = Alarmpunkt Perikard; Meisterpunkt des Qi reguliert thorakales Beklemmungsgefühl und die Atemfunktion
- KG 22: reguliert thorakales Beklemmungsgefühl
- Le 3: Yuan-Punkt = Quellpunkt Leber reguliert thorakales Beklemmungsgefühl
- LG 14: Vereinigungspunkt aller Yang-Leitbahnen des Körpers stärkt die Abwehrkraft, gegen Nackenverspannungen
- LG 20: Endpunkt des inneren Astes der Leber-Leitbahn reguliert Reizhusten bei Stress

### 7.1.2 Allergische Funktionsstörungen

**Schulmedizinische Diagnose:** Pollinosis
**Therapiekonzept:** ▸ Tab. 7.2

**Erklärung der Punkte:**

- Lu 7: Einschaltpunkt/Kardinalpunkt für die Außerordentliche Leitbahn des Konzeptionsgefäßes oder Lenkergefäßes reguliert Lungenfunktion, wenn diese bei Pollinosis zusätzlich gestört ist (z.B. bei Asthma bronchiale, chronischer Bronchitis)
- Lu 9: Yuan-Punkt = Quellpunkt Lunge reguliert Lungenfunktionen
- Lu 11: Ting-Punkt = distalster Punkt der Lungenleitbahn reguliert akute Lungenfunktionsstörungen, entfernt Hitze-Symptome aus dem Rachen
- Di 4: Yuan-Punkt = Quellpunkt Dickdarm eliminiert Spannung, Schmerz, Wind, Hitze und Kälte
- Di 11: Auffüllungspunkt/Tonisierungspunkt Dickdarm eliminiert Hitze bei Rötungen, Juckreiz

▸ Tab. 7.2 Therapiekonzept Allergische Funktionsstörungen.

| Basiskonzept | Di 4 + Di 11 + Di 20 + Yin Tang, 3E 23, Gb 1, Ma 2 |
|---|---|
| Symptome | zusätzliche Punktkombination: symptombezogen |
| zusätzliche Lungenfunktionsstörungen (Asthma bronchiale), thorakales Beklemmungsgefühl | Lu 7 (Lu 9) + Bl 13 + KG 17, Lu 1, Ni 22, Ni 27 |
| Spannung thorakal und abdominal, Zunahme durch Stress, Aggression (auch heruntergeschluckt) | Le 3, LG 20 |
| heftiges Brennen der Augen | Le 2 |
| Brennen der Kehle | Lu 11 |
| Reizhusten | Le 3, LG 20 |

- Di 20: reguliert Funktionen von Nase und Nasennebenhöhlen
- Bl 2: Lokalpunkt zur Therapie von Konjunktivitis
- Bl 13: Rücken-Shu-Punkt Lunge reguliert Lungenfunktion, wenn diese bei Pollinosis zusätzlich gestört ist (z. B. Asthma bronchiale, chronischer Bronchitis)
- 3E 23: Lokalpunkt bei Konjunktivitis
- Yin Tang: Lokalpunkt bei Konjunktivitis
- KG 17: (ventraler) Mu-Punkt = Alarmpunkt Perikard; Meisterpunkt des Qi reguliert thorakales Beklemmungsgefühl, reguliert die Atemfunktion
- LG 20: Endpunkt des inneren Astes der Leber-Leitbahn, reguliert emotionale Anspannung
- Le 2: Ableitungspunkt/Sedierungspunkt gegen Rötung, Brennen und Jucken (Hitze) bei akuter Konjunktivitis
- Le 3: Yuan-Punkt = Quellpunkt Leber Fernpunkt bei Augenerkrankungen, insbesondere wenn Zusammenhang mit Wind besteht (plötzliches, wechselndes Krankheitsgeschehen)

### 7.1.3 Funktionsstörungen des Magens

**Schulmedizinische Diagnosen:** akute und chronische Gastritis, nervöser Reizmagen
**Therapiekonzept:** ▸ Tab. 7.3

**Erklärung der Punkte:**

- Pe 6: Luo-Punkt = Passagepunkt Perikard; Einschaltpunkt/Kardinalpunkt für Außerordentliche Leitbahn Yin Wei Mai (Bewahrer des Yin) reguliert Übelkeit, Erbrechen, harmonisiert die Magenfunktion
- Di 4: Yuan-Punkt = Quellpunkt Dickdarm eliminiert Spannung, Schmerz, Wind, Hitze und Kälte
- Di 11: Auffüllungspunkt/Tonisierungspunkt Dickdarm reguliert Sodbrennen (Hitze im Magen)
- Ma 36: Unterer einflussreicher Punkt (UEP) Magen, reguliert Magenfunktion
- Ma 40: Luo-Punkt = Passagepunkt Magen beseitigt Schleim
- Ma 44: reguliert Sodbrennen (Hitze im Magen)
- Mi 3: Yuan-Punkt = Quellpunkt Milz reguliert Milzfunktion, die bei chronischen Magenfunktionsstörungen ebenfalls gestört ist
- Mi 4: Luo-Punkt = Passagepunkt Milz; Einschaltpunkt/Kardinalpunkt für Außerordentliche Leitbahn Chong Mai = Durchdringungsgefäß stellt energetische Verbindung zum Magen her
- Mi 6: Gruppen-Luo-Punkt der drei Fuß-Yin-Leitbahnen (Milz, Leber, Nieren) reguliert Milzfunktion, die bei chronischen Magenfunktionsstörungen ebenfalls gestört ist
- Bl 20: Rücken-Shu-Punkt Milz reguliert Milzfunktion, die bei chronischen Magenfunktionsstörungen ebenfalls gestört ist
- Bl 21: Rücken-Shu-Punkt Magen reguliert Magenfunktion
- KG 12: (ventraler) Mu-Punkt = Alarmpunkt Magen reguliert Magenfunktion
- LG 20: Endpunkt des inneren Astes der Leber-Leitbahn – reguliert Spannung
- Le 3: Yuan-Punkt = Quellpunkt Leber reguliert Stressempfindlichkeit des Reizmagens

► **Tab. 7.3** Therapiekonzept Funktionsstörungen des Magens.

| Basiskonzept | KG 12 + Ma 36 |
|---|---|
| Symptome | zusätzliche Punktkombination: symptombezogen |
| Alternativkonzept (Shu-Mu-Technik) | KG 12 + Bl 21 |
| Übelkeit, Erbrechen | Pe 6 |
| schleimiges Erbrechen (chronisch) | Pe 6, Ma 40, Mi 3 oder Mi 6, Bl 20 |
| klares wäßriges Erbrechen (chronisch) | Pe 6, Mi 3 oder Mi 6, Bl 20 |
| heftiges Sodbrennen, keine allgemeine Leistungsschwäche | Ma 44, Di 4, Di 11 |
| Reizmagen, nervöses Erbrechen | Pe 6 + Le 3 + LG 20 |
| chronische Magenfunktionsstörungen | Bl 20, Mi 3 oder Mi 6 |
| zusätzlich Durchfall oder voluminöser Stuhlgang | Bl 20, Mi 3 oder Mi 6 |
| allgemeine Leistungsschwäche, hektische Unruhe, rote belaglose Zunge, leichteres Sodbrennen | Mi 6 |
| Kältegefühl, Kontraktionsgefühl | Moxibustion KG 12, Ma 36<br>Kaltes meiden, Warmes bevorzugen, z. B. Ingwertee |

### 7.1.4 Funktionsstörungen des Darms

**Schulmedizinische Diagnosen:** akute und chronische Diarrhö, akute und chronische Obstipation, Reizdarm, M. Crohn, Colitis ulcerosa

**Therapiekonzept:** ► Tab. 7.4

**Erklärung der Punkte:**

- Di 4: Yuan-Punkt = Quellpunkt Dickdarm eliminiert Spannung, Schmerz, Wind, Hitze und Kälte
- Di 11: Auffüllungspunkt/Tonisierungspunkt Dickdarm eliminiert Hitze
- Ma 36: Unterer einflussreicher Punkt (UEP) Magen reguliert Magenfunktion, um bei energetischer Leistungsschwäche Qi zu bilden
- Ma 37: Unterer einflussreicher Punkt (UEP) Dickdarm reguliert Dickdarmfunktion
- Ma 39: Unterer einflussreicher Punkt (UEP) Dünndarm reguliert Dünndarmfunktion
- Ma 40: Luo-Punkt = Passagepunkt Magen beseitigt Schleim
- Mi 3: Yuan-Punkt = Quellpunkt Milz – reguliert Milzfunktion
- Mi 6: Gruppen-Luo-Punkt der drei Fuß-Yin-Leitbahnen (Milz, Leber, Nieren) reguliert Milzfunktion, um Feuchtigkeit im Darm umzuwandeln
- Ni 3: Yuan-Punkt = Quellpunkt Nieren – stärkt Nierenfunktion bei Kombination mit energetischer Leistungsschwäche und Lumbago
- Ni 6: Einschaltpunkt/Kardinalpunkt für Außerordentliche Leitbahn Yin Qiao Mai (Yin-Fersengefäß) stärkt Nierenfunktion bei Kombination mit energetischer Leistungsschwäche, Lumbago und Hitze-Symptomen
- Ni 7: Auffüllungspunkt/Tonisierungspunkt Nieren stärkt Nierenfunktion bei Kombination mit energetischer Leistungsschwäche, Lumbago und Kälte-Symptomen
- Bl 20: Rücken-Shu-Punkt Milz reguliert Milzfunktion bei chronischen Darmerkrankungen
- LG 20: Endpunkt des inneren Astes der Leber-Leitbahn reguliert Spasmen im Darmbereich
- Le 3: Yuan-Punkt = Quellpunkt Leber reguliert Spasmen im Darmbereich
- KG 12: (ventraler) Mu-Punkt = Alarmpunkt Magen, Meisterpunkt Fu Organe reguliert Magenfunktion
- Ma 25: (ventraler) Mu-Punkt = Alarmpunkt Dickdarm reguliert Dickdarmfunktion
- KG 4: (ventraler) Mu-Punkt = Alarmpunkt Dünndarm reguliert Dünndarmfunktion

▸ **Tab. 7.4** Therapiekonzept Funktionsstörungen des Darms.

| Basiskonzept | Ma 37 + Ma 25 oder Ma 39 + KG 4 |
|---|---|
| Symptome | zusätzliche Punktkombination: symptombezogen |
| Alternativkonzept (Shu-Mu-Technik) | Ma 25 + Bl 25 (Shu-Mu) |
| Fieber, Brennen beim Stuhlgang, eventuell Blutauflagerungen des Stuhls, keine allgemeine Leistungsschwäche | Ma 44, Di 4, Di 11 |
| Reizdarm, nervöser Darm | Le 3, LG 20 |
| schleimiger Durchfall | Ma 40 |
| chronische Krankheitsbilder von Dünn- und Dickdarm | Bl 20, Mi 3 oder Mi 6, Ma 36 |
| allgemeine Leistungsschwäche, Lumbago, hektische Unruhe, rote belaglose Zunge, Obstipation | Mi 6, Ni 3, Ni 6 |
| allgemeine Leistungsschwäche, Lumbago, weiche voluminöse Stühle, Kälte-Symptome | Mi 6, Ni 3, Ni 7 |
| Kältegefühl, Kontraktionsgefühl | Moxibustion, insbesondere an Bauch- oder Rückenpunkten, Kaltes meiden, Warmes bevorzugen, z. B. Ingwertee |

### 7.1.5 Urologische Funktionsstörungen

**Schulmedizinische Diagnosen:** rezidivierende Harnwegsinfekte, akute und chronische Zystitis, Enuresis, Inkontinenz, Reizblase

**Therapiekonzept:** ▸ Tab. 7.5

**Erklärung der Punkte:**

- KG 3: (ventraler) Mu-punkt = Alarmpunkt Blase reguliert die Blasenfunktion
- KG 4: (ventraler) Mu-Punkt = Alarmpunkt Dünndarm reguliert lokalen Schmerz im Blasenbereich mit Spannungsgefühl
- Bl 40: Unterer einflussreicher Punkt (UEP) der Blase reguliert die Blasenfunktion
- Di 4: Yuan-Punkt = Quellpunkt Dickdarm eliminiert Spannung, Schmerz, Wind, Hitze und Kälte
- Di 11: Auffüllungspunkt/Tonisierungspunkt Dickdarm eliminiert Hitze bei brennenden akuten Schmerzen beim Wasserlassen
- Mi 3: Yuan-Punkt = Quellpunkt Milz reguliert Milzfunktion, um Feuchtigkeit zu transformieren
- Mi 6: Gruppen-Luo-Punkt der drei Fuß-Yin-Leitbahnen (Milz, Leber, Nieren) reguliert Milzfunktion, um Feuchtigkeit zu transformieren
- Ni 3: Yuan-Punkt = Quellpunkt Nieren stärkt Nierenfunktion bei Kombination mit energetischer Leistungsschwäche und Lumbago
- Ni 6: Einschaltpunkt/Kardinalpunkt für Außerordentliche Leitbahn Yin Qiao Mai (Yin-Fersengefäß) stärkt Nierenfunktion bei Kombination mit energetischer Leistungsschwäche, Lumbago und Hitze-Symptomen
- Ni 7: Auffüllungspunkt/Tonisierungspunkt Nieren stärkt Nierenfunktion bei Kombination mit energetischer Leistungsschwäche, Lumbago und Kälte-Symptomen
- Le 3: Yuan-Punkt = Quellpunkt Leber reguliert Spannung im Blasen- und Unterleibsbereich
- Bl 20: Rücken-Shu-Punkt Milz reguliert Milzfunktion, um Feuchtigkeit zu transformieren
- Bl 23: Rücken-Shu-Punkt Nieren reguliert Nierenfunktion bei zusätzlicher energetischer Leistungsschwäche und Lumbago
- Bl 58: Luo-Punkt = Passagepunkt Blase stellt energetische Verbindung zur Blase her sowie zur Niere, die die Blasenfunktion unterstützt
- LG 4: stärkt Nierenfunktion bei zusätzlicher energetischer Leistungsschwäche und Lumbago
- LG 14: eliminiert Hitze bei brennenden akuten Schmerzen beim Wasserlassen
- LG 20: Endpunkt des inneren Astes der Leber-Leitbahn reguliert Spannung im Blasen- und Unterleibsbereich

► **Tab. 7.5** Therapiekonzept Urologische Funktionsstörungen.

| **Basiskonzept (akut)**<br>**Basiskonzept (chronisch)** | **KG3 + Bl40**<br>**KG3 + KG4 + Bl23 + Ni3** |
|---|---|
| Symptome | zusätzliche Punktkombination: symptombezogen |
| starkes Spannungsgfühl im Unterleib | KG4, Le3, LG20 |
| Fieber, starkes Brennen | Di4, Di11, LG14 |
| Reizblase | Le3, LG20 |
| sekundäre Enuresis bei familiärer/sozialer Stressbelastung | Le3, LG20 |
| Urin trübe, flockig (chronisch) | Mi6, Mi3, Bl20 |
| + chronsche Lumbago, Kälte-Symptome und allgemeine Leistungsschwäche | Bl23, LG4, Ni3, Ni7<br>Moxibustion (Bl23, Ni3), (Bl58) |
| allgemeine Leistungsschwäche, hektische Unruhe, rote belaglose Zunge, Lumbago | Mi6, Ni6, KG4 |

### 7.1.6 Funktionsstörungen des Herzens

**Schulmedizinische Diagnosen:** funktionelle Arrhythmie, funktionelle Palpitationen, Druckgefühl/Stiche der Herzgegend funktioneller Genese, Herzphobie – Panikattacke mit Herzrasen

**Therapiekonzept:** ► Tab. 7.6

**Erklärung der Punkte:**

- He5: Luo-Punkt = Passagepunkt Herz reguliert Herz Qi
- He7: Yuan-Punkt = Quellpunkt Herz reguliert Palpitationen und Arrhythmien
- He9: Ting-Punkt = distalster Punkt der Herz-Leitbahn Notfallpunkt bei heftigen funktionellen Palpitationen und Arrhythmien (oder Kollaps)
- Pe7: Yuan-Punkt = Quellpunkt Perikard; Ableitungspunkt/Sedierungspunkt Perikard reguliert Herzfunktion, insbesondere bei akuten Palpitationen und Arrhythmien
- Pe9: Ting-Punkt = distalster Punkt der Herzleitbahn Notfallpunkt bei heftigen funktionellen Palpitationen und Arrhythmien (oder Kollaps)
- Lu7: Einschaltpunkt/Kardinalpunkt für die Außerordentliche Leitbahn des Konzeptionsgefäßes oder Lenkergefäßes reguliert Lungenfunktion – insbesondere Husten
- Bl13: Rücken-Shu-Punkt Lunge reguliert Lungenfunktion bei Husten und thorakalem Beklemmungsgefühl
- Bl14: Rücken-Shu-Punkt Perikard reguliert Herzfunktion, reguliert lokale somatische seg-

► **Tab. 7.6** Therapiekonzept Funktionsstörungen des Herzens.

| **Basiskonzept** | **He7 + Bl15 (14)** |
|---|---|
| Symptome | zusätzliche Punktkombination: symptombezogen |
| Alternativkonzept (Shu-Mu-Technik) | Bl15 (14) + KG14 (17) |
| Panikattacke | He9, He5, Pe9, Pe7 |
| thorakales Beklemmungsgefühl; Gefühl, nicht durchatmen zu können | KG17, Bl13 |
| Husten | KG17, Bl13, Lu7 |
| Verschlechterung/Zusammenhang mit Hektik | He7 + Bl15 (14) |
| Verschlechterung/Zusammenhang mit Trauer | Lu7, Bl13, KG17 |

mentale Funktionsstörungen (Blockaden, Myogelosen)

- Bl 15: Rücken-Shu-Punkt Herz reguliert Herzfunktion, reguliert lokale somatische segmentale Funktionsstörungen (Blockaden, Myogelosen)
- KG 14: (ventraler) Mu-Punkt = Alarmpunkt Herz reguliert Palpitationen und Arrhythmien
- KG 17: (ventraler) Mu-Punkt = Alarmpunkt Perikard, Meisterpunkt des Qi reguliert Herzfunktion, reguliert thorakales Beklemmungsgefühl und Atemfunktion

### 7.1.7 Störung der Kreislauffunktion

**Schulmedizinische Diagnose:** Hypertonie, Hypotonie

**Hypertonie** (Therapiekonzept: ▶ **Tab. 7.7**)

**Erklärung der Punkte:**

- He 7: Yuan-Punkt = Quellpunkt Herz reguliert Palpitationen und Rhythmusstörungen
- Le 2: Ableitungspunkt/Sedierungspunkt bei Hypertonie mit Migräne oder heftigen Schwindelanfällen
- Le 3: Yuan-Punkt = Quellpunkt Leber reguliert Spannung im Körper und auch im Gefäßsystem
- Gb 20: bei Hypertonie mit Kopfschmerz
- Tai Yang: bei Hypertonie mit Kopfschmerz
- Bl 14: Rücken-Shu-Punkt Perikard reguliert Herzfunktion bei Palpitation und Arrhythmie
- Bl 15: Rücken-Shu-Punkt Herz reguliert Herzfunktion bei Palpitation und Arrhythmie
- LG 20: Endpunkt des inneren Astes der Leber-Leitbahn reguliert Spannung im Körper (auch im Gefäßsystem)

**Hypotonie** (Therapiekonzept: ▶ **Tab. 7.8**)

**Erklärung der Punkte:**

- He 7: Yuan-Punkt = Quellpunkt Herz reguliert Palpitationen und Rhythmusstörungen
- Mi 6: Gruppen-Luo-Punkt der drei Fuß-Yin-Leitbahnen (Milz, Leber, Nieren) energetisch auffüllende Wirkung durch Stärkung der Milzfunktion, um aus der Nahrung Qi und Blut (Xue) zu bilden
- Ni 3: Yuan-Punkt = Quellpunkt Nieren stärkt Nierenfunktion bei Kombination mit energetischer Leistungsschwäche und Lumbago
- Ni 7: Auffüllungspunkt/Tonisierungspunkt Nieren stärkt Nierenfunktion bei Kombination mit energetischer Leistungsschwäche, Lumbago und Kälte-Symptomen
- Bl 14: Rücken-Shu-Punkt Perikard reguliert Palpitationen und Rhythmusstörungen
- Bl 15: Rücken-Shu-Punkt Herz reguliert Palpitationen und Rhythmusstörungen
- Bl 23: Rücken-Shu-Punkt Nieren energetisch auffüllende Wirkung bei Hypotonie mit Lumbago und allgemeiner körperlicher Leere (Leistungsschwäche)
- KG 6: bei energetischer Leere (allgemeiner Leistungschwäche)
- KG 17: (ventraler) Mu-Punkt = Alarmpunkt Perikard, Meisterpunkt des Qi reguliert Herzfunktion, reguliert thorakales Beklemmungsgefühl und Atemfunktion

▶ Tab. 7.7 Therapiekonzept Störung der Kreislauffunktion – Hypertonie.

| Basiskonzept | Le 3 + LG 20 |
|---|---|
| Symptome | Punktkombination |
| Kopfschmerzen lateral, Migräne | Gb 20, Tai Yang, Gb 14, Gb 8 |
| heftiger Schwindel, heftige Migräne | Le 2 |
| Palpitationen, funktionelle Arrhythmie, Druck- oder Schmerz der Herzgegend | Bl 15 (Bl 14) + He 7 |
| Schlafstörungen | He 7 |
| Verschlechterung/Zusammenhang mit Stress, Zorn, Aggression | Le 3, LG 20 |

► **Tab. 7.8** Therapiekonzept Störung der Kreislauffunktion – Hypotonie.

| Basiskonzept | Bl 20 + Mi 3 oder Mi 6 + Ma 36 + KG 6 |
|---|---|
| Symptome | zusätzliche Punktkombination: symptombezogen |
| thorakales Beklemmungsgefühl; Gefühl, nicht durchatmen zu können | KG 17, Bl 13 |
| allgemeine Leistungsschwäche, Lumbago | Bl 23, Ni 3 |
| allgemeine Leistungsschwäche, Lumbago, blasse Zunge, Kältegefühl | Bl 23, Ni 3, Ni 7, Moxibustion |
| Palpitationen, funktionelle Rhyhmusstörungen | Bl 15 (Bl 14) + He 7 |
| Kältegefühl | Moxibustion (KG 6), Ingwer |

## 7.1.8 Funktionsstörungen in der Gynäkologie

**Schulmedizinische Diagnosen:** Prämenstruelles Syndrom, Dysmenorrhö, klimakterische Beschwerden

### Prämenstruelles Syndrom

(Therapiekonzept: ► **Tab. 7.9**)

**Erklärung der Punkte:**

- KG 4: (ventraler) Mu-Punkt = Alarmpunkt Dünndarm, Vereinigungspunkt der inneren Verbindungen der drei Fuß-Yin-Leitbahnen (Leber, Milz, Niere) beseitigt Spannungsgefühl im Unterleib bei Dysmenorrhö, stärkt Yin
- KG 6: beseitigt lokale Qi-Stagnation im Unterleib
- Pe 6: Luo-Punkt = Passagepunkt Perikard; Einschaltpunkt/Kardinalpunkt für Außerordentliche Leitbahn Yin Wei Mai (Bewahrer des Yin) reguliert Palpitationen, thorakales Engegefühl
- Di 4: Yuan-Punkt = Quellpunkt Dickdarm eliminiert Spannung und Schmerz, Wind, Hitze und Kälte
- Mi 1: Ting-Punkt = distalster Punkt der Leitbahn
- Notfallpunkt, reduziert heftige Schmerzen im Uterus (leitet Hitze aus)
- Mi 4: Mi 4: Luo-Punkt = Passagepunkt Milz; Einschaltpunkt/Kardinalpunkt für Außerordentliche Leitbahn Chong Mai = Durchdringungsgefäß stillt heftigen Menstruationsschmerz
- Mi 6: Gruppen-Luo-Punkt der drei Fuß-Yin-Leitbahnen (Milz, Leber, Nieren) energetisch auffüllende Wirkung durch Stärkung der Milzfunktion, um aus Nahrung Qi und Blut (Xue) zu bilden, reguliert Spannung im Unterleib
- Mi 8: Xi-Punkt Milz bei heftigen Menstruationsschmerzen
- Mi 10: reguliert Blut-Hitze im Uterus (Menstruationsschmerzen bei starken, kräftig roten Blutungen)
- Ma 36: Unterer einflussreicher Punkt (UEP) Magen reguliert Magenfunktion, um aus Nahrung Qi und Blut (Xue) zu bilden
- Ni 3: Yuan-Punkt = Quellpunkt Nieren stärkt Nierenfunktion bei Kombination mit energetischer Leistungsschwäche und Lumbago
- Ni 6: Einschaltpunkt/Kardinalpunkt für Außerordentliche Leitbahn Yin Qiao Mai (Yin-Fersengefäß) stärkt Nierenfunktion bei Kombination mit energetischer Leistungsschwäche, Lumbago und Hitze-Symptomen
- Ni 7: Auffüllungspunkt/Tonisierungspunkt Nieren stärkt Nierenfunktion bei Kombination mit energetischer Leistungsschwäche, Lumbago und Kälte-Symptomen
- Le 3: Yuan-Punkt = Quellpunkt Leber reguliert emotionale Anspannung sowie Spannungsgefühl im Brustbereich, Abdomen und Unterleib
- Bl 23: Rücken-Shu-Punkt Nieren energetisch auffüllende Wirkung bei zusätzlicher Lumbago und allgemeiner körperlicher Leere (Leistungsschwäche)
- Bl 25: Lokalpunkt bei zusätzlicher Lumbago
- Bl 31, Bl 32: Lokalpunkte bei zusätzlicher Lumbago
- LG 4: energetisch auffüllende Wirkung bei zusätzlicher Lumbago und allgemeiner körperlicher Leere (Leistungsschwäche)
- LG 20: Endpunkt des inneren Astes der Leber-Leitbahn beruhigende Wirkung

▸ **Tab. 7.9** Therapiekonzept Prämenstruelles Syndrom.

| **Basiskonzept** | **Di 4, Le 3, LG 20, KG 4, Mi 6** |
|---|---|
| Symptome | zusätzliche Punktkombination: symptombezogen |
| sehr heftige Regelschmerzen, keine allgemeine Leistungsminderung | Mi 4, Mi 8 |
| heftige kräftig rote Blutung, Hitze-Symptome, kurze Zyklusintervalle, keine allgemeine Leistungsminderung | Mi 1, Mi 4, Mi 10 |
| Palpitationen, thorakales Engegefühl | Pe 6 |
| starkes Spannungsgefühl im Unterleib | KG 4, Le 3, LG 20, KG 6 |
| + chronsche Lumbago, Kälte-Symptome und allgemeine Leistungsschwäche | Bl 23, LG 4, Ni 3, Ni 7<br>Moxibustion (Bl 23, Ni 3) |
| + chronische Lumbago, Hitze-Symptome, allgemeine Leistungsschwäche, hektische Unruhe, rote belaglose Zunge, Wechseljahre | Ni 6, KG 4 |
| + Lumbago ohne Leistungsschwäche | Bl 31, Bl 32, LG 4, Bl 23, Bl 25 |

## Klimakterische Beschwerden

(Therapiekonzept: ▸ **Tab. 7.10**)

**Erklärung der Punkte:**

- Ma 36: Unterer einflussreicher Punkt (UEP) Magen stärkt Magen, um Qi zu bilden; harmonisiert die Mitte, psychisch ausgleichende Wirkung
- Mi 6: Gruppen-Luo-Punkt der drei Fuß-Yin-Leitbahnen (Milz, Leber, Nieren) reguliert Milz, Nieren, Leber, unterstützt den Magen in seinen Funktionen, um Qi und Blut (Xue) zu bilden
- Ni 3: Yuan-Punkt = Quellpunkt Nieren stärkt Nierenfunktion bei energetischer Leere (Leistungsminderung)
- Le 3: Yuan-Punkt = Quellpunkt Leber reguliert Anspannung (psychisch, somatisch) im Körper
- Ni 6: Einschaltpunkt/Kardinalpunkt für Außerordentliche Leitbahn Yin Qiao Mai (Yin-Fersengefäß) stärkt Nierenfunktion bei energetischer Leere (Leistungsminderung) und Hitze-Symptomen (Unruhe, Hektik, Nachtschweiß, Schlafstörungen)
- Ni 7: Auffüllungspunkt/Tonisierungspunkt Nieren stärkt Nierenfunktion bei Leere, auch in Kombination mit Kälte
- KG 4: (ventraler) Mu-Punkt = Alarmpunkt Dünndarm, Vereinigungspunkt der inneren Verbindungen der drei Fuß-Yin-Leitbahnen (Leber, Milz, Niere) stärkt Yin zur Kühlung von Hitze-Symptomen bei energetischer Leere (Leistungsminderung)

▸ **Tab. 7.10** Therapiekonzept Klimakterische Beschwerden.

| **Basiskonzept** | **Ma 36, Mi 6, Ni 3, Le 3** |
|---|---|
| Symptome | zusätzliche Punktkombination: symptombezogen |
| allgemeine Leistungsschwäche, chronische Lumbago, Hitze-Symptome, hektische Unruhe, rote belaglose Zunge | Bl 23, Ni 3, Ni 6, KG 4, KG 6 |
| allgemeine Leistungsschwäche, chronische Lumbago, Kälte-Symptome | Bl 23, Ni 3, LG 4, Ni 7<br>Moxibustion (Bl 23, Ni 3) |
| starke Reizbarkeit | Le 3, LG 20 |
| Rückenschmerzen | Bl 31, Bl 32, LG 4, Bl 23, Bl 25 |

- Di 4: Yuan-Punkt = Quellpunkt Dickdarm eliminiert Spannung, Schmerz, Wind, Hitze und Kälte
- He 7: Yuan-Punkt = Quellpunkt Herz reguliert Herzfunktion
- Bl 15: Rücken-Shu-Punkt Herz reguliert Herzfunktion
- Bl 18: Rücken-Shu-Punkt Leber reguliert Leberfunktion
- Bl 23: Rücken-Shu-Punkt Nieren reguliert Nierenfunktion
- LG 20: Endpunkt des inneren Astes der Leber-Leitbahn reguliert innere Anspannung

### 7.1.9 Geburtshilfe

**Schulmedizinische Diagnosen:** vorzeitige Wehen, Beckenendlage, Geburtsvorbereitung, Schmerzerleichterung unter Geburt, Schwangerschaftserbrechen

#### Vorzeitige Wehen

(Therapiekonzept: ► **Tab. 7.11**)

Akupunktur erfolgt additiv zu tokolytischer Therapie nach Ursachenabklärung.

#### Beckenendlage

- nach 34. SSW (ohne Akupunktur: 10% Spontanwendung, mit Akupunktur: 30% Wendung)
- Therapie: täglich Moxa (seltener Nadelung) bei Bl 67 rechts und links je 10 Minuten für 7 Tage

#### Geburtsvorbereitung

- Ma 36, Mi 6, Gb 34, Bl 67 ab 36. SSW
- bei ausgeprägten Spannungen: Le 3, Di 4
- Therapieintervalle: 1-mal pro Woche bis Geburt

#### Schmerzerleichterung unter Geburt

- Di 4 + Di 10: Elektrostimulation einseitig für 30–40 Minuten (Ziel: ableitende Stimulation, ohne Bewegung der Frau einzuschränken [nach Römer])
  - Frequenz: 15–20 Hz, Stromstärke wird individuell von Patientin „hochreguliert“
  - Beginn möglichst früh, nach 30 bis max. 60 Minuten Stimulation eine ebensolange Pause, dann erneute Stimulation
- Ma 36, Mi 6, Le 3, LG 20, Bl 60

#### Schwangerschaftserbrechen

- Pe 6
- Ingwerscheibe kauen

## 7.2 Diagnose- und Therapiekonzept Körperakupunktur in 4 Schritten

**Diagnose- und Therapiekonzept Körperakupunktur in 4 Schritten:**

- 1. Schritt: Fülle – Leere
- 2. Schritt: Schmerzort
- 3. Schritt: Pathogene klimatische Faktoren (äußere pathogene Faktoren)
- 4. Schritt: Pathogene psychische Faktoren (innere pathogene Faktoren)

Gemäß einem strukturierten Modulsystem ist es möglich, Diagnose- und Therapie bei Funktionsstörungen innerer Organsysteme/Funktionskreise in 4 Schritte zu gliedern:

- Fülle – Leere
- Funktionskreis/Organsystem: Zang-Fu
- pathogener klimatischer Faktor = äußerer pathogener Faktor
- pathogener psychischer Faktor = innerer pathogener Faktor

► **Tab. 7.11** Therapiekonzept vorzeitige Wehen.

| Symptome | Punktkombination |
|---|---|
| Haltestörung bei energetischer Leere (Schwäche-Symptomatik) – häufig ältere Frauen | Ma 36, Mi 6, Ni 3 |
| Unruhe im Uterus durch Spannungszunahme, Reizbarkeit, innere Unruhe | Gb 34, Le 3 |

### 7.2.1 1. Schritt: Fülle – Leere

**Fülle- und Leere-**Differenzierungen berücksichtigen bei Funktionsstörungen innerer Organsysteme energetische Aspekte der Erkrankung:

- Fülle-Erkrankungen gehen mit heftigen Funktionsstörungen einher (z. B. starker Husten).
- Leere-Erkrankungen zeigen leichte bis mäßig starke Funktionsstörungen (z. B. leichter Husten).

Die Differenzierung in Fülle- und Leere-Erkrankungen haben therapeutische Konsequenzen bezüglich Reizstärke, Reizort, Reizintervall, Reizdauer und Anzahl der geplanten Sitzungen.

#### Fülle-Erkrankungen

**Definition** schwere Krankheitsbilder

**Therapeutische Konsequenzen**

- Reizstärke:
  - bevorzugt ableitend = sedierend = mit stark stimulierender Nadeltechnik an Punkten der Peripherie (z. B. Hitze ausleitende Punkte wie Ma 44 oder Le 2)
  - **Vorsicht bei allgemeiner Leere** des Patienten (Patientenkondition: müde, leistungsgeschwächt): ausgeprägte vegetative Reaktionen oder Symptomverschlechterung sind durch zu starke Reizsetzung möglich
- Reizintervall:
  - kurz – eventuell mehrmals täglich
- Reizdauer:
  - kurz (1–10 Minuten) in Abhängigkeit von der Reizintensität
- Anzahl der geplanten Sitzungen:
  - bis zur deutlichen Erkrankungsbesserung (meist 10–15 Sitzungen)

#### Leere-Erkrankungen

**Definition** leichte bis mäßig starke Erkrankungen

**Therapeutische Konsequenzen**

- Reizstärke:
  - auffüllend = tonisierend = mit schwach stimulierender Nadeltechnik
- Reizintervall:
  - 1–2 Sitzungen pro Woche (auch alle 2 Wochen ist möglich)
- Reizdauer:
  - 20–25 Minuten
- Anzahl der geplanten Sitzungen:
  - 10–15 Sitzungen (Linderung der Beschwerden sollte nach der 4. bis 6. Therapie eintreten)

| Fragen | Antworten |
|---|---|
| Welche 4 Diagnoseschritte führen bei Funktionsstörungen innerer Organsysteme/Funktionskreise zu Therapiekonzepten mit Körperakupunktur? | • Fülle – Leere<br>• Funktionskreis/Organsystem: Zang-Fu<br>• pathogener klimatischer Faktor = äußerer pathogener Faktor<br>• pathogener psychischer Faktor = innerer pathogener Faktor |
| Was versteht man unter Fülle-Erkrankungen? | Erkrankungen mit heftigen Symptomen. |
| Was versteht man unter Leere-Erkrankungen? | Erkrankungen mit mäßigen bis leichten Symptomen. |
| Welche therapeutischen Konsequenzen ergeben sich aus der Differenzierung in Fülle- und Leere-Erkrankungen? | Es ergeben sich therapeutische Konsequenzen bezüglich:<br>• Reizstärke<br>• Reizintervallen<br>• Reizdauer<br>• Anzahl der geplanten Sitzungen |
| Welche Reizstärke wäre bei Fülle- und Leere-Erkrankungen wünschenswert? | Fülle-Erkrankungen: distale Punkte stark ableitend stimulieren.<br>Leere-Erkrankungen: Punkte auffüllend wenig intensiv stimulieren. |
| Welchen Einfluss hat die Patientenkondition auf die Reizstärke? | Die Patientenkondition hat insbesondere bei Fülle Erkrankungen Bedeutung.<br>Energetische Leere des Patienten mit Erschöpfung erfordert auch bei heftigen akuten Symptomen an distalen Punkten eine auffüllende Reizstärke, um vegetative Überreaktionen und Symptomverschlechterung zu vermeiden. |
| Wie viele Sitzungen sind bei Fülle- oder Leere-Erkrankungen der Funktionskreise/Organsysteme im Durchschnitt notwendig? | Fülle-Erkrankungen: Therapie bis zur deutlichen Besserung, meist 10–15 Sitzungen.<br>Leere-Erkrankungen: ca. 10–15 Sitzungen. |

### 7.2.2 2. Schritt: Funktionskreis/Organsystem: Zang-Fu

#### Diagnostik

Um den gestörten Funktionskreis = Organsystem zu erkennen und mit bewährten Therapiekonzepten zu behandeln, ist die Identifikation der Hauptsymptome einer Funktionskreisstörung wichtig.

► **Tab. 7.12** Zang-Funktionskreise und Hauptsymptome ihrer Funktionsstörungen.

| Zang-Funktionskreis (Yin-Organ) | Hauptsymptome der Funktionskreisstörung |
|---|---|
| Milz | Verdauungsbeschwerden:<br>• Stuhlprobleme (meist weicher, auch fester)<br>• Blähungen, Appetitstörungen |
| Lunge | Husten:<br>• Behinderungen von Ein- und Ausatmung<br>• Dyspnoe |
| Herz (Perikard) | Palpitationen:<br>• funktionelle Arrhythmien<br>• (Schlafstörungen) |
| Leber | Reizbarkeit:<br>• Stimmungsschwankungen<br>• Spannungsregulationsstörungen (muskulär, gastrointestinal, uterin, vaskulär) |
| Nieren | Chronische allgemeine Schwäche bei Schmerzen:<br>• LWS, Knie<br>• Sexualstörungen, Urogenitalerkrankungen |

► **Tab. 7.13** Fu-Funktionskreise und Hauptsymptome ihrer Funktionsstörungen.

| Fu-Funktionskreis (Yang-Organ) | Hauptsymptome der Funktionskreisstörung |
|---|---|
| Magen | Beschwerden im Epigastrium:<br>• Druck, Völlegefühl, Schmerz<br>• Übelkeit, Erbrechen |
| Gallenblase | Beschwerden am Rippenbogen rechts:<br>• Druck, Spannung, Schmerz |
| Dünndarm, Dickdarm | Verdauungsbeschwerden:<br>• Spannungen und Schmerz der Abdominalregion<br>• Diarrhö, Obstipation, Blähungen |
| Blase | Funktionsstörungen beim Wasserlassen |

| Fragen | Antworten |
|---|---|
| Welche Hauptsymptome gibt es bei Milz-Funktionskreisstörungen? | • Verdauungsbeschwerden mit Stuhlproblemen<br>• Stuhlgang: eher weich durch Flüssigkeitstransforma tionsstörungen, Blähungen |
| Welche Hauptsymptome gibt es bei Lungen-Funktionskreisstörungen? | • Husten<br>• Behinderungen von Ein- und Ausatmung mit Rasselgeräuschen und Dyspnoe |
| Welche Hauptsymptome gibt es bei Herz-/Perikard-Funktionskreisstörungen? | • Palpitationen, funktionelle Arrhythmien<br>• Druckgefühl der Herzgegend, häufig auch Schlafstörungen |
| Welche Hauptsymptome gibt es bei Leber-Funktionskreisstörungen? | • Reizbarkeit, Stimmungsschwankungen<br>• Spannungsregulationstörungen (muskulär, gastrointestinal, uterin, vasal) |
| Welche Hauptsymptome gibt es bei Nieren-Funktionskreisstörungen? | chronische Lumbago und Gonalgie bei allgemeiner Einschränkung der Leistungsfähigkeit |
| Welches Fu-Organsystem ist das Wichtigste? Welche Hauptsymptome bestehen bei Funktionsstörungen? | Magen<br>• Symptome:<br>  ◦ Beschwerden im Epigastrium: Druck, Völlegefühl, Schmerz<br>  ◦ Übelkeit, Erbrechen |

## Therapie

Die Basiskonzepte der Therapie eines Funktionskreises unterschieden sich bei Zang- und Fu-Funktionskreisen/Organsystemen.

**Funktionsstörung der Zang-Organsysteme: Therapiekonzepte** Akute und chronische Funktionsstörungen werden identisch behandelt.

► **Tab. 7.14** Basistherapie von Funktionsstörungen der Zang- und Fu-Organsysteme.

| Funktionsstörung | Basistherapiekonzept |
|---|---|
| Zang-Organsystem | Yuan-Punkt + Rücken-Shu-Punkt |
| Fu-Organsystem | (ventraler) Mu-Punkt + Unterer einflussreicher Punkt (UEP) |

► **Tab. 7.15** Basistherapie von Funktionsstörungen der Zang-Organsysteme.

| Zang-Organsystem | Yuan-Punkt | Rücken-Shu-Punkt |
|---|---|---|
| Lunge | Lu 9*** | Bl 13 |
| Perikard | Pe 7** | Bl 14 |
| Herz | He 7 | Bl 15 |
| Milz | Mi 3 * | Bl 20 |
| Leber | Le 3 | Bl 18 |
| Nieren | Ni 3 | Bl 23 |

***gebräuchlicher als Lu 9 ist Lu 7. Er öffnet das Konzeptionsgefäß (KG) = Ren Mai und harmonisiert die Atmung im ventralen Thorax, er wird bei psychosomatischen Lungenfunktionsstörungen durch Trauer eingesetzt.
**gebräuchlicher als Pe7 ist Pe 6. Dieser entspannt den Thorax, mildert Übelkeit, Erbrechen und reguliert thorakale Funktionen.
*gebräuchlicher als Mi 3 ist Mi 6. Dieser ist der Gruppenvereinigungspunkt der drei Yin-Leitbahnen der unteren Extremität: Milz, Leber, Nieren. Seine Wirkung geht über eine alleinige Einflussnahme auf die Milzfunktion hinaus.

| Fragen | Antworten |
|---|---|
| Welche Steuerungspunkte werden zur Basistherapie bei akuten und chronischen Zang-Funktionskreisstörungen genadelt? | Yuan-Punkt + Rücken-Shu-Punkt |
| Nennen sie das Basistherapiekonzept bei akuten und chronischen Erkrankungen des Lungenfunktionskreises. Welcher dieser Punkte entspricht nicht dem Therapiekonzept, bei Zang-Organfunktionsstörungen Yuan-Punkt und Rücken-Shu-Punkt zu nadeln. Geben Sie eine Erklärung. | • Lu 7 + Bl 13<br>• Lu 7 (Yuan-Punkt wäre Lu 9)<br>• Lu 7 ist bei Lungenfunktionsstörungen gebräuchlicher als Lu 9. Er öffnet das KG und harmonisiert die Atmung im ventralen Thorax. Er wird insbesondere bei psychosomatischen Lungenfunktionsstörungen durch Trauer eingesetzt. |
| Welche Steuerungspunkte werden zur Basistherapie bei Nieren Funktionskreisstörungen genadelt? | Ni 3 + Bl 23 |
| Die Basistherapie von Milzfunktionsstörungen kann durch Mi 3 + Bl 20 erfolgen. Statt des Yuan-Punktes wird häufig ein anderer Milzpunkt verwendet. Welcher ist dies? Warum wird er häufig eingesetzt? | • Mi 6<br>• Mi 6 ist der Gruppenvereinigungspunkt der drei Yin-Leitbahnen der unteren Extremität: Milz, Leber, Nieren. Seine Wirkung geht über eine alleinige Einflussnahme auf die Milzfunktion hinaus. |

**Funktionsstörung der Fu-Organsysteme: Therapiekonzepte** Akute und chronische Funktionsstörungen werden different behandelt.

**Akute Funktionsstörung eines Fu-Organsystems – Therapie** (ventraler) Mu-Punkt + Unterer einflussreicher Punkt.

Bei der Therapie einer chronischen Fu-Organsystemstörung geht man von einer Mitreaktion eines Zang-Organs aus und berücksichtigt diese therapeutisch. Das mitreagierende Zang-Organ kann, wie es im Falle einer Magenfunktionsstörung der Fall ist, das in der entsprechenden Wandlungsphase/Element gekoppelte Organ sein (muss es aber nicht).

Bei sämtlichen chronischen Funktionsstörungen der Verdauungsorgane reagiert die Milz als zentrales Verdauungsorgan ebenfalls mit Störungen.

**! Beachte**

**Die Behandlung des Milzfunktionskreises spielt bei sämtlichen Verdauungsproblemen eine übergeordnete Rolle. Die Milzbehandlung stärkt die Mitte.**

Zusätzlich oder statt dieses Therapiekonzeptes kann unabhängig von der Differenzierung akut-chronisch zur Therapie von Zang- und Fu-Funktionsstörungen die Behandlung gemäß Shu-Mu-Technik eingesetzt werden. Hierbei handelt es sich um eine therapeutische Kombination des vorderen Mu-Punktes eines Funktionskreises mit seinem hinteren Rücken-Shu-Punkt. Beide Punkte zeigen über kuti-viszerale Reflexe einen segmental-reflektorischen Wirkbezug auf das gestörte Organsystem bzw. den Funktionskreis. Weitere neurophysiologische Erklärungsmodelle (siehe Kapitel 1.2.2).

► **Tab. 7.16** Akute Funktionsstörung der Fu-Organsysteme – Therapie.

| Fu-Organsystem | Mu-Punkt | Unterer einflussreicher Punkt |
|---|---|---|
| Dickdarm | Ma 25 | Ma 37 |
| Dünndarm | KG 4 | Ma 39 |
| Magen | KG 12 | Ma 36 |
| Gallenblase | Gb 24 | Gb 34 |
| Blase | KG 3 | Bl 40 |

► **Tab. 7.17** Funktionsstörungen der Fu-Organsysteme – chronisch: mitreagierendes Zang-Organsystem.

| Fu-Organ | mitreagierendes Zang-Organsystem |
|---|---|
| Magen | Milz |
| Dickdarm | Milz |
| Dünndarm | Milz |
| Gallenblase | Leber, Milz |
| Blase | Nieren |

▶ **Tab. 7.18** Chronische Funktionsstörungen der Fu-Organsysteme – Therapiekonzepte.

| Fu-Organ | Mu-Punkt + Unterer einflussreicher Punkt | mitreagierndes Zang-Organ | Yuan-Punkt + Rücken-Shu-Punkt |
|---|---|---|---|
| Dickdarm | Ma 25 + Ma 37 | Milz | Mi 3 (6) + Bl 20 |
| Dünndarm | KG 4 + Ma 39 | Milz | Mi 3 (6) + Bl 20 |
| Magen | KG 12 + Ma 36 | Milz | Mi 3 (6) + Bl 20 |
| Gallenblase | Gb 24 + Gb 34 | Leber<br>Milz | Le 3 + Bl 18<br>Mi 3 (6) + Bl 20 |
| Blase | KG 3 + Bl 40 | Nieren | Ni 3 + Bl 23 |

▶ **Tab. 7.19** Therapie von akuten und chronischen Zang-Fu-Funktionsstörungen: Shu-Mu-Technik.

| Organ | (ventraler) Mu-Punkt | Rücken-Shu-Punkt |
|---|---|---|
| Lunge | Lu 1 | Bl 13 |
| Perikard | KG 17 | Bl 14 |
| Herz | KG 14 | Bl 15 |
| Milz | Le 13 | Bl 20 |
| Leber | Le 14 | Bl 18 |
| Nieren | Gb 25 | Bl 23 |
| Dickdarm | Ma 25 | Bl 25 |
| Dünndarm | KG 4 | Bl 27 |
| Magen | KG 12 | Bl 21 |
| Gallenblase | Gb 24 | Bl 19 |
| Blase | KG 3 | Bl 28 |

| Fragen | Antworten |
|---|---|
| Welche Steuerungspunkte stellen ein bewährtes Basiskonzept zur Therapie von Zang-Organerkrankungen dar? | Yuan-Punkt + Rücken-Shu Punkt |
| Welche Punktwahl ergibt sich demgemäß bei Nierenfunktionsstörungen? | Ni 3 (Yuan-Punkt) + Bl 23 (Rücken-Shu Punkt) |
| Welche von diesem Konzept abweichende Punktwahl empfiehlt sich bei Lungenfunktionsstörungen? Welche Begründung/Merkhilfe gibt es hierfür? | • Lu 7 + Bl 13 (Rücken-Shu Punkt)<br>• Lu 7 wird bevorzugt vor Lu 9 (Yuan-Punkt) eingesetzt, da er als Einschaltpunkt des Konzeptionsgefäßes Funktionsstörungen im ventralen Thoraxbereich reguliert. Er unterstützt den Atmungsfluss nach kaudal. |
| Welche Steuerungspunkte stellen ein bewährtes Basiskonzept zur Therapie von Fu-Organerkrankungen dar? | Mu-Punkt + Unterer einflussreicher Punkt |
| Welche Punktwahl ergibt sich demgemäß bei Magenfunktionsstörungen? | KG 12 (Mu-Punkt) + Ma 36 (Unterer einflussreicher Punkt) |
| Welche differenten Basispunktkonzepte ergeben sich bei akuten und bei chronischen Magenfunktionsstörungen? Begründen Sie dies. | • akute Magendisharmonie: KG 12 + Ma 36<br>• chronische Magendisharmonie: KG 12 + Ma 36 + Mi 3 oder Mi 6 + Bl 20<br>• Chronische Magenfunktionsstörungen führen zu einer Mitreaktion des in der Wandlungsphase Erde gekoppelten Zang-Organsystems Milz und müssen therapeutisch durch Wahl von Yuan-Punkt und Rücken-Shu-Punkt der Milz berücksichtigt werden. Statt Mi 3 wird gehäuft Mi 6 als Gruppenvereinigungspunkt der drei Fuß-Yin-Leitbahnen eingesetzt. |
| Welcher Zang-Funktionskreis sollte bei allen chronischen Verdauungsstörungen (insbesondere mit gehäuften weichen Stühlen) berücksichtigt werden? | Milz |
| Nennen sie ein Therapiekonzept bei chronischer Cystitis mit allgemeiner körperlich-energetischer Schwäche (Leere). | KG 3 (Mu-Punkt Blase) + Bl 40 (Unterer einflussreicher Punkt Blase) + Ni 3 (Yuan-Punkt Nieren) + Bl 23 (Rücken-Shu-Punkt Nieren) |
| Welches neurophysiologische Erklärungsprinzip steht uns für die Wirksamkeit der Shu-Mu-Technik zur Verfügung? | Rücken-Shu-Punkt und Mu-Punkt zeigen über kuti-viszerale Reflexe einen segmental-reflektorischen Wirkbezug auf das gestörte Organsystem bzw. den Funktionskreis. |
| Ist die Shu-Mu-Technik eher bei akuten oder eher bei chronischen Organfunktionsstörungen indiziert? Ist sie eher bei Zang- oder bei Fu Organfunktionsstörungen indiziert? | Die Shu-Mu-Technik ist gleichermaßen bei akuten und chronischen sowie bei Zang- als auch bei Fu-Funktionskreisstörungen indiziert. |
| Nennen Sie die entsprechenden Steuerungspunkte der Shu-Mu-Technik zur Regulation von Obstipation und Diarrhö bei Dickdarmfunktionsstörungen? | Bl 25 (Rücken-Shu-Punkt Dickdarm) + Ma 25 (ventraler Mu-Punkt Dickdarm). |

### 7.2.3 3. Schritt: Pathogener klimatischer Faktor = äußerer pathogener Faktor

Klimatische pathogene Faktoren, die bei inneren Erkrankung eine Rolle, spielen sind: Wind, Hitze, Feuchtigkeit, Trockenheit und Kälte.

Die Diagnose eines pathogenen klimatischen Faktors = äußeren pathogenen Faktors bedeutet für eine Funktionsstörung:

- Sie zeigt Ähnlichkeiten mit den Empfindungen nach Exposition gegenüber diesem Faktor.
- Sie fühlt sich so an, als ob der pathogene klimatische Faktor sich direkt im Körper befindet.
- Sie wird durch den klimatischen Faktor verschlechtert, nicht aber direkt ausgelöst.

Bei einer Kälte-Erkrankung des Magens z.B. bestehen:

- Kältegefühl der Magengegend mit Kontraktionsgefühl.
- Wärme bessert die Symptome: Es werden warme Speisen oder Getränke bevorzugt.
- Kalte Speisen oder Getränke verschlechtern die Symptome: Sie werden gemieden.

Die Diagnose des pathogenen klimatischen Faktors, der eine innere Erkrankung verbessert oder verschlechtert, führt zu therapeutischen Empfehlungen bezüglich:

- Reizort
- Reizart

► **Tab. 7.20** Pathogene klimatische Faktoren bei Zang-Fu-Funktionsstörungen: Analogiemuster und Therapie. Beachte: Die aufgeführten Akupunkturpunkte stellen ein Auswahlkonzept dar. Sie werden meist nicht alle zusammen genadelt.

| Pathogener klimatischer Faktor | Funktionsstörung | Reizart | Reizort |
|---|---|---|---|
| Kälte | • Kontraktionsgefühl<br>• Kältegefühl, Kälteaversion<br>• Verschlechterung durch Kälte<br>• Besserung durch Wärme | Moxibustion | Bei Nieren Funktionsstörungen:<br>Bl 23, Ni 3, LG 4 |
| Wind | • Spannungsgefühl<br>• wechselnde, wandernde, plötzlich auftretende Symptome<br>• Neurologische Krankheiten<br>• typische Wind-Symptome:<br>  • Schwindel, Krämpfe, Koliken<br>  • Tics, Zittern, Zuckungen<br>  • Wind, Zugluft verschlechtert | Schröpfen | Di 4, Bl 12, 3E 5, Gb 20, Gb 34, Le 2, Le 3, LG 16, LG 20 |
| Hitze | • Brennen, Hitzegefühl<br>• Hitzeaversion<br>• Hitze verschlechtert<br>• Kälte bessert | Mikroaderlass (bei Hitze und Fülle) | Hitze und Fülle: Di 4, Di 11, LG 14, 1. oder 2. Punkt der Leitbahn von der Peripherie der Akren, z.B. Ma 44, Le 2, Lu 11<br>Hitze und Leere:<br>Yin auffüllen: Mi 6, KG 4 |
| Feuchtigkeit | • dumpfes Schweregefühl<br>• Gefühl von Geschwollensein<br>• Feuchtigkeit verschlechtert<br>• Trockenheit bessert | Moxibustion (wenn keine Hitzezeichen) | • Mi 9, KG 9<br>• Schleim: Ma 40<br>• Milzregulation durch Mi 3, Mi 6,<br>• Bl 20, Ma 36 |
| Trockenheit | • Trockenheitsgefühl<br>• Trockenheit verschlechtert<br>• Feuchtigkeit bessert | | Trockenheit und Leere Yin auffüllen: Mi 6, KG 4 |

| Fragen | Antworten |
|---|---|
| Welche pathogenen klimatischen Faktoren spielen bei inneren Erkrankungen eine Rolle? | Wind, Hitze, Feuchtigkeit, Trockenheit und Kälte. |
| Was bedeutet die Diagnose eines pathogenen klimatischen Faktors = äußeren pathogenen Faktors für eine Funktionsstörung? | Die Funktionsstörung zeigt Ähnlichkeiten mit den Empfindungen nach Exposition gegenüber diesem Faktor. Es fühlt sich so an, als ob der pathogene klimatische Faktor sich direkt im Körper befindet. Die Funktionsstörung wird durch den klimatische Faktor verschlechtert, nicht aber direkt ausgelöst. |
| Zu welchen therapeutischen Empfehlungen führt die Diagnose eines pathogenen klimatischen Faktors? | Zu Empfehlungen bezüglich:<br>• Reizort (Punktwahl)<br>• Reizart |
| Welche Charakteristika zeigen Funktionsstörungen bei Hitze-Erkrankungen? Welche therapeutischen Empfehlungen bezüglich Reizort und Reizart ergeben sich? | • Brennen, Hitzegefühl, Hitzaversion<br>• Hitze verschlechtert, Kälte bessert<br>• Reizort und Reizart hängen von der Kombination von Hitze mit Fülle oder Leere ab<br>• Therapie: bei Hitze und Fülle<br>  ◦ Di 4, Di 11, LG 14<br>  ◦ 1. oder 2. Punkt der Leitbahn von der Peripherie der Akren, z. B. Ma 44, Le 2, Lu 11,<br>  ◦ bluten lassen<br>• Therapie bei Hitze und Leere:<br>  ◦ Yin zuführen: Mi 6, KG 4 |
| Welche Charakteristika zeigen Funktionsstörungen bei Kälte-Erkrankungen? Welche therapeutischen Empfehlungen bezüglich Reizort und Reizart ergeben sich? | • Kontraktionsgefühl<br>• Kältegefühl, Kälteaversion<br>• Verschlechterung durch Kälte<br>• Besserung durch Wärme<br>• Therapie:<br>  ◦ bei Nieren Funktionsstörungen: Bl 23, Ni 3, LG 4 |
| Welche Charakteristika zeigen Funktionsstörungen bei Wind-Erkrankungen? Welche therapeutischen Empfehlungen bezüglich Reizort und Reizart ergeben sich? | • Spannungsgefühl<br>• wechselnde, wandernde, plötzlich auftretende Symptome<br>• Therapie:<br>  ◦ Di 4, Bl 12, 3E 5, Gb 20, Gb 34, Le 2, Le 3, LG 16, LG 20<br>  ◦ Schröpfen |

### 7.2.4 4. Schritt: Pathogener innerer Faktor = psychischer Faktor

Unter pathogenen inneren Faktoren werden emotionale Faktoren wie Zorn, Aggression (auch heruntergeschluckte), Hektik, Sorge, Grübeln, Trauer und Angst verstanden. Diese Faktoren sind gemäß der 5 Wandlungsphasentheorie mindestens zwei Funktionskreisen (zum Feuer gehören vier Funktionskreise) zugeordnet.

Innere pathogene Faktoren führen zur Schädigung der assoziierten Funktionskreise bei:

- plötzlichem übermäßigem Auftreten (z.B. Todesfall),
- unverarbeiteten Emotionen,
- Vorschädigung des Funktionskreises.

Die Therapie erfolgt über eine Regulation des gestörten Zang-Funktionskreises, d.h. über eine Therapie von Yuan-Punkt und Rücken-Shu-Punkt.

► **Tab. 7.21** Pathogene innere Faktoren: Zuordnung zu Wandlungsphasen und Funktionskreisen.

| Innere pathogene Faktoren | Wandlungsphase | Funktionskreis |
|---|---|---|
| Zorn, Aggression (auch heruntergeschluckt) | Holz | Leber, Gallenblase |
| Hektik | Feuer | Herz, Perikard, Dünndarm, 3-Erwärmer |
| Sorge, Grübeln | Erde | Milz, Magen |
| Trauer | Metall | Lunge, Dickdarm |
| Angst (existenziell, sexuell) | Wasser | Nieren, Blase |

► **Tab. 7.22** Therapie psychosomatischer Funktionsstörungen.

| Psychische Faktoren | Zang-Organ | Yuan-Punkt | Rücken-Shu-Punkt |
|---|---|---|---|
| Zorn, Aggression (auch heruntergeschluckt) | Leber | Le 3 | Bl 18 |
| Hektik | Herz | He 7 | Bl 15 |
| | Perikard | Pe 7 (auch Pe 6) | Bl 14 |
| Sorge, Grübeln | Milz | Mi 3 (auch Mi 6) | Bl 20 |
| Trauer | Lunge | (Lu 9), eher Lu 7 | Bl 13 |
| Angst (existenziell, sexuell) | Nieren | Ni 3 | Bl 23 |

| Fragen | Antworten |
|---|---|
| Welche pathogenen inneren Faktoren spielen bei Innen Erkrankung eine Rolle? | Zorn/Aggression (auch heruntergeschluckt); Hektik, Sorge/Grübeln; Trauer, Angst |
| Nennen Sie die assoziierte Wandlungsphase samt Zang-Organsystem für Zorn/Aggression, Hektik, Sorge/Grübeln, Trauer, Angst. | • Zorn/Aggression: Holz; Leber<br>• Hektik: Feuer; Herz, Perikard<br>• Sorge/Grübeln: Erde; Milz<br>• Trauer: Metall; Lunge<br>• Angst: Wasser; Nieren |
| Welches Therapiekonzept empfiehlt sich bei pathogenen Auswirkungen eines inneren Faktors auf einen Funktionskreis/ein Organsystem? | Regulation des gestörten Zang-Funktionskreises über Therapie von Yuan-Punkt und Rücken-Shu-Punkt. |

7.3
# Diagnose- und Therapiekonzept Ohrakupunktur in 4 Schritten

Einem strukturierten Modulsystem folgend empfiehlt es sich, Diagnose- und Therapie bei Funktionsstörungen innerer Organsysteme/Funktionskreise mit Ohrakupunktur in 4 Schritte zu gliedern:

- 1. Schritt: Maximalpunkt des Organsystems/Funktionskreises
- 2. Schritt: Analgesiepunkte
- 3. Schritt: Psychovegetative Punkte
- 4. Schritt: Sonstiges
  - organassoziierter Punkt des Sinnesorgans
  - immunmodulierende, entzündungshemmende Punkte
  - Allergiepunkt
  - Kinetosenpunkt
  - hormonell wirksame Punkte

## 7.3.1 1. Schritt: Maximalpunkt des Organsystems/Funktionskreises

Der Maximalpunkt des Projektionsareals des Organsystems/Funktionskreises in der Concha zeigt gemäß französisch-westlicher als auch chinesischer Schule den maximalen Reaktionspunkt eines funktionsgestörten inneren Organs.

Praxis

► **Tab. 7.23** Relevante Organsysteme/Funktionskreise Symptome und Projektionsareale im Ohr.

| Organsystem/Funktionskreis | Symptome | Projektionsareal Ohrakupunktur |
|---|---|---|
| Leber | Spannungsregulationsstörung:<br>• emotional<br>• muskulär (Spannungskopfschmerz, Verspannungen Bewegunsapparat)<br>• abdominal (Reizdarm)<br>• urogenital (Dysmenorrhö)<br>• vaskulär (Migräne) | Leber (97) |
| Nieren | • energetische Leere: Leistungsschwäche +<br>• Lumbago<br>• Knieschmerzen<br>• ausgeprägte Osteoporose<br>• urogenitale Funktionsstörungen<br>• sexuelle Störungen | Nieren (95) |
| Magen | Magenbeschwerden:<br>• Druck, Völlegefühl, Sodbrennen | • Magen (87)<br>• Punkt der Beklommenheit/Verzweigungspunkt (83) |
| Herz | • Palpitationen<br>• Rhythmusstörungen<br>• thorakales Engegefühl | Herz (100) |
| Lunge | Husten<br>Störungen der Atemfunktion:<br>• Dyspnoe, Rasselgeräusche<br>• thorakales Engegefühl | Lunge (101) |

| Fragen | Antworten |
|---|---|
| Nennen Sie 4 Schritte eines strukturierten Diagnose- und Therapiekonzeptes, nach denen Funktionsstörungen innerer Organsysteme mit Ohrakupunktur behandelt werden können. | Diagnose von:<br>1. Maximalpunkt des des Projektionsareals des Organsystems/Funktionskreises<br>2. Analgesiepunkte<br>3. Psychovegetative Punkte<br>4. Sonstiges<br>• organassoziierter Punkt des Sinnesorgans<br>• immunmodulierende Punkte<br>• entzündungshemmende Punkte<br>• Allergiepunkt |
| In welcher Region der Ohrmuschel liegen alle Reaktionspunkte der Funktionskreise/Organsysteme? | In der Concha. |
| Welche Symptome/Diagnosen liegen bei Funktionsstörungen des Organsystems Nieren vor? Welches Projektionsareal wird in der Concha untersucht? | Symptome/Diagnosen:<br>• energetische Leere: Leistungsschwäche +<br>  ◦ Lumbago<br>  ◦ Knieschmerzen<br>  ◦ ausgeprägte Osteoporose<br>  ◦ Urogenitale Funktionsstörungen<br>  ◦ Sexuelle Störungen<br>Projektionsareal: Nieren (95) |

## 7.3.2 2. Schritt: Analgesiepunkte

Neben der Nadelung des Maximalpunktes im Projektionsareal des betroffenen Organsystems/Funktionskreises werden Punkte analgetisch wirksame Projektionsareale genadelt. Analgetisch wirksame Punkte erlauben folgendes Differenzierungsspektrum:

- Punkte mit sehr breitem Wirkungsspektrum: ganzkörperlich analgetisch, spasmolytisch, vegetativ regulierend, antiphlogistisch
  - Shen Men (55)
  - Polster (29)
- Punkte mit bevorzugter Anwendung bei sehr starken Schmerzzuständen:
  - Thalamus; Hirnanhang–26 a
- Punkte mit bevorzugter Wirkung auf einzelne Körperregionen:
  - Analgesiepunkt mit Wirkung insbesondere auf Kopfregion
  - Os frontale/Stirn (33) mit Wirkung auf Stirnregon bei chronischer Sinusitis frontalis oder Pollinosis

▸ **Tab. 7.24** Analgesiepunkte

| Punktbezeichnung | Indikation/Wirkrichtung |
|---|---|
| Shen Men (55) | ausgeprägte analgetische, antiphlogistische und psychisch regulierende Wirkung |
| Polster (29) | breite analgetisch, vegetativ regulierende Wirkung |
| Thalamus, Hirnanhang–26 a | ausgeprägte analgetische und sedierende Wirkung – starke Schmerzzustände |
| Analgesiepunkt | ausgeprägte analgetische Wirkung besonders im Kopfbereich |
| Os frontale, Stirn (33) | analgetische Wirkung bei Stirnkopfschmerzen, Trigeminusneuralgie, myofaszialem Schmerzsyndrom des Gesichtes, Pollinosis, Sinusitis |

| Fragen | Antworten |
|---|---|
| Welches ist der wichtigste Analgesiepunkt mit zusätzlich breiter, vegetativ regulierender Wirkung? | Shen Men (55) |
| Nennen Sie einen Analgesiepunkt, der bei chronischer Sinusitis frontalis indiziert ist, weil er besondere Wirkung auf die Stirnregion hat? | Os frontale/Stirn (33) |
| Welche zwei Analgesiepunkte finden bevorzugt bei sehr starken Schmerzen Anwendung? | Analgesiepunkt und Thalamus/Hirnanhang–26 a |
| Welcher Punkt des abfallenden Tragus spielt in der Analgesie durch seine entzündungshemmende Wirkung insbesondere bei allergischen Erkrankungen eine Rolle? | ACTH-Punkt/Nebenniere (13) |



### 7.3.3 3. Schritt: Psychovegetative Punkte

Sind Funktionsstörungen innerer Organsysteme/Funktionskreise mit psychischen Ursachen gekoppelt, werden ergänzend zum bisherigen Therapiekonzept Maximalpunkte psychovegetativ regulierende Projektionsareale eingesetzt.

► **Tab. 7.25** Psychovegetative Punkte.

| Projektionsareal | Indikation/Wirkrichtung |
|---|---|
| Vegetativum I (51) | vegetativ ausgleichende Wirkung, Spasmolyse, Schlafstörungen |
| Herz (100) | breite psychovegetativ regulierende Wirkung, stimmungsaufhellend, Schlafstörungen |
| PT 1: Antiaggressionspunkt | psychovegetative Funktionsstörungen mit Aggressionen (auch heruntergeschluckt) |
| PT 2: Angst, Sorge | psychovegetative Funktionsstörungen mit Ängsten und Sorge |
| PT 3: Antidepression | psychovegetative Funktionsstörungen mit Depression |
| PT 4: Kummer, Freude | psychovegetative Funktionsstörungen mit Kummer |
| Omega-Hauptpunkt | tiefgreifende Wirkung, vegetativ harmonisierend, unterstützend bei Psychotherapie, Schlafstörungen |
| Vegetativum II, + Graue Substanz (34) | psychovegetative Funktionsstörungen, insbesondere mit Kopfschmerzen, Schwindel, Schlafstörungen |
| Os occipitale, Polster (29) | psychovegetative Funktionsstörungen mit Schwindel und Schlafstörungen sowie in der Rekonvaleszenz |
| Point Jérôme 29 b | vegetative Dystonie, Beruhigungspunkt, Schlafstörungen |
| Punkt der Beklommenheit, Verzweigungspunkt–83 | psychovegetative Funktionsstörungen mit Unwohlsein und Druckgefühl der Magengegend |
| Begierde (29c) | psychovegetativ ausgleichend in der Suchtbehandlung (Raucherentwöhnung, Adipositastherapie) |
| Wetterfühligkeit | Erkrankungen, die in Abhängigkeit zu Wetterwechsel oder Stimmungsschwankungen stehen (z. B. Migräne, Dysmenorrhö, Reizdarm) |
| Shen Men (55) | ausgeprägte analgetische, antiphlogistische und psychisch regulierende Wirkung |
| Polster (29) | breite analgetische, vegetativ regulierende Wirkung |

| Fragen | Antworten |
|---|---|
| Welcher wichtige vegetativ ausgleichend sowie spasmolytisch wirkende Punkt befindet sich auf dem Schnittpunkt von Crus anthelicis inferius mit der Helixkrempe, meist etwas verdeckt unter der Helixkrempe liegend? | Vegetativum I-51 |
| Welche vier Projektionszonen mit psychovegetativ regulierender Funktion werden allein in der französisch-westlichen Schule differenziert? | • PT 1: Antiaggressionspunkt<br>• PT 2: Angst, Sorge<br>• PT 3: Antidepression<br>• PT 4: Kummer, Freude |
| Welcher psychovegetativ regulierende Punkt wird in der Suchtbehandlung (Raucherentwöhnung, Adipositastherapie) eingesetzt und liegt auf der postantitragalen Furche? | Begierde (29c) |
| Welche Ohrzone wird bei Erkrankungen, die in Abhängigkeit zu Wetterwechsel oder Stimmungsschwankungen stehen (z. B. Migräne, Dysmenorrhö, Reizdarm) im Bereich der aufsteigenden Helix genadelt? | Wetterfühligkeit |

### 7.3.4 4. Schritt: Sonstiges

- Organassoziierter Punkt des Sinnesorgans
- immunmodulierende, entzündungshemmende Punkte
- Kinetosenpunkt
- hormonell wirksame Punkte

#### Organassoziierte Projektionsareale des Sinnesorgans

Jedem Funktionskreis/Organsystem ist gemäß chinesischem Analogiedenken ein Sinnesorgan zugeordnet (▶ Tab. 7.26).

▶ Tab. 7.26 Ohrakupunktur: relevante Funktionskreise und ihre Sinnesorgane.

| Funktionskreis/ Organsystem | Assoziiertes Sinnesorgan |
|---|---|
| Leber | Auge |
| Lunge | Nase |

Sowohl nach französisch-westlicher als auch nach chinesischer Schule ist das Projektionsareal des Auges in der Mitte des Lobulus gelegen.

▶ Tab. 7.27 Sinnesorgane mit zugeordneten Funktionsstörungen/Indikationen.

| Punkte | Indikationen |
|---|---|
| Auge/Auge (8) | Augenerkrankungen, Funktionsstörungen mit Lokalisation hinter dem Auge |
| Innere Nase (16) | Erkrankungen der inneren Nase |

#### Immunmodulierende, entzündungshemmende Projektionsareale

Immunmoduliuerende, entzündungshemmende Areale befinden sich im Bereich des abfallenden Tragusschenkels und vor der Incisura supratragica. Der Thymuspunkt (französisch-westliche Schule) ist als weiterer immunmodulierender Punkt, als Steuerungspunkt der endokrinen Drüsen, in Höhe Th 1/2 fast im Konchabereich zu finden.

► **Tab. 7.28** Immunmodulierende, entzündungshemmende Projektionsareale.

| Punkte | Indikationen |
|---|---|
| ACTH-Punkt, Nebenniere (13) | rheumatische Erkrankungen, Funktionsstörungen im Rahmen entzündlicher Erkrankungen |
| Interferon | chronische Infektneigung, immunmodulierende Wirkung |
| Thymus als Steuerungspunkt der endokrinen Drüsen | immunmodulierende Wirkung |
| Allergiepunkt, Ohrspitze (78) | Funktionsstörungen, die einer immunmodulierenden Wirkung bedürfen |

## Kinetosenareal

► **Tab. 7.29** Projektionsareale mit Wirkung bei Kinetosen.

| Punkte | Indikationen |
|---|---|
| Kinetosen (29a) | Übelkeit, Reisekrankheit<br>Lokalisation: auf der postantitragalen Furche genau zwischen dem Übergang Anthelix/Antitragus und Os occipitale/29 |
| Punkt der Beklommenheit, Magen (87)<br>Verzweigungspunkt (83) | Übelkeit bis Erbrechen, auch bei Reisen |

## Hormonell wirksame Projektionsareale

► **Tab. 7.30** Hormonell wirksame Projektionsareale, Lokalisation und Indikation.

| Projektionsareal | Indikationen, Lokalisation |
|---|---|
| Uterus (58) | Dysmenorrhö, Metrorrhagie, Postpartale Schmerzen<br>Lokalisation: nasokraniale Region der Fossa triangularis, meist unter der Helixkrempe |
| Gonadotropin<br>Ovar–23 | regelabhängige Funktionsstörungen, z. B. Migräne, klimakterische Beschwerden, Infertilität, Impotenz<br>Lokalisation: Incisura intertragica – Übergang zum Antitragus, gelegentlich leicht zur Concha hin gelegen |

| Fragen | Antworten |
|---|---|
| Welcher Projektionsareal des Ohres ist bei Funktionsstörungen mit Lokalisation hinter dem Auge indiziert? | Auge/Auge (8) |
| Funktionsstörungen der Lunge sind gehäuft mit Funktionsstörungen der Nase kombiniert. Über welchen Punkt erfolgt hierbei die Therapie? | Innere Nase (16) |
| Welche vier Projektionsareale mit immunmodulierender, entzündungshemmender Wirkung sollten bei entzündlichen oder allergischen Erkrankungen bezüglich Reagibilität untersucht werden? | • ACTH-Punkt, Nebenniere (13)<br>• Interferon<br>• Thymus<br>• Allergiepunkt, Ohrspitze – 78 |
| Welches Areal empfiehlt sich bei Reisekrankheiten? Wo ist er lokalisiert? | Kinetosen–29 a<br>Auf der postantitragalen Furche, genau zwischen dem Übergang Anthelix/Antitragus und Os occipitale/29. |
| Welche Indikationen ergeben sich für Uterus (58)? | Dysmenorrhö, Metrorrhagie und postpartale Schmerzen |
| Welche zwei Areale sollten bei regelabhängigen Beschwerden (Migräne, Dysmenorrhö) bezüglich Druckdolenz untersucht werden? Wo sind diese Punkte lokalisiert? | Uterus (58)<br>• Lokalisation: nasokraniale Region der Fossa triangularis, meist unter der Helixkrempe<br>Gonadotropin/Ovar–23<br>• Lokalisation: Incisura intertragica – Übergang zum Antitragus, gelegentlich leicht zur Concha hin gelegen. |

7.4
# Therapiebeispiele

- Lungenfunktionskreis (Organsystem Respirationstrakt) – Asthma bronchiale
- Magenfunktionskreis (Organsystem Verdauungstrakt) – Chronische Gastritis
- Milzfunktionskreis (Organsystem Verdauungstrakt) – Chronische Neigung zu weichen voluminösen Stühlen
- Nierenfunktionskreis (Organsystem Urogenitaltrakt) – Chronische Lumbago bei allgemeiner Erschöpfung
- Herzfunktionskreis (Organsystem Herz) – Palpitationen und Rhythmusstörungen
- Leberfunktionskreis (Organsystem Gynäkologie, Spannungsregulationsstörungen mit Reizbarkeit, Aggression) – Prämenstruelles Syndrom, Reizdarm
- Integrierte Behandlungskonzepte bei Funktionsstörungen verschiedenster Funktionskreise/Organsysteme:
  - Allergie: Pollinosis
  - Sucht: Esssucht, Raucherentwöhnung

**! Beachte**
**Die Fallbeschreibungen dienen dem Ziel der Repetition des für die Zusatzbezeichnung prüfungsrelevanten Akupunkturstoffes. Ziel ist es, diesen Stoff praxisnah (alle beschriebenen Fälle sind reale Fälle aus dem Praxisalltag) in kurzer Zeit effektiv zu wiederholen. Diesem Ziel verpflichtet spiegeln Anamnese und körperliche Untersuchung nicht den realen Umfang wider, sondern dienen in stichwortartiger Kurzfassung dem optimalen Repetitionszweck.**
**Verzichtet wird in der Regel auf ausführliche TCM-Anamnese, Muskelfunktionstests, Begleitmedikation und Darstellung von Behandlungsalternativen sowie auf die Verlaufsschilderung.**

## 7.4.1 Lungenfunktionskreis (Organsystem Respirationstrakt) – Asthma bronchiale

### Therapiebeispiel 1: 32-jährige Verkäuferin mit Asthma bronchiale

**Anamnese** Frau K., 32 Jahre, leidet seit dem 26. Lebensjahr an extrinsischem Asthma bronchiale. Die asthmatischen Beschwerden sind relativ leicht ausgeprägt. Testungen ergaben als Allergene diverse Frühblüher und Pollen. Desensibilisierungsversuche wurden auf Wunsch der Patienten zwar durchgeführt, blieben aber ohne Erfolg. Husten produziert wenig Auswurf, der hell gefärbt und eher wässrig ist; er ist gut abzuhusten. Jährlich leidet Frau K. an 3 bis 4 grippalen Infekten. Es wird keine Einschränkung der allgemeinen Leistungsfähigkeit angegeben. Wärme und Kälte beeinflussen die Symptome nicht, es besteht keine Neigung zu kalten Hände oder Füßen. Kälte verschlechtert die Symptome nicht. Sonstige Anamnese ist unauffällig.

**Untersuchung**
- Zunge: rosig, dünner weißer Belag
- Puls: unauffällig

| Fragen zu Therapiebeispiel 1 (Körperakupunktur) | Antworten |
|---|---|
| Welcher Funktionskreis/Organsystem ist bei Asthma bronchiale funktionsgestört? | Lunge |
| Ist die Lunge ein Zang- oder ein Fu-Funktionskreis/Organsystem? | Die Lunge ist wie alle Yin-Organsysteme ein Zang-Funktionskreis. |
| Welche Steuerungspunkte werden als Basiskonzept bei Lungenfunktionsstörungen eingesetzt? | • Bl 13 = Rücken-Shu-Punkt Lunge<br>• Lu 7 = Einschaltpunkt/Kardinalpunkt Konzeptionsgefäß (KG) = Ren Mai<br>• seltener Lu 9 = Yuan-Punkt Lunge = Quellpunkt |
| Ein bewährtes Therapiekonzept bei Zang-Organerkrankungen besteht in der Wahl von Rücken-Shu-Punkt und Quellpunkt = Yuan Punkt. Dies entspräche der Kombination von Bl 13 und Lu 9. Warum wird bei Lungenfunktionsstörungen Lu 7 häufig bevorzugt vor Lu 9 eingesetzt? | • Lu 7 = Einschaltpunkt/Kardinalpunkt Konzeptionsgefäß (KG)<br>• Lu7 schaltet das ventrale Mittelgefäß ein. Dadurch werden Funktionsstörungen in diesem Bereich (thorakales Engegefühl, Atemgeräusche, Husten) reguliert.<br>• Lu 7 ist der Luo-Punkt = Passagepunkt der Lunge und in der Lage, einen energetischen Ausgleich zum Dickdarm herzustellen. |
| Besteht eine Hitze- oder Kälte-Erkrankung, d. h. liegen die pathogenen klimatischen Faktoren Hitze oder Kälte vor? | Nein. |
| Welche Diagnose würden Sie bei Frau K. stellen? | Lungendisharmonie mit Leere oder Lungen-Qi-Leere. |
| Welches Punktkonzept wählen Sie? | Bl 13, Lu 7, KG 17 |
| Welche Funktion hat KG 17? | • KG 17 = (ventraler) Mu-Punkt = Alarmpunkt des oberen Erwärmers (zum oberen Erwärmer gehören Lunge und Herz).<br>• KG 17 = (ventraler) Mu-Punkt = Alarmpunkt Perikard – besitzt wichtige Funktionen für die Regulation der Funktionen der Thorakalorgane.<br>• KG 17 = Meisterpunkt des Qi. |
| Welcher pathogene klimatische Faktor würde bei Frau K. eine Rolle spielen, wenn der Auswurf gehäuft reichlich und schleimig wäre? Welche zwei weiteren Therapiekonzepte würden sich in diesem Fall ergeben? Begründen Sie dies. | • Feuchtigkeit/Schleim<br>• Milzfunktion stärken: Bl 20 + Mi 3 (oder Mi 6). Die Milz hat die Funktion, Feuchtigkeit zu transformieren. Eine Milzdysfunktion lässt Feuchtigkeit entstehen, bei Lungenfunktionsstörungen wird diese in der Lunge eingelagert (Milz bildet Schleim, Lunge speichert ihn).<br>• Schleim transformieren: Ma 40<br>• Ma 40 gilt als schleimlösender Punkt. |

**Basiskonzept Körperakupunktur – Störungen des Respirationstraktes**

Gestörter Funktionskreis: Lunge und häufig zusätzlich gestörter Funktionskreis: Milz

Basispunkte: Bl 13, Lu 7, KG 17

| Fragen zu Therapiebeispiel 1 (Ohrakupunktur) | Antworten |
|---|---|
| In welcher Region der Ohrmuschel liegen die Projektionsareale der Lunge? Welche Region befindet sich in unmittelbarer Nähe? | • In der Hemiconcha inferior.<br>• Die Region Herz (100). |
| Welcher weitere Funktionskreis wird in das Therapiekonzept integriert? Wo ist der Maximalpunkt dieses Funktionskreises zu lokalisieren? | Leber (97)<br>• Lokalisation: Hemiconcha superior, zwischen kranialer Hälfte der Magenzone und Anthelix. |
| Welches Projektionsareal in der Mitte oder im unteren Drittel des absteigenden Tragusschenkels (oft etwas nach innen zur Concha hin gelagert) hat eine entzündungshemmende Wirkung? | ACTH-Punkt/Nebenniere (13) |
| Welche Projektionsareale sollten bei Frau K. bezüglich vermehrter Sensitivität untersucht werden? | • Maximalpunkt des Organsystems/Funktionskreises: Lunge (101), Leber – 97.<br>• Psychovegetative Punkte:<br>  • Vegetativum I (51)<br>  • Vegetativum II/Graue Substanz (34)<br>  • PT 1: Antiaggressionspunkt<br>• Immunmodulierende/entzündungshemmende Punkte:<br>  • Thymus<br>  • ACTH-Punkt/Nebenniere (13)<br>  • Interferon<br>  • Shen Men (55) |
| Wie viele Sitzungen sind etwa zu planen? | Etwa 10 Sitzungen. |
| Wie viele Nadeln werden etwa pro Sitzung genommen? | 4–5 Nadeln. |

### 7.4.2 Magenfunktionskreis (Organsystem Verdauungstrakt) – Chronische Gastritis

#### Therapiebeispiel 2: 52-jährige Rechtsanwältin mit chronischer Gastritis

**Anamnese** Frau G., 52 Jahre, leidet seit zwei Jahren zunehmend unter Sodbrennen und dumpfem Druckgefühl bis hin zu leichten Schmerzen in der Magengegend. Der Maximalwert beträgt auf der NAS 2–3. Die Beschwerden bestehen besonders bei leerem Magen und werden durch Nahrungsaufnahme gebessert. Schmerz und Druckgefühl sind stark stressabhängig. Heiße sowie scharf gebratene oder scharf gewürzte Speisen führen zwar zu einer Beschwerdezunahme, dennoch werden solche Speisen relativ oft eingenommen. „Ich bin viel auf Reisen und esse häufig aus beruflichen Gründen außerhalb. Von meiner Mutter habe ich dann aber das Geheimrezept eines Glases kalter Milch. Insbesondere, wenn beim Essen auch Alkohol getrunken wurde, hilft das ausgezeichnet."

Der Stuhlgang ist wechselnd, häufiger aber besteht Verstopfung. Seit etwa 5 Jahren leidet Frau G. gehäuft unter Blähungen, es besteht oft ein trockenes Mundgefühl und sie hat viel Durst.

Die übrige Anamnese ist unauffällig. Die Patientin ist seit 2 Jahren in den Wechseljahren. Seit dieser Zeit ist sie nicht mehr so belastbar wie früher. Sie fühlt sich oft innerlich angetrieben und unruhig, bereits am späten Nachmittag ist sie dann völlig erschöpft. Die beruflichen Aufgaben fallen zunehmend schwerer. In letzter Zeit ist sie zunehmend ungeduldig und reizbar. Nachts schläft Frau G. unruhig, wird oft wach und ist gelegentlich nass geschwitzt. „Nachts und abends kommen diese lästigen Hitzewallungen, ich habe dann ein Gefühl, als ob ich Fieber hätte und auch meine Wangen werden rot."

Gastroskopische Untersuchung wurde bereits zweimal mit der Diagnose einer leichten Gastritis durchgeführt.

Sonstige Anamnese ist unauffällig.
Frau G. raucht 10–15 Zigaretten am Tag.
Sie wirkt hektisch, redet viel und schnell und ist etwas unkonzentriert.

**Untersuchung**

- körperliche Untersuchung der Abdominalregion: unauffällig
- Zunge: rot, fehlender Zungenbelag, trocken
- Puls: etwas schnell, schwach

| Fragen zu Therapiebeispiel 2 (Körperakupunktur) | Antworten |
|---|---|
| Welcher Funktionskreis/Organsystem ist bei Oberbauchbeschwerden funktionsgestört? | Magen |
| Ist der Magen ein Zang- oder ein Fu-Funktionskreis? | Der Magen ist wie alle Yang-Organsysteme ein Fu-Funktionskreis. |
| Mit welcher Funktionsbelastung bzw. (nach einiger Zeit) Funktionsstörung gehen chronische Magenerkrankungen einher? | Mit Funktionsbelastung/Funktionsstörung der Milz.<br>Milz und Magen übernehmen gemeinsam die Verdauungsfunktion der Nahrung. Die Milz kann nur die Nahrung weiter verarbeiten, die bereits vom Magen umgewandelt wurde. Ist die Magenfunktion gestört, leidet nach einiger Zeit auch immer die Milzfunktion darunter. |
| Welche therapeutischen Konsequenzen ergeben sich daraus bei chronischen Magenfunktionsstörungen? | Die Therapie einer chronischen Magenfunktionsstörung beinhaltet Punkte, die die Milzfunktion regulieren. |
| Welcher Funktionskreis/Organsystem ist bei Frau G. zusätzlich zum Magen gestört? Welche Symptonme sprechen dafür? | • Zusätzlich gestörter Funktionskreis: Leber.<br>• Leberspezifische Störungen: Spannungsregulationsstörungen.<br>• Wechsel von Obstipation mit normalem Stuhlgang, Blähungen, Verschlechterungen der Symptome durch Stress, vermehrte Reizbarkeit und Ungeduld. |
| Welche Steuerungspunkte werden als Basiskonzept bei Magenfunktionsstörungen eingesetzt? | Ma 36 = Unterer einflussreicher Punkt = Unterer einflussreicher Punkt Magen + KG 12 = (ventraler) Mu-Punkt Magen = Alarmpunkt Magen |
| Wäre eine Punktkombination Bl 21 + KG 12 bei Magenfunktionsstörungen sinnvoll? Welche Steuerungspunkte werden bei dieser Therapie gewählt? Begründen Sie die Therapie neurophysiologisch. | • Es wäre eine sinnvolle Kombination, die den Rücken-Shu-Punkt des Magens = Bl 21 mit dem (ventralen) Mu Punkt des Magens = Alarmpunkt = KG 12 kombiniert.<br>• Neurophysiologisch handelt es sich um zwei Punkte, die über den Ramus dorsalis sowie den Ramus ventralis des Spinalnervs auf nerval-reflektorischem Wege Funktionsstörungen des Magens regulieren. Kutane Reize in segmentaler Höhe der Magenregion werden im Rücken- und Bauchbereich genutzt, um über den SRK = segmental reflektorischen Komplex durch Kuti-viszerale Reflexmechanismen Funktionsstörungen des Magens zu regulieren. |
| Besteht eine Hitze- oder Kälte-Erkrankung, d. h. liegen die pathogenen klimatischen Faktoren Hitze oder Kälte vor? Begründen Sie dies. | • Es liegt eine Hitze-Erkrankung vor.<br>• Symptome einer Hitze-Erkrankung:<br>  ◦ Verschlechterung durch heiße, gebratene oder scharf gewürzte Nahrung sowie Alkohol (führen zu weiterer Hitzeentwicklung im Körper, die die Symptome verschlechtern).<br>  ◦ Besserung durch kalte Milch (energetisch kühle Nahrung).<br>  ◦ Subjektives Hitzegefühl am späten Nachmittag, rote Wangen und rote, trockene Zunge. |

| Fragen zu Therapiebeispiel 2 (Körperakupunktur) | Antworten |
|---|---|
| Welche therapeutischen Konsequenzen diätetischer Art ergeben sich aus der Diagnose einer Hitze-Erkrankung? | • Reduziere Zufuhr von Hitze:<br>  • Reduktion von heißer, scharf gebratener oder scharf gewürzter Nahrung sowie insbesondere hochprozentigem Alkohol.<br>  • Rauchen möglichst reduzieren oder einstellen.<br>  • Keine Moxibustion.<br>Bevorzuge Zufuhr von kühlen und energetisch neutralen Nahrungsmitteln (z. B. Salate, nicht erhitzte Speisen, wässrige Breie, Milchprodukte, süß-saure Geschmacksrichtung). |
| Besteht bei Frau G. eine energetische Leere? Wenn ja, nennen Sie Symptome hierfür. | Ja.<br>Symptome:<br>• leichte Erschöpfbarkeit<br>• Schwitzen ohne Anstrengungen, Fieber oder ausgeprägte äußere Hitzeeinwirkung<br>• belaglose Zunge<br>• schwacher Puls |
| Für welches Disharmoniemuster spricht Nachtschweiß im Kontext mit energetischer Leere und Hitze? Erklären Sie dies. | • Yin Leere.<br>• Yin ist im analogen Bedeutungskontext der Tageszeit der Nacht zugeordnet – hier sind Yin Aspekte (Ruhe, Kühle, Dunkelheit) in der Natur vorherrschend und zu physiologischen Reaktionen erforderlich.<br>• Ein Mangel an Yin bei einer Leere Erkrankung (Yin-Leere) äußert sich in Funktionsstörungen insbesondere nachts. |
| Sollten bei einer Kombination von energetischer Leere und Hitze zur Regulierung des Hitze-Symptoms Yang (Hitze) ausleitende Punkte oder Yin auffüllende Punkte gewählt werden? Begründen Sie dies. Welche Punkte kommen in Frage? | • Energetisch gesehen liegt bei Frau G. ein Mangel an Kühlfunktion vor, die sich in Leere-/Mangel-Zeichen und in Hitze-Zeichen äußert.<br>• Hitze ausleitende Punkte würden die energetische Situation weiter schwächen. Angezeigt sind Yin auffüllende Punkte wie Mi 6 (Vereinigungspunkt der drei Fuß-Yin-Leitbahnen: Mi, Le, Ni) und KG 4 (innerer Vereinigungspunkt der drei Fuß-Yin-Leitbahnen). |
| Ist bei Frau G. Ma 44 indiziert? | Ma 44 gilt als Hitze ausleitender Punkt. Er wäre indiziert, wenn keine energetischen Leere-Muster bestehen würden, d. h. bei ungeminderter Leistungsfähigkeit, roter Zunge mit gelblichem Zungenbelag, kräftigem Puls und fehlendem nächtlichen Schwitzen. |
| Welche Diagnose stellen Sie? Berücksichtigen Sie hierbei zwei differente Möglichkeiten:<br>1. Benennung einzelner Disharmoniemusteraspekte mittels Ba Gang und Zang-Fu Diagnostik.<br>2. Benennung des kompletten Disharmoniemusters. | 1. Magendisharmonie, Leberdisharmonie, Leere, Hitze.<br>2. Magen-Yin-Leere, Leber-Qi-Stagnation. |
| Bei Frau G. liegt ein energetisches Leere-Muster vor. Hierbei fehlen entweder Yin- oder Yang-Aspekte oder beides zusammen. Wonach erfolgt bei der Benennung des Disharmoniemusters die Namensgebung? Erläutern Sie dies am Fall von Frau G. | • Die Namensgebung erfolgt bei Leere-Mustern nach dem fehlenden Aspekt.<br>• Bei Frau G. fehlt der Yin-Aspekt (Kühlung, Ruhe, Feuchtigkeit). Es handelt sich um ein Yin-Leere-Muster. |

| Fragen zu Therapiebeispiel 2 (Körperakupunktur) | Antworten |
|---|---|
| Welches Punktkonzept wählen Sie? | • Ma 36 = Unterer einflussreicher Punkt des Magens +KG 12 = (ventraler) Mu Punkt = Alarmpunkt + Mi 6 = Vereinigungspunkt der drei Fuß-Yin-Leitbahnen – stärkt Yin.<br>• Le 3 = Yuan Punkt Leber – reguliert Leberfunktion.<br>• LG 20 = Austrittspunkt der inneren Leber-Leitbahn – reguliert Leberfunktion. |
| Welche Konsequenzen hat die Diagnose des Leere-Musters für die Therapie? | Die Reizstärke sollte auffüllend sein. |
| Wie wird die Notwendigkeit einer auffüllenden Reizstärke therapeutisch umgesetzt? | Die Reizstärke ist schwach:<br>• wenig De Qi auslösen (Nadelführung bis De-Qi-Gefühl, dann meist keine weitere Stimulation)<br>• Nadelung von möglichst wenig Punkten<br>• Bevorzugung von dünnen Nadeln |

**Basiskonzept Körperakupunktur – Störungen des Magens**

Gestörter Funktionskreis: Magen und zusätzlich gestörter Funktionskreis bei chronischen Funktionsstörungen: Milz
Basispunkte: Ma 36, KG 12, Bl 20, Mi 6

| Fragen zu Therapiebeispiel 2 (Ohrakupunktur) | Antworten |
|---|---|
| Welches gestörte Organsystem steht bei Frau G. im Vordergrund? Über welchen Ohrpunkt wird es therapiert? Wo liegt die Lokalisation hiervon? | • Magen<br>• Magen (87)<br>• halbmondförmig am Übergang der Helixwurzel in die Concha |
| Welche Analgesiepunkte empfehlen sich bei schmerzhaften Funktionsstörungen der Magenregion? | Shen Men (55)<br>Polster (29) |
| Welche psychovegetativ regulierenden Projektionsareale sollten bezüglich Sensitivitätszunahme bei chronischer Gastritis untersucht werden? | • Vegetativum I (51)<br>• Vegetativum II/Graue Substanz (34)<br>• Polster (29)<br>• Point Jérôme (29b)<br>• Punkt der Beklommenheit/Verzweigungspunkt (83)<br>• PT 1: Antiaggression<br>• PT 2: Angst, Sorge<br>• PT 3: Antidepression |
| Welches der psychovegetativ regulierenden Areale liegt in unmittelbarer Nähe des Magens? Wo liegt es genau? | Punkt der Beklommenheit/Verzweigungspunkt (83)<br>• Lokalisation: zwischen Nullpunkt/Zwerchfell (82) und Magenregion |
| Nennen Sie die Lokalisation von PT 2: Angst, Sorge. | Lokalisation: auf einer Senkrechten durch die vordere Begrenzung der Incisura intertragica, kaudal von PT 1, an der Grenze vom I. zum IV. Quadranten. |
| Nennen Sie die Lokalisation von Vegetativum II/Graue Substanz (34) | Lokalisation: Innenseite des Antitragus, ventral von Thalamus–26 a. |
| Welche entzündungshemmenden Projektionsareale sind bei chronischer Gastritis indiziert? | Entzündungshemmende Areale:<br>• Thymus<br>• ACTH-Punkt/Nebenniere (13)<br>• (Shen Men (55)<br>• Interferon |
| Welche Areale sind bei Übelkeit/Erbrechen indiziert? | • Kinetosen–29 a<br>• Magen (87)<br>• Punkt der Beklommenheit/Verzweigungspunkt (83) |

### 7.4.3 Milzfunktionskreis (Organsystem Verdauungstrakt) – Chronische Neigung zu weichen voluminösen Stühlen

#### Therapiebeispiel 3: 48-jährige Lehrerin mit chronischer Neigung zu weichen, voluminösen Stühlen (Gewicht: 74 kg, Größe: 166 cm)

**Anamnese** Frau O., 48 Jahre, leidet seit etwa 10 Jahren bei beruflicher Belastung unter dünnen, voluminösen Stühlen. Sie arbeitet als Lehrerin an einem Gymnasium. Die Arbeit macht ihr Spaß, aber sie hat das Gefühl, dass sie sich oft zu viele Gedanken um ihre Schüler macht und die Probleme mit nach Hause nimmt. „Ich übernehme gerne die Verantwortung für meine Jugendlichen und habe das Gefühl, dass ich mich manchmal auf Prüfungen intensiver vorbereite als diese." Weitere Störungen der Verdauungsfunktion bestehen in Blähungen und gelegentlicher Appetitlosigkeit. Bevorzugt wird Kaltes gegessen, insbesondere werden kalte Salate und Joghurt bevorzugt. „Ich muss schon auf mein Gewicht achten. Ich nehme schnell zu und versuche das mit einem Essen auszugleichen, das nicht viele Kalorien enthält."

Frau O. beschreibt sich eher als Kopfmenschen, körperliche Aktivität wird meist mit leichter Abneigung gemacht.

Frau O. klagt über kalte Füße und gelegentliches allgemeines Kältegefühl, die Füße sind abends häufig leicht geschwollen. Sie bevorzugt warme Räume und wählt als Urlaubsort eher Gegenden mit warmem Klima. „In letzter Zeit bin ich gehäuft erschöpft, ich lege mich oft direkt nach der Schule hin und schlafe dann erst mal eine Stunde."

Eine Koloskopie, die auf Wunsch der Patientin vor 2 Jahren durchgeführt wurde, ergab keine pathologischen Veränderungen.

Sonstige Anamnese ist unauffällig.

Gesicht: etwas blass, Frau O. redet langsam und wirkt müde.

**Untersuchung**

- körperliche Untersuchung der Abdominalregion: unauffällig
- Zunge: blass, geschwollen, dünner feuchter Zungenbelag
- Puls: schwach

| Fragen zu Therapiebeispiel 3 (Körperakupunktur) | Antworten |
|---|---|
| Welcher Funktionskreis/Organsystem ist bei dünnen voluminösen Stühlen funktionsgestört? | Milz |
| Ist die Milz ein Zang- oder ein Fu-Funktionskreis? | Die Milz ist wie alle Yin-Organsysteme ein Zang-Funktionskreis. |
| Welche Funktion hat die Milz gemäß chinesischer Betrachtung? | Die Milz sorgt für Umwandlung/Transformation von fester und flüssiger Nahrung in Energie = Qi und Blut (Xue). |
| Wie erklären sich die dünnen voluminösen Stühle, die für Milzdisharmoniemuster typisch sind? | Die Milz sorgt für die Umwandlung von Flüssigkeit. Geschieht dies nicht, lagert sich diese ins Gewebe ein (Ödeme) oder führt zu weichen Stühlen. |
| Welche therapeutische Basispunktkombination gibt es bei Milzdisharmoniemustern? | Rücken-Shu-Punkt Milz: Bl 20+ Yuan-Punkt Milz = Mi 3 (oder Mi 6) |
| Welcher psychische Faktor/innerer pathogener Faktor spielt bei Frau O. eine Rolle? Begründen sie dies. | • Sorge/Grübeln.<br>• Begründungen: Sie macht sich viele Gedanken um Schüler, nimmt Probleme mit nach Hause, ist ein Kopfmensch. |
| Welche Funktionskreise belastet Sorge/Grübeln? | Milz und Magen |
| Welcher klimatische Faktor spielt bei Frau O. eine Rolle? | Kälte |

| Fragen zu Therapiebeispiel 3 (Körperakupunktur) | Antworten |
|---|---|
| Sind Kältedisharmoniemuster bei Milzfunktionsstörungen häufig? | Ja.<br>Die Milz benötigt für ihre Umwandlungs-/Transformationsleistung von fester und flüssiger Nahrung Wärme. Kälte schädigt die Milz und führt bei bestehender Milzschwäche gehäuft zu manifesten Funktionsstörungen. |
| Welche Symptome sprechen eindeutig für eine Kälte-Erkrankung? | • kalte Füße, allgemeines Kältegefühl<br>• Bevorzugung von warme Räumen<br>• Bevorzugung von Urlaubsorten mit warmem Klima |
| Frau O. hat eine blasse Zunge und ein blasses Gesicht. Sprechen diese Symptome eindeutig für Kälte? | Nein.<br>Blasse Zunge und blasses Gesicht können vorkommen bei:<br>• Kälte-Mustern (mit energetischer Fülle oder Leere)<br>• Qi-Leere<br>• Blut-Leere |
| Welche therapeutischen Konsequenzen hat die Diagnose einer Kälte-Krankheit? | • Reduziere Zufuhr von Kälte:<br>  ◦ Reduktion von kalter Nahrung (Salat, kalte Milchprodukte)<br>• Bevorzuge Wärmezufuhr:<br>  ◦ Moxibustion<br>  ◦ Zufuhr energetisch warmer Speisen (z. B. Ingwer, Gewürze), warme Zubereitung der Speisen |
| Besteht bei Frau O. eine energetische Leere? Wenn ja, nennen Sie Symptome hierfür. | Ja.<br>Symptome:<br>• leichte Erschöpfbarkeit<br>• Müdigkeit (eine Stunde hinlegen nach der Arbeit)<br>• dünner Zungenbelag (kann auch normal sein)<br>• schwacher Puls |
| Die energetische Leere ist bei Frau O. mit Kälte kombiniert. Um welches Disharmoniemuster handelt es sich? | Es handelt sich um eine Yang-Leere, d. h. um eine Leere/Mangel an Yang = Wärme, Trockenheit, Aktivität. |
| Welche Diagnose stellen Sie? Berücksichtigen Sie hierbei zwei differente Möglichkeiten:<br>1. Benennung einzelner Disharmonie-musteraspekte mittels Ba Gang und Zang-Fu-Diagnostik.<br>2. Benennung des kompletten Disharmoniemusters. | 1. Milzdisharmonie, Leere, Kälte.<br>2. Milz-Yang-Leere. |
| Mi 3 spielt als Yuan-Punkt = Quellpunkt der Milz bei Milzdisharmoniemustern eine bedeutende Rolle. Häufig wird statt/zusammen mit Mi 3 auch Mi 6 eingesetzt. Welche Begründung gibt es hierfür? | Mi 6 ist der Gruppenvereinigungspunkt der drei Fuß-Ying-Leitbahnen: Ni, Mi, Le. Mit Mi 6 werden nicht nur Milzfunktionsstörungen, sondern auch solche von Leber und Nieren reguliert. |
| Welches Punktkonzept wählen Sie? | • Mi 6 = tonisiert/stärkt Milz Funktion<br>• Bl 20 = Rücken-Shu-Punkt der Milz: tonisiert/stärkt Milzfunktion<br>• Ma 36 = Unterer einflussreicher Punkt des Magens – reguliert Magenfunktion<br>• Mi 9: beseitigt Flüssigkeit im Darmbereich<br>• Moxibustion bei Ma 36 oder/und Mi 9 – wärmt bei Kälte |

**Basiskonzept Körperakupunktur – Störungen der Milz**

Gestörter Funktionskreis: Milz

Basispunkte: Mi 6, Bl 20, Ma 36, Mi 9 (eleminiert Feuchtigkeit)

### 7.4.4 Nierenfunktionskreis (Organsystem Urogenitaltrakt) – Chronische Lumbago bei allgemeiner Erschöpfung

#### Therapiebeispiel 4: 36-jähriger Zahnarzt mit chronischer Lumbago bei allgemeiner Erschöpfung

**Anamnese** Dr. F., 36-jähriger Zahnarzt, klagt seit 3 Jahren über rezidivierende Lumbagobeschwerden beidseits, die reifenförmig etwas oberhalb des Beckenkammbereichs nach lateral ausstrahlen. Die Schmerzen sind von mittlerer Intensität (NAS: 4–5), können aber bei starker körperlicher Belastung, insbesondere nach langen Arbeitstagen auch abends intensiver werden (NAS: 6–7). Der Schmerzcharakter ist dumpf und eher gleichmäßig in die Tiefe ziehend. Häufig besteht ein Kontraktionsgefühl. Herr F. fühlt sich abends seit einiger Zeit allgemein erschöpft und überlastet. Er arbeitet als Zahnarzt in einer kleinen ländlichen Praxis, die Anschaffung teurer Röntgengeräte hat ihn finanziell überfordert. Er leidet seit einiger Zeit unter starken Ängsten in Bezug auf seine berufliche Zukunft. Einerseits möchte er einen weiteren Partner in die Praxis nehmen, andererseits aber fehlt im der Mut zu erneuten Risiken oder Investitionen.

Die Beziehung zu seiner Familie (2 Kinder: 7 und 14 Jahre) leidet seit einiger Zeit stark durch die berufliche Überlastung. „Ich sehe meine Frau abends erst sehr spät und bin dann meist todmüde.“ Herr F. klagt häufig über kalte Füße, Kälte bekommt seinem Rücken sehr schlecht. Er bevorzugt warme Aufenthaltsorte und hat es in seiner Praxis nach Aussagen der Helferin oft recht warm.

**Untersuchung**

- leichte Bewegungseinschränkung der LWS in Anteflexion, Schober: 10/12 cm
- Laseque: negativ
- paravertebraler muskulärer Druckschmerz LWK 4 und 5, druckdolente ISG-Region beidseits, kein Vorlaufphänomen, sonstige Untersuchungsbefunde unauffällig
- Zunge: etwas blass, geschwollen, dünner feuchter Zungenbelag
- Puls: schwach

| Fragen zu Therapiebeispiel 4 (Körperakupunktur) | Antworten |
|---|---|
| Welche energetische Gesamtsituation liegt bei Herrn F. vor? Begründen Sie dies. | Es liegt eine Leere vor.<br>Leeresymptome: leichte Erschöpfbarkeit, Gefühl von Überlastung, dünner Zungenbelag (kann auch normal sein), schwacher Puls. |
| Liegt bei Herrn F. allein eine Leitbahnerkrankung i. S. eines Außen-Musters vor oder sehen Sie ebenso Hinweise auf ein Innen-Muster? | Neben einer Schmerzhaftigkeit der LWS-Region liegt bei Herrn F. eine Qi-Pathologie i. S. einer allgemeinen energetischen Leere vor. Allgemeine energetische Leere-Muster führen zu der Diagnose einer Innen-Erkrankung/Innen-Muster. |
| Welcher Funktionskreis/Organsystem ist bei chronischer Lumbago mit allgemeiner energetischer Leere gestört? | Der Nierenfunktionskreis. |
| Ist die Niere ein Zang- oder ein Fu-Funktionskreis? | Die Niere ist wie alle Yin-Organsysteme ein Zang-Funktionskreis. |
| Welche Funktion hat die Niere gemäß chinesischer Betrachtung? | Die Niere speichert die Basisenergie des gesamten Körpers und ist Basis für körperliche, geistige und sexuelle Entwicklung. Sie sorgt für Stabilität und Belastbarkeit des Knochensystems. |
| Welches Hauptsymptom ist für Nierendisharmoniemuster typisch? | Chronische Lumbago (bei energetischer Leere). |
| Welche therapeutische Basispunktkombination spielt bei Nierendisharmoniemustern eine wichtige Rolle? | Rücken-Shu-Punkt Nieren: Bl 23 + Yuan-Punkt der Nieren = Ni 3 |
| Welcher psychische Faktor/innerer pathogener Faktor spielt bei Herrn F. eine Rolle? Begründen Sie dies. | • Angst<br>• Begründungen: finanzielle Überlastung, fehlender Mut zu Neuinvestitionen, existenzielle Ängste. |
| Welcher klimatische Faktor spielt eine Rolle? Begründen Sie dies. | Kälte<br>Kälte-Symptome:<br>• Schmerzcharakter: Kontraktionsgefühl, tief gelegen<br>• kalte Füße<br>• Kälte verschlechtert Lumbago<br>• Bevorzugung warmer Aufenthaltsorte<br>• leicht blasse Zunge, geschwollen |
| Sind Kältedisharmoniemuster bei Nierenfunktionsstörungen häufig? | Ja, Kälte schädigt insbesondere Milz und Nieren. |
| Welche therapeutischen Konsequenzen ergeben sich aus der Diagnose einer Kälte-Erkrankung? Wie lassen sich diese therapeutischen Überlegungen umsetzen? | Therapeutische Konsequenz:<br>• vermeide Zufuhr von Kälte, führe Wärme zu<br>• energetisch kalte Speisen und Getränke reduzieren (wenig kalte Salate und Milchprodukte, möglichst wenig Einfrieren und Kühlstellen der Speisen)<br>• Moxibustion, z. B. an Bl 23, Ni 3<br>• wärmende Kleidung empfehlen<br>• energetisch warme Speisen und Getränke bevorzugen (warme Zubereitung, Gewürze, Ingwer, Zimt) |
| Die energetische Leere ist bei Herrn F. mit Kälte kombiniert. Um welches Disharmoniemuster handelt es sich demgemäß? Nach welchem energetischen Anteil (Yin oder Yang) werden Leere-Muster benannt? | • Es handelt sich um eine Yang-Leere, d. h. um eine Leere/Mangel an Yang = Wärme, Trockenheit, Aktivität.<br>• Die Benennung erfolgt nach dem fehlenden Anteil. |

| Fragen zu Therapiebeispiel 4 (Körperakupunktur) | Antworten |
|---|---|
| Welche Diagnose stellen sie? Berücksichtigen Sie hierbei zwei differente Möglichkeiten:<br>1. Benennung einzelner Disharmoniemusteraspekte mittels Ba Gang und Zang-Fu-Diagnostik.<br>2. Benennung des kompletten Disharmoniemusters. | 1. Nierendisharmonie, Leere, Kälte.<br>2. Nieren-Yang-Leere. |
| Welches Punktkonzept wählen Sie? | • Ni 3 = Yuan-Punkt = Quellpunkt Nieren tonisiert/stärkt Nieren-Funktion<br>• Bl 23 = Rücken-Shu Punkt der Nieren: tonisiert/stärkt Nieren-Funktion<br>• Bl 27 und Bl 28: Lokalpunkte mit Beziehung zur ISG-Region<br>• Dü 3 = Einschaltpunkt des Lenkergefäßes, reguliert Funktionsstörungen der LWS-Region, Fernpunkt der LWS-Region<br>• Bl 40: Funktionsstörungen der LWS-Region – Fernpunkt alle Punkte beidseits |
| Welche Reizart wählen Sie außer der Nadeltechnik? An welchen Punkten wird diese Reizart durchgeführt? | • Moxibustion.<br>• Ni 3 oder an lumbalen Lokalpunkten, bevorzugt: Bl 23. |
| Begründen Sie eine mögliche Nadelung von Bl 62. | Bl 62 = Einschaltpunkt/Kardinalpunkt des Yang, Qiao Mai = Yang-Fersengefäß lindert Lumbagobeschwerden. |
| Welche Therapieintervalle, Gesamttherapiezahl und Nadelverweildauer wählen Sie? | • 1–2-mal wöchentlich<br>• 10–15-mal<br>• 25 Minuten Nadelverweildauer |
| Welche Reizstärke wählen Sie? Begründen Sie dies und erklären Sie die praktische Durchführung. | • Auffüllen = tonisieren.<br>• Es liegt eine Leere-Erkrankung vor.<br>• Eher dünne Nadeln wählen, De Qi in der Tiefe auslösen, Nadel liegen lassen, zwischenzeitlich eventuell leicht stimulieren (etwas Heben und Senken mit leichter Rotation im 45 Grad Winkel). |

**Basiskonzept Körperakupunktur – Störungen der Nieren**

Gestörter Funktionskreis: Nieren

Basispunkte: Ni 3, Bl 23

| Fragen zu Therapiebeispiel 4 (Ohrakupunktur) | Antworten |
|---|---|
| Welcher Funktionskreis/Organsystem ist bei Herrn F. gestört? Über welchen Ohrpunkt wird er therapiert? Wo liegt die Lokalisation? | • Nieren<br>• Nieren (95) (chin.)<br>• Hemiconcha superior, im Anschluss an die Pankreaszone (96) zwischen Verdauungsschlauch und Anthelix. |
| Welche Analgesiepunkte sollten bei chronischer Lumbago untersucht werden? | Shen Men (55) (chin.)<br>Polster (29) (chin.) |
| Welche Regionen der Anthelix sollten bei Lumbago bezüglich Sensitivitätszunahme untersucht werden? Beschreiben Sie die Lokalisation dieser Regionen. | • Nervus ischiadicus–52<br>• etwa in der Mitte des Crus anthelicis inferius<br>• Hüftgelenk–50 (auch bei ISG Funktionsstörungen)<br>• Etwas kranial der Vereinigungsstelle von Crus anthelicis superius und Crus anthelicis inferius auf dem Crus anthelicis superius leicht in Richtung Scapha gelegen. |
| Welche psychovegetativ regulierenden Projektionsareale sollten untersucht werden? | • Vegetativum I (51)<br>• Vegetativum II/Graue Substanz (34)<br>• Polster (29)<br>• Point Jérôme (29b)<br>• PT 2: Angst, Sorge<br>• Omega-Hauptpunkt |
| Nennen Sie die Lokalisation von: PT 2: Angst, Sorge | Auf einer Senkrechten durch die vordere Begrenzung der Incisura intertragica, kaudal von PT 1, an der Grenze vom I. zum IV. Quadranten. |
| Welcher entzündungshemmendes Areal spielt insbesondere bei schmerzhaften Funktionsstörungen des Bewegungsapparates eine Rolle? | • ACTH-Punkt/ Nebenniere (13) |
| Welche Therapieintervalle wählen Sie? | 1–2 Therapien pro Woche |
| Wieviele Sitzungen mit welchen Intervallen erfordert die chronische Lumbago? | 10–15 Sitzungen, 1–2-mal wöchentlich |

### 7.4.5 Herzfunktionskreis (Organsystem Herz) – Palpitationen und Rhythmusstörungen

#### Therapiebeispiel 5: 57-jährige Pianistin mit Palpitationen und Rhythmusstörungen

**Anamnese** Frau T., Pianistin, leidet seit etwa 5 Jahren insbesondere vor Konzertauftritten, aber auch in Ruhe („wie aus heiterem Himmel"), unter thorakalem Beklemmungsgefühl, Palpitationen und funktionellen Arrhythmien. Schulmedizinische Abklärung ergab keinerlei Hinweise auf Organpathologie.

Nachts wacht Frau T. häufig durch wirre Träume auf, hinterher kann sie sich allerdings an die Träume nicht erinnern. Frau T. liebt ihren Beruf sehr, bezeichnet ihn aber als hektisch und anstrengend. Insbesondere vor öffentlichen Auftritten muss viel geprobt werden. „Zum Glück muss ich nicht singen, mir bleibt bei Hektik manchmal richtig die Stimme weg, mir fehlen die Worte."

Seit etwa 4 Jahren ist Frau T. leichter als früher erschöpft. Obwohl sie sich mittags hinlegt, kann sie meist nicht entspannen. Sie fühlt sich überdreht und nervös. Die Patientin redet viel und wirkt konzentrationsgestört und fahrig. Sie hält sich ungern in warmer Umgebung auf, bevorzugt kühle Speisen und Getränke. Nachtschweiß besteht gelegentlich. „Oft habe ich nachmittags, besonders wenn ich viel geprobt habe oder bei öffentlichen Auftritten, rote Wangen, ich fühle mich heiß und fiebrig."

**Untersuchung**

- Zunge: rot, insbesondere Zungenspitze, dünner, fast fehlender Zungenbelag
- Puls: schwach, etwas schnell

| Fragen zu Therapiebeispiel 5 (Körperakupunktur) | Antworten |
|---|---|
| Welche Aussage bezüglich Ba Gang machen Sie bei Frau T.? Begründen Sie die Einzelaspekte kurz. | • Innen – Außen: Innen.<br>  • Die Störung liegt im Bereich der Qi-, Blut (Xue)- oder Zang-Fu-Ebene/Ebene der Organsysteme = Funktionskreise.<br>• Fülle – Leere (Gesamtsituation): Leere.<br>  • Es liegen Leeresymptome vor: leichte Erschöpfbarkeit, dünner fast fehlender Zungenbelag, schwacher Puls.<br>• Hitze – Kälte: Hitze.<br>  • Bevorzugter Aufenthalt in kühler Umgebung, Bevorzugung von kühlen Speisen und Getränken, rote Wangen, Hitzegefühl, fiebriges Gefühl.<br>• Yin–Yang: Yin-Leere (Kombination aus Leere und Hitze = Leere an Yin). |
| Welcher Funktionskreis/Organsystem ist bei Palpitationen und funktionellen Arrhythmien gestört? | Der Herzfunktionskreis. |
| Ist das Herz ein Zang- oder ein Fu-Funktionskreis? | Das Herz ist wie alle Yin-Organsysteme ein Zang-Funktionskreis. |
| Welche Hauptsymptome sind für Herzdisharmoniemuster typisch? | Palpitationen, Rhythmusstörungen, thorakales Beklemmungsgefühl |
| Welche therapeutische Basispunktkombination spielt bei Herzdisharmoniemustern eine wichtige Rolle? | Rücken-Shu-Punkt Herz: Bl 15 + Yuan-Punkt Herz = He 7 |
| Welcher psychische Faktor/innerer pathogener Faktor spielt bei Frau T. eine Rolle? Welcher Funktionskreis wird durch diesen Faktor gestört? | • Hektik<br>• Herz |
| Welcher klimatische Faktor spielt eine Rolle? Begründen Sie dies. | Hitze<br>Hitze-Symptome:<br>• bevorzugter Aufenthalt in kühler Umgebung<br>• Bevorzugung von kühlen Speisen und Getränken<br>• rote Wangen<br>• Hitzegefühl<br>• Gefühl von Fieber<br>(siehe Ba Gang) |
| Sind Hitzedisharmoniemuster bei Herzfunktionsstörungen häufig? | Ja, Hitze schädigt insbesondere die Herzfunktion. |
| Welche therapeutischen Konsequenzen ergeben sich aus der Diagnose einer Hitze-Erkrankung? Wie lassen sich diese therapeutischen Überlegungen umsetzen? | Therapeutische Konsequenz:<br>• vermeide Zufuhr von Hitze, führe Kälte zu<br>• reduziere energetisch warme/heiße Speisen und Getränke (wenig scharfe Gewürze, Gebratenes und Gebackenes)<br>• vermeide Moxibustion<br>• energetisch kühle/kalte Speisen und Getränke bevorzugen (Kochen in viel Wasser, Mineralwasser, Salate, Milch und Milchprodukte) |

| Fragen zu Therapiebeispiel 5 (Körperakupunktur) | Antworten |
|---|---|
| Die energetische Leere ist bei Frau T. mit Hitze kombiniert. Um welches Disharmoniemuster handelt es sich? Nach welchem energetischen Anteil (Yin oder Yang) werden Leere-Muster benannt? | • Es handelt sich um eine Yin-Leere, d. h. um eine Leere/Mangel an Yin = Kühle, Feuchtigkeit, Ruhe.<br>• Die Benennung erfolgt nach dem fehlenden Anteil. |
| Welche Diagnose stellen Sie? Berücksichtigen Sie hierbei zwei differente Möglichkeiten:<br>1. Benennung einzelner Disharmoniemusteraspekte mittels Ba Gang und Zang-Fu-Diagnostik.<br>2. Benennung des kompletten Disharmoniemusters. | 1. Herzdisharmonie, Leere, Hitze.<br>2. Herz-Yin-Leere. |
| Welches Punktkonzept wählen Sie? | • He 7 = Yuan-Punkt = Quellpunkt: reguliert Herzfunktion<br>• Pe 6 = Luo-Punkt = Passagepunkt Perikard, Einschaltpunkt für Außerordentliche Leitbahn Yin wie Mai (Bewahrer des Yin) reguliert Perikardfunktion, unterstützt Herzfunktion<br>• Bl 15 = Rücken-Shu-Punkt Herz: reguliert Herzfunktion<br>• Mi 6 = Vereinigungspunkt der drei Fuß-Yin-Leitbahnen – stärkt Yin<br>• KG 17 = (ventraler) Mu-Punkt Perikard, Meisterpunkt des Qi, öffnet den Thorax<br>alle Punkte (außer KG 17) beidseits |
| Welche Therapieintervalle, Gesamttherapiezahl und Nadelverweildauer wählen Sie? | • 1–2-mal wöchentlich<br>• 10–15-mal<br>• 25 Minuten Nadelverweildauer |
| Welche Reizstärke wählen Sie? Begründen Sie dies und erklären Sie die praktische Durchführung. | • Auffüllen = tonisieren.<br>• Es liegt eine Leere-Erkrankung vor.<br>• Eher dünne Nadeln wählen, De Qi auslösen, Nadel liegen lassen, zwischenzeitlich evtl. leicht stimulieren (etwas Heben und Senken mit leichter Rotation im 45 Grad Winkel). |

**Basiskonzept Körperakupunktur – Herzdisharmoniemuster**
Gestörter Funktionskreis: Herz
Basispunkte: He 7, Bl 15, Pe 6

### 7.4.6 Leberfunktionskreis (Organsystem Gynäkologie – Spannungsregulationsstörungen mit Reizbarkeit, Aggression) – Prämenstruelles Syndrom, Reizdarm

#### Therapiebeispiel 6: 45-jährige Sekretärin mit Prämenstruellem Syndrom und Reizdarm

**Anamnese** Seit ca. 4 Jahren leidet Frau H. unter Prämenstruellem Syndrom mit Spannungsgefühl und Schmerzen im Unterleib und in den Brüsten. Die Schmerzen werden als dumpfes, ziehendes Spannungsgefühl beschrieben. Es ist ein bis zwei Tage vor Regelbeginn besonders stark; nachdem die Regel in Gang gekommen ist, werden Spannungen und Druckgefühl deutlich besser oder verschwinden ganz. Zusammen mit dem Spannungsgefühl vor der Regelblutung bestehen starke Stimmungsschwankungen und Launenhaftigkeit. Die Zyklusintervale sind etwas unregelmäßig (zwischen 30 und 33 Tagen), Menstruationsblutmenge ist eher gering, das Blut ist etwas dunkel gefärbt aber nicht klumpig.

Besonders bei Stress entwickelt Frau H. teilweise heftige ziehende Bauchschmerzen, die auch unabhängig von der Regelblutung auftreten und mit Blähungen einher gehen. Der Stuhlgang ist wechselnd, häufig verstopft, manchmal aber auch weicher bis fast hin zu Durchfällen (im Moment nicht). Frau H. bevorzugt weder warme noch kalte Speisen oder Getränke. Sie isst gerne scharf. „Abends, nach einem stressreichen Tag, habe ich manchmal unheimlichen Hunger auf etwas Süßes. Ab einer gewissen Menge nehmen dann aber die Bauchschmerzen deutlich zu." Frau H. fühlt sich den beruflichen Anforderungen zwar gewachsen, hat jedoch in letzter Zeit gehäuft das Gefühl, ausgenutzt zu werden. Sie ist einerseits froh, wenn ihr Chef zufrieden ist und sie seine Wünsche erfüllen kann, wünscht sich aber häufig für ihre Arbeit ein größeres Zeitfenster und weniger Druck.

Hände und Füße werden weder als gehäuft kühl noch als auffallend warm beschrieben, Temperatur beeinflusst die Beschwerden nicht. „Ich bin allerdings Zugluft empfindlich. Ich sitze nicht gerne im Restaurant an einem Tisch in der Nähe von der Tür – da zieht es mir eindeutig zu sehr. Ich meine, dann bekommen mir sogar die Speisen nicht so."

### Untersuchung

- Gesamteindruck: schlanke Patientin; redet laut, stolpernd und angespannt; kräftiger, fester Händedruck
- Zunge: Zungenkörper rosig, seitlich etwas erhabene Ränder mit Zahneindrücken, die wie ausgestanzt aussehen; dünner, weißer Zungenbelag; keine gestauten Unterzungenvenen
- Puls: voll, saitenförmig

| Fragen zu Therapiebeispiel 6 (Körperakupunktur) | Antworten |
|---|---|
| Welche Aussage bezüglich Ba Gang machen Sie bei Frau H.? Begründen Sie die Einzelaspekte kurz. Erwähnen Sie kurz die therapeutischen Konsequenzen. | • Innen – Außen: Innen.<br>◦ Die Störung liegt im Bereich der Qi-, Blut (Xue)- oder Zang-Fu-Ebene/Ebene der Organsysteme = Funktionskreise.<br>◦ Basispunktkombination zur Therapie des gestörten Funktionskreises wählen (z. B. Yuan-Punkt + Rücken-Shu-Punkt bei gestörten Zang-Organ).<br>• Fülle – Leere (Krankheitsbild): Fülle.<br>◦ Es liegen Fülle-Krankheitssymptome vor:<br>◦ heftige Bauchschmerzen<br>◦ starkes Spannungsgefühl<br>◦ lautes Reden<br>◦ kräftiger, fester Händedruck<br>◦ ableitende Reizstärke oder neutrale wählen<br>• Fülle – Leere (Gesamtsituation): keine Leere.<br>◦ fühlt sich beruflichen Anforderungen gewachsen<br>◦ voller, saitenförmiger Puls<br>◦ ableitende Reizstärke ist bei Bedarf möglich<br>• Hitze – Kälte: keine Bevorzugung von kühlen oder warmen Speisen und Getränken, Hände und Füße sind weder warm noch kalt, keine Beeinflussung der Beschwerden durch Temperatur.<br>◦ Keine energetisch wärmenden oder kühlenden Therapiemaßnahmen, z. B. Moxibustion. |
| Welche Funktionskreise/Organsysteme sind gestört? Nennen Sie die Hauptsymptome. | • Der Leberfunktionskreis.<br>◦ Hauptsymptome:<br>◦ Prämenstruelles Syndrom mit Spannungsgefühl in Unterleib und Brüsten<br>◦ ziehende Bauchschmerzen mit Blähungen<br>◦ wechselnder Stuhlgang, oft Obstipation<br>◦ Stimmungsschwankungen, Launenhaftigkeit<br>◦ Spannungs- und Druckgefühl<br>◦ angespanntes, stolperndes Reden<br>◦ Zunge: seitlich etwas erhabene Ränder mit Zahneindrücken, die wie ausgestanzt aussehen<br>◦ Puls: voll, saitenförmig<br>• Der Milzfunktionskreis (gelegentlich, jetzt nicht).<br>◦ weiche, Stühle bis hin zum Durchfall |
| Ist die Leber ein Zang- oder ein Fu-Funktionskreis? | Die Leber ist wie alle Yin-Organsysteme ein Zang-Funktionskreis. |
| Welche therapeutische Basispunktkombination spielt bei Leberdisharmoniemustern eine wichtige Rolle? | LG 20 – Austritt des inneren Astes der Leberleitbahn.<br>Yuan-Punkt Leber = Le 3. |
| Welcher psychische Faktor/innerer pathogener Faktor spielt bei Frau H. eine Rolle? Welcher Funktionskreis wird durch diesen Faktor gestört? | • emotionale Spannung, Stress<br>• Leber |
| Wie werten Sie den abendlichen Heißhunger auf Süßes nach stressreichen Arbeitstagen? | Süßes entspannt, es reguliert die Leberfunktion.<br>Im Unterschied zum ständigen Appetit auf etwas Süßes bei Milzdisharmoniemustern ist der Appetit auf etwas Süßes zur Entspannungsfunktion besonders ausgeprägt nach Stressereignissen. |

| Fragen zu Therapiebeispiel 6 (Körperakupunktur) | Antworten |
|---|---|
| Wodurch erklären Sie die wechselnden Stühle mit Neigung zu Obstipation? | Leber-Qi-Stagnation im Darm verursacht spastische Obstipation durch vermehrte Darmanspannung. Diese führt bis hin zum Schafskotstuhl. Wechselnde Funktionsstörungen sind assoziativ mit dem Wind vergleichbar, der dem klimatischen Faktor von Leberdisharmoniemustern entspricht. |
| Wie erklären Sie die bevorzugte Geschmacksrichtung scharf? Wie erklären Sie die Verschlechterung der Darmsymptome bei größeren Mengen scharfer Nahrung aus chinesischer Sicht? | • Scharfe Nahrungsmittel bewegen Qi.<br>• Patienten mit Le-Qi-Stagnation benötigen scharfe Nahrung, um in kleineren Mengen den Qi-Fluss zu regulieren, in größeren Mengen allerdings führt das scharfe essen, besonders in der sehr häufigen Kombination mit warm/heiß zu Hitze-Entwicklung (z. B. bei Migräne problematisch). Diese schädigt bei Spannungszunahme zusätzlich den Darm. |
| Um welche Disharmoniemuster handelt es sich bei Frau H.? Wie lautet die Diagnose? | • Leber-Qi-Stagnation<br>• Milzdisharmonie |
| Welcher Stellenwert kommt der Leber-Qi-Stagnation in unseren Praxen zu? | In vielen Praxen ist es das häufigste Krankheitsbild.<br>Spannungsregulationsstörungen stellen in der gegenwärtigen beruflichen und oft auch privaten Situation ein wesentliches Thema in ambivalenten Lebensbewältigungsstrategien dar. |
| Setzen Sie das große Zykliusintervall und das Menstruationsblut in Bezug zur Leber-Qi-Stagnation. Berücksichtigen Sie dabei, dass die Leber der Taktgeber der Menstruation ist, die das Fließen des Blutes weich und geschmeidig hält. | Leber-Qi-Stagnation behindert den Blutfluss aus dem Uterus, das Blut fließt verzögert und stockend. Es kommt zu Spannungen und Schmerzen prämenstruell und zu Beginn der Regelblutung. Die Zyklusintervalle sind größer und unregelmäßig.<br>Da das Blut aus dem Uterus nicht frei fließen kann, wird es dort zurückgehalten. Es fließt insgesamt eher spärlich und ist dunkelrot. |
| Welches Punktkonzept wählen Sie? | • Le 3 = Yuan-Punkt = Quellpunkt Leber reguliert Leberfunktion<br>• LG 20 = Austritt des inneren Astes der Leberleitbahn, Spannungsregulation im gesamten Körper<br>• KG 4: (ventraler) Mu-Punkt = Alarmpunkt Dünndarm, Vereinigungspunkt der inneren Verbindungen der drei Fuß-Yin-Leitbahnen (Leber, Milz, Niere) beseitigt Spannungsgefühl im Unterleib bei Dysmenorrhö<br>• Di 4: Yuan Punkt = Quellpunkt Dickdarm eliminiert Spannung und Schmerz, Wind, Hitze und Kälte<br>• Gb 34 = Unterer Einflussreicher Punkt (UEP) Gallenblase, Meisterpunkt der Sehnen, reguliert Spannungsgefühl im lateralen Abdomen<br>• Ma 36 = Unterer einflussreicher Punkt des Magens, unterstützt die Milzfunktion<br>• Mi 6 = Vereinigungspunkt der drei Fuß-Yin Leitbahnen, reguliert Spannung im Unterleib, reguliert die Milzfunktion |
| Welche Therapieintervalle, Gesamttherapiezahl und Nadelverweildauer wählen Sie? | • 1–2-mal wöchentlich<br>• 10–15-mal<br>• 25 Minuten Nadelverweildauer |

**Basiskonzept Körperakupunktur – Leberdisharmonie**
Gestörter Funktionskreise: Leber
Basispunkte: Le 3, LG 20

| Fragen zu Therapiebeispiel 6 (Ohrakupunktur) | Antworten |
|---|---|
| Welches Projektionsareal wird bei Dysmenorrhö im Bereich der Fossa triangularis gewählt? Wo ist dieses Areal genau lokalisiert? | Uterus (58)<br>• Lokalisation: nasokraniale Region der Fossa triangularis, meist unter der Helixkrempe. |
| Welches Projektionsareal wird bei Dysmenorrhö im Bereich der Incisura intertragica gewählt? Wo ist dieses Areal genau lokalisiert? | Gonadotropin/Ovar–23<br>• Lokalisation: Incisura intertragica – Übergang zum Antitragus, gelegentlich leicht zur Concha hin gelegen. |
| Welche analgetisch wirkenden Projektionsareale sind bei Prämenstruellem Syndrom sowie Reizdarm indiziert? | Analgesieareale:<br>• Thalamus/Hirnanhang–26 a<br>• Shen Men (55) |
| Beschreiben Sie die Lokalisation von Shen Men (55). | Lokalisation: etwas kranial der Teilungsstelle von Crus superius anthelicis und Crus inferius anthelicis – leicht in Richtung Fossa triangularis. |
| Welche Indikationen hat Shen Men (55)? | • verschiedenste Schmerzzustände<br>• ausgeprägte analgetische, antiphlogistische und psychisch regulierende Wirkungen. |
| Dysmenorrhö und Reizdarm gehen gehäuft mit Spannungszuständen bei Zorn und Aggression einher. Welche Zone des Lobulus sollte hierbei auf vermehrte Sensitivität hin untersucht werden? Wo liegt diese Zone? | • PT 1: Antiaggression<br>• Lokalisation: auf einer Senkrechten durch die vordere Begrenzung der Incisura intertragica, kaudal des Ohrknorpels, im weichen Teil des Ohrläppchen. |
| Welche weiteren psychovegetativ regulierenden Areale sind auf vermehrte Sensitivität hin zu untersuchen? | • Os occipitale, Polster (29)<br>• Point Jérôme (29b)<br>• PT 2: Angst, Sorge<br>• PT 3: Antidepression<br>• PT 4: Kummer, Freude |
| Welcher funktionsgestörte Projektionspunkt mit Beziehung zum klimatischen Faktor Wind und zum psychischen pathogenen Faktor Zorn/Aggression liegt bei Dysmenorrhö und Reizdarm gehäuft vor? Wo ist dieser Punkt zu finden? | • Leber (97)<br>• Hemiconcha superior, zwischen kranialer Hälfte der Magenzone und Anthelix |
| Ein weiteres funktionsgestörtes Organsystem ist die Milz. Wo im Ohr liegt dieser Punkt? | • Milz (98).<br>• Hemiconcha inferior, zwischen kaudaler Hälfte der Magenzone und Anthelix |

### 7.4.7 Integrierte Behandlungskonzepte bei Funktionsstörungen verschiedenster Funktionskreise/ Organsysteme

#### Therapiebeispiel 7: 14-jähriger Schüler (Gewicht: 75 kg, Größe: 166 cm), Pollinosis

**Anamnese** Schüler Gerd K., 14 Jahre, wird von seinem Vater in die Praxis gebracht. Er leidet seit drei Jahren zunehmend unter Pollinosis von Augen und Nase. Die Augen jucken seit drei Wochen wieder sehr stark und brennen, sie sind gerötet. Das Nasensekret ist eher wenig und zäh, die Nase ist verstopft.

Gerd ist in seiner Klasse nach Auskunft des Vaters ein beliebter Schüler. Er hat keinerlei Probleme, auch seine Schulnoten sind bestens. Der Vater berichtet, dass Gerd im Sport gelegentlich schon Luftnot bekommen habe. Ein Lungenfacharzt habe ein leichtes Asthma bronchiale diagnostiziert: „Das ist aber wirklich nur sehr leicht und ich denk, das wächst sich aus."

Insgesamt fühlt sich Gerd gesund und leistungsfähig. Bei weiteren Behandlungen erzählt er aber, dass er manchmal gar nicht so gerne in die Schule gehe. Da er etwas dick sei, hänseln ihn die anderen gelegentlich, er könne nicht so schnell einem Ball nachrennen und komme wohl auch bei den Mädchen nicht so gut an. Das alles mache ihn oft recht wütend, er getraue sich aber nicht, den Mund aufzumachen. Er meint, die anderen würden an ihrem Verhalten sowieso nichts ändern. Die Schulnoten seien wohl mäßig, einmal habe er allerdings auch schon eine 5 geschrieben, davon wisse sein Vater nichts.

Der Stuhlgang ist wechselnd; er ist zwar häufiger weich, dann aber wieder an einigen Tage sehr fest. Bestimmte Speisen bevorzugt Gerd nicht, er isst alles gerne und isst wohl auch recht viel.

**Untersuchung**

- Gesamteindruck: etwas blasser, pastöser, ruhiger Junge
- Zunge: Zungenkörper rosig, etwas geschwollen, dünner weißer Zungenbelag, seitliche runde Zahneindrücke
- Puls: weder voll noch leer

| Fragen zum Therapiebeispiel 7 (Körperakupunktur) | Antworten |
|---|---|
| Welche Aussage bezüglich Ba Gang machen Sie bei Gerd? Begründen Sie die Einzelaspekte kurz. | • Innen – Außen: Innen.<br>◦ Die Störung liegt im Bereich der Qi- oder Zang-Fu-Ebene/Ebene der Organsysteme = Funktionskreise.<br>• Fülle – Leere (Krankheitssymptome): Fülle.<br>◦ Heftige Krankheitssymptome: starkes Augenjucken und Brennen.<br>• Fülle – Leere (Gesamtsituation): keine Leere.<br>◦ Er fühlt sich insgesamt gesund und leistungsfähig.<br>◦ Puls nicht leer.<br>• Hitze – Kälte: lokale Hitze-Symptome.<br>◦ Die Augen jucken und brennen, sie sind gerötet.<br>◦ Das Nasensekret ist eher wenig und zäh. |
| Welche Funktionskreise/Organsysteme sind bei Gerd gestört? Begründen Sie dies. | • Der Leberfunktionskreis:<br>◦ Ärger über Verhalten der Mitschüler<br>◦ etwas angespanntes Verhältnis zum Vater<br>◦ wechselnder Stuhlgang, auch fester<br>• Der Milzfunktionskreis:<br>◦ teilweise weiche Stühle<br>◦ etwas pastöser, dicker Schüler<br>◦ Zunge: seitliche runde Zahneindrücke<br>• Der Lungenfunktionskreis:<br>◦ gelegentliche Atemnot<br>◦ leichtes Asthma bronchiale |

| Fragen zum Therapiebeispiel 7 (Körperakupunktur) | Antworten |
|---|---|
| Welcher psychische Faktor/innerer pathogener Faktor spielt bei Gerd eine Rolle? Welcher Funktionskreis wird durch diesen Faktor gestört? | • Zorn, Aggression – heruntergeschluckt<br>• Leber |
| Welcher klimatische Faktor spielt eine Rolle? Begründen Sie dies. | Hitze lokal<br>Hitze-Symptome:<br>• rote, brennende, juckende Augen, zähes Nasensekret |
| Bei Gerd liegt die Hitze in Kombination mit einem Fülle-Disharmoniemuster vor. Welche therapeutische Konsequenz ergibt sich daraus? (Gilt es, Hitze auszuleiten oder Yin aufzufüllen?) | Therapeutische Konsequenz:<br>• Hitze ausleitende Punkte wählen<br>• Ma 44 entfernt Hitze aus dem Gesichtsbereich<br>• Di 11 entfernt Hitze – auch aus dem Gesichtsbereich<br>• Di 4 entfernt Hitze – auch aus dem Gesichtsbereich |
| Muss bei Gerd Yin aufgefüllt werden? Welcher Punkt, der Yin auffüllen würde, kommt demgemäß nicht in Frage? | • Nein, denn es liegt keine energetische Leere in Kombination mit Hitze vor.<br>• Mi 6 |
| Welche Diagnose stellen Sie? | • Milz-, Leber- und Lungendisharmonie.<br>• Wind–Hitze im Bereich von Augen und Nase. |
| Welches Punktkonzept wählen Sie? | • Di 20, Yin Tang, 3E 23, Ma 2 als Lokalpunkte<br>• Di 11: Auffüllungspunkt/Tonisierungspunkt Dickdarm: leitet Hitze aus, immunmodulierend<br>• Di 4: Yuan-Punkt = Quellpunkt Dickdram: leitet Hitze aus, immunmodulierend<br>• Le 3: Shu-Punkt Leber, unterstützt Leber in Spannungsregulation<br>• Ma 36: Unterer einflussreicher Punkt (UEP) Magen: unterstützt Magen, um Milz in Transformationsleistung von Nahrung zu fördern<br>• Mi 6: Gruppen-Luo-Punkt der drei Fuß-Yin-Leitbahnen (Milz, Leber, Nieren), unterstützt Milz in Transformationsleistung<br>• LG 20: innerer Ast der Leber-Leitbahn, reguliert Spannung<br>• Bl 13: Rücken-Shu-Punkt Lunge – reguliert Lungenfunktion<br>alle Punkte beidseits (außer LG 20) |
| Welche Therapieintervalle, Gesamttherapiezahl und Nadelverweildauer wählen Sie? | • 2-mal wöchentlich<br>• 10-mal<br>• 25 Minuten Nadelverweildauer |
| Welche Reizstärke wählen Sie? Begründen Sie dies und erklären Sie die praktische Durchführung. | • Auffüllen = tonisieren.<br>• Es liegt zwar keine Leere-Erkrankung vor, bei einem Kind/Jugendlichen ist allerdings eine ableitende Reizstärke zu schmerzhaft und führt erfahrungsgemäß zum Therapieabbruch.<br>• Sehr dünne Nadeln wählen (0,16 mm mit Führungsröhrchen), De Qi in der Tiefe auslösen, Nadel liegen lassen. |
| Worauf ist bei der Beratung von Gerd auch gemäß Chinesischer Medizin zu achten? | Ernährungsberatung<br>• Ernährung sollte Milz/Magen regulieren, d. h. sie sollte ausgewogen, abwechslungsreich, energetisch neutral oder etwas warm sein. Fette und süße Speisen sollten vermieden werden (Pommes frites). |

**Basiskonzept Körperakupunktur – Pollinosis mit lokaler Hitze**
Basispunkte: Di 20 Yin Tang, 3E 23, Di 4, Di 11, Le 3 (Spannung, Wind)

| Fragen zu Therapiebeispiel 7 (Ohrakupunktur) | Antworten |
|---|---|
| Welcher Punkt an der Ohrspitze sollte bei Pollinosis bezüglich Sensitivitätszunahme untersucht werden? Wo liegt dieser Punkt? | Allergiepunkt 78<br>• Lokalisation: Helixspitze; auffindbar durch Umklappen der Ohrmuschel |
| Welche weiteren Projektionsareale werden werden bei Rhinitis und bei asthmatischen Beschwerden untersucht? Wo liegen sie? | Rhinitis:<br>• Gonadotropin bzw. Innere Nase (16)<br>• Lokalisation: Innenseite des Tragus<br>Asthmatische Beschwerden:<br>• Lunge (101)<br>• Lokalisation: Hemiconcha inferior |
| Welche psychovegetativ regulierenden Zonen sind auf vermehrte Sensitivität hin zu untersuchen? | • Point Jérôme–29 b<br>• PT 2: Angst, Sorge<br>• PT 3: Antidepression<br>• PT 4: Kummer, Freude |
| Nennen Sie zwei wichtige antiphlogistische bzw. immunmodulierende Areale sowie ihre Lokalisation? | ACTH-Punkt/Nebenniere (13)<br>• Lokalisation: unteres Tragusdrittel<br>Interferon<br>• Lokalisation: unteres Tragusdrittel, Spitze der Incisura supratragica |

## Therapiebeispiel 8: 57-jährige Buchhalterin (Gewicht: 107 kg, Größe: 163 cm), seit 10 Jahren Raucherin

**Anamnese** Frau G. klagt über schwere, schmerzende Beine sowie über Knie- und Rückenbeschwerden. Die Knie- und Rückenschmerzen sind relativ gering, sie werden in Zusammenhang mit dem Übergewicht gesehen. Frau G. hat seit 10 Jahren kontinuierlich zugenommen: „Und das, obwohl ich rauche". Sie hatte seinerzeit vor etwa 10 Jahren bei einer beruflichen und privaten Neuorientierung viel Stress gehabt und begonnen, deutlich mehr zu essen als zuvor. Da sie nicht so zunehmen wollte, hat sie dann auch mit dem Rauchen angefangen. „Das war völlig dumm von mir, denn jetzt habe ich das Problem, dass ich davon nicht mehr loskomme." Frau G. wünscht sich, zunächst gegen das Übergewicht und die schweren Beine anzugehen – die Raucherentwöhnung solle dann in einem zweiten Schritt folgen. Bereits vor einem Monat erfolgte nach ausführlicher Information bei einer Diätberaterin eine Ernährungsumstellung mit dem Konzept des langsamen Abnehmens durch Zufuhr regelmäßiger kleiner Portionen.

Weitere Anamnese: allgemeines Gefühl von Aufgedunsensein und Schwere am ganzen Körper, gelegentlich Blähungen und Druckgefühl der Magenregion. Frau G. verträgt im Prinzip alle Speisen und bevorzugt weder warme noch kalte Nahrung oder Getränke.

Stuhlgang: gehäuft, oft 2–3-mal täglich eher weicher Stuhl, aber kein Durchfall.

Leichte Erschöpfbarkeit seit ca. 4 Jahren, früher deutlich leistungsfähiger.

**Untersuchung**

- Füße weder kühl noch warm
- Zunge: rosig, dünner weißer Belag, Zunge wirkt insgesamt geschwollen, die Ränder zeigen runde, verquollene Zahneindrücke
- Puls: schwach

| Fragen zu Therapiebeispiel 8 (Körperakupunktur) | Antworten |
|---|---|
| Welche Aussage bezüglich Ba Gang machen Sie bei Frau G.? Begründen Sie die Einzelaspekte kurz. | • Innen – Außen: Innen.<br>  • Die Störung liegt im Bereich der Qi- oder Zang-Fu-Ebene/Ebene der Organsysteme = Funktionskreise.<br>• Fülle – Leere: Leere.<br>  • Leichte Erschöpfbarkeit seit ca. 4 Jahren, früher deutlich leistungsfähiger, Puls: schwach.<br>• Hitze – Kälte: bevorzugt weder warme noch kalte Nahrung oder Getränke; Füße weder kühl noch warm. |
| Welche Funktionskreise/Organsysteme sind bei Frau G. funktionsgestört? Begründen Sie dies kurz. | • Der Milzfunktionskreis:<br>  • pastöser Habitus, allgemeines Gefühl von Aufgedunsensein, Geschwollensein, schwere Beine<br>  • Stuhlgang: gehäuft, oft 2–3-mal täglich eher weicher Stuhl, aber kein Durchfall, Blähungen.<br>  • Zungenränder: runde, verquollene Zahneindrücke<br>• Der Magenfunktionskreis:<br>  • Druckgefühl der Magengegend |
| Welche Funktion hat die Milz gemäß chinesischer Betrachtung? | Die Milz sorgt für Umwandlung/Transformation von fester und flüssiger Nahrung in Energie = Qi und Blut (Xue). |
| Welche zwei Hauptsymptome gibt es demgemäß bei Milzdisharmonie? | Weiche, voluminöse Stühle und Wassereinlagerungen. |
| Welches Temperaturverhalten und welche Geschmacksrichtung sollte die Nahrung zur Stärkung der Milzfunktion besitzen? | • Temperaturverhalten: warm, neutral<br>• Geschmacksrichtung: neutral |
| Welche therapeutische Basispunktkombination gibt es bei Milzdisharmoniemustern? | Rücken-Shu-Punkt Milz: Bl 20 + Yuan-Punkt der Milz = Mi 3 (oder Mi 6) |
| Welche therapeutische Basispunktkombination ergibt sich für das Magendisharmoniemuster? | (ventraler) Mu-Punkt = Alarmpunkt Magen: KG 12 und Unterer einflussreicher Punkt Magen: Ma 36 |
| Mit welchem Punkt lässt sich besonders gut bei Übergewichtstherapie Feuchtigkeit ausleiten? | Mi 9 |
| Beschreiben Sie die Lokalisation von Mi 9. | Übergang Tibiaschaft – Condylus medialis tibiae vor der Muskulatur des M. gastrocnemius |
| Welches Punktkonzept wählen Sie, um Milz und Magen zu stärken? | • Mi 3 = Yuan-Punkt = Quellpunkt der Milz – reguliert Milzfunktion<br>oder<br>• Mi 6 = Gruppen-Luo-Punkt der drei Fuß-Yin-Leitbahnen (Milz, Leber, Nieren) tonisiert/stärkt Milzfunktion<br>• Bl 20 = Rücken-Shu-Punkt Milz: reguliert Milzfunktion<br>• Ma 36 = Unterer Einflussreicher Punkt (UEP) Magen – reguliert Magenfunktion<br>• KG 12 = (ventraler) Mu-Punkt = Alarmpunkt Magen – reguliert Magenfunktion<br>• Mi 9: beseitigt Flüssigkeit im Darmbereich |

**Basiskonzept Körperakupunktur – Übergewichtstherapie-Störungen von Milz und Magen**

Gestörte Funktionskreise: Milz und Magen

Basispunkte: Mi 6, Bl 20, Ma 36, Mi 9 (eliminiert Feuchtigkeit)

| Fragen zu Therapiebeispiel 8 (Ohrakupunktur) | Antworten |
|---|---|
| Welche Funktionskreise/Organsysteme sollten bei Frau G. zunächst im Rahmen der Übergewichtstherapie bezüglich Reagibilitätszunahme untersucht werden? Wo sind die Maximalpunkte dieser Funktionskreise/Organsysteme zu lokalisieren? | • Mund/Schlund (84)<br>• Lokalisation: Hemiconcha inferior, nahe am Gehörgang in Höhe der Incisura supratragica.<br>• Magen (87)<br>• Lokalisation: halbmondförmig am Übergang der Helixwurzel in die Concha.<br>• Punkt der Beklommenheit/Verzweigungspunkt (83)<br>• Lokalisation: zwischen Zwerchfell (82) und Magen (87)<br>• Milz (98)<br>• Lokalisation: Hemiconcha inferior, zwischen kaudaler Hälfte der Magenzone und Anthelix.<br>• Niere–95<br>• Lokalisation: in der Mitte des kranialen Anteils der hemiconcha superior.<br>• Leber (97)<br>• Hemiconcha superior, zwischen kranialer Hälfte der Magenzone und Anthelix. |
| Welche psychovegetativ regulierend wirkenden Projektionsareale sollten in der Suchttherapie sowohl bei Esssucht als auch bei Nikotinsucht bezüglich Reagibilitätszunahme untersucht werden? | • PT 1: Antiaggressionspunkt<br>• Begierde (29c)<br>• Vegetativum I (51)<br>• Vegetativum II/Graue Substanz (34)<br>• Shen Men (55)<br>• Polster (29) |
| Welcher dieser Punkte liegt auf der postantitragalen Furche? | Begierde (29c) |
| Bei Essstörungen liegen oft psychosomatische Störungen der Persönlichkeitsstrukturen vor. Welcher Ohrpunkt zeigt sich demgemäß gehäuft sensitiv? | Omega-Hauptpunkt. |
| Beschreiben Sie die Lokalisation von Vegetativum I (51) | Schnittpunkt von Crus anthelicis inferius mit Helixkrempe, meist etwas verdeckt durch die Helixkrempe. |
| Welche drei Projektionszonen in Nähe von PT 1: Antiaggressionspunkt im Lobulusbereich können als psychvegetativ-regulierende Punkte eingesetzt werden? | • PT 2: Angst, Sorge<br>• PT 3: Antidepression<br>• PT 4: Kummer, Freude |
| In welcher Region der Ohrmuschel liegt der Reaktionspunkte der Lunge (101)? Welche Region befindet sich in unmittelbarer Nähe? | • In der Hemiconcha inferior.<br>• Die Region Herz (100). |
| Wie viele Nadeln werden etwa pro Sitzung genommen? | 4–5 Nadeln. |

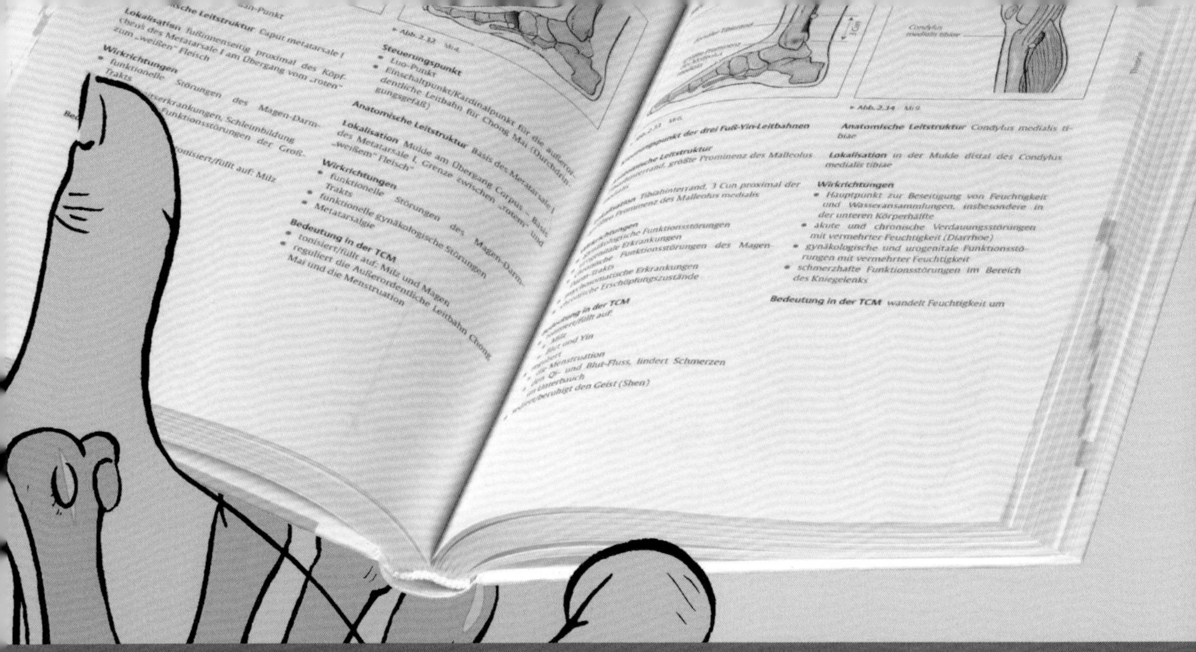

# Teil 3 Anhang

# 8 – Literatur

**Abele J:** Das Schröpfen. Eine bewährte alternative Heilmethode. 5. Aufl. München: Urban & Fischer; 2003.

**Academy of Traditional Chinese Medicine (ed.):** Essential of Chinese Acupuncture. Beijing: Foreign Languages Press; 1980.

**Academy of Traditional Chinese Medicine (ed.):** An Outline of Chinese Acupuncture. Beijing: Foreign Languages Press; 1975.

**Alexander P, Hamilton-Fairly G, Smithers DW:** Repeated acupuncture and serum hepatitis.1974; BMJ 2:46.

**Alexis J, Lubin J, Bichachi A:** Acupuncture and non-A, non-B hepatitis. South. med.1988; J. 81:101.

**Allison G, Kravitz E:** Auricular chondritis secondary to acupuncture. New Engl. 1975; J. Med. 293: 780.

**Baltimore RS, Moloy P:** Perichondritis of the ear as a complication of acupuncture. Arch. Otolaryngol. 1976; 102: 572–573.

**Bachmann G:** Die Akupunktur – eine Ordnungstherapie. Bd. I. 3. Aufl. Heidelberg: Haug; 1980.

**Bahr FR:** Einführung in die wissenschaftliche Akupunktur. 6. Aufl. Braunschweig: Vieweg; 1995.

**Bahr FR, Reis A, Straube EM, Strittmatter B, Suwanda S:** Skriptum für die Aufbaustufe aller Akupunkturverfahren. 4. Aufl. München: Eigenverlag. Deutsche Akademie für Akupunktur + Aurikulomedizin e. V.; 1993.

**Bäcker M, Dobos GJ:** Psychophysiologische Wirkmechanismen von Akupunktur in der Behandlung von Schmerzen. In: Deutsche Zeitschrift für Akupunktur 2006; 49: 6–17.

**Beecher HK:** Placebo analgesia in human volunteers. 1955; 159: 1602–1606.

**Bergsmann O, Bergsmann R:** Projektionssymptome. 4. Aufl. Wien: Facultas; 1997.

**Bischko J:** Sonderformen der Akupunktur. Broschüre 21.4.0. aus dem Handbuch der Akupunktur und Aurikulotherapie. Heidelberg: Haug; 1981.

**Bischko J (Hrsg.):** Weltkongress für wissenschaftliche Akupunktur. Kongreßband. Teil 1. Wien; 1983.

**Bischko J:** Akupunktur für mäßig Fortgeschrittene. Bd. II. 6. Aufl. Heidelberg: Haug; 1994.

**Bischko J:** Einführung in die Akupunktur. 16. Aufl. Heidelberg: Haug; 1997.

**Bossy J, Maurel JC, Godlewski G:** Substratum macroscopique des point d'acupuncture. Bull. Assoc. Anat. Nancy. 1975; 59: 357–362.

**Bostrom H, Rossner S:** Quality of alternative medicine-complications and avoidable deaths. Quality Assurance in Health Care. 1990; 2 (2): 11–117.

**Brattberg G:** Acupuncture treatments: a traffic hazard? Am. J. Acupunct. 1986; 14 (3): 265–267.

**Chen F, Hwang S, Lee H, Yang H, Chung C:** Clinical study of syncope during acupuncture treatment. Acupunct. Electro-Ther. Res. 1990; 15: 107–119.

**Chen Jing (ed.):** Anatomical Atlas of Chinese Acupuncture Points. Jinan: Shandong Science and Technology Press; 1982.

**Chinese Traditional Medical College and Chinese Traditional Medical Research Institute of Shanghai (eds.):** Anatomical Charts of the Acupuncture Points and 14 Meridians. Shanghai: People's Publishing House; 1976.

**Chirali IZ:** Cupping Therapy. Churchill Livingstone. New York; 1999.

**Chiu JH, Cheng HC, Tai CH, Hsieh JC, Yeh TC, Cheng H, Lin JG, Ho LT:** Electroacupuncture-induced neural activation detected by use of manganese-enhanced functional magnetic resonance imaging in rabbits. Am. J. Vet. Res. 2001; 62: 178–182.

**Cho ZH, Chung SC, Jones JP, Park JB, Park HJ, Lee HJ, Wong EK, Min BI:** New findings of the correlation between acupoints and corresponding brain cortices using functional MRI. Proc. Nat. Acad. Sci. USA.1998; 95: 2670–2673.

**Comunetti A, Laage S, Schiessl N, Kistler A:** Characterization of human skin conductance at acupuncture points. Experientia 1995; 51: 328–331.

**Ernst E, White AR:** Acupuncture a scientific appraisal. Butterworth Heinemann. Oxford; 1999.

**Ernst E, White AR:** Life-threatening adverse reactions of acupuncture? A systematic review. Pain. 1997; 71:123–126.

**Flows B:** Der wirkungsvolle Akupunkturpunkt. Kötzting: VGM; 1993.

**Frick H, Leonhardt H, Starck D:** Allgemeine Anatomie. Spezielle Anatomie I. Taschenbuch der gesamten Anatomie. Bd. I. 4. Aufl. Stuttgart: Thieme; 1992.

**Frick H, Leonhardt H, Starck D:** Spezielle Anatomie. Taschenlehrbuch der gesamten Anatomie. Bd. II. 4. Aufl. Stuttgart: Thieme; 1992.

**Garten H:** Akupunktur bei Inneren Erkrankungen. 2. überarbeitete Aufl. Stuttgart: Hippokrates; 1999.

**Gerhard I:** Die Ohrakupunktur. Technik und Einsatz in der Gynäkologie sowie Ergebnis bei Sterilitätsbehandlung. Erfahrungsheilkunde. 1990; 39: 503–511.

**Gerhard I, Müller C:** Akupunktur in der Gynäkologie und Geburtshilfe. In: Dittmar, Loch, Wiesenauer (Hrsg.): Naturheilverfahren in der Frauenheilkunde und Geburtshilfe. 3. Aufl. Stuttgart: Hippokrates; 2003.

**Gerhard I, Poostnek F:** Möglichkeiten der Therapie durch Ohrakupunktur bei weiblicher Sterilität. Geburtsh. und Frauenheilk. 1988. 48: 154–171.

**Gleditsch JM:** Reflexzonen und Somatotopien als Schlüsssel zu einer Gesamtschau des Menschen. 3. Aufl. Schorndorf: WBV Biologisch-Medizinische Verlagsgesellschaft; 1988.

**Gongwang Liu (ed.):** Acupoints & Meridians. Huaxia Publishing House; 1996.

**Gray, H. et al.:** Gray's Anatomy. 38th ed. Churchill Livingston. New York; 1995.

**Hammes M, Ots T:** 33 Fallbeispiele zur Akupunkturtherapie aus der VR China. Akupunktur in Klinik und Praxis. Stuttgart: Hippokrates; 1996.

**Hecker HU:** Neue Darstellung des Entsprechungssystems von Yin und Yang: Visuell-didaktisches System. Akupunktur Theorie und Praxis. Uelzen: Literarische Verlagsgesellschaft mbH; 1996; 3: 225–227.

**Hecker HU:** VISDAK. Visuell-didaktisches System – eine kombinierte Darstellung von Bild und Text auf dem Gebiet der Akupunktur und Naturheilkunde. Anmeldung Deutsches Patentamt München; 1997.

**Hecker HU, Steveling A, Peuker ET:** Ohr-, Schädel-, Mund-, Hand-Akupunktur, 3. Aufl. Stuttgart: Hippokrates; 2002.

**Hecker HU, Steveling A, Peuker ET, Kastner J, Liebchen K:** Taschenlehrbuch der Akupunktur. Körperpunkte, Ohrpunkte, Triggerpunkte. 3. Aufl. Stuttgart: Hippokrates; 2007.

**Hecker HU, Steveling A, Peuker ET, Kastner J, Liebchen K:** Color Atlas of Acupuncture. Body Points, Ear Points, Trigger Points. 2. Aufl. Stuttgart: Thieme; 2008.

**Hecker HU, Steveling A, Peuker ET (Hrsg.):** Praxis-Lehrbuch Akupunktur. Stuttgart: Hippokrates; 2010.

**Heine H:** Anatomical structure of acupoints. J. Tradit. Chin. Med. 1988; 8: 207–212.

**Heine H:** Morphologie der Ohrakupunkturpunkte. Deutsch. Zeitschr. Akup. 1993; 36: 99–103.

**Helms JM:** Acupuncture for the management of primary dysmenorrhea. Obstet. Gynecol. 1987; 69: 51–56.

**Hollinger I, Richter JA, Pongratz W, Baum M:** Acupuncture anesthesia for open heart surgery: a report of 800 cases. Am. J. Chin. Med. 1979; 7: 77–90.

**Hui KK, Liu J, Makris N, Gollub RL, Chen AJ, Moore CI, Kennedy DN, Rosen BR, Kwong KK:** Acupuncture modulates the limbic system and subcortical gray structures of the human brain: evidence from fMRI studies in normal subjects. Hum. Brain. Mapp. 2000; 9: 13–25.

**International Anatomical Nomenclature Committee:** Nomina anatomica, 6th ed. Churchill Livingstone. Edinburgh; 1989.

**Janda V:** Manuelle Muskelfunktionsdiagnostik. 4. Aufl. München: Urban & Fischer; 2000.

**Jellinger KA:** Principles and application of acupuncture in neurology. Wien: Med. Wochenschr; 2000; 150: 278–285

**Junghanns KH:** Akupunktur in der Geburtshilfe und Gynäkologie – Bereicherung der Therapiemöglichkeiten. 1992; Therapiewoche 43, 50: 2715–2720.

**Junghans KH:** Akupunktur in der Geburtshilfe und Frauenheilkunde – ein Naturheilverfahren als „sanfte Alternative“. Erfahrungsheilkunde. 1993; 3: 114–123.

**Junghanns KH:** Akupunktur in der Geburtshilfe – Behandlungsmöglichkeiten am Beispiel der Ohrakupunktur. Gynäkol. Praxis. 1997; 434–450.

**Kampik G:** Propädeutik der Akupunktur. 4 Aufl. Stuttgart: Hippokrates; 1998.

**Kantoner militärsan. Einheit:** Zhen Jiu Xue Wei Gua Tu Shuo Mind. Volksgesundheitsverlag der VR China.

**Kapandji IA:** Funktionelle Anatomie der Gelenke. Band I–III. 5. Aufl. Stuttgart: Thieme; 2009.

**Kastner J:** Propädeutik der chinesischen Diätetik. Stuttgart: Hippokrates; 2003.

**Kendall F et al:** Muskeln, Funktion und Test. 2. Aufl. Stuttgart: G. Fischer; 1988.

**Kendall F, Kendall E:** Muscels – Testing an Function. 3rd ed. Baltimore: Williams & Wilkins; 1983.

**Kitzinger E:** Der Akupunktur-Punkt. 2. Aufl. Wien: Maudrich; 1995.

**Kleinhenz J, Streitberger K, Windeler J, Gussbacher A, Mavridis G, Martin E:** Randomised clinical trial comparing the effects of acupuncture and a newly designed placebo needle in rotator cuff tendinitis. Pain. 1999; 83: 235–241.

**König G, Wancura I:** Praxis und Theorie der Neuen chinesischen Akupunktur. Bd. I u. II. 3. Aufl. Wien: Maudrich; 1994/1995.

**König G, Wancura I:** Neue chinesische Akupunktur. 6. Aufl. Wien: Maudrich; 1996.

**König G, Wancura I:** Einführung in die chinesische Ohrakupunktur. 9. Aufl. Heidelberg: Haug; 1989.

**Kropeij H:** Systematik der Ohrakupunktur. 7. Aufl. Heidelberg: Haug; 1993.

**Kubiena G, Meng A:** Die neuen Extrapunkte in der chinesischen Akupunktur. Wien: Maudrich; 1994.

**Kubiena G, Meng A, Petricek E, Petricek U:** Handbuch der Akupunktur – der traditionell chinesische und der moderne Weg. Wien: Orac; 1991.

**Kwok G, Cohen M, Cosic I:** Mapping acupuncture points using multi channel device. Australas Phys. Eng. Sci. Med. 1998; 21: 68–72.

**Lang J:** Klinische Anatomie des Kopfes. 1. Aufl. Berlin: Springer; 1981.

**Lange G:** Akupunktur in der Ohrmuschel, Diagnostik und Therapie. Schorndorf: WBV Biologisch-Medizinische Verlagsgesellschaft; 1985.

**Langevin HM, Churchill DL, Fox JR, Badger GJ, Garra BS, Krag MH:** Biomechanical response to acupuncture needling in humans. J. Appl. Physiol. (1). 2001; 91: 2471–2478.

**Langevin HM, Churchill DL, Cipolla MJ:** Mechanical signaling through connective tissue: a mechanism for the therapeutic effect of acupuncture. FASEB J. (2). 2001; 15: 2275–2282.

**Lanz T von, Wachsmuth W:** Praktische Anatomie. Ein Lehrbuch und Hilfsbuch der anatomischen Grundlagen ärztlichen Handelns. Bd. 1/1: Kopf. Berlin: Springer; 1995.

**Lanz T von, Wachsmuth W:** Praktische Anatomie. Ein Lehrbuch und Hilfsbuch der anatomischen Grundlagen ärztlichen Handelns. Bd. 1/2: Hals. Berlin: Springer; 1995.

**Lanz T von, Wachsmuth W:** Praktische Anatomie. Ein Lehrbuch und Hilfsbuch der anatomischen Grundlagen ärztlichen Handelns. Bd. 1/3: Arm. 3. Aufl. Berlin: Springer; 1996.

**Lanz T von, Wachsmuth W:** Praktische Anatomie. Ein Lehrbuch und Hilfsbuch der anatomischen Grundlagen ärztlichen Handelns. Bd. 2/6: Bauch. 3. Aufl. Berlin: Springer; 1993.

**Linde K, Jobst K, Panton J:** Acupuncture for chronic asthma. Cochrane Data-base Syst Rev. (2). CD 000008. Review. 2000.

**Litscher G, Schwarz G, Sandner-Kiesling A, Hadolt I, Eger E:** Effects of acupuncture on the oxygenation of cerebral tissue. Neurol. Res. 1998; 1: 28–S32.

**Litscher G, Yang NH, Schwarz G, Wang L:** Computer-controlled acupuncture. A new construction for simultaneous measurement of blood flow velocity of the supratrochlear and middle cerebral arteries. Biomed. Tech. (1) 1999; 44: 58–63.

**Litscher G, Wang L, Yang NH, Schwarz G:** Ultrasound-monitored effects of acupuncture on brain and eye. Neurol. Res. (2). 1999; 21: 373–377.

**Maciocia G:** The foundations of Chinese medicine. Churchill Livingston, New York 1989 Deutsch: Die Grundlagen der chinesischen Medizin. Kötzting: VGM; 1994.

**MacPherson H, Thomas K, Walters S, Fitter M:** The York acupuncture safety study: prospective survey of 34000 treatments by traditional acupuncturists. 2001; BMJ 323: 486–487.

**Marx HG:** Medikamentfreie Entgiftung von Suchtkranken – Bericht über den Einsatz der Akupunktur. Suchtgefahren. 1984: 30.

**Melzack R:** Myofascial trigger points: Relation to acupuncture and mechanisms of pain. Arch. Phys. Med. Rehabil. 1981; 62: 114–117.

**Melzack R:** Pain and the neuromatrix in the brain. J. dent. Educ. 2001; 65: 1378–1382.

**Melzack R, Wall PD:** Pain mechanisms: a new theory. Science. 1965; 150: 971–979.

**Nogier PM:** Lehrbuch der Aurikulotherapie. Saint-Ruffine: Maisonneuve; 1969.

**Ots T:** Medizin und Heilung in China, Annäherung an die traditionelle chinesische Medizin, Krankheit und Kultur. Bd. 1. 3. Aufl. Berlin: Reiner; 1998.

**Ovechkin A, Lee SM, Kim KS:** Thermovisual evaluation of acupuncture points. Acupunct. Electrother. Res. 2001; 26: 11–23.

**Park J, Hopwood V, White AR, Ernst E:** Effectiveness of acupuncture for stroke: a systematic review. J. Neurol. 2001; 248: 558–563.

**Park J, White AR, Ernst E:** New sham method in auricular acupuncture. Ann. Int. Med. 2001; 161: 894.

**Petricek E, Zeitler H:** Neue systematische Ordnung der Neu-Punkte. Heidelberg: Haug; 1976.

**Peuker ET:** Direkte und indirekte Nebenwirkungen komplementärer Therapieverfahren: Traditionelle Chinesische Medizin und Akupunktur. In: F. Diederich, A. Fiedermutz, F. Pera, E. T. Peuker (Hrsg.): Zur Akzeptanz von Magie, Religion und Wissenschaft. Ein medizinethnologisches Symposium – Tagungsband. Lit-Verlag; 2000.

**Peuker ET:** Personal communication; 2002.

**Peuker ET, Filler TJ:** Forensische Aspekte der Akupunktur – Eine Übersicht vor dem Hintergrund anatomischer Grundlagen. Ärztezeitschrift für Naturheilverfahren. 1997; 38: 833–882.

**Peuker ET, Filler TJ:** The need for practical courses in anatomy for acupuncturists. FACT. 1997; 4: 194.

**Peuker ET, Filler TJ:** The nerve supply of the human auricle. Clinical Anatomy. 2002; 15: 35–37.

**Peuker ET, Filler TJ, Hecker HU, Steveling A:** Anatomie AtlasAkupunktur. Stuttgart: Hippokrates; 2005.

**Peuker ET, Grönemeyer DHW:** Risk information and informed consent in acupuncture – A proposal from Germany. Acup. Med. 2001; 19: 137–139.

**Peuker ET, White AR, Ernst E, Pera F, Filler TJ:** Traumatic Complications of Acupuncture. Therapists Need to Know Human Anatomy. Archives of Family Medicine 1999; 8: 553–558.

**Peuker ET, White AR, Ernst E, Pera F, Filler TJ:** Internationale Studie zu Nebenwirkungen der Akupunktur. AKU. 1999; 27: 49–53.

**Peuker ET, Filler TJ:** The innervation of the external ear. Clinical anatomy 2001; 14.

**Piotrowski-Manz H:** Die Kunst des Schröpfens. Basiswissen und Praxis. 4. Aufl. Stuttgart: Sonntag; 2007.

**Pischinger A, Heine H:** Das System der Grundregulation. 9. Aufl. Stuttgart: Haug; 2005.

**Plummer J:** Anatomical findings at acupuncture loci. Am. J. Chin. Med. 1980; 8: 170–180.

**Pomeranz B, Stux G:** Scientific Bases of Acupuncture. Berlin-Heidelberg: Springer; 1989.

**Pöntinen PJ, Gleditsch J, Pothmann R:** Triggerpunkte und Triggermechanismen. Stuttgart: Hippokrates; 1997.

**Pothmann R (Hrsg.):** Akupunktur-Repetitorium. 3. Aufl. Stuttgart: Hippokrates; 1997.

**Rajanna P:** Hypotension following stimulation of acupuncture point fengchi (GB 20). Journal of Royal College of General Practitioners Sept. 1983: 606–607.

**Rampes H, Peuker ET:** Adverse effects of acupuncture. In: Ernst, E., White, A. (ed.): Acupuncture: a scientific approach. Butterworth-Heinemann, Woburn MA; 1999.

**Rampes H, Sharples F, Maragh S, Fisher P:** Introducing complementary medicine into the medical curriculum. J. roy. Soc. Med. 1997; 90: 19–22.

**Rauber A, Kopsch F:** Anatomie des Menschen. Hrsg. von H. Leonhardt, B. Tillmann, G. Töndury, K. Zilles. 20. Aufl. Stuttgart: Thieme; 1987.

**Rauber A, Kopsch F:** Anatomie des Menschen. Lehrbuch und Atlas. Herausgegeben von H. Leonhardt, B. Tillmann, G. Töndury, K. Zilles. Bd. II: Innere Organe. Herausgegeben und bearbeitet von H. Leonhardt. Stuttgart: Thieme; 1987.

**Rauber A, Kopsch F:** Anatomie des Menschen. Lehrbuch und Atlas. Herausgegeben von H. Leonhardt, B. Tillmann, G. Töndury, K. Zilles. Bd. IV: Topographie der Organsysteme, Systematik der Leitungsbahnen. Herausgegeben und bearbeitet von H. Leonhardt, B. Tillmann, K. Zilles. Stuttgart: Thieme; 1987.

**Römer A:** Akupunktur für Hebammen, Geburtshelfer und Gynäkologen. Ein Kurzlehrbuch. 3. Aufl. Stuttgart: Hippokrates; 2008.

**Römer A, Seybold B:** Akupunktur & TCM für die gynäkologische Praxis. 2. Aufl. Stuttgart: Hippokrates; 2003.

**Rohen J:** Funktionelle Anatomie des Nervensystems. 4. Aufl. Stuttgart: Schattauer; 1985.

**Rohen J:** Funktionelle Anatomie des Menschen. 11. Aufl. Stuttgart: Schattauer; 2005.

**Rohen J:** Topographische Anatomie. 10. Aufl. Stuttgart: Schattauer; 2007.

**Richter K, Becke H:** Akupunktur. Tradition, Theorie, Praxis. 2. Aufl. Berlin: Ullstein-Mosby; 1995.

**Rubach A:** Propädeutik der Ohrakupunktur. 3. Aufl. Stuttgart: Hippokrates; 2009.

**Schmidt H:** Konstitutionelle Akupunktur. 3. Aufl. Stuttgart: Hippokrates; 1988.

**Schnorrenberger CC:** Die topographischanatomischen Grundlagen der chinesischen Akupunktur und Ohrakupunktur. 6. Aufl. Stuttgart: Hippokrates; 1994.

**Schnorrenberger CC:** Lehrbuch der chinesischen Medizin für westliche Ärzte. Die theoretischen Grundlagen der chinesischen Akupunktur und Arzneiverordnung. 3. Aufl. Stuttgart: Hippokrates; 1985.

**Sher L:** Effects of electrostatic potentials generated on the surface of the skin by wearing synthetic and semisynthetic fabrics on physical condition, mood and behavior: role of acupuncture points. Med. Hypotheses. 2000; 54: 511–512.

**Sobotta:** Atlas der Anatomie des Menschen, Bd. II. Hrsg. von R. Putz, R. Papst. 22. Aufl. München: Urban & Fischer; 2005.

**State Standard of the People's Republic of China (ed.):** The Location of Acupoints. Foreign Languages Press, Beijing (VR China); 1990.

**Strauß K, Weidig W. (Hrsg.):** Akupunktur in der Suchtmedizin. 2. Aufl. Stuttgart: Hippokrates; 1999.

**Streitberger K, Kleinhenz J:** Introducing a placebo needle into acupuncture research. Lancet. 1998; 352 (9125): 364–365.

**Strittmatter B:** Der Störherd und seine Entstörung. 2. Aufl. Stuttgart: Hippokrates; 2005.

**Strittmatter B:** Lokalisation der übergeordneten Punkte auf der Ohrmuschel. In: Der Akupunkturarzt/Aurikulotherapeut. Hrsg. von der Deutschen Akademie für Akupunktur und Aurikulomedizin e. V. München; 1993.

**Stux G, Pomeranz B:** Acupuncture – textbook and atlas. Heidelberg: Springer; 1987.

**Stux G, Stiller N, Pomeranz B:** Akupunktur – Lehrbuch und Atlas, 7. Aufl. Berlin: Springer; 2008.

**Takeshige C:** Differentiation between acupuncture and non-acupuncture points by association with analgesia inhibitory system. Acupunct Eletrother. Res. 1985; 10: 195–203.

**Tillmann B:** Farbatlas der Anatomie. Stuttgart: Thieme; 1997.

**Tittel K:** Beschreibende und funktionelle Anatomie des Menschen. Stuttgart: G. Fischer; 1990.

**Töndury G:** Angewandte und topographische Anatomie. 5. Aufl. Stuttgart: Thieme; 1981.

**Travell JG, Simons DG:** Myofacial Pain and Dysfunction, Vol 1. und 2. Baltimore: Williams & Wilkins; 1992.

**Travell JG, Simons DG:** Handbuch der Muskel-Triggerpunkte. Bd. 1. Obere Extremität, Kopf und Thorax. München: Urban & Fischer; 2000: 4.

**Unschuld PU:** Chinesische Medizin. 2. Aufl. München: C. H. Beck; 2004.

**Unschuld PU:** Was ist Medizin? Westliche und östliche Wege der Heilkunst. München: C.H. Beck; 2003.

**Umlauf R:** Zu den wissenschaftlichen Grundlagen der Aurikulotherapie. Dtsch. Z. Akupunktur. 1989; 3: 59–65.

**Van Nghi N:** Pathogenese und Pathologie der Energetik in der chinesischen Medizin, Bd. 1 und 2. Uelzen: Medizinisch-Literarische Verlagsgesellschaft; 1989/90.

**Velling P, Peuker ET, Steveling A, Hecker HU:** Checkliste Akupunktur. 2. Aufl. Stuttgart: Hippokrates; 2009.

**Verma SK, Khamesra R:** Recurrent fainting – an unusual reaction to acupuncture. J. Assoc. Physicians India. 1989; 37 (9): 600.

**Vickers A, Wilson P, Kleijnen J:** Acupuncture. Qual. Saf. Health Care. 2002; 11: 92–97.

**White A, Hayhoe S, Hart A, Ernst E:** Adverse events following acupuncture: prospective survey of 32000 consultations with doctors and physiotherapists. BMJ. 2001; 323: 485–486.

**White A, Hayhoe S, Ernst E:** Survey of adverse events following acupuncture. Acupuncture in Medicine. 1997; 15: 67–70.

**Wühr E:** Quintessenz der chinesischen Akupunktur und Moxibustion. Lehrbuch der chinesischen Hochschule für Traditionelle Chinesische Medizin (Deutsche Ausgabe). Kötzting: VGM; 1988.

**Yoshida T, Tanaka C, Umeda M, Higuchi T, Fukunaga M, Naruse S:** Non-invasive measurement of brain activity using functional MRI: toward the study of brain response to acupuncture stimulation. Am. J. Chin. Med. 1995; 23: 319–325.

# 9 – Abbildungsnachweis

Abb. 5.1–5.18, 6.5 modifiziert nach Hecker HU, Steveling A, Peuker ET: Ohr-, Schädel-, Mund-, Hand-Akupunktur. 3. Aufl. Stuttgart: Hippokrates; 2002.

Abb. 1.1–1.5, 1.7, 1.8, 2.2–2.7, 2.9–2.14, 2.16–2.27, 2.29–2.34, 2.37–2.44, 3.2–3.5, 3.7–3.13a, 3.14, 3.15, 3.17–3.33a, 3.34a, 3.35–3.37, 3.39–3.44, 3.46–3.51, 4.2–4.6, 4.8–4.14, 4.16–4.20a, 4.21–4.27, 4.29–4.47, 6.1–6.3 aus Hecker HU, Steveling A, Peuker ET, Kastner J: Lehrbuch und Repetitorium Akupunktur. 2. Aufl. Stuttgart: Hippokrates; 2002.

Abb. 1.6 aus Hecker HU, Peuker ET, Steveling A, Kluge H: Handbuch Traditionelle Chinesische Medizin. Stuttgart: Haug; 2003.

Abb. 2.35, 3.13b, 3.33b, 3.34b, 4.20b aus Hecker HU, Steveling A, Peuker ET, Kastner J, Liebchen K: Taschenlehrbuch der Akupunktur. Körperpunkte, Ohrpunkte, Triggerpunkte. 3. Aufl. Stuttgart: Hippokrates; 2007.

Abb. 6.4 aus Hecker HU, Steveling A, Peuker ET (Hrsg.): Praxis-Lehrbuch Akupunktur. Stuttgart: Hippokrates; 2009.

Abb. 2.1, 2.8, 2.15, 2.28, 2.36, 3.1, 3.6, 3.16, 3.38, 3.45, 4.1, 4.7, 4.15, 4.28 aus Velling P, Peuker ET, Steveling A, Hecker HU: Checkliste Akupunktur. 2. Aufl. Stuttgart: Hippokrates; 2009.

# 10 – Punktverzeichnis

## 10.1 Körperakupunktur (sortiert nach Umläufen)

### Ventraler Umlauf



### Dorsaler Umlauf



### Lateraler Umlauf

## 10.2 Ohrakupunktur

### Französisch-westliche Schule (alphabetisch)



### Chinesische Schule (numerisch aufsteigend)

# 11 – Sachverzeichnis

Anhang